全国高职高专院校药学类与食品药品类专业“十三五”规划教材

医学基础

（供药学类、食品药品类专业使用）

主　编　梁碧涛

副主编　张小蒙　崔　鹤

编　者　（以姓氏笔画为序）

沈　国（云南新兴职业学院）

杜　娟（北京卫生职业学院）

张小蒙（江苏医药职业学院）

张如意（天门职业学院）

旷兴林（重庆医药高等专科学校）

周　敏（盐城市第三人民医院）

杨洁茹（昆明卫生职业学院）

崔　鹤（山东医学高等专科学校）

梁碧涛（长江职业学院）

龚艳红（天门职业学院）

龚　蕾（曲靖医学高等专科学校）

符　娟（湖南食品药品职业学院）

中国健康传媒集团
中国医药科技出版社

内容提要

本教材为“全国高职高专院校药学类与食品药品类专业‘十三五’规划教材”之一，系根据《高等职业教育药学专业教学标准》精心设计、编写而成。全书内容共分为二十九章，由人体解剖生理学、微生物与免疫学、生物化学、病理学四部分构成，主要介绍了人体的形态结构与功能、微生物的致病机制及免疫学基本原理、人体主要大分子物质的理化性质与代谢过程、人体病理损伤的机制与临床表现等。本教材具有较强的针对性与实用性，注重理论知识与实践技能相结合，培养学生对基础医学知识体系的全面认识，为学习专业课程奠定良好的基础。本教材为书网融合教材，即纸质教材有机融合电子教材、教学配套资源（PPT、微课、视频、图片等）、题库系统、数字化教学服务（在线教学、在线作业、在线考试），使教学资源更加多样化、立体化。

本教材可供高职高专院校药学类、食品药品类专业使用，也可供其他医学相关专业的师生参考。

图书在版编目（CIP）数据

医学基础 / 梁碧涛主编 . —北京 ：中国医药科技出版社，2019. 7

全国高职高专院校药学类与食品药品类专业“十三五”规划教材

ISBN 978 – 7 – 5214 – 0252 – 0

Ⅰ. ①医… Ⅱ. ①梁… Ⅲ. ①基础医学—高等职业教育—教材 Ⅳ. ①R3

中国版本图书馆 CIP 数据核字（2019）第 126682 号

美术编辑 陈君杞
版式设计 诚达誉高

出版 **中国健康传媒集团** | 中国医药科技出版社
地址 北京市海淀区文慧园北路甲 22 号
邮编 100082
电话 发行：010 – 62227427 邮购：010 – 62236938
网址 www. cmstp. com
规格 787 × 1092mm $\frac{1}{16}$
印张 $30\frac{3}{8}$
彩插 1
字数 663 千字
版次 2019 年 7 月第 1 版
印次 2022 年 5 月第 2 次印刷
印刷 北京市密东印刷有限公司
经销 全国各地新华书店
书号 ISBN 978 – 7 – 5214 – 0252 – 0
定价 58. 00 元

数字化教材编委会

主　编　梁碧涛

副主编　张小蒙　崔　鹤

编　者　（以姓氏笔画为序）

沈　国（云南新兴职业学院）

杜　娟（北京卫生职业学院）

张小蒙（江苏医药职业学院）

张如意（天门职业学院）

旷兴林（重庆医药高等专科学校）

周　敏（盐城市第三人民医院）

杨洁茹（昆明卫生职业学院）

崔　鹤（山东医学高等专科学校）

梁碧涛（长江职业学院）

龚艳红（天门职业学院）

龚　蕾（曲靖医学高等专科学校）

符　娟（湖南食品药品职业学院）

出 版 说 明

全国高职高专院校药学类与食品药品类专业“十三五”规划教材（第三轮规划教材），是在教育部、国家药品监督管理局领导下，在全国食品药品职业教育教学指导委员会和全国卫生职业教育教学指导委员会专家的指导下，在全国高职高专院校药学类与食品药品类专业“十三五”规划教材建设指导委员会的支持下，在2013年修订出版“全国医药高等职业教育药学类规划教材”（第二轮规划教材）（共40门教材，其中24门为教育部“十二五”国家规划教材）的基础上，根据高等职业教育教改新精神和《普通高等学校高等职业教育（专科）专业目录（2015年）》（以下简称《专业目录（2015年）》）的新要求，组织全国80余所高职高专院校及相关单位和企业1000余名教学与实践经验丰富的专家、教师悉心编撰而成。

本套教材于2017年出版57种，2018年根据新修订的《高等职业教育药学专业教学标准》，启动增补了10种教材的编写工作，分别为《临床医学概论》《药学综合知识与技能》《药品流通与营销》《医学基础》《基础化学》《药物制剂技术专业综合技能训练（技能鉴定）》《药物分析技术技能综合实训》《药学服务综合实训》《生物制药技术专业综合技能训练（技能鉴定）》《中药制剂技术与设备养护综合实训》，目前本套教材共计67种。主要供全国高职高专院校药学类、药品制造类、食品药品管理类、食品类及其相关专业师生使用，也可供医药卫生行业从业人员继续教育和培训使用。

本套教材定位清晰，特点鲜明，主要体现在如下几个方面。

1. 坚持职教改革精神，科学规划准确定位

编写教材，坚持现代职教改革方向，体现高职教育特色，根据《专业目录（2015年）》要求，以培养目标为依据，以岗位需求为导向，以学生就业创业能力培养为核心，以培养满足岗位需求、教学需求和社会需求的高素质技能型人才为根本，并做到衔接中职相应专业、接续本科相关专业。科学规划、准确定位教材。

2. 体现行业准入要求，注重学生持续发展

紧密结合最新版《中国药典》、国家执业药师资格考试、GSP（2016年）、《中华人民共和国职业分类大典》（2015年版）等标准要求，按照行业用人要求，以职业资格准入为指导，做到教考、课证融合。同时注重职业素质教育和培养可持续发展能力，满足培养应用型、复合型、技能型人才的要求，为学生持续发展奠定扎实基础。

3. 遵循教材编写规律，强化实践技能训练

遵循“三基、五性、三特定”的教材编写规律。准确把握教材理论知识的深浅度，做到理论知识“必需、够用”为度；坚持与时俱进，重视吸收新知识、新技术、新方法；注重实践技能训练，将实验实训类内容与主干教材贯穿一起。

4. 注重教材科学架构，有机衔接前后内容

科学设计教材内容，既体现专业课程的培养目标与任务要求，又符合教学规律、循序渐进。使相关教材之间有机衔接，坚持上游课程教材为下游服务，专业课教材内容与学生就业岗位的知识和能力要求相对接。

5. 工学结合产教对接，优化编者组建团队

专业技能课教材，吸纳具有丰富实践经验的医疗、食品药品监管与质量检测单位及食品药品生产与经营企业人员参与编写，保证教材内容与岗位实际密切衔接。

6. 创新教材编写形式，设计模块便教易学

在保持教材主体内容基础上，设计了“案例导入”“案例讨论”“课堂互动”“拓展阅读”“岗位对接”等编写模块。通过“案例导入”或“案例讨论”模块，列举在专业岗位或现实生活中常见的问题，引导学生讨论与思考，提升教材的可读性，提高学生的学习兴趣和联系实际的能力。

7. 纸质数字教材同步，多媒融合增值服务

本套教材全部为书网融合教材，即纸质教材与数字教材、配套教学资源、题库系统，数字化教学服务有机融合。通过“一书一码”的强关联，为读者提供全免费增值服务。按教材封底的提示激活教材后，读者可通过 PC、手机阅读电子教材和配套课程资源，并可在线进行同步练习，实时反馈答案和解析。其中后增补的10个品种，读者可以直接扫描书中二维码（“扫码学一学”，轻松学习 PPT 课件；扫码“看一看”，即刻浏览微课、视频等教学资源；“扫码练一练”，随时做题检测学习效果），阅读与教材内容关联的课程资源，从而丰富学习体验，使学习更便捷。教师可通过 PC 在线创建课程，与学生互动，开展在线课程内容定制、布置和批改作业、在线组织考试、讨论与答疑等教学活动，学生通过 PC、手机均可实现在线作业、在线考试，提升学习效率，使教与学更轻松。此外，平台尚有数据分析、教学诊断等功能，可为教学研究与管理提供技术和数据支撑。

8. 教材大纲配套开发，方便教师开展教学

依据教改精神和行业要求，在科学、准确定位各门课程之后，研究起草了各门课程的《教学大纲》（《课程标准》），并以此为依据编写相应教材，使教材与《教学大纲》相配套。同时，有利于教师参考《教学大纲》开展教学。

编写出版本套高质量教材，得到了全国食品药品职业教育教学指导委员会和全国卫生职业教育教学指导委员会有关专家和全国各有关院校领导与编者的大力支持，在此一并表示衷心感谢。出版发行本套教材，希望受到广大师生欢迎，并在教学中积极使用本套教材和提出宝贵意见，以便修订完善，共同打造精品教材，为促进我国高职高专院校药学类与食品药品类相关专业教育教学改革和人才培养作出积极贡献。

中国医药科技出版社

2019 年 5 月

教材目录

序号	书名	主编	序号	书名	主编
1	高等数学（第2版）	方媛璐　孙永霞	36	实用发酵工程技术	臧学丽　胡莉娟
2	医药数理统计*（第3版）	高祖新　刘更新	37	生物制药工艺技术	陈梁军
3	计算机基础（第2版）	叶　青　刘中军	38	生物药物检测技术	杨元娟
4	文献检索	章新友	39	医药市场营销实务*（第3版）	甘湘宁　周凤莲
5	医药英语（第2版）	崔成红　李正亚	40	实用医药商务礼仪（第3版）	张　丽　位汶军
6	公共关系实务	李朝霞　李占文	41	药店经营与管理（第2版）	梁春贤　俞双燕
7	医药应用文写作（第2版）	廖楚珍　梁建青	42	医药伦理学	周鸿艳　郝军燕
8	大学生就业创业指导	贾　强　包有或	43	医药商品学*（第2版）	王雁群
9	大学生心理健康	徐贤淑	44	制药过程原理与设备*（第2版）	姜爱霞　吴建明
10	人体解剖生理学*（第3版）	唐晓伟　唐省三	45	中医学基础（第2版）	周少林　宋诚挚
11	无机化学（第3版）	蔡自由　叶国华	46	中药学（第3版）	陈信云　黄丽平
12	有机化学（第3版）	张雪昀　宋海南	47	实用方剂与中成药	赵宝林　陆鸿奎
13	分析化学*（第3版）	冉启文　黄月君	48	中药调剂技术*（第2版）	黄欣碧　傅　红
14	生物化学*（第3版）	毕见州　何文胜	49	中药药剂学（第2版）	易东阳　刘　葵
15	药用微生物学基础（第3版）	陈明琪	50	中药制剂检测技术*（第2版）	卓　菊　宋金玉
16	病原生物与免疫学	甘晓玲　刘文辉	51	中药鉴定技术*（第3版）	姚荣林　刘耀武
17	天然药物学	祖炬雄　李本俊	52	中药炮制技术（第3版）	陈秀瑷　吕桂凤
18	药学服务实务	陈地龙　张　庆	53	中药药膳技术	梁　军　许慧艳
19	天然药物化学（第3版）	张雷红　杨　红	54	化学基础与分析技术	林　珍　潘志斌
20	药物化学*（第3版）	刘文娟　李群力	55	食品化学	马丽杰
21	药理学*（第3版）	张　虹　秦红兵	56	公共营养学	周建军　詹　杰
22	临床药物治疗学	方士英　赵　文	57	食品理化分析技术	胡雪琴
23	药剂学	朱照静　张荷兰	58	临床医学概论	赵　冰
24	仪器分析技术*（第2版）	毛金银　杜学勤	59	药学综合知识与技能	葛淑兰　黄　欣
25	药物分析*（第3版）	欧阳卉　唐　倩	60	药品流通与营销	黄素臻　武卫红
26	药品储存与养护技术（第3版）	秦泽平　张万隆	61	医学基础	梁碧涛
27	GMP实务教程*（第3版）	何思煌　罗文华	62	基础化学	张雪昀　董会钰 俞晨秀
28	GSP实用教程（第2版）	丛淑芹　丁　静			
29	药事管理与法规*（第3版）	沈　力　吴美香	63	药物制剂技术专业综合技能训练（技能鉴定）	李忠文
30	实用药物学基础	邸利芝　邓庆华			
31	药物制剂技术*（第3版）	胡　英　王晓娟	64	药物分析技术技能综合实训	欧阳卉　王启海
32	药物检测技术	王文洁　张亚红	65	药学服务综合实训	张　庆　曹　红
33	药物制剂辅料与包装材料	关志宇	66	生物制药技术专业综合技能训练（技能鉴定）	王玉亭　李艳萍
34	药物制剂设备（第2版）	杨宗发　董天梅			
35	化工制图技术	朱金艳	67	中药制剂技术与设备养护综合实训	颜仁梁　周在富

*为“十二五”职业教育国家规划教材。

建设指导委员会

张健泓（广东食品药品职业学院）
范继业（河北化工医药职业技术学院）
明广奇（中国药科大学高等职业技术学院）
罗兴洪（先声药业集团政策事务部）
罗跃娥（天津医学高等专科学校）
郝晶晶（北京卫生职业学院）
贾　平（益阳医学高等专科学校）
徐宣富（江苏恒瑞医药股份有限公司）
黄丽平（安徽中医药高等专科学校）
黄家利（中国药科大学高等职业技术学院）
崔山风（浙江医药高等专科学校）
潘志斌（福建生物工程职业技术学院）

前言
PREFACE

《医学基础》是“全国高职高专院校药学类和食品药品类专业‘十三五’规划教材”之一，主要根据全国高职高专院校药学类与食品药品类专业培养目标和主要就业方向及职业能力要求，按照本套教材编写指导思想和原则要求，结合本课程教学大纲，由全国11所院校从事教学和临床一线的教师、学者悉心编写而成。

本教材是医药卫生尤其是药学类和食品药品类专业的专业基础课程。学习本课程主要为学习后续专业课程奠定理论知识和技能基础。全书内容分为人体解剖生理学、微生物与免疫学、生物化学、病理学和实训五个部分，共计二十九章，主要介绍了人体的形态结构与功能、微生物的致病机制及免疫学基本原理、人体主要大分子物质的理化性质与代谢过程、人体病理损伤的机制与临床表现等。

本教材的编写坚持“三基”“五性”“三特定”的原则要求，力求以“实用、够用”为准则，对五个部分的内容充分优化整合，培养学生对基础医学知识体系的全面认识，降低了学生学习的难度。为了增强教材内容的可读性、趣味性，提升学生的学习能力，每章设置有“学习目标”“案例导入”“重点小结”“拓展阅读”“目标检测”等模块。本教材为书网融合教材，电子教材、教学课件、各章题库、微课等内容依托医药大学堂在线平台实现了网络化，使教学资源更加丰富和立体化，有利于学生的自主学习。

本教材主要适用于全国高职高专院校药学类、食品药品类专业的师生使用，也可供其他医学相关专业的师生参考。

本教材的编写分工如下：崔鹤编写人体解剖生理学的第一、二、五章和项目一的四个任务；沈国编写人体解剖生理学的第三、四两章；杜娟编写人体解剖生理学的第六、七、八章；梁碧涛编写第九、十章和二十一章；张小蒙编写微生物与免疫学的第十一、十三、十五章和项目二的四个任务；张如意编写第十二章；龚艳红编写十四章；符娟编写所有的免疫学部分，从第十六章到第二十章；龚蕾编写第二十二章和项目三的四个任务；杨洁茹编写第二十三、二十五章；旷兴林编写第二十四、二十六、二十七章；周敏编写病理学的第二十八、二十九章和项目四的四个任务。主编负责全书的审稿和统稿。

本教材的编写得到了全体编者所在院校的支持和帮助，凝聚了全体编者的智慧和努力，在此一并表示真诚的敬意和谢意。由于编者学识水平有限，加之学时和篇幅的限制，教材难免存在不足之处，恳请使用本教材的广大师生提出宝贵的意见和建议。

编　者

2019年3月

目录
CONTENTS

第一篇　人体解剖生理学

第五篇 实训部分

第一篇　人体解剖生理学

第一章

人体的基本结构与功能

学习目标

知识要求　**1. 掌握**　小分子物质的跨膜转运功能；静息电位的概念及产生机制；动作电位的概念及产生机制；被覆上皮的分类及分布；骨骼肌的结构及特点；神经元的结构及功能；兴奋性及阈值；内环境及其稳态；机体功能的调节方式。

2. 熟悉　细胞膜的结构；动作电位的传导；疏松结缔组织的组成及特点；骨骼肌的微细结构；生命活动的基本特征；反馈的概念、分类及作用。

3. 了解　入胞和出胞；腺的结构及分类；神经胶质细胞的结构及功能；外环境；前馈。

技能要求　1. 熟练掌握实验室操作的注意事项。

2. 学会在显微镜下辨别四大基本组织的形态、结构和特点。

案例导入

案例：小王，女，23 岁。昨天与朋友一起聚餐吃火锅，在吃饭过程中，不慎手腕皮肤被锅边烫伤，她快速缩手并用冷水冲洗，发现局部红肿，疼痛，没有起疱，没有破皮，去医院检查诊断为烫伤 I 度（轻度）。

讨论：1. 小王烫伤的皮肤是哪一层组织？

2. 小王烫伤后快速缩手的行为属于功能调节的哪种方式？

细胞是人体结构和功能的基本单位，不同组织细胞的形态和结构各不相同。许多形态结构相似、功能相近的细胞和细胞间质组合在一起构成了组织。人体有四种基本组织，即上皮组织、结缔组织、肌组织和神经组织。几种不同的组织构成具有一定形态和功能的结构称为器官，如心、肝、肺、胃等。由若干功能相关的器官组合起来，共同完成某一方面的生理功能构成系统，如运动、呼吸、消化、脉管、泌尿、生殖、感觉、内分泌和神经系统等。在神经和体液因素的调节下，人体各器官、系统相互协调配合，构成一个统一的整体，可以执行各种生理功能。

扫码“学一学”

第一节　组成人体的基本结构与功能

一、细胞的结构与功能

人体细胞的种类繁多，形态、功能各异，但它们的基本结构相同，包括细胞膜、细胞质和细胞核三部分。本节中我们主要学习细胞膜的结构和功能。

（一）细胞膜的结构

细胞膜是一层具有特殊结构和功能的半透膜，其化学组成主要是脂质、蛋白质和糖类。Singer 和 Nicholson 于 1972 年提出的液体镶嵌模型很好地解释了细胞膜的结构，即细胞膜的基本结构是以液态的脂质双分子层为基架，其中镶嵌着具有不同结构和功能的蛋白质（图 1－1）。

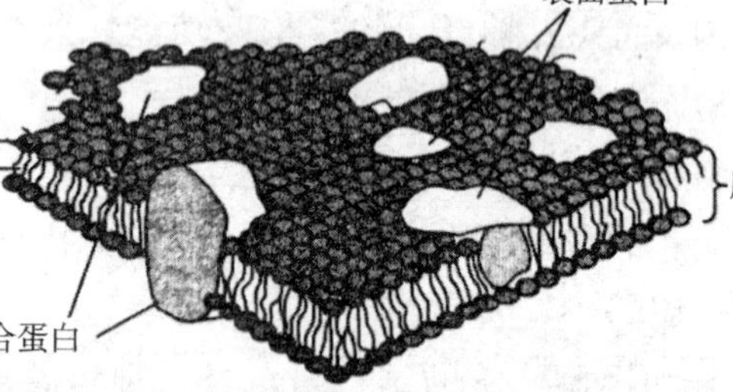

图 1－1　细胞膜的液体镶嵌模型示意图

细胞膜是细胞的屏障，也是细胞内外物质交换、生物信号传递等生理过程的媒介，例如细胞膜上的载体、通道和离子泵等蛋白质与细胞膜的物质转运功能有关；有些膜蛋白可作为受体，接受外界环境变化的信息，引起细胞产生相应的生理活动。

（二）细胞膜的物质转运功能

细胞的新陈代谢活动需要各种各样的物质进出细胞。由于进出细胞的物质理化性质不同，细胞膜对这些物质有着不同的转运机制。

1. 单纯扩散　脂溶性小分子物质（如 O_2、CO_2、N_2等气体分子）从细胞膜的高浓度一侧向低浓度一侧扩散的过程，称为单纯扩散。扩散的过程不需要消耗细胞自身的能量，也不需要膜蛋白的帮助，属于一种单纯的物理过程。影响扩散的主要因素有两个：①细胞膜两侧扩散物质的浓度差。②膜对该物质通透性的大小。细胞膜两侧扩散物质的浓度差越大，膜对该物质的通透性越大，则扩散的量越多，扩散速度越快。

2. 易化扩散　非脂溶性或脂溶性很小的物质在特殊蛋白质的帮助下，由膜的高浓度一侧向低浓度一侧跨膜转运的过程称为易化扩散。易化扩散与单纯扩散不同，必须在膜蛋白质的帮助下才能进行。根据参与转运的膜蛋白的不同，可将易化扩散分为以下两种类型。

（1）载体转运　在细胞膜上载体蛋白的帮助下，顺浓度梯度完成的跨膜物质转运形式称为载体转运（图 1－2），如葡萄糖、氨基酸等亲水性小分子物质的转运即属于这种类型。

载体转运具有以下特点：①结构特异性：每一种载体蛋白只能转运具有某种特定结构

的物质。如转运葡萄糖的载体蛋白在浓度高的一侧与其结合，引起载体蛋白分子构型改变，从而将葡萄糖转运到浓度低的一侧。②饱和现象：由于膜上的载体蛋白数量有限或载体上能与物质结合的位点数量有限，当膜两侧物质的浓度差增大到一定程度后，再增大该物质的浓度差，转运量也不再随之增加，出现饱和现象。③竞争性抑制：化学结构相似的两种物质通过同一载体转运，而且物质通过细胞膜的总量又是一定的，那么这两种物质之间将发生竞争性抑制，浓度低的物质的转运过程会受到抑制。

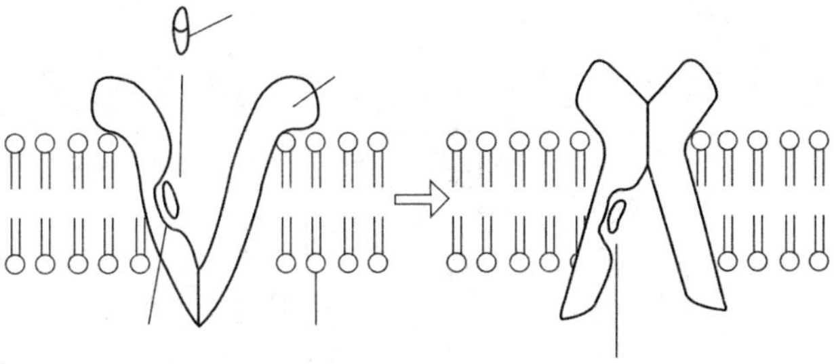

图 1－2　载体转运示意图

（2）通道转运　在细胞膜上通道蛋白的帮助下，顺浓度梯度完成的跨膜物质转运形式称为通道转运（图 1－3），各种通道转运的物质通常都是离子，如 K^+、Na^+、Ca^{2+}、Cl^- 等。通道蛋白是一类贯穿磷脂双分子层并带有闸门装置的膜蛋白。闸门开放时，离子可以从高浓度一侧向低浓度一侧扩散；闸门关闭时，离子不能通过细胞膜。

通道转运具有以下特点：①离子选择性：由于通道蛋白化学结构的特异性，每种通道只对某一种或几种离子有较高的通透性，而对其他离子则不易或不能通透。根据膜通道转运离子的不同，可将通道分为 K^+ 通道、Na^+ 通道、Ca^{2+} 通道、Cl^- 通道等。②门控特性：通道蛋白分子内部有一些可移动的结构或化学基团，在通道内起“闸门”作用。这些“闸门”受许多因素的刺激而呈现出开放或关闭两种状态，根据引起通道闸门开放与关闭的刺激敏感性不同，一般可将通道区分为电压门控通道、化学门控通道和机械门控通道等。

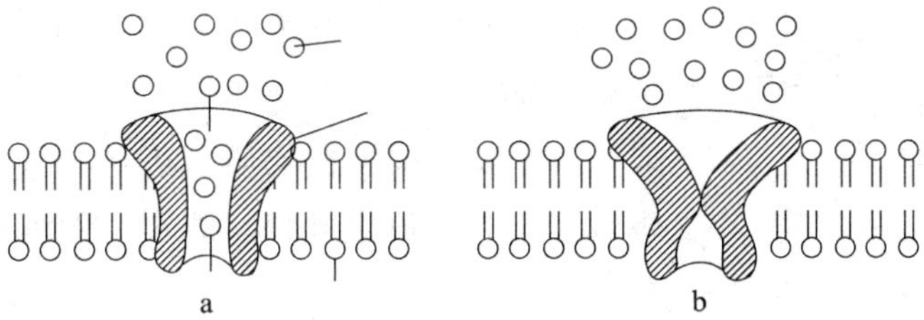

图 1－3　通道转运示意图

3. 主动转运　主动转运是指将物质从细胞膜的低浓度（或低电位）一侧向高浓度（或高电位）一侧转运，并自身耗能的过程。介导这一跨膜转运活动的膜蛋白称为离子泵，其具有 ATP 酶活性。细胞膜上存在各种不同的离子泵，如钠－钾泵、钙泵、质子泵等。在各种生物泵中，以钠－钾泵存在最广泛，对它的研究也最充分。

钠－钾泵也可简称为钠泵，它几乎存在于所有类型的细胞膜上，具有 ATP 酶的活性，可以分解 ATP 释放能量，将 Na^+ 和 K^+ 逆浓度差转运，因此，钠泵又被称为 Na^+-K^+ 依赖式 ATP 酶（图 1－4）。一般生理情况下，每分解一个 ATP 分子可以使 3 个 Na^+ 移出膜外，同时有 2 个 K^+ 移入膜内。钠泵活动时，泵出 Na^+ 和泵入 K^+ 这两个过程是同时进行的。钠泵的生理意义是：形成和维持细胞膜内外 Na^+、K^+ 的浓度差，为其他物质继发性主动转运提供动力，同时也是细胞生物电产生的必要基础。

钠泵活动造成的势能贮备，还可以促使某些其他物质进行逆浓度差的跨膜转运，例如小肠上皮细胞和肾小管上皮细胞对葡萄糖、氨基酸的吸收过程，就是因为钠泵的持续活动，形成了膜外 Na^+ 的高势能，从而使它们可以逆浓度差进行主动转运，这种类型的转运称继发性主动转运。

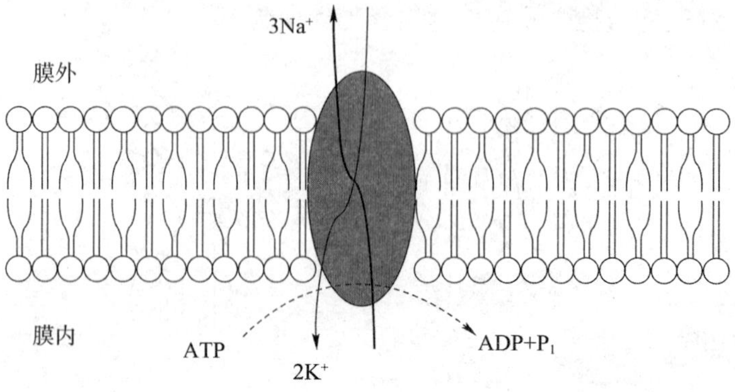

图 1－4 钠泵转运示意图

4. 入胞和出胞 大分子物质或物质团块进出细胞，需要通过细胞膜更复杂的结构和功能变化，并消耗能量才能完成，这一主动过程称之为入胞或出胞（图 1－5）。

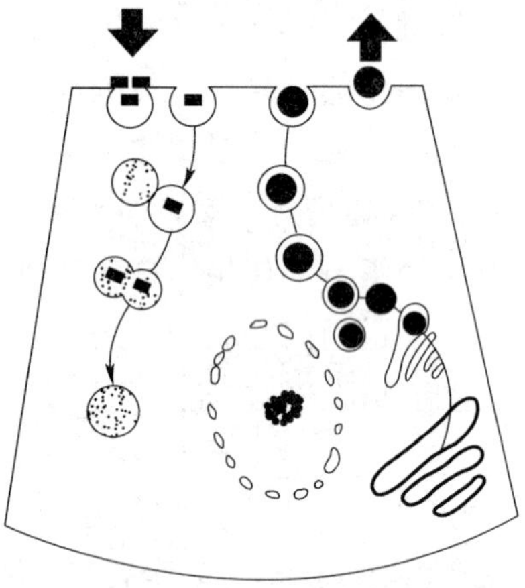

图 1－5 入胞和出胞示意图

（1）入胞 细胞外大分子或物质团块（如细菌、细胞碎片等）被细胞膜包裹，以囊泡形式进入细胞内的过程。如果进入细胞的物质是固态（如细菌、病毒等），此入胞过程称为吞噬；如果进入细胞的物质是液态，则称为吞饮。人体内大多数大分子物质的入胞过程是通过吞饮完成的。

（2）出胞 细胞内的大分子物质排出细胞的过程称为出胞，主要见于细胞的分泌活动，如内分泌细胞分泌激素、神经末梢释放递质等。各类大分子蛋白质在高尔基复合体被一层膜性物质包裹形成囊泡，囊泡向细胞膜移动，并与细胞膜融合、破裂，囊泡内的内容物一次性地释放到细胞外。

（三）细胞的生物电现象

一切活细胞在安静和活动时都伴随有电现象，称为生物电。临床上使用的心电图、脑电图、肌电图就是利用仪器记录出的生物电变化。生物电现象主要包括静息电位和动作电位。

1. 静息电位

（1）静息电位的概念 静息电位是指细胞处于安静状态时细胞膜两侧的电位差，它是一切生物电产生和变化的基础。不同的细胞其静息电位不同，但大多数细胞的静息电位都在 －10 ～ －100mV 之间，如骨骼肌细胞约为 －90mV，神经细胞约为 －70mV，红细胞为 －10mV等。正常细胞在安静时细胞膜两侧内负外正的状态，称为极化。以静息电位为准，膜内外的电位差向小于静息电位的方向变化称为去极化；膜内外的电位差向大于静息电位的方向变化时，称为超极化；细胞去极化后再恢复到极化状态的过程称为复极化。

（2）静息电位产生的机制　细胞在安静状态时，由于细胞膜上钠泵的活动，细胞内外两侧离子的浓度和分布不均（细胞内液 K^+ 浓度约为细胞外液 K^+ 浓度的 30 倍，而细胞外液 Na^+ 的浓度约为细胞内液 Na^+ 浓度的 10 倍）。另外，在安静状态时，细胞膜对各种离子的通透性不同。细胞膜主要对 K^+ 有通透性，而对 Na^+ 的通透性很小，对有机负离子（A^-）几乎没有通透性。因此，细胞内的 K^+ 将顺浓度差向细胞外扩散，而细胞内有机负离子不能透过细胞膜被阻挡在膜内，这样就使膜内变负而膜外变正。但是，K^+ 的外流并不能无限制地进行下去，因为最先流出膜外的 K^+ 产生的电场力，将阻碍 K^+ 的继续外流。随着 K^+ 外流增加，这种阻力也不断加大，当阻止 K^+ 外流的电位差增大到足以对抗促进 K^+ 外流的浓度差时，这两种力量达到平衡，K^+ 的净通量为零，膜两侧的电位差稳定于某一数值不变，此时的跨膜电位差即为静息电位，即 K^+ 的电－化学平衡电位。

知识拓展

生物电的发现和应用

生物电很早就被人们所发现，但直到 1791 年才被意大利生理学家 L. Galvani 正式提出。Galvani 在实验中偶然发现，剥皮后的蛙腿肌肉与不同金属所构成的环路接触时会发生剧烈收缩，他认为这种收缩是因为动物体本身存在电，并将此种电现象称为动物电。生物电的研究和发展从此开始。

目前生物电在医学方面有着巨大的应用。临床上，依据生物电的变化可以推知生理过程是否处于正常状态从而可以帮助诊断疾病，例如检测心肌细胞、骨骼肌细胞和神经细胞电活动的心电图、肌电图、脑电图等。另外，把一定强度、频率的电信号输到特定的组织部位，又可以影响其生理状态以治疗某些疾病。例如心脏起搏器、脑的电刺激术等。

2. 动作电位

（1）动作电位的概念和特点　细胞受到有效刺激时，在静息电位基础上产生的一次快速、可逆、可向远处传播的连续电位变化称为动作电位。不同细胞的动作电位具有不同的形态。以神经细胞为例，当细胞感受到刺激后膜电位从 －70 mV 快速去极化达到 ＋30 mV，形成动作电位的上升支，其中零电位以上的部分称为超射；随后膜电位迅速恢复至静息电位水平，形成动作电位的下降支。上升支和下降支形成的尖锋样波形，称为锋电位，一般历时不超过 2. 0ms。锋电位之后，膜电位出现的微小而缓慢的波动，称为后电位（图 1－6）。

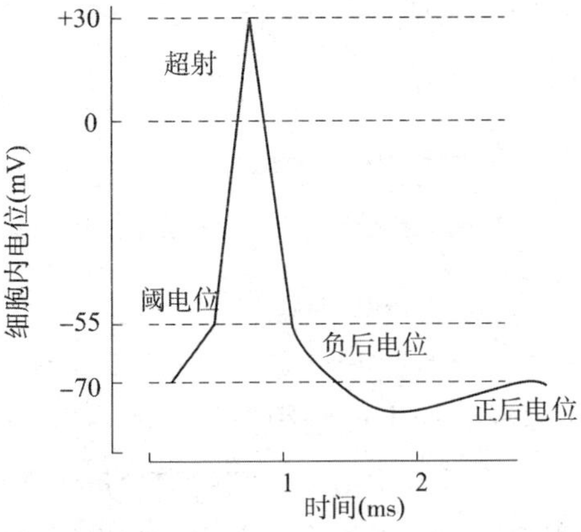

图 1－6　神经纤维动作电位示意图

动作电位具有以下特点：①具有“全或无”现象：动作电位一旦产生，其幅度就达到最大值，不会因刺激的加强而增大。②不衰减性传导：动作电位在细胞膜的某一部位产生后会立即向整个细胞膜传布，而且其幅度和波形不会因为传布距离的增大而减小。③脉冲式产生：由于不应期的存在，动作电位不可能重合，呈现出一个个分离的脉冲式发放。动作电位的爆发标志着细胞产生了兴奋。

（2）动作电位产生的机制　细胞在安静时，细胞膜上的 Na^+ 通道多数处于关闭状态（备用状态），而当细胞膜受到刺激时，引起少量 Na^+ 通道开放，少量 Na^+ 顺浓度差内流，使膜电位局部去极化。当 Na^+ 内流使膜去极化达到某一特定水平（阈电位）时，膜上的 Na^+ 通道突然大量开放（激活），膜外的 Na^+ 顺电－化学梯度迅速大量内流，使膜内电位迅速升高出现正电位，膜内电位升高形成的电场力阻止 Na^+ 继续内流，当 Na^+ 内流的动力和阻力达到平衡时，Na^+ 内流的净通量为零，即达到了 Na^+ 的电－化学平衡电位，形成动作电位的上升支。动作电位去极化达到顶点后，Na^+ 通道迅速失活关闭，Na^+ 内流停止而 K^+ 通道开放，细胞内 K^+ 快速向膜外扩散，膜内电位迅速下降，恢复到原来的静息电位水平，形成动作电位下降支。

细胞每产生一次动作电位，都会造成细胞内 Na^+ 浓度和细胞外 K^+ 浓度有所增多，从而激活了细胞膜上的钠泵。钠泵进行主动转运，泵出细胞内增多的 Na^+，泵入细胞外增多的 K^+，恢复细胞膜内外 Na^+ 和 K^+ 浓度的不均衡分布。这一过程可能是形成后电位的原因之一。

（3）动作电位的传导机制　细胞膜上任何一处受刺激而兴奋时，动作电位不是停留在受刺激的细胞膜局部，而是沿着细胞膜向邻近传播，使整个细胞的膜都经历一次兴奋过程。动作电位在同一细胞上的扩布过程称为传导。

神经纤维根据有无髓鞘可分为有髓神经纤维和无髓神经纤维两类。无髓神经纤维某一处受刺激兴奋时，此处膜电位呈现为外负内正的反极化状态，而邻近未兴奋部位仍处于外正内负的极化状态，因此在兴奋部位与邻近未兴奋部位之间出现了电位差，引起电荷移动而产生局部电流。局部电流的方向是膜外正电荷从未兴奋部位流向兴奋部位，膜内正电荷由兴奋部位流向未兴奋部位，从而使未兴奋部位细胞膜发生去极化。当膜电位去极化达到阈电位水平时，未兴奋部位细胞膜上 Na^+ 通道大量开放产生动作电位。局部电流沿着神经纤维依次连续传导下去，使得动作电位在整个细胞膜上进行传导。动作电位在其他可兴奋细胞膜上的传导机制与无髓神经纤维兴奋传导基本相同。

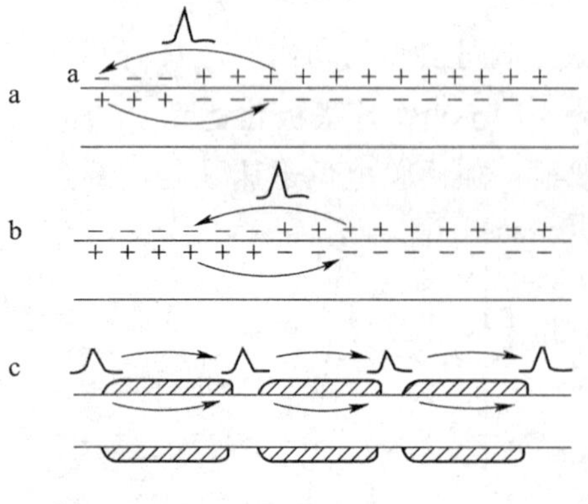

图 1－7　动作电位在神经纤维上的传导示意图

有髓神经纤维由于有不导电的髓鞘包绕，局部电流只能在髓鞘间断处的朗飞结之间传播，这样的传导方式称为跳跃式传导（图 1－7）。由于每一个朗飞结之间距离较大，因此有髓神经纤维动作电位的传导速度远大于无髓神经纤维。

二、基本组织

组织是由形态相似、功能相近的细胞和细胞间质共同构成的。根据结构和功能的不同，人体组织可分为上皮组织、结缔组织、肌组织和神经组织四种类型。

（一）上皮组织

上皮组织由大量细胞和少量细胞间质构成，其排列紧密，具有保护、吸收、分泌和排泄等功能。人体中的上皮组织根据分布与功能，可分为被覆上皮、腺上皮。

扫码“看一看”

1. 被覆上皮 覆盖于体腔和空腔器官的内表面或人体表面。根据其细胞层数及形状，可将其分为七种类型（表1－1，图1－8）。

表1－1 被覆上皮的分类和主要分布

上皮分类		主要分布
单层上皮	单层扁平上皮	内皮：心、血管和淋巴管腔面
		间皮：胸膜、腹膜和心包膜
		其他：肺泡和肾小囊壁层等
	单层立方上皮	肾小管、甲状腺腺泡等
	单层柱状上皮	胃、肠、子宫和输卵管等
	假复层纤毛柱状上皮	呼吸道腔面等
复层上皮	复层扁平上皮	未角化型：口腔、食管、阴道等
		角化型：皮肤表皮
	复层柱状上皮	睑结膜、男性尿道等
	变移上皮	肾盏、肾盂、输尿管和膀胱等

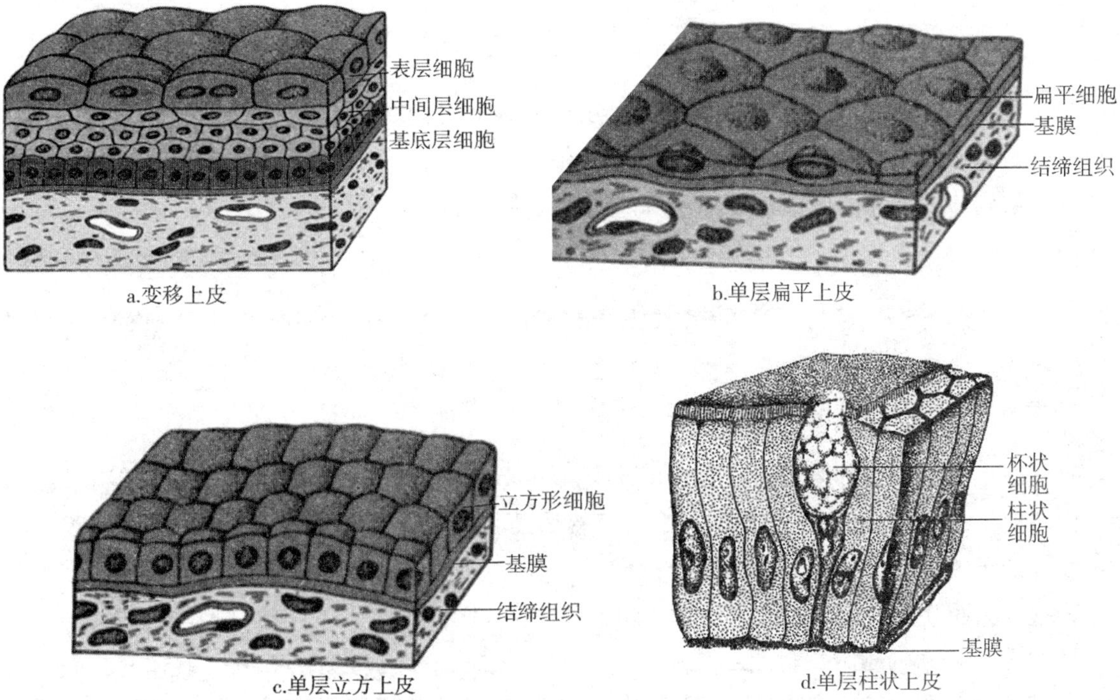

图1－8 被覆上皮模式图

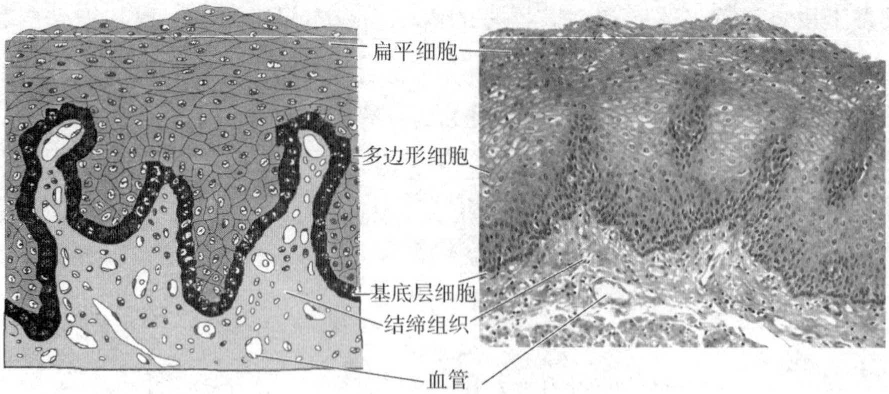

e.复层扁平上皮

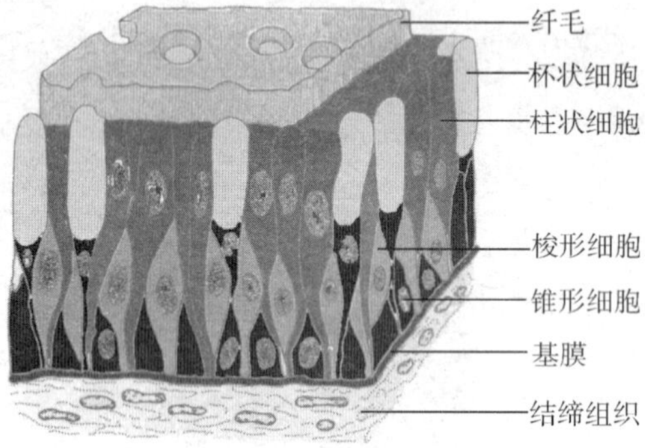

f.假复层纤毛柱状上皮

图 1－8　被覆上皮模式图

2. 腺上皮和腺　以分泌功能为主的上皮称为腺上皮；以腺上皮为主要成分的器官称腺。腺根据其结构内是否有导管，分为内分泌腺和外分泌腺。外分泌腺（如肠腺）的分泌物经导管排放到体表或器官腔面；内分泌腺（如甲状腺、肾上腺等）的分泌物（激素）直接进入循环系统。

知识拓展

上皮组织的特殊结构

在上皮组织的游离面、侧面和基底面上常形成一些特殊结构。游离面上的特殊结构主要是纤毛和微绒毛，分布于呼吸道的假复层纤毛柱状上皮、小肠吸收细胞等表面，其作用分别是清除分泌物、异物和扩大细胞的表面积、辅助吸收。上皮细胞排列紧密，侧面存在有特殊的细胞连接，如紧密连接、缝隙连接、中间连接和桥粒，其功能是加强细胞间的黏着，封闭细胞间隙，并参与细胞间的物质交换。上皮细胞的基底面上有基膜存在，它具有支持与连接作用，也有利于上皮细胞与结缔组织进行物质交换。

（二）结缔组织

结缔组织由细胞和大量细胞间质组成。广义的结缔组织包括固有结缔组织、血液、骨组织和软骨组织。通常所说的结缔组织即指固有结缔组织，包括疏松结缔组织、致密结缔组织、脂肪组织和网状组织。

固有结缔组织中主要介绍疏松结缔组织，其结构特点是基质多、纤维少，细胞种类丰富，排列稀疏，故又称蜂窝组织（图1－9）。疏松结缔组织广泛分布在器官、组织、细胞之间，具有连接、支持、营养、保护、修复和防御等功能。

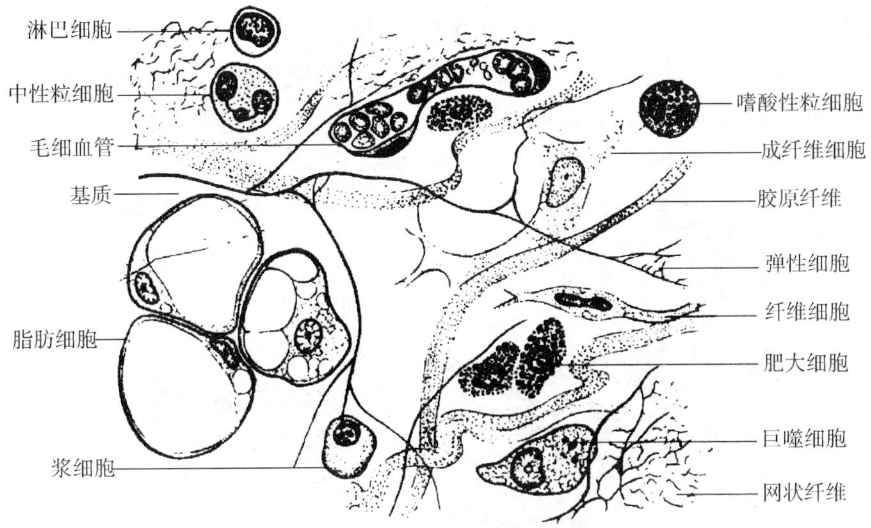

图1－9　疏松结缔组织模式图

1. 细胞

（1）成纤维细胞　是疏松结缔组织中的主要细胞，能合成纤维和基质。细胞呈扁平的星形有突起，胞质呈弱嗜碱性，胞核大，椭圆形，着色浅。成纤维细胞对机体的成长及创伤修复具有十分重要的作用。

（2）巨噬细胞　形态多样。胞质丰富，呈嗜酸性，含有大量的溶酶体、吞噬体和吞饮小泡等。巨噬细胞具有强大的吞噬功能，能合成和分泌多种生物活性物质并可参与机体的免疫活动。

（3）浆细胞　多呈卵圆形，胞质丰富，核圆，偏向细胞一侧，形似车轮状。浆细胞能合成和分泌免疫球蛋白，参与机体的免疫反应。

（4）肥大细胞　体积较大，呈圆形或卵圆形，胞核小而圆，多居中央。胞质颗粒中含有肝素、组胺、嗜酸性粒细胞趋化因子等多种生物活性物质。组胺等可造成局部组织水肿（如荨麻疹）；肝素具有抗凝血作用。

（5）脂肪细胞　胞体大，圆形或卵圆形，胞质内含有大的脂滴，核扁圆形，位于细胞一侧。脂肪细胞能合成和贮存脂肪，参与脂类代谢。

（6）未分化的间充质细胞　是较原始、幼稚的细胞，保留着多向分化的潜能。

2. 细胞间质　主要由三种不溶性的纤维和无定形基质组成。

（1）胶原纤维　数量最多，新鲜时呈白色，又称白纤维，HE染色切片中，呈嗜酸性，纤维韧性大，抗拉力强，但弹性较差。

（2）弹性纤维　新鲜时呈黄色，故名黄纤维，HE染色切片中，呈淡红色。弹性纤维较细，经分支相互交织成网，富有弹性，但韧性较差。

（3）网状纤维　较纤细，多分支并交织成网，可通过浸银法染成黑色，故又称为嗜银纤维，主要见于基膜内、淋巴器官、造血器官等处。

（4）基质　是无定型的、无色透明的胶状物质，充填于纤维与细胞之间，其主要化学成分是蛋白多糖和水。基质中含有的液体为组织液。

（三）肌组织

肌组织主要是由具有收缩功能的肌细胞构成。肌细胞呈细长纤维状，故又称肌纤维。肌纤维的胞膜称为肌膜，胞质称为肌质。根据形态和结构的不同，可将肌组织分成骨骼肌、心肌和平滑肌三类。前两种都具有明暗相间的横纹，称横纹肌。骨骼肌的运动受躯体神经支配称随意肌；心肌和平滑肌的运动受内脏神经的调节，属于不随意肌。

1. 骨骼肌

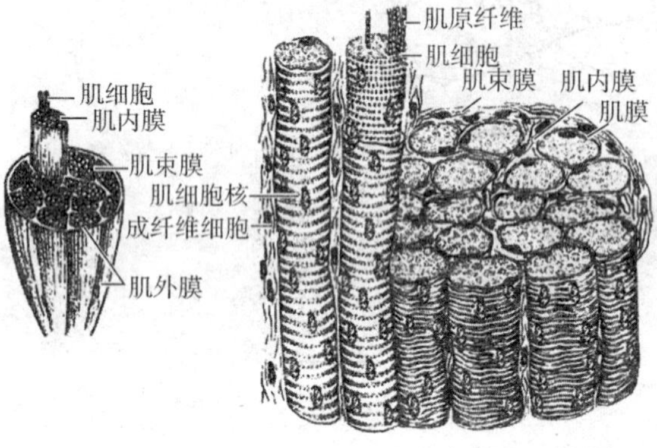

图 1-10 骨骼肌结构模式图

（1）骨骼肌纤维的光镜结构 骨骼肌纤维呈长圆柱状，肌质中含有丰富的肌原纤维，肌原纤维的长轴与肌纤维平行。在光镜下，每条肌原纤维上都可以见到明暗相间、排列整齐的横纹（图 1-10）。明带又称 I 带，中央可见一条着色较深的细线，称 Z 线；暗带又称 A 带，中央可见一着色浅的窄带，称 H 带，H 带中央有一条深色的线，称 M 线。相邻两条 Z 线之间的肌原纤维称肌节，由左右各 1/2 明带与中间一个暗带组成，是肌纤维结构和功能的基本单位。

（2）骨骼肌纤维的超微结构 胶原纤维由粗、细两种肌丝构成，粗细肌丝有规律地平行排列。粗肌丝位于暗带，中央借 M 线固定，两端游离，长度与暗带等长。细肌丝一端固定于 Z 线，另一端插至粗肌丝之间，末端游离，止于 H 带边缘。粗肌丝由许多肌球蛋白构成，肌球蛋白形如豆芽，包括杆部和头部。头部又称横桥，具有 ATP 酶活性，可分解 ATP 释放能量，使横桥不断摆动（图 1-11）。细肌丝由肌动蛋白、原肌球蛋白和肌钙蛋白分子组成。当横桥与原肌球蛋白上的位点结合，可牵拉细肌丝向 M 线方向滑动，使 I 带和 H 带变窄，肌节缩短。

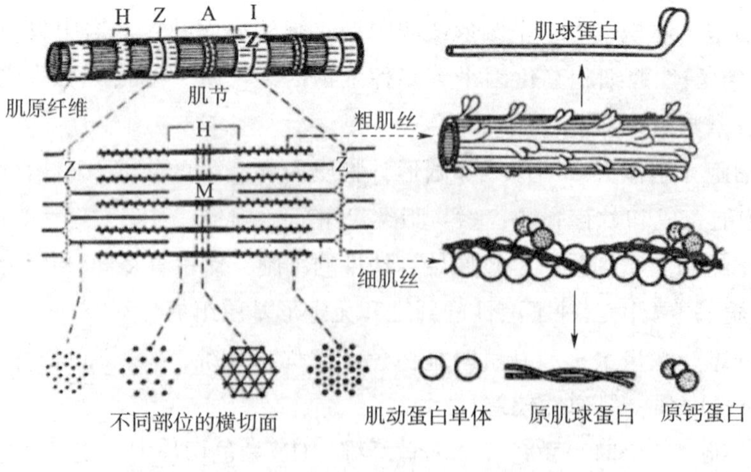

图 1-11 肌原纤维超微结构模式图

骨骼肌细胞内有两套独立的肌管系统，即横小管和纵小管。横小管是由肌纤维胞膜内陷形成的与细胞长轴方向垂直走行的膜性小管，也称 T 小管，其功能是将肌膜的兴奋迅速传导到细胞内。纵小管也称肌质网，是肌纤维内特化的滑面内质网，位于相邻两条横小管之间，其末端在横小管附近形成终池，内含丰富的钙离子。横小管与其两侧的终池共同构成三联体。三联体是骨骼肌纤维兴奋收缩的结构基础。

2. 心肌 分布于心脏和与心脏相连的大血管根部。心肌纤维呈短圆柱状，有分支，相互连接成网状，核呈卵圆形，位于细胞中央，可见双核。电镜下观察，心肌纤维与骨骼肌纤维的超微结构基本相同，也有粗细两种肌丝、肌质网和横小管等结构。与骨骼肌纤维相比有以下不同特点：①横纹不如骨骼肌明显。②横小管较粗，位于Z线水平。③肌质网较稀疏，其末端仅在横小管一侧稍微膨大形成二联体。④心肌纤维分支相互连接处，细胞膜特化形成特异性结构称为闰盘。闰盘的横位部分有中间连接，纵位部分有缝隙连接，可保证心肌纤维收缩的同步性和协调性（图1-12）。

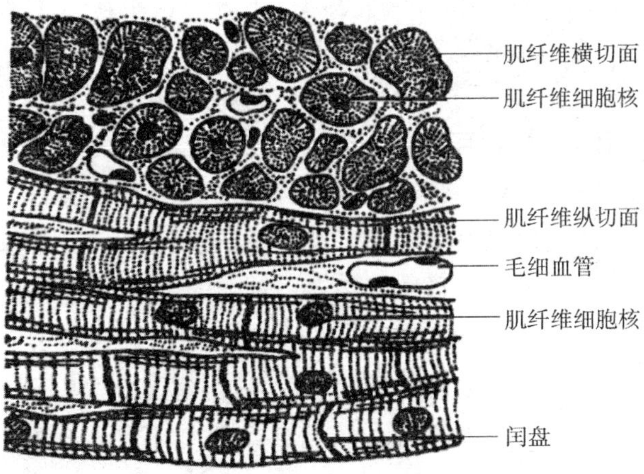

图1-12 心肌结构模式图

3. 平滑肌 主要分布于内脏器官和血管。平滑肌纤维呈细长梭形，中央有一个长杆状的核，细胞内无肌原纤维，但若干条粗、细肌丝汇集成肌丝单位。一般认为，平滑肌纤维收缩机制也是肌丝滑行原理，其收缩缓慢但持久。

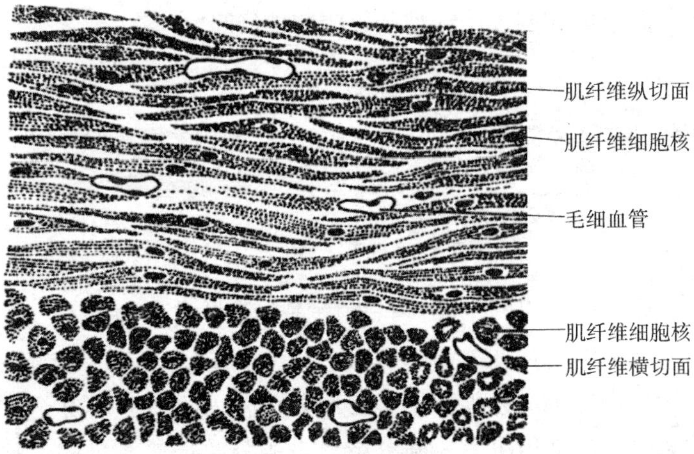

图1-13 平滑肌结构模式图

（四）神经组织

神经组织主要由神经细胞（即神经元）和神经胶质细胞组成。神经元是神经系统结构和功能的基本单位，具有接受刺激、整合信息和传导冲动的作用；神经胶质细胞对神经元起支持、营养、保护和绝缘等作用。

1. 神经元

（1）神经元的结构　神经元由胞体和突起两部分组成（图1-14）。胞体是神经元营养和代谢的中心，形态多样，胞核大而圆，居中，染色浅，核仁大而明显。胞质内除含有一般细胞器和发达的高尔基复合体外，还含有丰富的尼氏体和神经原纤维。尼氏体在光镜下为嗜碱性颗粒或小块，主要功能是合成蛋白质、神经递质所必需的酶类。神经原纤维呈细丝状，交织成网，主要功能是参与细胞内的物质运输并构成细胞骨架。

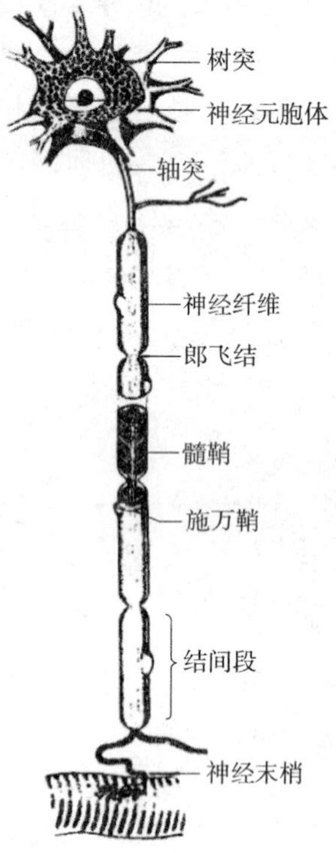

图1-14　神经元模式图

突起又分为树突和轴突两类。树突形如树枝状，每个神经元有一个或多个树突，主要功能是接受刺激并将信息传入胞体。轴突呈细索状，一个神经元仅有一个轴突。从胞体发出轴突的起始部有一圆锥形浅染区，称轴丘。轴突末端常有分支，称轴突终末。轴突的主要功能是传导神经冲动。

（2）神经元的分类　根据神经元突起的数目可将神经元分为多极神经元、双极神经元、假单极神经元；根据神经元的功能可分为感觉神经元（又称传入神经元）、运动神经元（又称传出神经元）、中间神经元（又称联络神经元）；根据神经元释放的神经递质的化学性质可分为胆碱能神经元、肾上腺素能神经元、胺能神经元、氨基酸能神经元和肽能神经元。

2. 神经胶质细胞　广泛分布于中枢和周围神经系统，其数目为神经元的10～50倍。神经胶质细胞形态多样，突起不分树突与轴突。中枢神经系统的胶质细胞主要有星形胶质细胞、少突胶质细胞、小胶质细胞和室管膜细胞。周围神经系统的胶质细胞主要有施万细胞和卫星细胞。施万细胞形成周围神经纤维的髓鞘和神经膜。

第二节　生命活动的基本特征

扫码"学一学"

一、新陈代谢

新陈代谢是指机体与环境之间不断进行的物质和能量交换的过程，它包含物质代谢和能量代谢两个方面，其中物质代谢又包括合成代谢（同化作用）和分解代谢（异化作用）两个过程。合成代谢是指机体从外界环境中摄取各种营养物质并将其合成为自身成分，储存能量的过程。分解代谢则是指机体不断分解自身成分并释放能量的过程。由此可见物质代谢与能量代谢是密不可分的。

新陈代谢是生命活动最基本的特征。生命过程中的一切功能活动都是在新陈代谢基础上产生的，新陈代谢一旦停止，生命也就随之终结。

二、兴奋性

兴奋性是指机体或组织对刺激发生反应的能力或特性。兴奋性是生命活动的另一基本特征。

（一）刺激与反应

刺激是指能被机体所感受并产生反应的内外环境变化。刺激的种类很多，按其性质可分为：①物理性刺激，如声、光、电、温度、辐射等。②化学性刺激，如酸、碱、盐、某些药物等。③生物性刺激，如细菌、病毒、支原体等。④社会和心理性刺激，如工作中的竞争压力、生活的突然变故等。刺激要引起机体或组织产生反应需要具备三个条件，即刺激的强度、刺激作用的时间和刺激强度变化率。

反应是指机体或组织接受刺激后所产生的功能变化。反应可以分为兴奋和抑制两种基本表现形式。兴奋是指机体或组织接受刺激后由相对静止状态变为活动状态或者活动在原有基础上增强的变化。抑制是指机体或组织接受刺激后由活动状态变为相对静止状态或者活动在原有基础上减弱的变化。

（二）衡量兴奋性的指标

人体不同的组织，其兴奋性的高低不同；同一组织在不同环境或不同状态下，其兴奋性的高低也存在差异。组织兴奋性的高低可以用阈值进行衡量。阈值（阈强度）是指将刺激的时间和强度变化率保持不变，能引起组织兴奋的最小刺激强度。强度等于阈值的刺激称为阈刺激；强度大于阈值的刺激称为阈上刺激；强度小于阈值的称为阈下刺激。组织的兴奋性的高低与阈值成反变关系，即兴奋性$\propto$1/阈值。阈值越小，说明组织的兴奋性越高；阈值越大，说明组织的兴奋性越低。机体内的神经、肌肉和腺体组织兴奋性较高，称为可兴奋组织。

三、生殖

生殖是指人体发育到一定阶段后，能够产生与自身相似的子代个体的功能活动。人的生命是有限的，只有通过生殖过程才可以使人类的生命过程得以延续。

四、适应性

适应性是指机体根据内外环境变化不断调整自身的功能活动以适应环境变化的能力。机体生活在复杂多变的环境中，只有根据内外环境的变化，不断地调整机体内各种细胞、组织和器官间的相互作用，密切配合和协调，才能很好地适应环境变化得以生存。

第三节　人体的功能调节

一、人体与环境

人体细胞所面临的环境有两种，即内环境和外环境。

（一）外环境和内环境

外环境是指整个机体直接生存的环境，包括自然环境和社会环境。自然环境和社会环境会对人体功能活动产生重要影响，使机体做出适应性反应。若外环境因素发生过度的、人体无法适应的变化将会导致相关疾病的发生，甚至死亡。

人体内绝大部分的细胞并不与外环境直接接触，而是浸浴在细胞外液中。细胞外液是细胞直接生活的体内环境，称为机体的内环境，包括组织液、血浆、淋巴液、脑脊液等，其中血浆是细胞外液中最为活跃的部分。

（二）内环境稳态

内环境是细胞进行物质交换的场所，这也导致机体内环境的理化因素（如温度、渗透压和酸碱度以及各种离子成分等）常常会发生波动。细胞的正常生理活动需要内环境的各种理化因素和各种物质的浓度，必须在一定范围内保持动态平衡。正常情况下，内环境的成分和理化因素保持相对稳定的状态，称为内环境稳态。内环境稳态是细胞进行正常生命活动的必要条件。若内环境稳态不能维持，人体功能将发生紊乱，细胞新陈代谢障碍，将导致疾病。

二、人体功能的调节方式

在生理情况下，机体通过对各种生理功能进行调节来适应环境变化并维持自身的稳态。机体生理功能的调节主要包括神经调节、体液调节与自身调节三种方式。

（一）神经调节

通过神经系统的活动对机体功能进行的调节称为神经调节。神经调节是人体功能调节的主要方式，其调节的基本方式是反射。反射是指在中枢神经系统参与下，机体对刺激做出的规律性应答反应。反射的结构基础是反射弧，它由感受器、传入神经、神经中枢、传出神经和效应器五个部分组成（图 1－15）。反射活动的完成有赖于反射弧结构的完整性，如果任何一部分被破坏，都将导致反射活动不能正常进行。

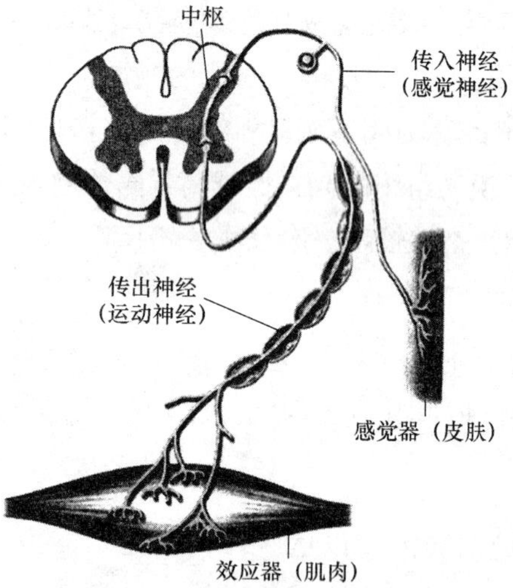

图 1－15　反射弧结构示意图

神经调节的特点是反应迅速、精确、作用时间短暂。

（二）体液调节

体液调节是指体内某些特殊的化学物质通过体液运输，对机体功能活动进行的调节。参与体液调节的化学物质主要是内分泌腺和内分泌细胞分泌的激素。接受激素调节的器官、组织、细胞称为靶器官、靶组织和靶细胞。

激素等物质经血液运输到全身各处发挥调节作用，称为全身性体液调节。某些组织细胞产生的化学物质经组织液扩散到相邻组织细胞，调节邻近组织细胞功能活动，称为局部性体液调节。另外，人体内不少内分泌腺或内分泌细胞直接或间接地接受神经系统的调节，此时体液调节成为神经调节的一个传出环节，是反射弧传出途径的延伸，这种调节称为神经－体液调节。

体液调节的特点是作用缓慢、广泛、时间持久。

（三）自身调节

自身调节是指体内组织、细胞不依赖于神经和体液调节，自身对刺激产生的一种适应性反应，如肾血流量的自身调节。这种调节方式是一种局部调节，其特点是调节幅度较小、灵敏度较低、调节范围比较局限，但对某些组织和器官的生理功能仍有一定的调节意义。

知识拓展

行为调节

行为调节是指人们通过行为活动或行为方式的变化而调节机体生理活动和活动规律的调节方式，包括本体行为调节和社会行为调节，具有十分重要的生理调控作用。行为调节的特点是用时长，需要反复训练。

目前，随着医学模式和生活方式的转变，医学科学界逐步开始认识并重视行为调节与人类健康和疾病发生发展间的关系。利用行为调节方式已经可以对某些疾病进行治疗，例如系统性脱敏疗法、松弛疗法等。

三、人体功能调节的自动控制

人体生理功能的调节过程与工程技术的控制过程类似。按照控制论的原理，可以认为人体的各种功能调节实际上是一种自动控制系统。控制系统由控制部分和受控部分组成，神经系统和内分泌腺可以被看作是控制部分，效应器或靶细胞、靶组织是受控部分。人体内的控制系统可分为非自动控制系统、反馈控制系统和前馈控制系统。

（一）非自动控制系统

控制部分发出指令控制受控部分的活动，但受控部分的活动不会返过来影响控制部分的活动，是一种开环系统，在机体内较为少见。

（二）反馈控制系统

控制部分与受控部分存在着双向的信息联系，形成一个闭合回路，即由控制部分发出信息到受控部分改变其活动状态，受控部分又将反馈信息传递回控制部分，不断纠正和调整控制部分活动。这种由受控部分发出信息返过来影响控制部分活动的过程称为反馈。反馈包括负反馈和正反馈两种方式。

1. 负反馈 是指反馈信息的作用与原效应作用相反，抑制或减弱原效应的过程。负反馈调节在机体各种生理功能调节中较为常见，例如体温调节、动脉血压的调节等，其作用是维持机体各种生理功能活动的相对稳定，即维持稳态。

2. 正反馈 是指反馈信息的作用与原效应作用一致，促进或加强原效应的过程。正反馈一旦被发动，就会逐渐加强加快，直至全部过程完成。在人体正反馈为数不多，如血液凝固、排尿反射、排便反射、分娩等，其作用是加速某些生理过程使其可以迅速完成。

（三）前馈控制系统

控制部分向受控部分发出指令的同时，还可以通过另一快捷途径向受控部分发出纠正指令，使受控部分的活动更加准确，这种控制系统称为前馈，其作用是使活动具有前瞻性和准确性。机体的条件反射就是前馈调节。

重点小结

1. 细胞结构与功能 细胞是人体结构和功能的基本单位。细胞是由细胞膜、细胞质和细胞核三部分构成，其中细胞膜是细胞的屏障。细胞膜的功能主要包括物质跨膜转运作用和生物电活动。

2. 基本组织 上皮组织、结缔组织、肌组织和神经组织是构成机体的四种基本组织。它们虽然形态、结构、特点各不相同，但可以相互结合构成人体的器官和系统。

3. 生命活动的基本特征 新陈代谢、兴奋性、生殖和适应性是生命活动的的四个基本特征。

4. 人体与环境 内环境和外环境是人体细胞所面临的两种环境。内环境（细胞外液）是细胞直接生存的环境，内环境稳态是细胞维持正常生理功能的必要条件。

5. 人体功能的调节方式 神经调节、体液调节和自身调节是人体功能调节的三种方式。

6. 人体功能调节的自动控制 反馈是人体功能调节的主要控制系统，它包括正反馈和负反馈两种形式。正反馈数量较少，有利于某些生理过程的迅速完成；负反馈数量较多，普遍存在，其意义是维持稳态。

扫码“练一练”

目标检测

一、单项选择题

1. 机体内环境稳态是指
   A. 血液理化性质保持不变　B. 细胞内液理化性质保持不变
   C. 细胞外液理化性质保持不变　D. 细胞内液理化性质在小范围波动
   E. 细胞外液理化性质在小范围波动
2. 下列物质的跨膜转运不属于单纯扩散的是
   A. O_2　B. CO_2　C. 氨基酸　D. 尿素　E. NH_3
3. 神经调节的特点是
   A. 调节幅度小　B. 反应速度慢
   C. 调节的敏感性差　D. 作用广泛和持久
   E. 作用迅速、准确和短暂
4. 细胞膜外高 Na^+ 和膜内高 K^+ 的浓度梯度的形成和维持是
   A. 细胞膜上载体的作用　B. 细胞膜上电压门控通道的作用
   C. 膜上转运体蛋白的作用　D. 细胞膜上化学门控通道的作用
   E. 膜上 Na^+-K^+ 泵的作用
5. 判断组织兴奋性高低最常用的简便指标是
   A. 阈电位　B. 阈强度　C. 刺激持续时间
   D. 刺激时间－强度变化率　E. 锋电位
6. 内环境是指
   A. 血浆　B. 体液　C. 组织液　D. 细胞外液　E. 细胞内液
7. 假复层纤毛柱状上皮分布于
   A. 膀胱　B. 气管　C. 甲状腺　D. 胃　E. 皮肤
8. 机体稳态的维持主要依靠

A. 负反馈调节　B. 正反馈调节　C. 短反馈调节
D. 前馈调节　E. 条件反射

9. 神经元的基本结构是
A. 胞体、树突和神经纤维　B. 胞体、树突和轴突
C. 胞体、尼氏体和神经纤维　D. 胞体、有髓神经纤维和无髓神经纤维
E. 胞体、神经纤维和神经末梢

10. 不属于正反馈调节的生理活动的是
A. 血液凝固　B. 体温调节　C. 分娩过程
D. 排便反射　E. 排尿反射

二、多项选择题

1. 一般可兴奋细胞是指
A. 腺细胞　B. 肌细胞　C. 骨细胞　D. 血细胞　E. 神经细胞

2. 人体生命活动的基本特征是
A. 新陈代谢　B. 兴奋性　C. 兴奋　D. 生殖　E. 适应性

3. 骨骼肌收缩时
A. 暗带长度不变　B. 明带长度不变
C. 细肌丝向 M 线方向滑行　D. 肌节长度缩短
E. 粗肌丝缩短

4. 人体基本组织包括
A. 上皮组织　B. 肌组织　C. 神经组织
D. 结缔组织　E. 网状组织

5. 骨骼肌的肌丝分子中包括
A. 肌球蛋白　B. 肌动蛋白　C. 肌钙蛋白
D. 原肌球蛋白　E. 钙调蛋白

三、简答题

1. 比较单纯扩散和易化扩散的异同点。
2. 细胞膜转运小分子物质的形式有哪些？各有何特点？
3. 简述被覆上皮的分类及分布。
4. 简述人体功能调节的方式有哪些？

（崔　鹤）

第二章

运动系统

学习目标

知识要求 **1. 掌握** 运动系统的组成和作用；骨的形态和结构；关节的基本结构；椎骨的一般形态；胸骨的组成和形态特点；脑颅骨的组成、数目和位置；颅的顶面观和侧面观；四肢骨的组成、名称和位置；脊柱、胸廓、骨盆的构成和功能；肌的形态、结构及特点。

2. 熟悉 骨的分类；骨的化学成分和物理特性；肩关节、肘关节、髋关节和膝关节的组成和功能；骨骼肌的分类；全身主要肌的名称、位置及作用。

3. 了解 各部椎骨的主要特征；面颅骨的组成；颅底内面观、外面观和前面观；直接连结的类型；关节的辅助结构；肌的辅助结构和功能。

技能要求 学会利用各种实验模型，观察人体运动系统的形态结构。

案例导入

案例：小李，男，25 岁。夜间在骑摩托车行驶过程中不慎跌倒，出现左肩部疼痛并伴有肩部下垂、上肢不敢活动等症状，就医检查发现锁骨远端部位局部肿胀、皮下淤血，经 X 线检查确诊为锁骨骨折。

讨论：1. 为什么锁骨骨折会出现肩部下垂、上肢不敢活动等症状？

2. 人体的上肢骨骼有哪些？它们是如何连结的？

运动系统由骨、骨连接和骨骼肌组成。全身各骨通过骨连接形成骨骼，构成人体的基本轮廓，对人体起支持、保护和运动的作用。每块骨骼肌两端附着于骨，在神经系统的支配和其他系统的调节配合下，以跨过的关节为轴收缩和舒张而产生运动。从运动的角度看，骨起着杠杆作用，骨骼肌是运动的动力器官，关节是运动轴。三者中任何一部分的损伤或有疾病，都将影响其正常功能。

扫码“学一学”

第一节 骨的概述

一、骨的形态和分类

成年人有 206 块骨（图 2－1），每一块骨都是一个器官，具有一定形态和功能。

根据骨所在的部位不同，骨可分为颅骨、躯干骨和四肢骨三部分。

根据骨的外形，骨可分为长骨、短骨、扁骨和不规则骨四类。

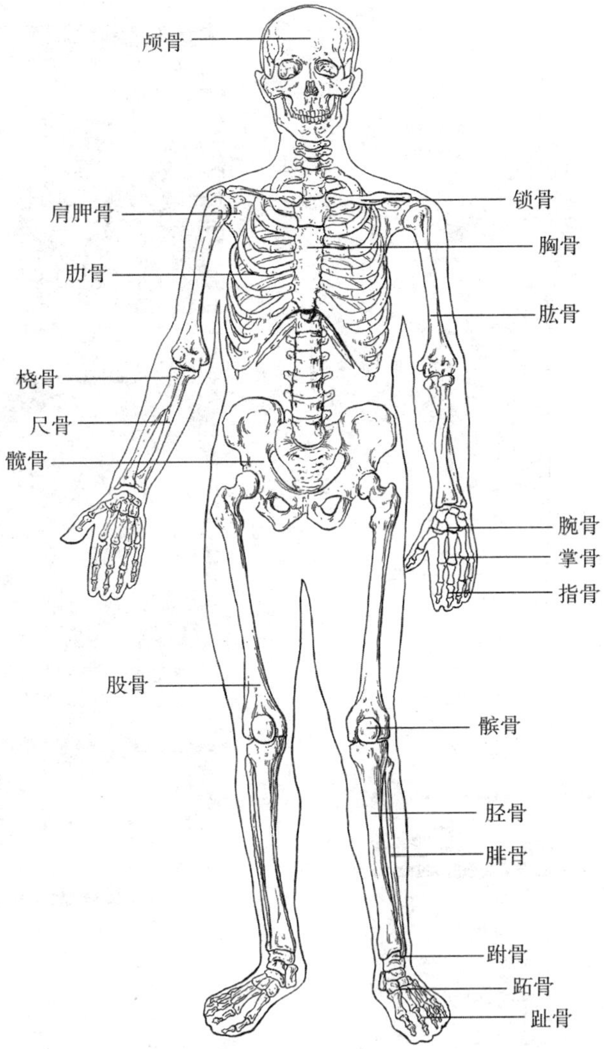

图 2－1　人体骨骼

(一) **长骨**

长骨呈长管状，分为一体两端。中间细长部分称为骨干；内部的空腔称为骨髓腔，容纳骨髓；两端膨大部分称为骺，其表面有光滑的关节面。长骨多分布于四肢，如股骨和肱骨等。

(二) **短骨**

短骨呈立方形，较短小，多成群分布于连接牢固并有一定灵活性的部位，如腕骨和跗骨等。

(三) **扁骨**

扁骨呈板状，主要构成容纳重要器官的腔壁，起保护作用，如顶骨和胸骨等。

(四) **不规则骨**

不规则骨的形状不规则，功能各异，如椎骨和某些颅骨。在一些不规则骨内，具有含气的腔，称含气骨，如上颌骨和额骨等。

二、骨的构造

骨是由骨质、骨膜和骨髓三部分构成（图 2－2）。

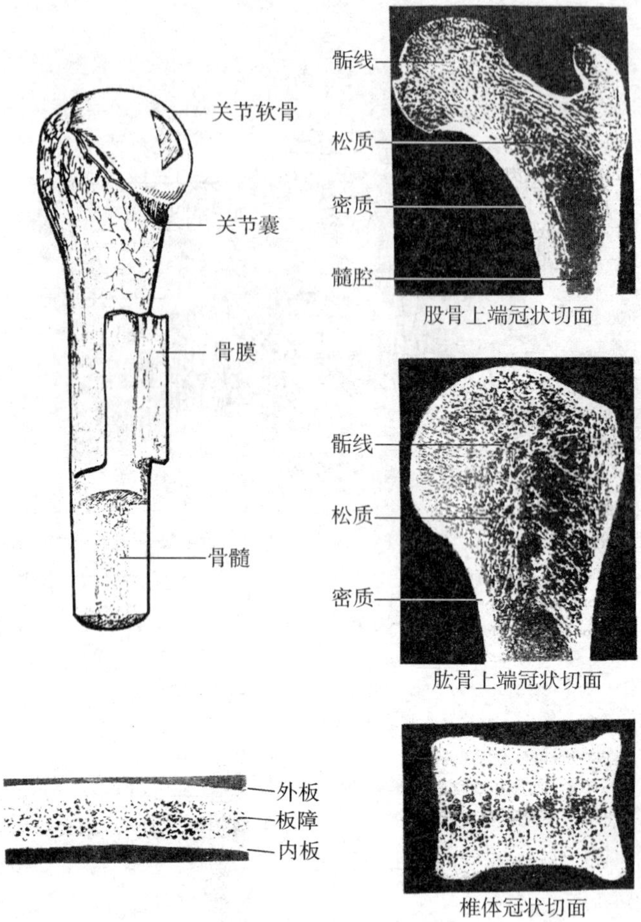

图 2－2　骨的构造

（一）骨膜

骨膜是一层被覆于骨表面（除关节面以外）的致密结缔组织膜。骨膜内含有丰富的血管、神经和淋巴管，对骨的营养、生长和再生具有重要作用。

（二）骨质

骨质分为骨密质和骨松质。骨密质致密坚硬，耐压性较大，由紧密排列成层的骨板构成，分布于骨的表面。骨松质位于骨的内部，由骨小梁交织排列呈海绵状，主要分布于长骨两端和短骨、扁骨内。

（三）骨髓

骨髓充填于骨髓腔和骨松质的腔隙内，分红骨髓和黄骨髓。红骨髓具有造血功能，含有大量不同发育阶段的血细胞。一般 5～7 岁以后，长骨骨干中的红骨髓逐渐被脂肪组织替代，转变为黄骨髓，失去造血活力。成年人的红骨髓主要分布于长骨的两端、短骨、扁骨和不规则骨的骨松质内，可终生保持。临床上常在髂骨和胸骨等处穿刺取样，进行骨髓细胞学检查。

三、骨的化学成分和物理特性

骨的化学成分包括有机质和无机质。有机质主要由骨胶原纤维和粘多糖蛋白组成，可使骨具有一定的韧性和弹性。无机质主要是碱性磷酸钙，可使骨具有一定硬度。在人的一生中，骨的有机物与无机物随着年龄的增长而不断变化，年龄愈大，无机物的比例愈高。因此，幼年时不易发生骨折，但易发生弯曲和变形。老年人骨的脆性增加，易发生骨折。

知识拓展

骨质疏松

骨质疏松是以骨量减少、骨的微观结构退化为特点的一种全身性骨骼疾病，表现为骨质萎缩变薄，骨小梁变细、数量减少。老年人和绝经期妇女是高发人群，患者常常伴有腰背疼痛、病理性骨折等症状。预防骨质疏松应注意合理膳食，多食用含有钙和磷的食物；坚持健康的生活方式，多晒太阳，适量运动。

四、人体各部分骨概述

（一）躯干骨

成年人躯干骨由椎骨、肋和胸骨组成，共 51 块，包括 24 块椎骨、1 块骶骨、1 块尾骨、12 对肋和 1 块胸骨。

1. 椎骨 幼年时椎骨 32 ~ 33 块，包括颈椎 7 块、胸椎 12 块、腰椎 5 块、骶椎 5 块、尾椎 3 ~4 块。成年后 5 块骶椎融合成 1 块骶骨，尾椎融合成 1 块尾骨。

（1）椎骨的一般形态　椎骨为不规则骨，由位于前方短圆柱形的椎体和后方板状的椎弓构成。椎体和椎弓共同围成椎孔，所有的椎孔相连成椎管。椎弓前部较细的部分为椎弓根，其上、下缘为椎骨上、下切迹。相邻的两个上、下切迹共同围成椎间孔，孔内有脊神经根通过。椎弓的后部较宽称为椎弓板，从椎弓板上发出 7 个突起，即椎弓正中向后伸出的 1 个棘突，向两侧伸出的 1 对横突，向上的 1 对上关节突和向下的 1 对下关节突（图 2 –3）。

扫码“看一看”

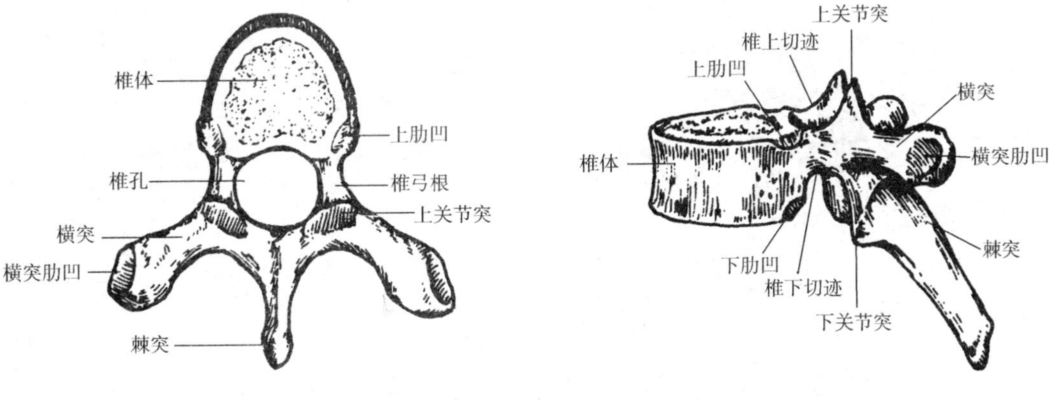

图 2 –3　椎骨的一般形态（胸椎）

（2）各部椎骨的主要特征　颈椎的椎体较小，横突根部有横突孔，第 2 ~6 颈椎棘突较短，末端分叉。第 1 颈椎又称寰椎，呈环形，无椎体和棘突。第 2 颈椎又称枢椎，椎体向上伸出一突起称为齿突。第 7 颈椎又称隆椎，棘突长，末端不分叉，易在体表触及，是临床上计数椎骨序数的重要标志。

胸椎椎体的后外侧上、下缘各有一半圆形肋凹。横突末端前面有横突肋凹。棘突细长斜向后下方，彼此掩盖呈叠瓦状。

腰椎椎体大，椎弓发达，棘突宽而短，呈板状，水平伸向后方。

骶骨由5个骶椎愈合而成，呈倒置的三角形。底向上，前缘中份向前突出称骶岬，尖向下，与尾骨相接。骶骨前面光滑微凹，有4对骶前孔。后面粗糙隆凸，有4对骶后孔。骶骨内有纵行的骶管，向下终止于骶骨背面下部的骶管裂孔，裂孔两侧向下的突起称骶角。

尾骨由3~4块退化的尾椎融合而成，上接骶骨，下端游离。

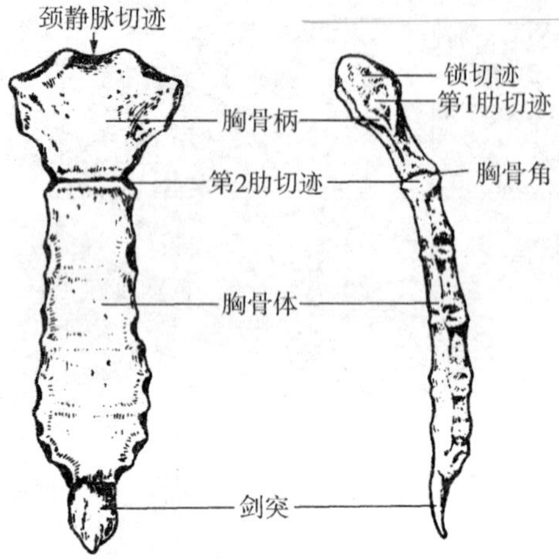

图2-4　胸骨示意图

2. 胸骨　胸骨位于胸前壁正中，属于扁骨，自上而下分为胸骨柄、胸骨体和剑突三部分。胸骨柄上缘中部微凹，称颈静脉切迹。胸骨柄和胸骨体连结处微向前凸，体表可以触及，称胸骨角，两侧平对第二肋软骨，是计数肋的重要标志。剑突薄而狭长，末端游离（图2-4）。

3. 肋　肋由肋骨和肋软骨组成，共12对。肋骨分为中间的体部和前、后两端。后端膨大部分称为肋头，与胸椎体上的肋凹相关节。肋头后外方有肋结节，其上有关节面，与横突肋凹相关节。肋体分上、下两缘和内、外两面。内面下缘处的浅沟称肋沟，容纳肋间神经。肋骨前端接肋软骨。

（二）颅骨

1. 颅的组成　颅位于脊柱上方，由23块颅骨（不包括3块听小骨）围成，分为脑颅骨和面颅骨两部分（图2-5）。

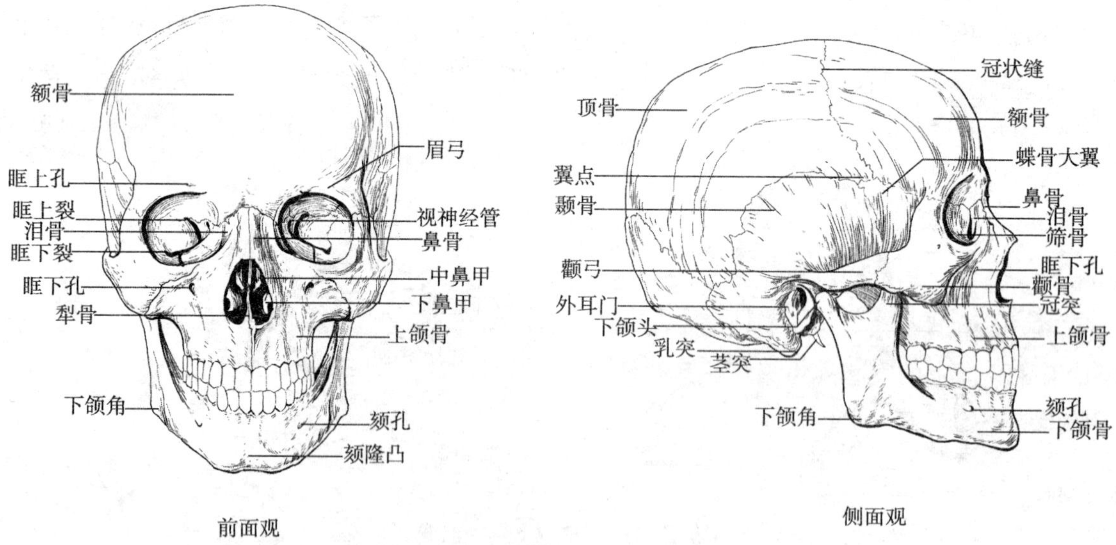

图2-5　颅的前面观和侧面观

（1）脑颅骨　共8块，包括成对的顶骨、颞骨和不成对的额骨、枕骨、蝶骨、筛骨，它们相互连接围成脑颅，容纳并保护脑。

（2）面颅骨　共15块，包括成对的上颌骨、颧骨、下鼻甲、鼻骨、腭骨、泪骨和不成对的下颌骨、舌骨、犁骨，它们相互连接构成面部的基本轮廓。

2. 颅的整体观

（1）颅的顶面观　颅顶呈卵圆形，前窄后宽，正中有呈“工”字形的三条缝：额骨与两侧顶骨连接构成冠状缝；两侧顶骨之间连接构成矢状缝；两侧顶骨与枕骨连接成人字缝（图2－6）。

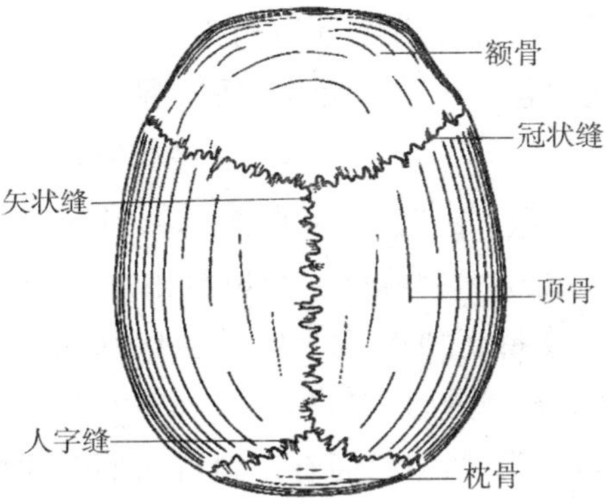

图2－6　颅的顶面观

知识拓展

颅囟

新生儿颅骨尚未发育完全，骨与骨之间的间隙有结缔组织膜所填充，称为颅囟。两侧顶骨和额骨之间呈菱形的称为前囟（额囟），它是最大的颅囟，一般在出生后1～2岁闭合。两侧顶骨与枕骨之间呈三角形的称为后囟（枕囟），此外还有顶骨前下角的蝶囟和顶骨后下角的乳突囟，它们一般均在出生后不久闭合。

在临床中，通过观察前囟的状况可以帮助了解婴幼儿的生理情况。前囟隆起常表示颅内压增高，是脑炎、脑膜炎的重要特征；而前囟凹陷多见于脱水和营养不良。

（2）颅的侧面观　颅的侧面中部是外耳门，外耳门前方的弓形骨桥称颧弓，可在体表触及。颧弓上方的浅窝称为颞窝。颞窝内侧壁由额、顶、蝶、颞四骨组成，四骨连接处呈H型的骨缝称为翼点，此处骨质较薄，其内面有脑膜中动脉的分支走行，当受外力打击而骨折时，易引起颅内出血。

（3）颅底内面观　颅底内面前高后低，由前向后依次分为颅前窝、颅中窝和颅后窝。颅前窝中央向上的突起称为鸡冠，其两侧水平板称为筛板。颅中窝中部隆起，中央呈马鞍形的结构称为蝶鞍，其正中的凹陷称为垂体窝，垂体窝的前外侧有视神经管。颅后窝中央是枕骨大孔，其两侧有颈静脉孔。

（4）颅底外面观　颅底外面凹凸不平，分前、后两区。前区中央的水平骨板为骨腭，周围的弓形隆起为牙槽弓。后区中部为枕骨大孔，其后部正中的突起称为枕外隆凸，体表可以触及。外侧部圆锥状隆起称乳突，乳突前方明显的凹陷称为下颌窝。

（5）颅的前面观　颅前面上部两侧四棱锥形的深窝称为眶，内部容纳眼。中部为骨性的鼻腔，下部由上、下颌骨构成骨性口腔。其中骨性鼻腔正中有鼻中隔将腔分为左、右两部分，每侧鼻腔外侧壁上有上、中、下鼻甲，鼻甲下方有相应的上、中、下鼻道。鼻腔周围的颅骨中有与鼻腔相通的鼻窦，包括额窦、筛窦、蝶窦和上颌窦。

（三）四肢骨

四肢骨包括上肢骨和下肢骨，共 126 块。人类直立行走使得上肢骨变得轻巧灵活，有利于生产劳动；下肢骨粗大坚实，有利于负重和行走。

1. 上肢骨　一侧有 32 块，包括 1 块锁骨、1 块肩胛骨、1 块肱骨、1 块尺骨、1 块桡骨和 27 块手骨。

（1）锁骨　位于胸廓前上方，呈“∽”形，全长均可在体表触及。其内侧端粗大为胸骨端，与胸骨柄相连；外侧端扁平为肩峰端，与肩峰相关节。锁骨是连接上肢与躯干之间的骨性支架，它对固定上肢、支持肩胛骨、便于上肢灵活运动起重要作用。

（2）肩胛骨　位于胸廓后外侧的上方，呈三角形的扁骨，可分为两面、三缘和三角（图 2－7）。前面中间凹陷为肩胛下窝；后面有一斜行向外上的骨嵴称肩胛冈，其肩胛冈外侧端的扁平突起称肩峰，是肩部的最高点。三缘中上缘短而薄，外侧有喙突，外侧缘肥厚，内侧缘薄而长。肩胛骨的外侧角膨大，有一朝外侧的浅窝称关节盂，与肱骨头相关节。上角向内上方，平对第二肋。下角平对第七肋，在体表易于摸到，是计数肋骨的重要标志。

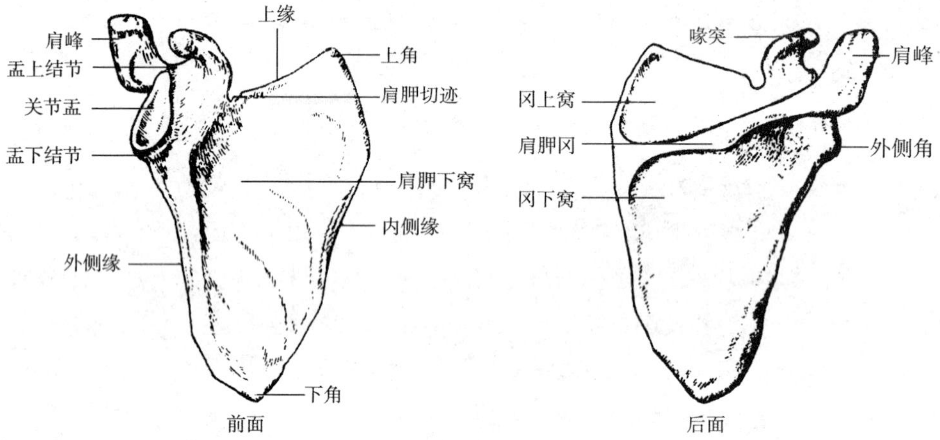

图 2－7　肩胛骨

（3）肱骨　位于上臂，为典型的长骨。上端膨大呈半球形称为肱骨头，与肩胛骨的关节盂相关节。体部粗壮，后面中部有由内上斜向外下的浅沟，称桡神经沟。下端扁平，内侧部的关节面为肱骨滑车，与尺骨相关节，内侧的突起为内上髁；外侧部的关节面呈球状称肱骨小头，与桡骨相关节，外侧的突起为外上髁。

（4）尺骨和桡骨　位于前臂，平行排列，尺骨在内，桡骨在外。尺骨上端的滑车切迹、桡骨上端的桡骨头与肱骨下端一起形成肘关节。桡骨下端有关节面参与腕关节的形成。尺骨下端后内侧向下的突起称为尺骨茎突。桡骨下端外侧向下的突起称桡骨茎突。

（5）手骨　每侧手骨包括 8 块腕骨、5 块掌骨和 14 块指骨。腕骨近侧列由桡侧向尺侧依次为手舟骨、月骨、三角骨和豌豆骨；远侧列依次为大多角骨、小多角骨、头状骨和钩骨。掌骨由桡侧向尺侧依次为第 1～5 掌骨。指骨除拇指 2 节外，其余均 3 节，由近侧至远侧依次为近节、中节和远节指骨。

2. 下肢骨　一侧有 31 块，包括 1 块髋骨、1 块股骨、1 块髌骨、1 块胫骨、1 块腓骨和 26 块手骨。

（1）髋骨　是不规则骨，由髂骨、坐骨和耻骨三者愈合而成（图 2－8）。三骨愈合处的外侧面形成深陷的髋臼，与股骨头形成关节。

髂骨位于髋骨的上部，扁薄宽阔。髂骨上缘称髂嵴，其前、后两端的突起分别为髂前上棘和髂后上棘。髂前上棘向后 5 ~ 7cm 处向后外的突起称髂结节。髂骨上部内侧面光滑微凹称髂窝，窝的后下方有一斜行弓形隆起线称弓状线，其后上方有耳状面，可与骶骨相关节。

坐骨位于髋骨后下部，其底部粗大的突起称坐骨结节。坐骨结节后上方的三角形突起称坐骨棘，其上、下方分别有坐骨大、小切迹。

耻骨位于髋骨前下部，其上缘薄而锐利称耻骨梳，向前终于耻骨结节。内侧面有一朝向内侧的骨面称为耻骨联合面。

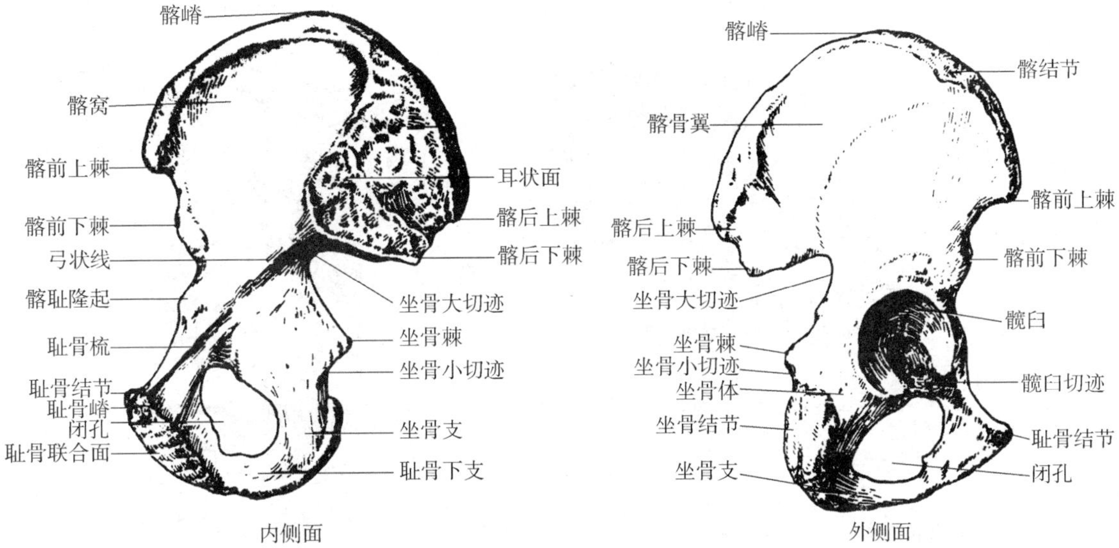

图 2 - 8　髋骨

（2）股骨　位于大腿部，是人体最长、最粗壮的长骨，分为一体两端。上端朝向内上方的球形膨大为股骨头，可与髋骨上的髋臼相关节。股骨头的外下侧较细的部分称股骨颈，是易发生骨折的部位。颈、体交界处上外侧的隆起为大转子；下内侧隆起为小转子。下端向后形成两个膨大分别称内侧髁和外侧髁，两髁之间有髁间窝，两髁前面融合为髌面。

（3）髌骨　是人体最大的一块籽骨，位于膝关节前方，包于股四头肌腱内，呈扁三角形，上宽下窄，前面粗糙后面光滑，后面与股骨髌面相关节。

（4）胫骨和腓骨　位于小腿，胫骨位于内侧，腓骨位于后外侧。胫骨上端膨大形成内侧髁和外侧髁，两髁上关节面之间的骨性隆起称髁间隆起，可以分别对应股骨下端的内侧髁、外侧髁和髁间窝。上端与体移行处前面的粗糙隆起为胫骨粗隆。下端向内下方的膨大为内踝。腓骨上端膨大称腓骨头，下端膨大为外踝。

（5）足骨　每侧足骨包括 7 块跗骨、5 块跖骨和 14 块趾骨。跗骨由后向前排成三列。后列为跟骨和距骨，中列为足舟骨，前列为内侧楔骨、中间楔骨和外侧楔骨及骰骨。跖骨由内侧向外侧依次为第 1 ~ 5 跖骨。趾骨的分部和结构与手指骨相同。

扫码“学一学”

第二节　骨连结

骨和骨之间通过纤维结缔组织、软骨或骨相连，形成骨连结。

一、骨连结的分类

根据骨连结形式的不同，可分为直接连结和间接连结两类（图2－9）。

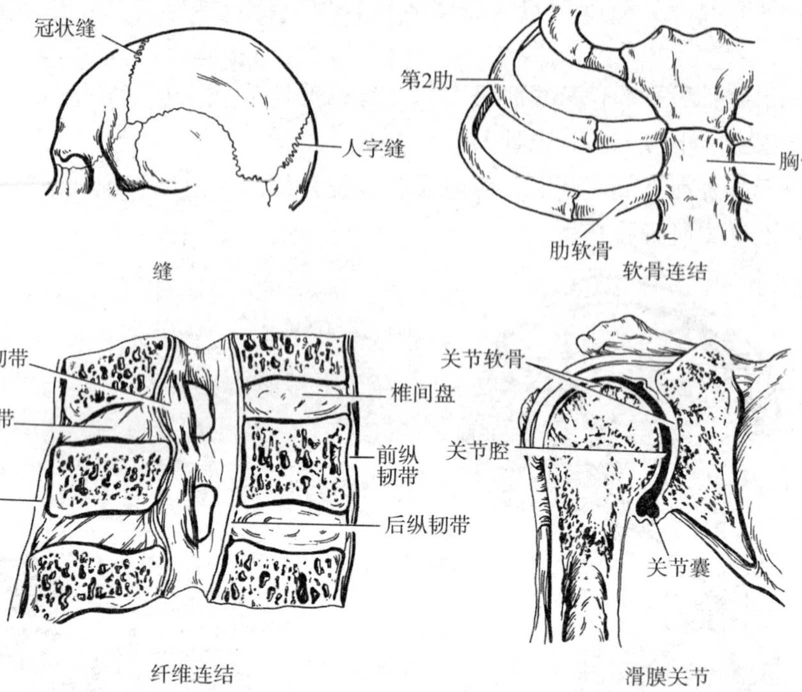

图2－9　骨连结的分类

（一）直接连结

骨与骨之间借纤维结缔组织、软骨或骨直接相连，其间几乎没有腔隙，连结较牢固，不活动或活动范围很小。按照连结组织的不同，直接连结又分为纤维连结、软骨连结和骨性结合。

（二）间接连结

间接连结又称滑膜关节，简称关节，是骨与骨之间借结缔组织囊相连，囊内有腔隙，内含滑液。关节是人体骨连结的主要方式，一般具有较大的活动度。

1. 关节的基本构造　关节由关节面、关节囊和关节腔三部分组成。

（1）关节面　是指构成关节各骨的相对面。每一关节至少包括两个关节面，一般一凸一凹，凸者称为关节头，凹者称为关节窝。关节面上覆盖有关节软骨，光滑而有弹性，在运动时可以减少摩擦，缓冲震荡和冲击。

（2）关节囊　是包裹在关节面周围的结缔组织囊，分为内、外两层。外层为纤维膜，厚而坚韧，由致密结缔组织构成，主要起连接作用；内层为滑膜，薄而柔软，能分泌滑液，具有营养和润滑关节的作用。

（3）关节腔　是关节囊和关节面共同围成的密闭的腔隙，内含少量滑液，腔内为负压，有助于关节的稳定。

2. 关节的辅助结构　关节除了具有关节面、关节囊和关节腔三个基本结构外，还有韧带、关节盘、关节唇等辅助结构，它们可以增加关节的灵活性或稳定性。①韧带：分布于关节囊内外，具有加强连结、增加关节稳定性的作用，如膝关节的交叉韧带等。②关节盘：是位于两个关节面之间的纤维软骨板，一般周边较厚，中间稍薄，可使关节面之间更相适应，具有缓冲震荡和加强关节牢固性的作用，如膝关节内的内、外侧半月板等。③关节唇：是附着于关节窝周边的纤维软骨环，它可加深关节窝，增大关节面的接触面积，使关节更加稳定，如肩关节的盂唇等。

3. 关节的运动 关节可围绕运动轴产生运动，主要有屈和伸、内收和外展、旋转和环转4种基本运动形式。

二、躯干骨的连结

躯干骨通过骨连结主要形成脊柱和胸廓。

（一）脊柱

1. 椎骨的连结 椎骨之间借椎间盘、韧带和关节等相连结（图2－10）。

（1）椎间盘 椎间盘是连结相邻椎骨的纤维软骨盘，由髓核和纤维环构成（图2－11）。髓核位于椎间盘的中央稍偏后，是富有弹性的胶状物；纤维环位于椎间盘的外周，由数层呈同心圆的纤维软骨构成。椎间盘坚固而富有弹性，可承受压力、缓冲震荡，有利于脊柱的运动。当纤维环破裂时，髓核易向后突入椎管或椎间孔，压迫脊髓或脊神经，引起剧烈疼痛，临床上称椎间盘突出症。

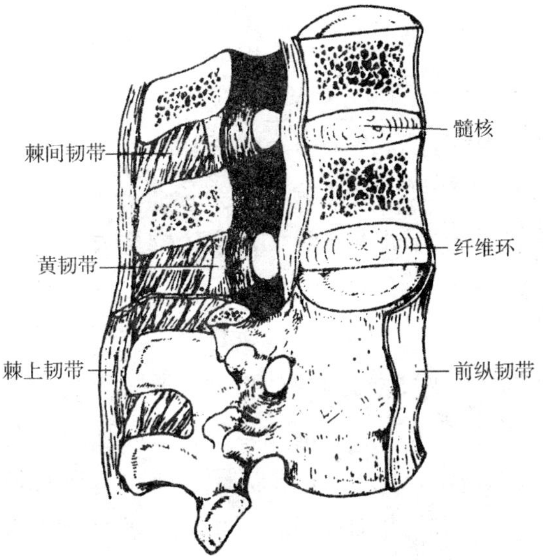

图2－10 椎骨间的连结

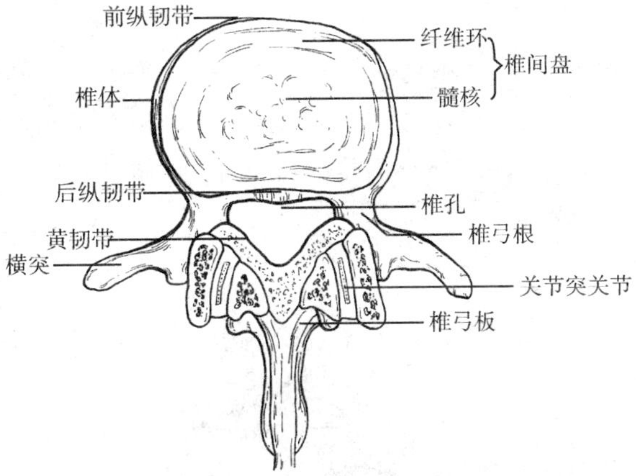

图2－11 椎间盘

（2）韧带 连结椎骨的韧带有长、短两类。长韧带可纵贯脊柱全长，包括前纵韧带、后纵韧带和棘上韧带。前、后纵韧带分别位于椎体和椎间盘的前面和后面，其作用是限制脊柱的过度后伸和前屈。棘上韧带连于各棘突的尖端。短韧带连结于相邻两个椎骨之间，包括黄韧带和棘间韧带。黄韧带连于上下两个椎弓板之间，参与构成椎管的后壁。棘间韧带连于棘突之间。

（3）关节 主要有关节突关节和寰枢关节。关节突关节由相邻椎骨的上、下关节突构成，运动幅度较小。寰枢关节由寰椎和枢椎构成。

2. 脊柱的整体观

（1）前面观 椎体自上而下逐渐增大，至骶骨以下又逐渐缩小，这种变化与脊柱承受的重力有关（图2－12）。

（2）侧面观 脊柱侧面可见有四个生理性弯曲，即颈曲、胸曲、腰曲和骶曲。颈曲和腰曲凸向前，胸曲和骶曲凸向后。脊柱的生理弯曲可增强其弹性，在行走和跳跃时可减轻对脑和脏器的冲击和震荡，并有利于维持身体的平衡。

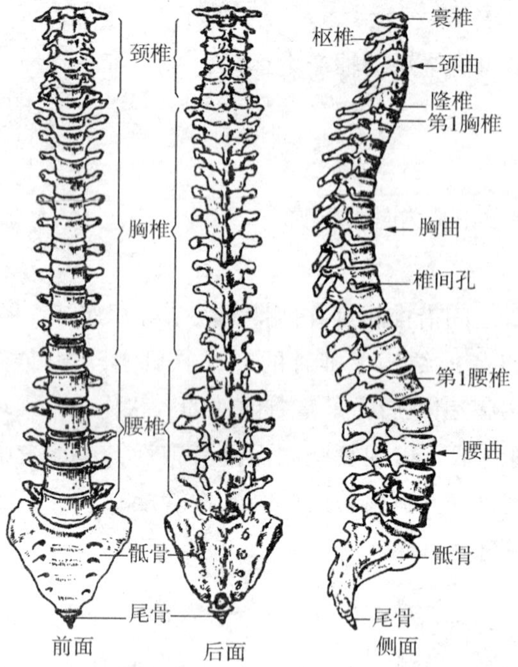

图 2-12 脊柱的整体观

（3）后面观 棘突纵行排列成一条直线。颈椎棘突短，第 7 颈椎棘突长而突出。胸椎棘突斜向后下方，呈叠瓦状。腰椎棘突水平后伸，棘突之间间隙较大，临床常选取此处做腰椎穿刺。

（二）胸廓

1. 胸廓的连结 胸廓由胸椎、肋和胸骨连结构成（图 2-13）。肋后端与胸椎之间构成肋椎关节。肋前端与胸骨之间形成胸肋关节。第 1～7 对肋骨的前端借肋软骨连于胸骨称真肋。第 8～10 对肋骨的前端借肋软骨依次连于上位肋软骨的下缘形成肋弓，称假肋。第 11、12 对肋前端游离称浮肋。

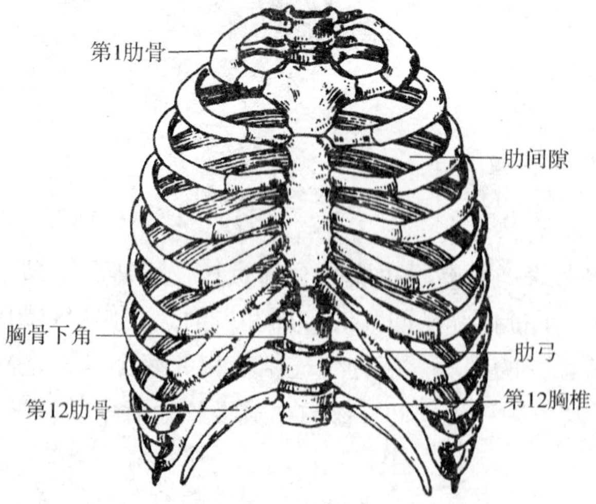

图 2-13 胸廓

2. 胸廓的形态 成人胸廓呈前后略扁的圆锥形（图 2-13）。胸廓上口较小，由第 1 胸椎体、第 1 肋和胸骨柄上缘围成；下口较大，由第 12 胸椎体、第 12 肋、第 11 肋前端、肋弓和剑突围成。胸廓对胸腔脏器有支持和保护作用，并参与呼吸运动。

三、颅骨的连结

颅骨连结主要是直接连结，只有下颌骨和颞骨之间构成颞下颌关节，是颅骨唯一的滑膜关节。颞下颌关节的关节囊松弛，囊内有关节盘，囊外有韧带。两侧颞下颌关节联合运动，能使下颌骨上提、下降、向前、向后及侧方运动。

四、四肢骨的连结

（一）上肢骨的连结

1. 肩关节 由肱骨头和肩胛骨的关节盂构成（图2－14）。其结构特点是肱骨头大，关节盂浅，关节盂周围的盂唇增加了关节窝的深度。关节囊薄而松弛，易向前下脱位。肩关节是全身运动幅度最大、最灵活的关节，可做屈、伸、内收、外展、旋内、旋外和环转运动。

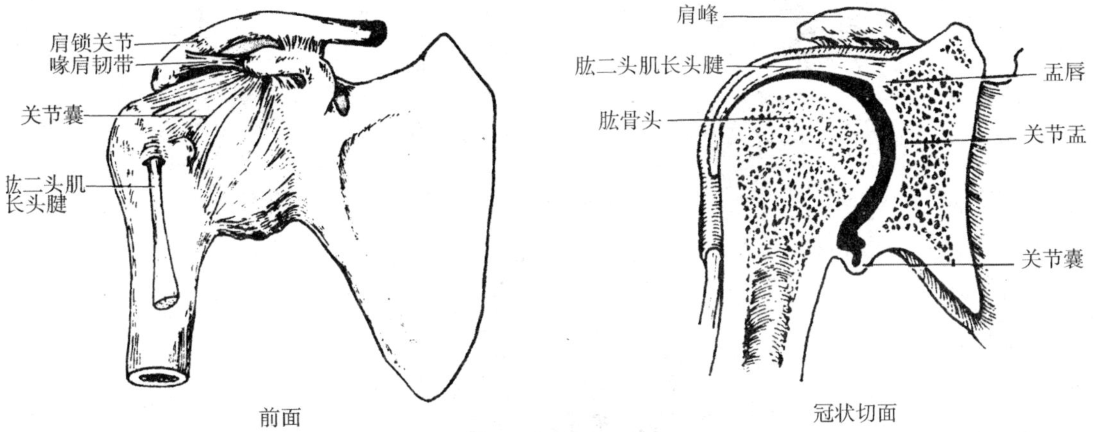

图2－14 肩关节

知识拓展

肩周炎

肩周炎又称为肩关节周围炎，它是肩关节囊及其周围韧带、肌腱和滑膜囊的慢性特异性炎症，其主要表现为肩关节疼痛、活动功能受限而且进行性加重，严重时疼痛可向颈部及肘部放射。肩周炎多发于体力劳动者及50岁左右的女性，常常造成患者肩关节功能障碍从而影响工作和生活。肩周炎患者可以通过口服消炎镇痛药、物理治疗、坚持自我锻炼等综合疗法来缓解肩部疼痛和关节僵硬症状。

2. 肘关节 由肱骨下端和桡骨、尺骨的上端共同构成（图2－15）。肘关节包括三个关节：肱尺关节、肱桡关节和桡尺近侧关节，其结构特点是三个关节包在一个关节囊内。肘关节可做屈、伸运动。

（二）下肢骨的连结

1. 髋骨的连结 两侧髋骨的后部借骶髂关节、韧带与骶骨相连，前部借耻骨联合相连。①骶髂关节：由骶骨和髂骨的耳状面构成，非常稳定，活动幅度小。妇女妊娠期间活动度可稍增大。②耻骨联合：由左、右耻骨联合面借纤维软骨构成。耻骨联合活动甚微，妇女在分娩时耻骨联合可轻度分离，以利于胎儿娩出。③骨盆：由骶骨、尾骨和左、右髋骨连结而成（图2－16）。骨盆由骶骨岬向两侧经弓状线、耻骨梳、耻骨结节和耻骨联合上缘构成环形界限，分为上方的大骨盆和下方的小骨盆。骨盆具有承托、保护盆内脏器等作用。从青春期开始，男女骨盆的形态出现显著差异，女性骨盆外形短而宽，男性骨盆外形长而窄。

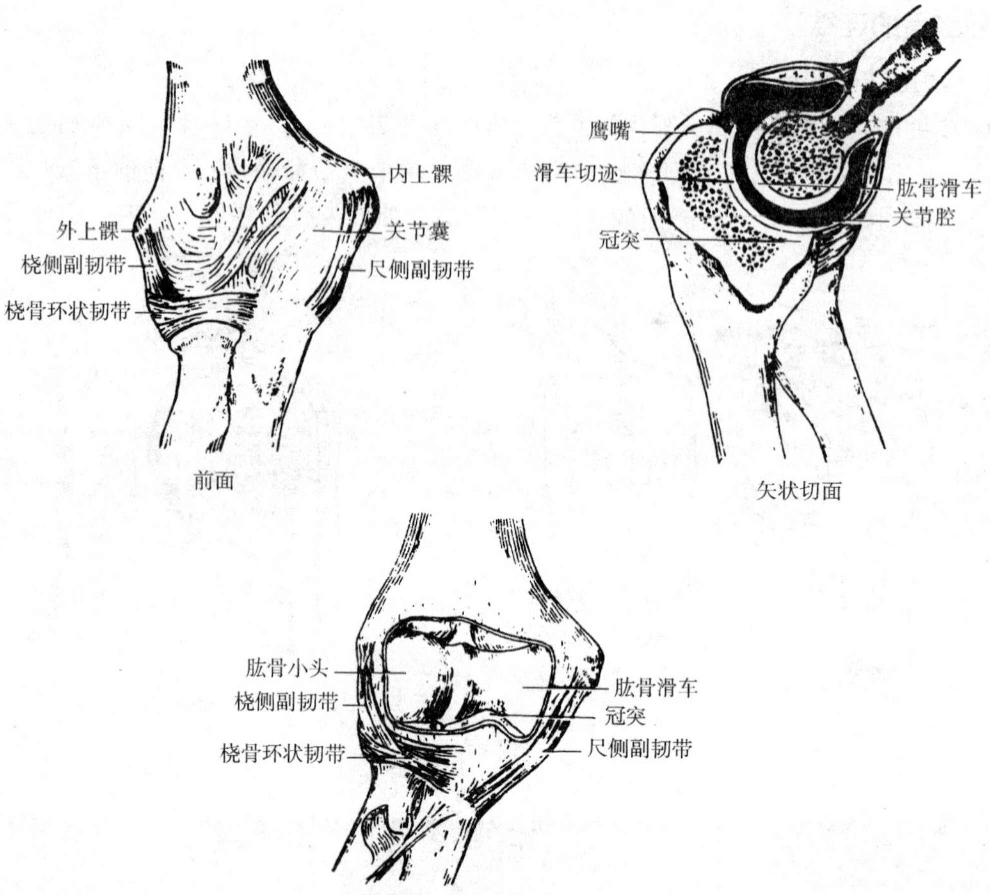

图 2－15　肘关节

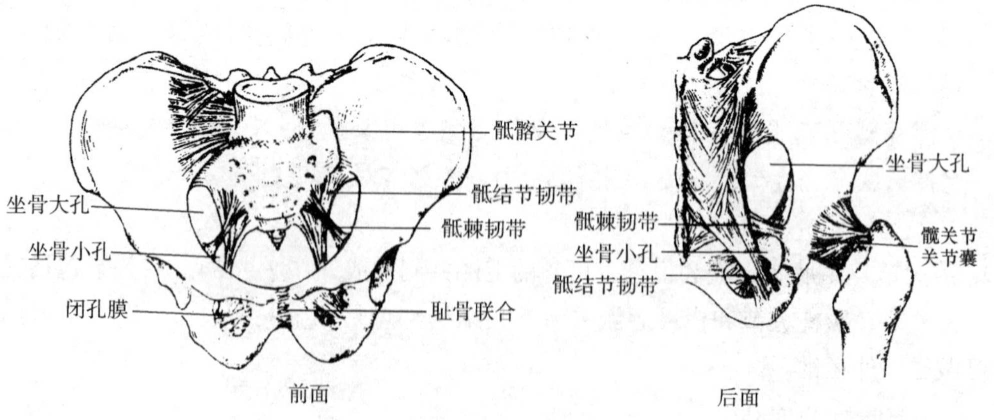

图 2－16　骨盆的连结

2. 髋关节　由髋臼和股骨头构成（图 2－17）。其特点是股骨头大、髋臼深、髋臼周缘附有髋臼唇，可以增加髋臼的深度。关节囊厚而坚韧，周围有韧带加强，囊内有股骨头韧带。髋关节可做屈、伸、内收、外展、旋转和环转运动，但运动幅度较肩关节小。

3. 膝关节　是人体最大、最复杂的关节，由股骨下端、胫骨上端和髌骨构成（图 2－18）。其结构特点是关节囊宽阔松弛，周围有韧带加强，囊内有前、后交叉韧带和内、外侧半月板。前、后交叉韧带将股骨和胫骨牢固的连结在一起，防止胫骨向前、后移位。内、外侧半月板位于股骨和胫骨关节面之间，可在剧烈运动时起缓冲作用。膝关节可做屈、伸运动，在关节处于半屈位时，还可做轻度的旋转运动。

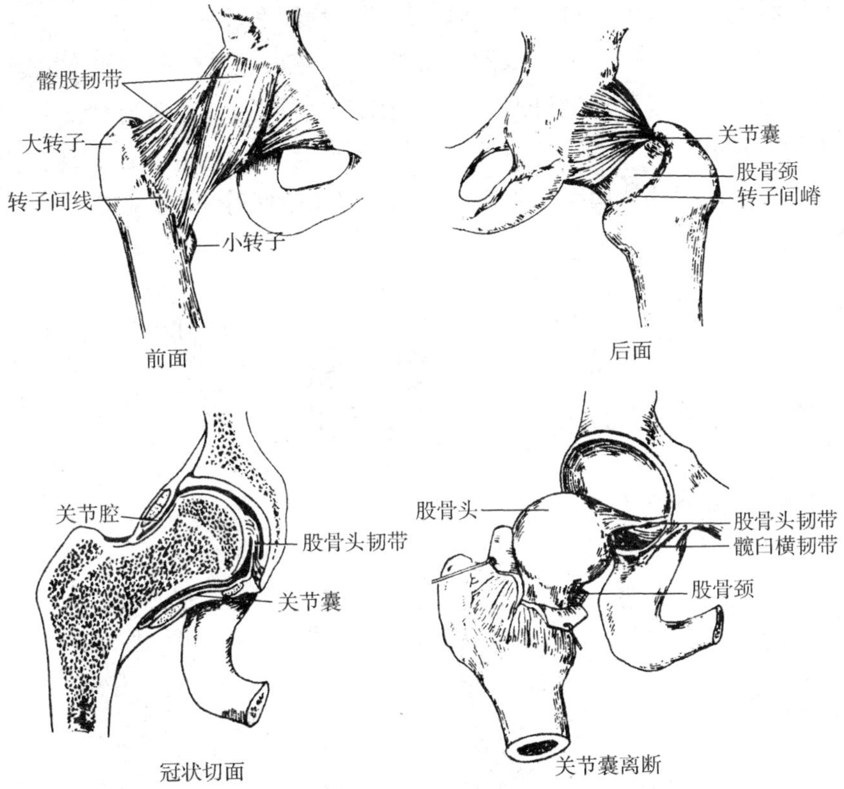

图 2－17　髋关节

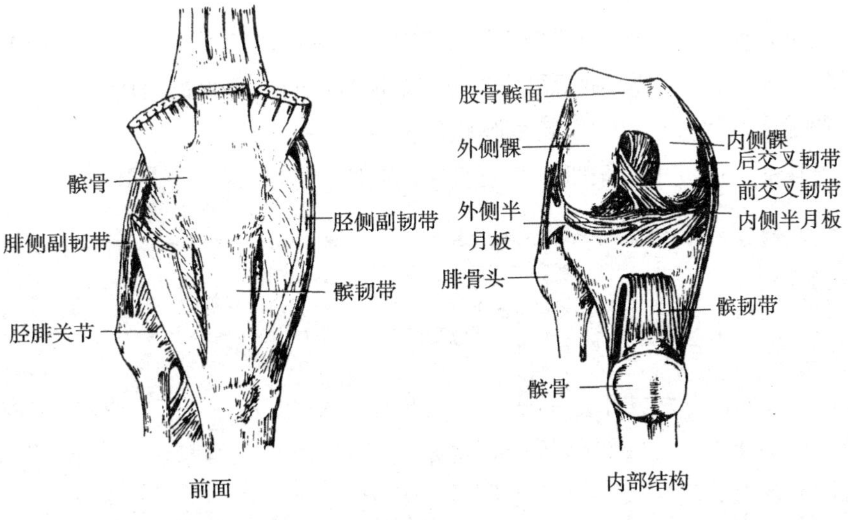

图 2－18　膝关节

扫码“学一学”

第三节　骨骼肌

一、概述

骨骼肌具有收缩的特性，是运动系统的动力部分。全身有 600 多块骨骼肌，约占体重的40%。每块肌都是一个器官，都有一定形态构造，有血液的供应，并受神经支配执行一定功能。

肌的形态多种多样，按形态可分为长肌、短肌、扁肌和轮匝肌（图2－19）。长肌呈长梭形，多分布于四肢（如肱二头肌、股四头肌等），收缩时可产生较大幅度的运动。短肌较短小，多分布于躯干深部（如肋间外肌、肋间内肌等），收缩时运动幅度较小。扁肌薄而宽阔，多分布于胸、腹壁（如背阔肌、腹外斜肌等），除运动功能外，还有保护内脏的作用。轮匝肌呈环形，主要位于孔裂周围（如眼轮匝肌、口轮匝肌等），收缩时可关闭孔裂。

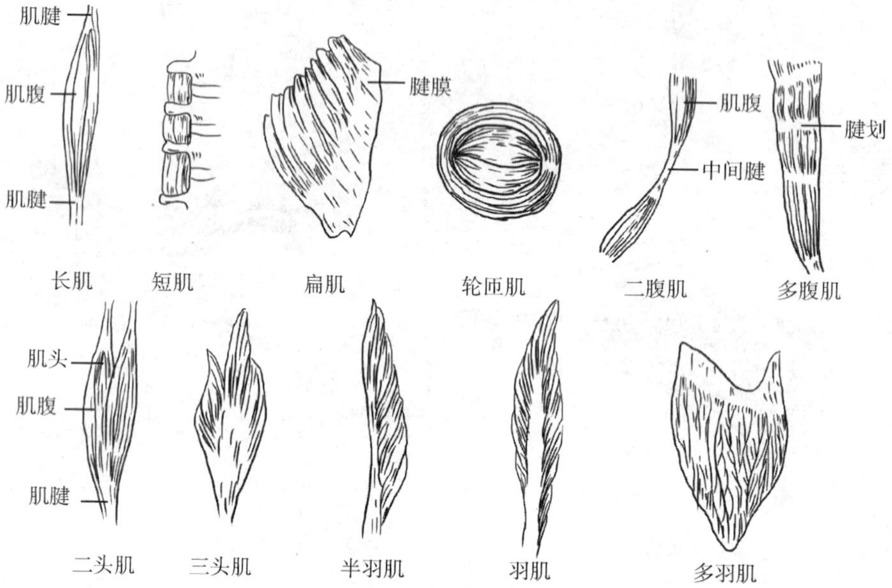

图2－19 肌的形态与构造

骨骼肌由肌腹和肌腱构成。肌腹位于肌的中央，主要由肌纤维构成，是肌的收缩部分。肌腱位于肌腹的两端，由致密结缔组织构成，无收缩功能，是骨骼肌附着于骨的固定部位。长肌的肌腱多成条索状，扁肌的肌腱呈膜状称腱膜。

全身肌按其部位可分为头颈肌、躯干肌和四肢肌。

知识拓展

肌肉拉伤

肌肉拉伤是肌肉在运动中急剧收缩或过度牵引引起的损伤。运动前准备活动不充分、运动姿势不正确、气温过低等因素都是引起肌肉拉伤的诱因。肌肉拉伤可发生在肌腹与肌腹分界处，也可发生在肌腱附着于骨骼处。全身很多部位易发生肌肉拉伤，如大腿后群肌、小腿三头肌、斜方肌等。肌肉拉伤后，拉伤部位剧烈疼痛、局部肿胀、活动明显受限，为了缓解病情应立即进行冷敷、绷带包裹以防止肿胀，24 ~48 小时后可适当热敷或局部按摩，并充分休息。

二、头颈肌

（一）头肌

头肌分为颅面肌和咀嚼肌两部分。颅面肌位于面部和颅顶等处的皮下，位置比较表浅，主要有枕额肌、眼轮匝肌和口轮匝肌等，收缩时牵动面部皮肤产生各种表情。咀嚼肌均配布在颞下颌关节周围，包括咬肌、颞肌、翼外肌和翼内肌，收缩可牵拉下颌骨产生咀嚼运动。

（二）**颈肌**

颈肌位于颅和胸廓之间，主要有胸锁乳突肌、斜角肌、舌骨上下肌群等（图2－20）。胸锁乳突肌位于颈部两侧，起自胸骨柄前面和锁骨胸骨端，止于颞骨乳突。一侧胸锁乳突肌收缩使头向同侧倾斜，脸转向对侧；两侧同时收缩可使头后仰。

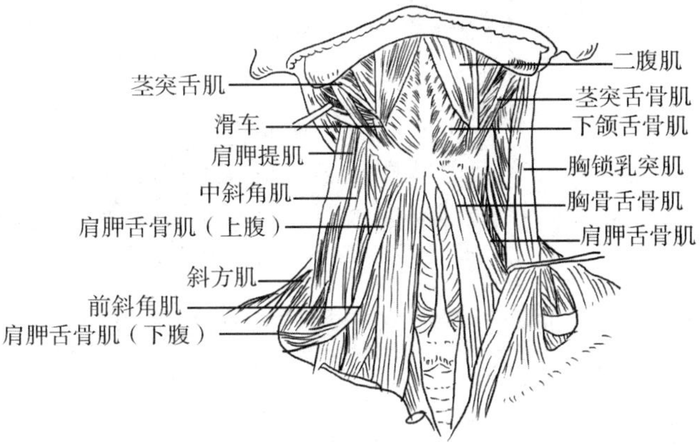

图2－20　颈肌（前面）

三、躯干肌

躯干肌可分为背肌、胸肌、膈、腹肌和会阴肌。

（一）**背肌**

背肌位于躯干后方，可分为浅、深两层（图2－21）。

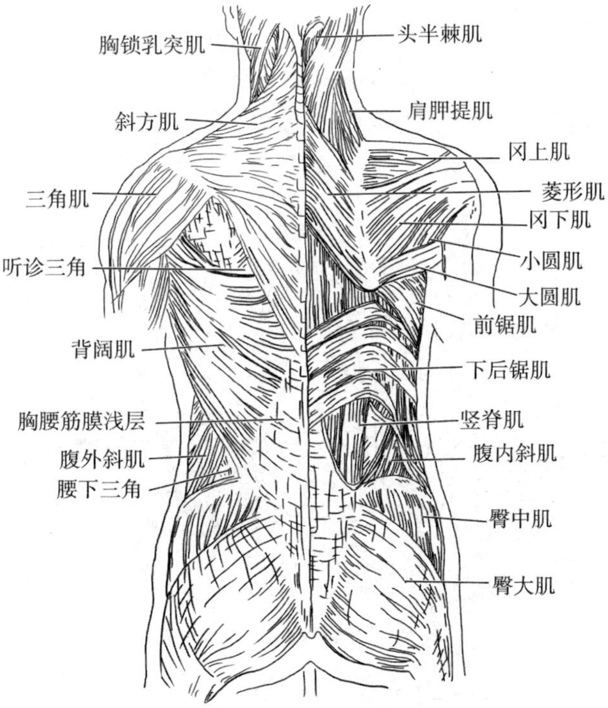

图2－21　背肌

浅层肌主要有斜方肌、背阔肌等。斜方肌位于项背部，为三角形的扁肌，其作用是使肩胛骨向脊柱靠拢；上部肌束收缩可上提肩胛骨；下部肌束收缩可下降肩胛骨。背阔肌位于背下部、腰部及胸部后外侧，是全身最大的扁肌，其作用是使肱骨内收、旋内和后伸。当上肢上举被固定时，可引体向上。

深层肌主要有竖脊肌，它纵列于躯干的背面，脊柱棘突两侧，是维持人体直立姿势的重要肌肉。起自于骶骨和髂骨背面，向上一直延伸到枕骨，沿途止于椎骨、肋骨和颞骨乳突，其作用是使脊柱后伸和仰头，一侧收缩时可使脊柱侧屈。

（二）**胸肌**

胸肌可分为胸上肢肌和胸固有肌。

胸上肢肌有胸大肌、胸小肌和前锯肌。胸大肌位置表浅，呈扇形覆盖于胸壁前部，收缩时可使肩关节内收、内旋和前屈。上肢固定可上提躯干，也可上提肋有助于吸气。胸小肌位于胸大肌深面，收缩时可拉肩胛骨向前下方。前锯肌位于胸廓外侧壁，收缩时拉肩胛骨向前并紧贴胸廓，有助上肢上举。

胸固有肌包括肋间内肌和肋间外肌，它们参与构成胸壁。肋间外肌收缩时可提肋助吸气，肋间内肌收缩时可降肋助呼气。

（三）**膈**

膈位于胸、腹腔之间，为向上膨隆的扁肌，是胸腔的底和腹腔的顶，可分为周围的肌部和中央的中心腱两部（图 2－22）。膈上有三个裂孔：主动脉裂孔在第 12 胸椎前方，有主动脉和胸导管通过；食管裂孔约在第 10 胸椎水平，有食管和迷走神经通过；腔静脉孔约在第 8 胸椎水平，有下腔静脉通过。

膈为主要的呼吸肌，收缩时膈穹隆下移，胸腔容积扩大，助吸气；舒张时膈穹隆上升恢复原位，胸腔容积减小，助呼气。膈与腹肌同时收缩，可以增加腹压，协助排便和分娩等。

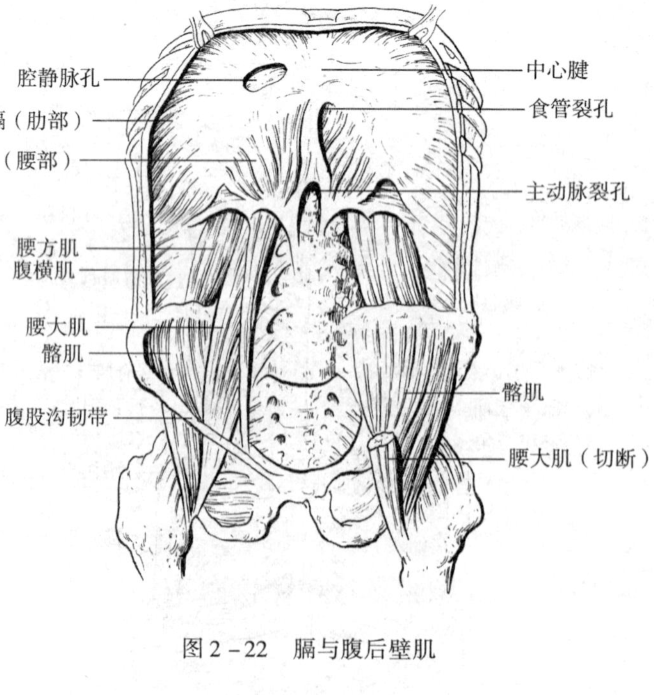

图 2－22　膈与腹后壁肌

（四）腹肌

腹肌位于胸廓与骨盆之间，主要包括腹外斜肌、腹内斜肌、腹横肌和腹直肌。腹前外侧壁由浅入深依次为腹外斜肌、腹内斜肌和腹横肌，它们的肌纤维相互交错，腱膜分层包绕腹直肌，形成腹直肌鞘，并在腹前正中线形成白线。腹直肌呈带状，位于腹前壁正中线两侧，外面被腹直肌鞘包绕。腹肌的作用是保护腹腔脏器，维持腹内压。

（五）会阴肌

会阴肌是指封闭骨盆下口的各种肌，其作用是支持和承托盆腔脏器。

四、四肢肌

四肢肌分上肢肌和下肢肌。上肢肌细小而数目较多，下肢肌粗壮而数目较少。

（一）上肢肌

上肢肌分为肩肌、臂肌、前壁肌和手肌。

1. 肩肌 分布于肩关节周围，主要有三角肌、冈上肌、冈下肌、小圆肌、大圆肌和肩胛下肌。三角肌呈三角形，肌束从前、后和外侧三面包绕肩关节，主要作用是外展肩关节（图 2－23）

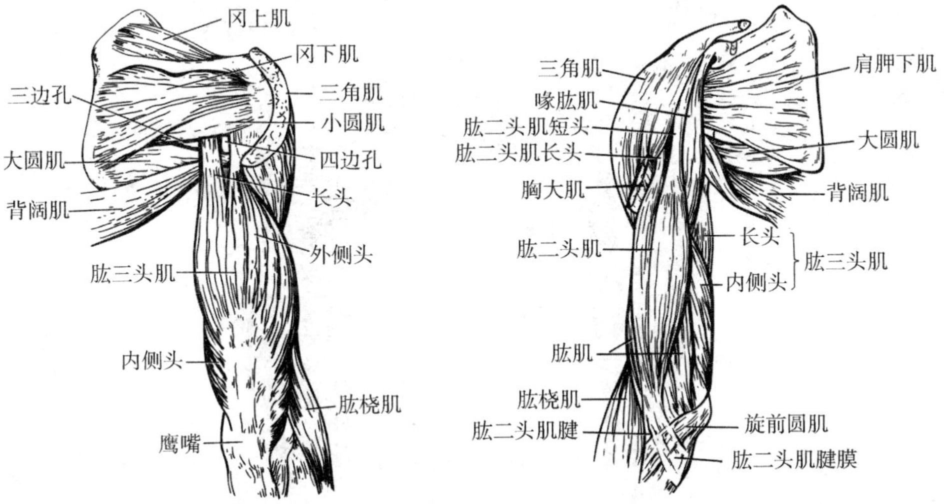

图 2－23 肩肌和臂肌

2. 臂肌 分布于肱骨周围，分前、后两群。前群包括肱二头肌、喙肱肌和肱肌。肱二头肌位于臂前壁浅层，其主要作用是屈肘关节和使前臂旋后。后群主要是肱三头肌，它是肘关节的主要伸肌（图 2－23）。

3. 前臂肌 分布于尺、桡骨周围，分前、后两群。前群是屈肌和旋前肌；后群是伸肌和旋后肌，其主要作用是运动腕关节、指骨间关节。

4. 手肌 集中分布于手掌，主要运动手指，也可与前臂的长肌共同作用，完成有力的手部运动。

（二）下肢肌

下肢肌分为髋肌、大腿肌、小腿肌和足肌（图 2－24）。

1. 髋肌 位于髋关节周围，分前、后两群。前群主要有髂腰肌和阔筋膜肌。髂腰肌由髂肌和腰大肌组成，起自髂窝和腰椎体侧面及横突，向下共同止于股骨上端，可使髋关节前屈和旋外。后群主要位于臀部，有臀大肌、臀中肌、臀小肌和梨状肌等。臀大肌大而肥厚，收缩时使髋关节伸和旋外。下肢固定时，能伸直躯干，防止躯干前倾。

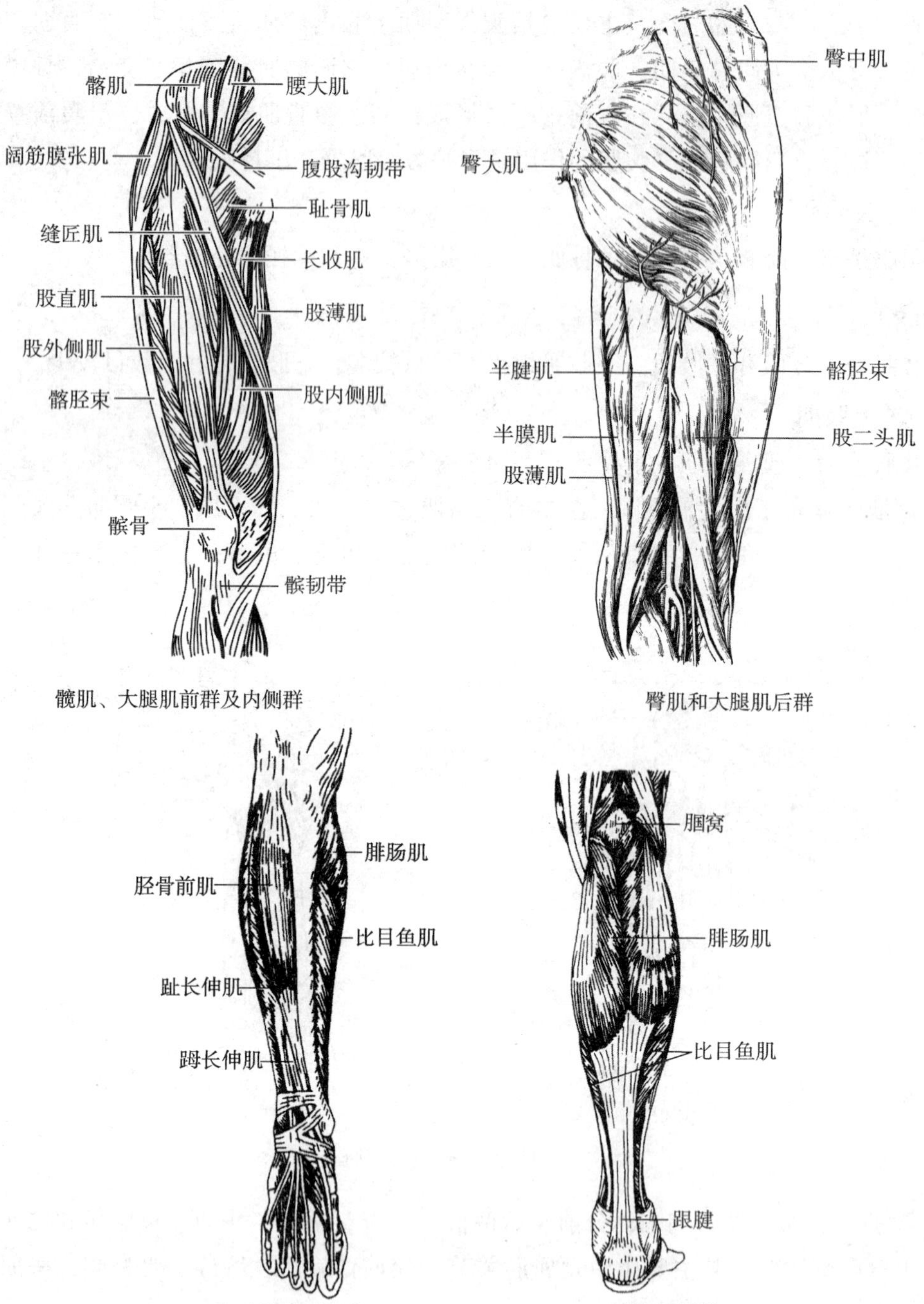

髋肌、大腿肌前群及内侧群　　臀肌和大腿肌后群

小腿前侧肌群　　小腿后肌群

图2－24　下肢肌

2. 大腿肌　位于股骨周围，分前群、内侧群和后群。前群位于股骨前方，主要有缝匠肌和股四头肌。缝匠肌是全身最长的肌，呈扁带状，收缩时可屈髋关节和膝关节。股四头肌是全身体积最大的肌，有四个头，向下合并形成一条肌腱，包绕髌骨的前面和两侧，并向下延续为髌韧带，止于胫骨粗隆，收缩时伸膝关节和屈髋关节。内侧群位于股骨的内侧，收缩时使髋关节内收和外旋。后群位于股骨的后面，有股二头肌、半腱肌、半膜肌，作用是伸髋关节和屈膝关节。

3. 小腿肌　位于胫骨、腓骨周围，分前群、外侧群和后群。前群位于小腿前方，主要有胫骨前肌、趾长伸肌、踇长伸肌，作用是伸足趾、伸踝关节和足内翻。外侧群位于腓骨外侧，包括腓骨长肌和腓骨短肌，作用是屈踝关节和使足外翻。后群位于小腿的后部，分浅、深两层。浅层有小腿三头肌（腓肠肌和比目鱼肌），起于股骨下端和胫、腓骨后面，肌腹膨大，向下形成强大的跟腱，止于跟骨，其作用是屈踝关节和屈膝关节。深层肌包括趾长屈肌、踇长屈肌、胫骨后肌。

4. 足肌 分为足背肌和足底肌。足背肌的作用是伸趾，足底肌的作用是屈趾和维持足弓。

重点小结

1. 骨的形态和构造 骨的形态多样，主要包括长骨、短骨、扁骨和不规则骨四种。骨从外到内是由骨膜、骨质和骨髓三部分构成。

2. 人体各部骨的组成 人体的骨按照分布部位不同分为颅骨、躯干骨和四肢骨。颅骨由面颅骨和脑颅骨构成；躯干骨由椎骨、肋和胸骨构成；四肢骨分为上肢骨和下肢骨，上肢骨包括锁骨、肩胛骨、肱骨、尺骨、桡骨和手骨，下肢骨包括髋骨、股骨、髌骨、胫骨、腓骨和足骨。

3. 骨连结的方式 骨与骨之间通过直接连结和滑膜关节两种方式连结。直接连结主要是躯干骨和颅骨的连结，其特点是连结牢固；滑膜关节是人体骨连结的主要方式，主要存在于四肢骨的连结，一般具有较大的活动度。

4. 肌的形态和构造 骨骼肌按照形态分为长肌、短肌、扁肌和轮匝肌，无论肌的形态如何变化，其主要构造都包括肌腹和肌腱两部分。

5. 人体的主要肌 按照分布部位不同，骨骼肌分为头颈肌、躯干肌和四肢肌。躯干肌分为背肌、胸肌、膈、腹肌和会阴肌。头颈肌分为头肌和颈肌。四肢肌分为上肢肌和下肢肌。

目标检测

扫码“练一练”

一、单项选择题

1. 人体最大且结构最复杂的关节是

A. 肩关节 B. 膝关节 C. 肘关节 D. 髋关节 E. 桡腕关节

2. 与胸骨角相对的肋是

A. 第一肋 B. 第二肋 C. 第三肋 D. 第四肋 E. 第五肋

3. 关于椎间盘下列哪项叙述是错误的

A. 为纤维软骨盘 B. 坚韧而具有弹性

C. 连结相邻两个椎体 D. 由纤维环和髓核构成

E. 位于椎弓板之间

4. 肩关节脱位常见的方位是

A. 上方 B. 后方 C. 前方 D. 前下方 E. 外侧

5. 属于关节基本结构的是

A. 关节囊 B. 韧带 C. 半月板 D. 关节盘 E. 关节唇

6. 骨盆的界线不包括
   A. 骶骨的岬　B. 坐骨结节　C. 弓状线　D. 耻骨嵴　E. 耻骨梳
7. 下列不属于肌的形态分类的是
   A. 扁肌　B. 长肌　C. 不规则肌　D. 短肌　E. 轮匝肌
8. 人体体积最大的肌肉是
   A. 股四头肌　B. 肱二头肌　C. 臀大肌　D. 胸大肌　E. 小腿三头肌
9. 人体最粗大的长骨是
   A. 股骨　B. 胫骨　C. 肱骨　D. 尺骨　E. 腓骨
10. 具有乳突的骨是
   A. 顶骨　B. 额骨　C. 颞骨　D. 枕骨　E. 蝶骨

二、多项选择题

1. 属于脑颅骨的是
   A. 顶骨　B. 额骨　C. 下鼻甲　D. 筛骨　E. 颞骨
2. 膈
   A. 分隔胸腔与腹腔　B. 是向上膨隆的扁肌　C. 有三个裂孔
   D. 收缩时助呼气　E. 收缩时助吸气
3. 胸骨
   A. 分胸骨柄、体和剑突三部分　B. 属于长骨　C. 参与构成胸廓
   D. 柄与体连接处形成向前凸的胸骨角
   E. 胸骨角两侧平对第 3 肋软骨
4. 参与组成胸廓的骨
   A. 胸骨　B. 肋　C. 肩胛骨　D. 锁骨　E. 胸椎
5. 构成膝关节的骨是
   A. 桡骨　B. 胫骨　C. 腓骨　D. 股骨　E. 髌骨

三、简答题

1. 简述膈上的裂孔有哪些？裂孔中有哪些结构通过？
2. 简述下肢骨的组成、数目和分布位置。
3. 简述骨盆的组成和大小骨盆分界线的构成。
4. 简述肩关节的组成、结构特点和运动形式。

（崔　鹤）

第三章

呼吸系统

学习目标

知识要求 **1. 掌握** 呼吸系统的基本组成及形态结构；呼吸的基本过程；肺通气的动力和阻力；气体在血液运输的特点。

2. 熟悉 呼吸道的结构特点；肺通气和换气的原理。

3. 了解 肺泡表面活性物质；呼吸运动的调节。

技能要求 1. 熟练掌握通气量的测量方法和标准。

2. 通过模型辨认呼吸系统各组成部分的位置关系。

案例导入

案例： 近日，某医院接诊了一名4岁的女童，患者因哭闹不愿意吃饭，患者父母强制给孩子喂饭，致患者气管异物阻塞，呼吸困难、呛咳，很快出现面色苍白、口唇发绀，不能言语。患者送至医院时已经昏迷。经医院极力抢救无效死亡。

讨论： 1. 患者的主要死因是什么？

2. 呼吸系统为什么对人体如此重要？

扫码“学一学”

第一节 呼吸系统的组成

呼吸系统由呼吸道和肺两部分组成。呼吸道是气体进出肺的管道，包括鼻、咽、喉、气管和各级支气管；肺是气体交换的场所，主要由肺实质（包括肺内各级支气管和肺泡）及肺间质（包括肺的血管、淋巴管、神经和结缔组织等）组成（图3－1）。临床上把鼻、咽、喉称为上呼吸道，气管及各级支气管称为下呼吸道。

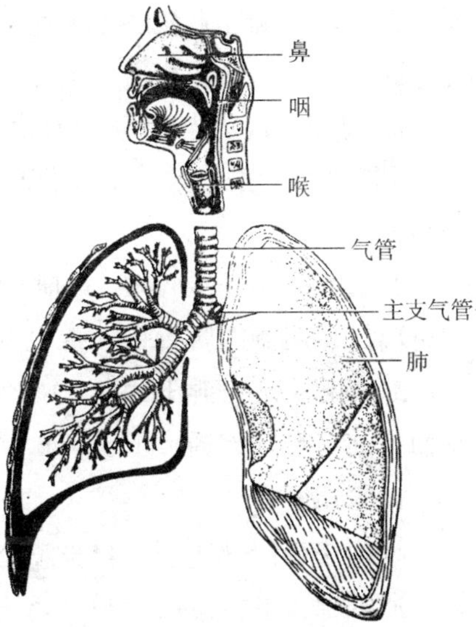

图3－1 呼吸系统的结构

呼吸系统的主要功能是通过呼吸运动，完成机体与外界的气体交换，另外还有嗅觉、发音的功能，同时肺还具有内分泌和免疫的功能。

一、呼吸道

（一）鼻

鼻分为外鼻、鼻腔和鼻窦三部分。鼻是呼吸道的起始部，又是嗅觉器官，并能辅助发音。

1. 外鼻 位于面部中央区域，其支架由前上部的骨性部分和下部的软骨组成，其外侧有纤维结缔组织构成的鼻翼，最外被覆皮肤。主要结构有鼻背、鼻根、鼻尖、鼻翼和鼻孔等。

2. 鼻腔 是以骨和软骨为支架，内面贴称皮肤和黏膜而成。鼻腔由鼻中隔分为左右两部。鼻腔向前下经鼻前孔开口于颜面部，与外界相通，向后经鼻后孔通鼻咽部。每侧鼻腔又分鼻前庭和固有鼻腔。鼻前庭位于鼻尖和鼻翼的内面，鼻前庭内附皮肤，长有鼻毛，具有过滤和净化空气的作用。固有鼻腔外侧壁上有上、中、下三个鼻甲，三个鼻甲下方分别为上、中、下三个鼻道。在上鼻道和中鼻道有鼻窦的开口，下鼻道前方有鼻泪管的开口。

3. 鼻窦 鼻腔周围颅骨内有一些开口于鼻腔的含气空腔，称鼻窦，共四对，即上颌窦、额窦、筛窦和蝶窦。上颌窦是鼻窦中最大的一个，位于上颌骨体内，开口于中鼻道。额窦位于额骨体内，开口于中鼻道。筛窦大小不一，可分为前、中、后三群，其中前、中筛窦开口于中鼻道，后筛窦开口于上鼻道。蝶窦位于蝶骨体内，开口于蝶筛隐窝（上鼻道）。鼻窦内腔与鼻腔相通，可温暖和湿润空气，并对发音起共鸣作用（图 3－2）。

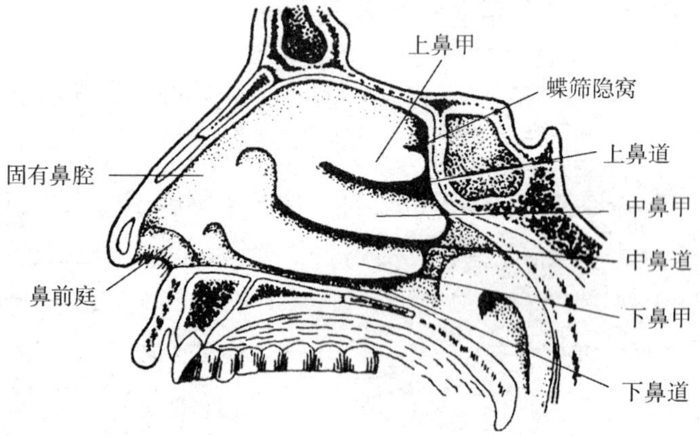

图 3－2 鼻腔外侧壁

（二）咽

咽位于 1～6 颈椎前方，为一漏斗形肌性管道，长约 12cm，是呼吸道和消化道的共同通道，上以盲端起自颅底，下达第 6 颈椎高度续接食管。咽的前壁不完整，自上而下分别与鼻腔、口腔、喉腔相通，因此，咽分为鼻咽、口咽和喉咽三个部分。

1. 鼻咽 前方与后鼻孔及鼻中隔后缘相连。后壁约在相当第一、二颈椎水平高度与口咽部后壁相连续。鼻咽的左右两侧下鼻甲后端约 1cm 处有一漏斗状开口为咽鼓管咽口。

2. 口咽 前方借咽峡与口腔相通，向上与鼻咽部相通，向下连通喉咽部。咽峡由软腭的游离缘、两侧的腭舌弓和舌根围成。

3. 咽喉 位于喉口和喉的后方，是咽腔的最下部分，较狭窄。喉咽上起会厌软骨上缘平面，前与喉腔相通，下至第 6 颈椎下缘和环状软骨下缘平面，接续食管。

（三）喉

喉位于颈前部正中，相当于第 4～6 颈椎高度，在舌骨之下，上方以韧带和肌肉系于舌骨，通咽部，下方续接气管。喉既是呼吸道的一部分，又是发音器官。喉由喉软骨连成，附有喉肌、韧带、纤维组织，内衬黏膜，是一个锥形管腔状器官（图 3－3）。

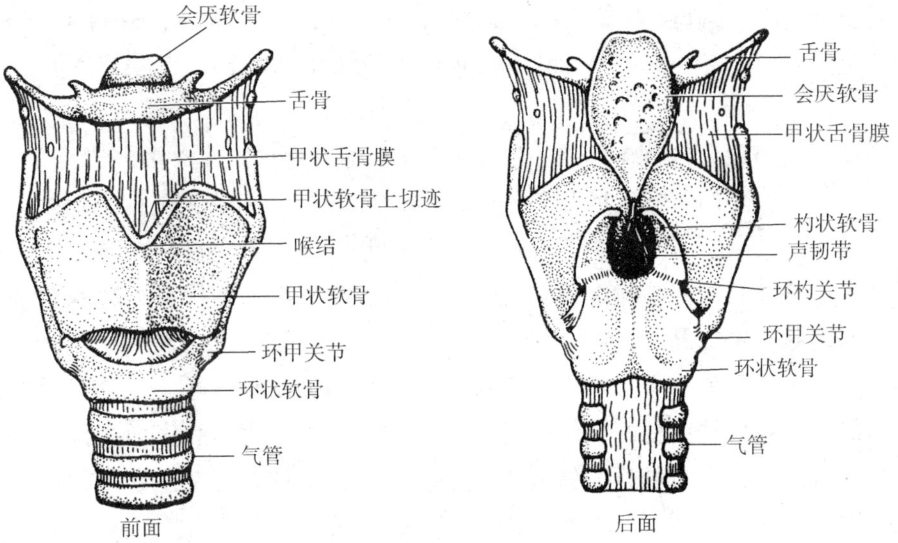

图 3－3　喉

（四）气管和支气管

气管为一富有弹性、后壁略平的筒形管道，位于颈前正中、食管前方，上端在第 6 颈椎体下缘平面续接于喉的环状软骨，下端在第 4 胸椎体下缘平面处分为左、右主支气管。气管多由 14～17 个缺口向后呈“C”形的透明软骨环连接而成，后方的缺口被平滑肌和结缔组织构成的膜壁封闭（图 3－4）。

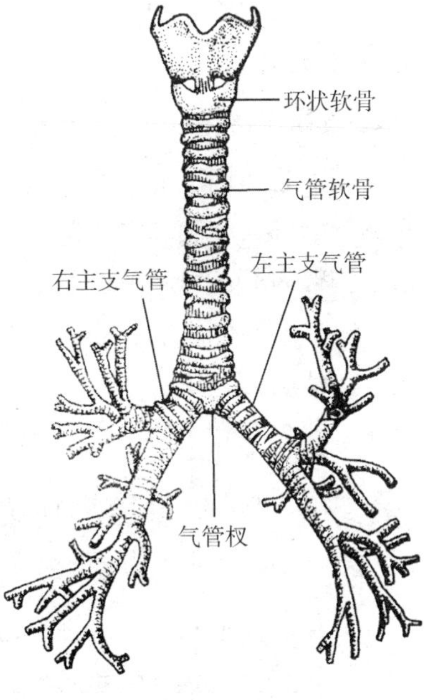

图 3－4　气管支气管

呼吸道主要功能是作为气体进出肺的通道，此外它还能对吸入的气体进行加温、加湿、滤过，从而使到达肺部的气体温暖、湿润、清洁。而鼻腔黏膜受到刺激引起的喷嚏反射和喉、气管、支气管黏膜受到刺激引起咳嗽反射等属于呼吸道防御性反射。

二、肺

肺位于胸腔内，纵隔两侧，左右各一，是与外界进行气体交换的器官，同时也具有内分泌的功能。正常肺呈淡红色、质软而轻，呈海绵状、富有弹性（图 3－5）。

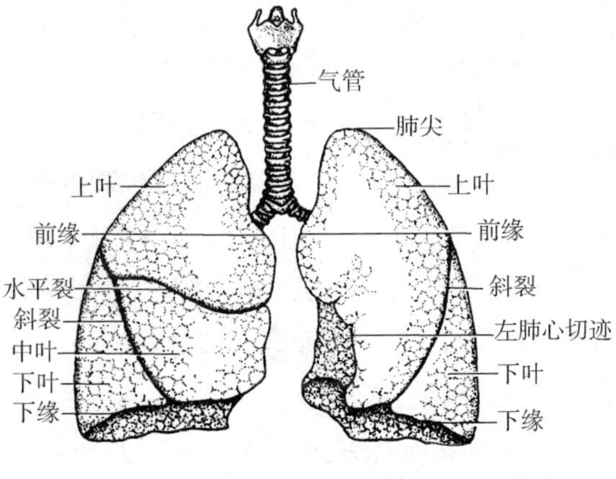

图 3－5　肺

两肺外形不同，左肺较为窄长；右肺纵隔下有肝，心又偏左，故右肺较为宽而短。左、右肺略呈圆锥形，有一尖、一底、两面（肋面和内侧面）和三缘（前缘、后缘和下缘）。

肺尖钝圆，超出锁骨内侧1/3段上方2～3cm。肺底略向上呈半月形凹陷，与膈相邻，故又称膈面。肋面较隆凸，贴近肋和肋间肌。内侧面与纵隔相邻，又称纵隔面。此面中央有一椭圆形凹陷称肺门，有支气管、肺动脉、肺静脉、支气管动静脉、淋巴管及神经等出入。进出肺门的这些结构被结缔组织包绕形成肺根。肺根内的结构排列关系自前向后依次为肺静脉、肺动脉、主支气管。

肺的前缘薄锐，左肺前缘下半部有心切迹，右肺的前缘近于垂直。肺的后缘圆钝，位于脊柱的两侧；下缘也较锐利，其位置随呼吸运动而显著变化。肺表面有深入到肺门的裂隙称为肺裂，按照走行方向可分为斜裂和水平裂。左肺被肺裂分为上、下两叶，右肺被分为上、中、下三叶。

肺实质由肺内各级气管的分支和肺泡组成。左右主支气管经肺门进入肺内后逐级分支，分支的顺序为肺叶支气管、肺段支气管、小支气管、细支气管、终末细支气管、呼吸性细支气管、肺泡管、肺泡囊和肺泡。呼吸性细支气管以下各段管壁上连着肺泡，是进行气体交换的部位。

三、胸膜和纵隔

胸膜是肺周围的浆膜，覆盖于胸壁内侧、膈上面、纵隔两侧和肺表面。胸膜可分为相互移行的脏层胸膜和壁层胸膜。脏胸膜紧贴肺的表面，并随肺的裂隙而陷入斜裂和水平裂。贴在胸壁内面、纵隔两侧和膈上面的是壁胸膜。

纵隔是两侧纵隔胸膜之间所有的脏器和组织的总称。纵隔前界为胸骨，后界为脊柱胸段，上达胸廓上口，下至膈。

第二节 呼吸系统的功能

人体的呼吸分为三个基本过程：①外呼吸，即肺通气和肺换气。肺通气是指肺与外界环境之间的气体交换。肺换气指肺泡与肺毛细血管血液之间的气体交换。②气体在血液中的运输。③内呼吸，又称组织换气，是指血液与组织之间的气体交换（图3－6）。

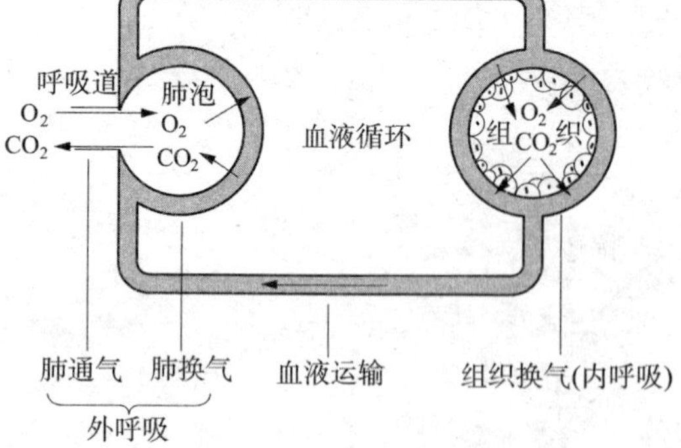

图3－6 呼吸过程示意图

一、肺通气

肺通气的实现受通气的动力（推动气体流动的力量）和通气阻力（阻碍气体流动的力量）两个因素的影响，动力必须克服阻力，才能实现通气。

（一）肺通气的动力

在自然呼吸条件下，由于肺的扩张、缩小引起肺内压的变化，从而造成了大气压和肺内压之间的压力差，气体从压力高处流向压力低处，使气体能进出肺。肺本身不具有主动扩张和缩小的能力，它的扩张与缩小是通过呼吸肌的收缩和舒张引起胸廓容积改变而造成的。可见，肺内压与大气压之间的压力差是肺通气的直接动力，而呼吸肌收缩和舒张引起的呼吸运动是实现肺通气的原动力。

1. 呼吸运动 在呼吸过程中，呼吸肌收缩和舒张引起的胸廓扩大和缩小活动称为呼吸运动，包括吸气运动和呼气运动。引起呼吸运动的肌肉，统称为呼吸肌。能使胸廓扩大，产生吸气运动的肌肉称为吸气肌，主要有膈肌和肋间外肌；能使胸廓缩小，产生呼气运动的肌肉称为呼气肌，主要有肋间内肌和腹肌。此外，还有一些辅助吸气肌，如胸锁乳突肌、斜角肌等。

呼吸运动按呼吸深浅不同，分为平静呼吸和用力呼吸；按参与呼吸的主要呼吸肌的不同，分为胸式呼吸和腹式呼吸。

(1) 平静呼吸和用力呼吸　人在安静状态下，平稳均匀的呼吸称为平静呼吸。人在劳动或运动时，用力而加深的呼吸称为用力呼吸或深呼吸。

平静呼吸主要由膈肌和肋间外肌的舒缩来完成。平静吸气时肋间外肌收缩，肋骨和胸骨随之上移，肋骨下缘向外侧偏转，使胸廓前后径和左右径增大；膈肌收缩，膈顶下降，使胸腔上下径增大。胸廓的扩大使肺被动扩张，肺容积增大，肺内压低于大气压使空气入肺。平静呼气由膈肌和肋间外肌舒张所致。膈肌和肋间外肌舒张时，膈顶、肋骨和胸骨回位，肺依靠自身的回缩力而回位，并牵引胸廓，使之缩小，从而胸廓和肺容积缩小，肺内压高于大气压，气体排出肺，完成呼气。在平静呼吸中，肋间外肌所起的作用比膈肌小。因此平静呼吸的特点是：吸气由吸气肌收缩产生，是主动的；呼气时仅有吸气肌舒张，无呼气肌收缩，是被动的。

用力呼吸时，除了膈肌和肋间外肌参与以外，还有呼吸辅助肌参与。用力吸气时，膈肌和肋间外肌收缩，吸气辅助肌（斜角肌、胸锁乳突肌、胸大肌等）参与收缩，胸廓进一步扩大，吸入的气体量增多；用力呼气时，除了膈肌和肋间外肌舒张，肋间内肌和腹肌也参与收缩，胸廓进一步缩小，肺内压更大，呼出的气体量增多。由于用力呼吸时，吸气肌、呼气肌和呼吸辅助肌都参与了呼吸运动，因此，用力呼吸特点是吸气与呼气均为主动过程。

(2) 胸式呼吸和腹式呼吸　胸式呼吸是以肋间外肌舒缩活动引起胸骨和肋骨运动为主，主要表现为胸壁起伏明显的呼吸运动。腹式呼吸是以膈肌舒缩活动为主的呼吸运动，当膈肌收缩时，腹腔脏器下移，腹内压升高，主要表现为腹壁向外凸起，腹壁起伏明显。

正常成年人呼吸时，肋间外肌和膈肌同时参与，表现为混合式呼吸。婴幼儿以腹式呼吸为主。在胸部或腹部活动受限时，会出现某种单一的呼吸形式，例如妊娠晚期的妇女、严重腹水、腹腔有巨大肿块患者，因腹部活动受限，主要表现为胸式呼吸；而胸腔有积液、胸膜炎、肋骨骨折等胸部有病变的患者，由于胸廓活动受限，主要表现为腹式呼吸。故临床上观察呼吸形式可以辅助诊断某些疾病。

(3) 呼吸频率　每分钟呼吸运动的次数为呼吸频率。正常人安静时的呼吸频率为12～18次/分。呼吸频率可随年龄、性别、肌肉活动和情绪等的不同而变化。新生儿的呼吸比较快，可达40～50次/分，10岁左右接近成年人。情绪激动、运动、发热等情况可使呼吸加深、加快。一般情况下，呼吸与脉搏之比为1:(4～5)。某些病理情况造成机体缺O_2或CO_2增多较为严重时，临床上会出现呼吸困难。患者不仅呼吸加深、加快，并出现鼻翼扇动，同时有喘不过气的主观感觉。

2. 肺内压 肺泡内的压力称为肺内压。在呼吸运动中，肺内压随胸腔的容积变化而变化。平静呼吸时，呼吸运动缓和，肺容积的变化也较小，吸气之初，肺容积随胸廓的扩大而相应增大，肺内压小于大气压 1～2mmHg，气体顺压力差进入肺泡。随着肺内气体逐渐增多，肺内压也逐渐升高，到吸气末，肺内压与大气压相等，气体停止流动，吸气结束。呼气初，肺容积随着胸廓的逐渐缩小而相应减小，肺内压大于大气压 1～2mmHg，肺内气体顺压力差经呼吸道出肺。随着肺内气体逐渐减少，肺内压逐渐下降，至呼气末，肺内压降到等于大气压，停止呼出气体，呼气结束。

呼吸过程中，肺内压变化幅度与呼吸运动的深浅、缓急和呼吸道的通畅程度有关。若呼吸浅而快，则肺内压变化幅度较小；若呼吸深而慢，或呼吸道不够通畅，则肺内压变化幅度较大。用力呼吸时，肺内压的升降幅度将有所增加。

3. 胸膜腔内压 肺与胸廓在结构上并不相连，肺随胸廓节律性扩大或缩小，是通过胸膜腔的耦联作用进行的。胸膜腔是由脏层胸膜和壁层胸膜构成的存在于肺和胸廓之间的密闭、潜在的腔隙，腔内仅有少量浆液，浆液的黏滞性很低，润滑两层胸膜，减轻呼吸运动时脏层胸膜与壁层胸膜的摩擦。浆液分子的内聚力，还可使脏、壁两层胸膜贴附在一起，不易分开，保证肺可以随胸廓的运动而张缩。

（1）胸膜腔内压 胸膜腔内的压力称为胸膜腔内压。若将大气压视为零，由于胸膜腔内压通常低于大气压，故习惯上称为胸膜腔负压，简称胸内负压。

（2）胸膜腔负压的形成 胸膜腔负压自出生即形成，并随着胸廓和肺的生长发育而逐渐增大。胎儿出生后便立即开始呼吸，第一次吸气后，肺泡一旦张开就不能回复到原来的状态，即使是最用力呼气时，肺泡也不能完全被压缩。因生长发育特点，胸廓生长速度大于肺，胸廓容积大于肺容积，逐渐形成胸膜腔负压，使肺总是处于被扩张状态。另一方面，肺又是弹性组织，并借呼吸道与大气相通，当其被扩张时，总存在回缩倾向，因此，正常时胸膜腔实际上通过胸膜脏层，受到肺内压（使肺扩张）与肺弹性回缩力（使肺缩小）两种相反力的影响。

胸膜腔内承受的实际压力为：胸膜腔内压 = 肺内压 - 肺回缩力

正常人吸气末或呼气末，由于气流停止，此时肺内压与大气压相等，故：胸膜腔内压 = 大气压 - 肺回缩力

若将大气压视为零，则：胸膜腔内压 = - 肺回缩力

如：肺回缩力 = 0.665kPa（5mmHg）则：胸膜腔内压 = -0.665kPa（-5mmHg）

胸膜腔负压取决于肺的回缩力，因此，胸膜腔负压也随呼吸运动的变化而变化。在平静吸气时肺回缩力增大，胸内负压增大（绝对值增大）；在平静呼气末，肺受到胸廓的牵引，表现为回缩倾向，即存在回缩力，故平静呼气末仍为负压，只是呼气时肺回缩力减小，胸内负压减小（绝对值减小）。因而，在平静呼吸时，胸膜腔始终受到肺和胸廓两个弹性体所产生的方向相反的两个回缩力的作用，肺的弹性回缩力的方向向内，而胸廓的弹性回缩力的方向向外，其结果使胸膜腔内的压力成为负压。

（3）胸内负压的生理意义 ①维持肺泡的扩张状态，防止肺萎陷，保证肺通气和肺换气顺利进行。②降低腔静脉、胸导管和右心房的压力，有利于静脉血和淋巴液的回流。

扫码“看一看”

拓展阅读

气胸

胸膜腔的密闭性是形成胸膜腔负压的前提，因此在胸腔外伤或肺损伤累及胸膜脏层时，胸膜腔与大气相通，气体将顺压力差进入胸膜腔内，从而造成气胸。此时两层胸膜彼此分开，胸膜腔负压减少甚至消失，肺将因其本身回缩力而塌陷，造成肺不张，导致肺通气功能障碍，造成严重呼吸困难，甚至可致缺氧死亡。严重的气胸不仅影响呼吸功能，也会导致纵隔向健侧移位，使静脉血液与淋巴回流受阻。

（二）肺通气的阻力

肺通气的过程中遇到的各种阻止气体流动的力，统称为肺通气的阻力。肺通气的阻力有弹性阻力和非弹性阻力两种。平静呼吸时弹性阻力占总通气阻力的70%，非弹性阻力约占总通气阻力的30%。

1. 弹性阻力 弹性阻力指物体（弹性体）对抗外力作用所引起变形的力。弹性阻力大，不易变形；弹性阻力小，易变形。肺和胸廓都具有弹性，当其容积发生改变时，就会产生弹性阻力，故弹性阻力包括肺弹性阻力和胸廓弹性阻力。

（1）肺的弹性阻力 肺弹性阻力由肺的回缩力构成，是吸气的阻力。来自以下两个方面：一是肺弹性回缩力（约占肺的弹性阻力1/3），肺组织内含有弹性纤维，当肺扩张时，这些纤维被牵拉后产生弹性回缩力。在一定范围内，肺扩张得越大，其弹性回缩力越大，肺的弹性阻力越大。肺气肿时，弹性纤维被破坏，弹性阻力减小，致使肺泡气体不易呼出，肺内残余气体量增大，不利于肺通气；二是肺泡表面张力所产生的回缩力（约占肺的弹性阻力2/3）。肺泡的内表面覆盖着薄层液体，与肺泡内气体之间形成液－气界面，液体分子之间存在着吸引力（内聚力），从而在肺泡内液－气界面上产生了使液体表面缩小的力，即肺泡表面张力。由于肺泡是半球形，表面张力指向肺泡腔，合力构成向心的回缩力，使肺泡趋于缩小。表面张力越大，肺泡愈不容易扩张。

肺泡的液－气界面之间还分布着单分子层的肺泡表面活性物质，由肺泡Ⅱ型细胞分泌，为一种复杂的脂蛋白混合物，主要成分是二棕榈酰卵磷脂（DPL）。它具有降低肺泡表面张力的作用，可使肺泡表面张力降低到原来的1/7～1/14。其生理意义有：①降低吸气阻力，有利于肺的扩张，可使吸气省力。②减少肺间质和肺泡内组织液的生成，防止发生肺水肿，有利于肺泡处气体的交换。③调节大小肺泡内压，维持肺泡容积的稳定。

综上所述，肺的弹性阻力包括肺弹性回缩力和肺泡表面张力，它是吸气的阻力，但对呼气来说却起着动力作用。当肺泡表面活性物质缺乏时，吸气阻力增大，肺不易扩张，呼气阻力减少，因此不利于吸气而有利于呼气。肺弹性纤维被破坏时，吸气阻力减小而呼吸阻力增大，使肺泡气不易呼出，残气量增大，不利于肺通气。

（2）胸廓的弹性阻力 肺的弹性回缩力始终是一种吸气的阻力，其方向使肺回缩，而胸廓弹性的方向则可随胸廓所处的位置不同而改变。当胸廓处于自然位置时，即肺容量等于肺总量67%时，其弹性阻力为零。平静呼气末，胸廓容量小于自然容量，即肺容量小于肺总量67%时，弹性阻力向外，成为吸气的动力、呼气的阻力；吸气末，胸廓容量大于自然容量，即肺容量大于肺总量67%时，弹性阻力向内，为吸气的阻力、呼气的动力。胸廓畸形、胸腔积液、肥胖等患者，胸廓弹性阻力增大，不利于肺通气。

2. 非弹性阻力 为动态阻力，包括气道阻力、黏滞阻力和惯性阻力等。其中气道阻力占总非弹性阻力的80%～90%，气道阻力是气体流经呼吸道时，气体分子之间和气体分子与气道壁之间的摩擦力。气道管径大小是影响气道阻力的重要因素。气道阻力与气道半径的4次方成反比，即气道管径变化一倍，气道阻力将变化16倍。正常呼吸运动中，吸气时的气道管径比呼气时稍大，因此吸气时的气道阻力小于呼气时的气道阻力。如支气管哮喘患者吸气时气道阻力减小，呼气时增大，加上支气管痉挛，管径变小，很容易出现呼吸困难，特别是呼气比吸气更困难。

（三）肺容量和肺通气量

肺通气过程受到呼吸肌收缩活动、肺和胸廓的弹性以及气道阻力等多种因素的影响。对肺通气功能的测定，不仅可以明确是否存在肺通气功能障碍，还可以测其障碍程度。肺容积、肺容量以及肺通气量是反映进出肺的气体量的一些指标，除残气量和功能残气量外，其他气体量均可以用肺量计测定。

1. 肺容积 是指肺内容纳的气体量。在呼吸运动中，肺容积随着进出肺的气体变化而变化。通常将肺可容纳的最大气体量，称肺总量。正常成年男性约为5L，女性约为3.5L。

（1）潮气量 每次呼吸时吸入或呼出的气体量称为潮气量。正常人平静呼吸时为400～600ml，平均500ml。深呼吸以及运动时，潮气量增大。

（2）补吸气量 平静吸气末再尽力吸气所能增加吸入的气体量称为补吸气量。正常成人为1500～2000ml。补吸气量为吸气量的最大储备量，是衡量通气潜力的一个重要指标。

（3）补呼气量 平静呼气末再尽力呼气所能增加呼出的气体量称为补呼气量。正常成人为900～1200ml。补呼气量为呼气量的最大储备量。该气体量的大小，表示呼气储备能力。

（4）残气量（余气量） 最大呼气末仍存留于肺内不能再呼出的气体量称为残气量，正常成年人为1000～1500ml。

2. 肺容量 是指肺容积中两项或两项以上的联合气体量，称为肺容量。肺容量之间可以有重叠。

（1）深吸气量 从平静呼气末做最大吸气时所能吸入的气体量称为深吸气量，是潮气量与补吸气量之和，可以作为衡量最大通气潜力的一个重要指标。

（2）功能残气量 平静呼气末尚存留于肺内的气体量称为功能残气量，正常成年人为2500ml，它是残气量与补呼气量之和。

（3）肺活量 在最大吸气后做最大呼气，从肺内所能呼出的最大气体量称为肺活量，肺活量=潮气量+补吸气量+补呼气量。正常成年男性约为3500ml，女性约为2500ml。肺活量有较大个体差异，与身材、性别、年龄、体位、呼吸强弱有关，一般测量值低于正常值的80%为异常。肺活量反映肺一次通气的最大能力，是肺功能测定的常用指标，但由于肺活量测定不限制呼气时间，因此是一种静态指标。

（4）用力肺活量和时间肺活量 用力肺活量是指尽力最大吸气后，尽快、尽力呼气所能呼出的最大气量，略小于在没有时间限制条件下测得的肺活量。时间肺活量也称用力呼气量，指尽力最大吸气后再尽快、尽力呼气，计算在第1、2、3秒末呼出的气体量占用力肺活量的百分比。正常成年人各为83%、96%和99%。因为限制了呼气时间，所以能反映出呼吸阻力的变化，是评价肺通气功能的较理想指标。正常成年人在前3秒内基本上可呼出全部的肺活量，其中第1秒内呼出的气量最有意义，低于60%为不正常。某些疾病，如阻塞性肺疾病，时间肺活量可显著降低。

（5）肺总量　肺所能容纳的最大气体量称为肺总量，它等于肺活量和残气量之和。其大小与性别、年龄、身材、体位、运动锻炼有关。

临床肺功能测定中，肺活量、残气量、功能残气量、肺总量等指标常受到重视。其中肺活量低于正常为异常；残气量、功能残气量、肺总量高于或低于正常皆为异常。

3. 肺通气量　是指单位时间内吸入或呼出肺的气体总量。与肺容积相比它能更好地反映肺的通气功能。肺通气量分为每分通气量和肺泡通气量。

（1）每分通气量　是指每分钟吸入或呼出肺的气体总量。每分通气量等于潮气量与呼吸频率的乘积。正常成年人（呼吸频率）平均每分钟在12～18次，潮气量为500ml，每分通气量为6～9L。随着呼吸频率的变化，或潮气量的变化，每分通气量也相应增加或减少。劳动或剧烈运动时，每分通气量增大，可达70L/min。最大随意通气量或最大通气量指以最快的速度和尽力做深呼吸时，每分钟所能吸入或呼出的最大气量。一般只测10秒或15秒，可达70～120L/min。它反映单位时间内充分发挥全部通气能力所能达到的通气量，是估计受试者能进行多大运动量的生理指标之一。

（2）肺泡通气量　指每分钟吸入肺泡的新鲜空气量。每次呼吸吸入的气体，总有一部分留在鼻、咽、喉，气管、支气管等呼吸道内，该通道没有气体交换的功能，故将鼻腔与终末细支气管之间的呼吸道称为解剖无效腔，容量约为150ml。肺泡无效腔是指进入肺泡的气体，因为血流在肺内分布不均，而未能与血液发生气体交换的这一部分肺泡容积。解剖无效腔和肺泡无效腔合称生理无效腔。正常人解剖无效腔与生理无效腔几乎相等。在某些病理状态，如肺内血液分布不均匀，肺泡无效腔增大，生理无效腔也增大，影响气体交换的效率。由于无效腔的存在，每次吸入的空气不能全部进入肺泡，因此每次吸气时真正达到肺泡的气体量为潮气量减去无效腔容积，这才属于有效的通气量，称为肺泡通气量。

$$\text{肺泡通气量} = (\text{潮气量} - \text{无效腔气量}) \times \text{呼吸频率}$$

二、气体交换

气体交换包括肺换气和组织换气。肺换气主要发生在肺泡与肺泡表面毛细血管之间，组织换气发生于组织细胞与毛细血管之间。

（一）气体交换的原理

气体交换的动力是气体分压差。所谓的分压是指混合气体中各组成气体具有的压力。肺换气就是气体分子从压力（分压）高处向压力（分压）低处扩散的过程。气体分压可按下列公式计算：

$$\text{气体分压} = \text{总压力} \times \text{该气体的容积百分比}$$

例如大气压为760mmHg，氧气含量为20.84%，则氧分压（PO_2）约为159mmHg。

（二）肺换气

肺泡中的O_2分压大于肺泡表面血管静脉血液中的O_2分压，而静脉血液中的CO_2分压大于肺泡。在各种气体分压的推动作用下，O_2从肺泡扩散到血液中，CO_2从血液扩散到肺泡，再随着呼吸运动将CO_2通过呼吸道呼出体外。

（三）组织换气

在组织中，由于细胞代谢不断消耗 O_2 并产生 CO_2，所以组织中的 O_2 分压（30mmHg）低于动脉血中的 O_2 分压（100mmHg），而组织中的 CO_2 分压（50mmHg）则高于肺泡气中的 CO_2 分压（40mmHg）。当血液流经组织毛细血管时，O_2 便顺着分压差从血液向组织细胞扩散，CO_2 则从组织细胞向血液扩散，使动脉血变成静脉血，完成组织换气。

（四）影响肺换气的因素

1. 气体扩散速率 指单位时间内气体扩散的量。气体扩散速率与分压差、温度、溶解度、气体扩散面积成正比，与气体分子量的平方根成反比。气体的分压差是扩散的动力，与扩散速率成正比，气体的分压差越大，扩散速率也愈大。由于静脉血和肺泡气中 CO_2 的溶解度为 O_2 的 20 倍，又由于 O_2 分压差约为 CO_2 分压差的 10 倍，综合起来，CO_2 的扩散速度仍比 O_2 快，所以临床上肺换气障碍时缺 O_2 往往较 CO_2 潴留常见。

2. 呼吸膜的厚度和面积 肺泡与肺毛细血管之间进行气体交换的结构称为呼吸膜，由六层结构组成（图 3－8），即含表面活性物质的肺泡内表面的液体层、肺泡上皮细胞层、上皮基底膜层、弹力纤维和胶原纤维构成的网状间隙层，毛细血管基底膜层、毛细血管内皮细胞层。这六层总厚度为 0.2～1.0μm，透气性好，气体分子很容易扩散通过。气体扩散速度与呼吸膜厚度呈反比关系，与呼吸膜的扩散面积呈正比关系。若呼吸膜的厚度增加（如肺水肿、肺纤维化等）或面积减小（如肺气肿、肺不张等），都会降低扩散效率，影响肺换气。

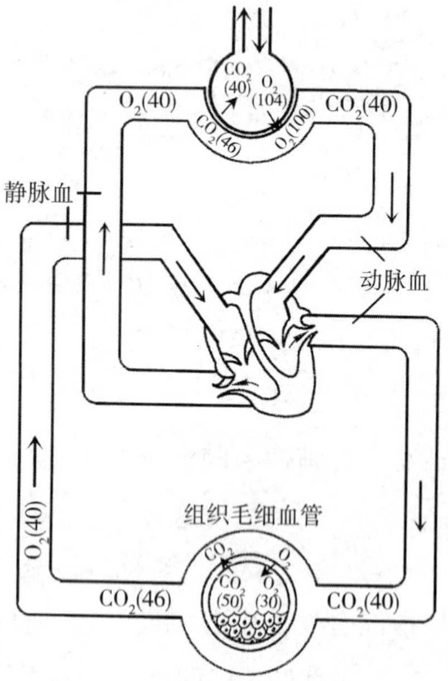

图 3－7 气体交换示意图

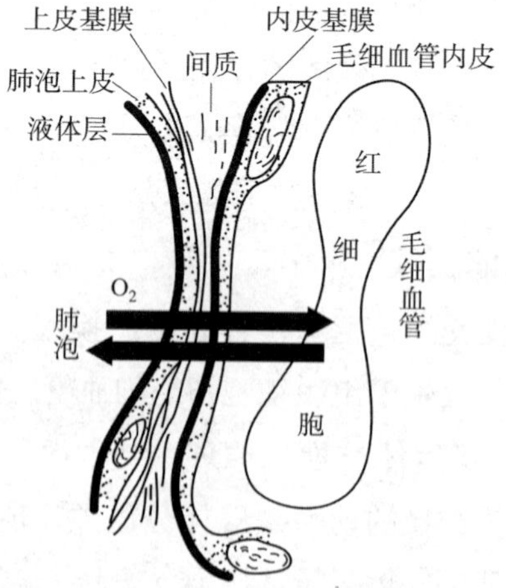

图 3－8 呼吸膜结构示意图

3. 通气/血流比值（V/Q） 指每分钟肺泡通气量（V）和每分肺血流量（Q）之间的比值（V/Q）。正常成人安静时每分钟肺泡通气量约为 4.2L，每分肺血流量约为 5L，通气/血流比值约为 4.2/5＝0.84。当通气/血流比值为 0.84，通气（气泵）与血流（血泵）匹配，肺换气效率高。通气/血流比值大于 0.84，将使部分肺泡气体不能与血液进行充分的气体交换，形成了肺泡无效腔，肺换气效率下降。通气/血流比值小于 0.84，部分血液流经通气不良的肺泡，得不到充分地气体交换，形成了功能性动－静脉短路，肺换气效率下降。

无论通气/血流比值增大或减小，肺换气效率都下降，致使缺 O_2 和 CO_2 潴留，但以缺 O_2 为主。可能原因是动静脉短路时，动脉血 PO_2 下降的程度大于 PCO_2 升高的程度。CO_2 扩散较 O_2 快，不易潴留；而 PO_2 下降和 PCO_2 升高时，可以刺激呼吸，增加肺泡通气量，有助于 CO_2 的排出，却几乎无助于 O_2 的摄取，此为血红蛋白摄氧特点。

三、气体在血液中的运输

气体在血液中的运输是实现肺换气和组织换气的重要环节。O_2 和 CO_2 在血液中的运输形式有物理溶解和化学结合。血液中 O_2 和 CO_2 绝大部分都是以化学结合形式运输的，每100ml 动脉血含有 17～19ml 的 O_2，其中以物理溶解形式存在的 O_2 仅 0.3ml；每 100ml 静脉血中含有 50～60ml 的 CO_2，其中以物理溶解形式存在的约 3ml。O_2 和 CO_2 的物理溶解量虽少，却是化学结合的前提，气体必须先溶解于血浆，才能化学结合。同样，气体释放时也必须先从化学结合状态变为物理溶解状态。这样，化学结合与物理溶解之间时刻保持着动态平衡。

（一）氧的运输

1. 物理溶解 是 O_2 直接溶解在血浆和组织液中，O_2 在血液中溶解的量很少，仅占血液 O_2 总运输量的 1.5%。

2. 化学结合 占 O_2 总运输量 98.5%。O_2 与红细胞内的血红蛋白（Hb）分子上的 Fe^{2+} 结合，形成氧合血红蛋白（HbO_2）。

氧合血红蛋白呈鲜红色，去氧血红蛋白呈紫蓝色。动脉血含氧合血红蛋白较多，故呈鲜红色，静脉血含 O_2 少，故呈暗红色。

拓展阅读

CO 中毒

CO 中毒时，CO 通过呼吸作用进入体内，扩散入血。由于 CO 与血红蛋白结合能力是 O_2 与血红蛋白结合能力的 210 倍，CO 与血红蛋白结合生成一氧化碳血红蛋白(Hb-CO)，而使 O_2 不能与血红蛋白结合，氧气不能通过血液运输到全身，造成机体缺氧。但此时患者的去氧血红蛋白并未增多，故不出现发绀，而呈现出特有的樱桃红色。

（二）二氧化碳的运输

1. 物理溶解 血液中以物理溶解形式运输的 CO_2 约占 CO_2 总运输量的 5%，以化学结合形式运输的 CO_2 约占 CO_2 总运输量的 95%，故 CO_2 主要以化学结合的形式运输。

2. 化学结合 CO_2 的化学结合有两种方式，分别是碳酸氢盐（主要在血浆中）和氨基甲酸血红蛋白（主要在红细胞内），以前者为主。

（1）碳酸氢盐 约占 CO_2 总运输量的 88%。组织代谢产生的 CO_2 扩散入血后，大部分进入红细胞，在碳酸酐酶的催化下，CO_2 和 H_20 结合生成 H_2CO_3，此反应迅速可逆，生成的 H_2CO_3 又迅速解离成 HCO_3^- 和 H^+。HCO_3^- 除小部分与红细胞内的 K^+ 结合生成 $KHCO_3^-$ 外，大部分 HCO_3^- 通过红细胞膜扩散进入血浆，与血浆中的 Na^+ 结合生成 $NaHCO_3$ 而运输，该跨膜转运出的 HCO_3^- 过程需要膜受体同时把 $C1^-$ 转运入红细胞膜内。这一过程使血液运输

CO_2的能力大大加强，而 H^+ 则迅速与氧合血红蛋白结合而被缓冲，生成为还原血红蛋白（HHb），同时释放 O_2。当静脉血流经肺部时，由于肺泡内 CO_2的分压较低，反应则按相反方向进行。因此上述反应的特点有：①是可逆的，在组织反应向右进行，在肺部反应向左进行。②需要酶的参与。③红细胞内富含碳酸酐酶，反应主要在红细胞内进行。④Cl^- 转移有利于促进 CO_2化学结合的运输。

（2）氨基甲酸血红蛋白　约占 CO_2运输的7%。小部分进入红细胞的 CO_2能直接与血红蛋白的氨基结合，生成氨基甲酸血红蛋白。

重点小结

1. 呼吸系统的组成　呼吸系统主要由呼吸道、肺等组成，主要作用是实现机体与外界的气体交换。

2. 呼吸道主要功能　呼吸道是气体进出肺的通道，还能对吸入的气体清洁、加温等以及参与防御性反射活动。

3. 呼吸过程　呼吸包括外呼吸、气体在血液中运输和内呼吸三个基本过程。

目标检测

扫码“练一练”

一、单项选择题

1. 进行腹式呼吸的吸气时，以下述哪块肌肉收缩为主

A. 肋间外肌　B. 腹直肌　C. 肋间内肌　D. 膈肌　E. 胸大肌

2. 在血液中 CO_2运输的主要形式是

A. 物理溶解　B. 形成氨基甲酸血红蛋白

C. 碳酸氢盐　D. 与水结合成碳酸

E. 以上都不是

3. 正常人安静时通气血液比值为

A. 0.84　B. 0.94　C. 1.0　D. 2.0　E. 2.3

4. 关于平静呼吸的描述，下述哪项错误

A. 吸气时肋间外肌收缩　B. 吸气时膈肌收缩

C. 呼气时呼气肌收缩　D. 呼气时膈肌和肋间外肌舒张

E. 呼气时无呼气肌的收缩运动

5. 肺的有效通气量是指

A. 肺活量　B. 肺通气量　C. 时间肺活量

D. 肺泡通气量　E. 肺容量

6. 上呼吸道包括

A. 鼻、咽、喉　B. 口腔、气管、咽　C. 气管、咽、喉

D. 口腔、鼻、气管　E. 咽、喉、气管、支气管

7. 正常人的呼吸频率为

A. 30 次/分　B. 60～100 次/分　C. 75 次/分

D. 12～18 次/分　　E. 10 次/ 分

8. 开口于上鼻道的鼻窦是
A. 上颌窦　B. 额窦　C. 筛窦前群　D. 筛窦后群　E. 以上都不是

9. 维持胸膜腔负压的必要条件是
A. 肺通气运动　B. 吸气肌收缩　C. 胸膜腔密闭性
D. 呼气肌收缩　E. 肺内压低于大气压

10. 呼吸道的作用不包括
A. 温暖　B. 湿润　C. 清洁　D. 换气　E. 防御

二、多项选择题

1. 用力呼吸时，参与呼吸运动的肌肉有
A. 肋间外肌　B. 肋间内肌　C. 胸锁乳突肌
D. 膈肌　E. 腹壁肌

2. 呼吸气体在血液中运输的形式
A. 吞饮作用　B. 物理溶解　C. 化学结合
D. 渗透作用　E. 分泌作用

3. 下列关于平静呼吸的叙述，哪项是错误的
A. 吸气时肋间外肌舒张　B. 呼气时呼气肌收缩
C. 吸气时膈肌收缩　D. 呼气时膈肌和肋间外肌舒张
E. 呼气时胸骨和肋骨恢复原位

4. 肺泡回缩力来自
A. 胸内负压　B. 肺泡内层液面的表面张力　C. 肺的弹力纤维
D. 肺泡表面活性物质　E. 肺内压

5. 与弹性阻力有关的因素是
A. 肺回缩力　B. 气道口径　C. 气道长度
D. 气体密度　E. 胸廓回缩力

三、简答题

1. 何谓呼吸？呼吸全过程由哪几个环节组成？
2. 呼吸系统由哪些部分构成？
3. 简述胸内负压的成因及生理意义。

（沈　国）

第四章

消化系统

学习目标

知识要求 **1. 掌握** 消化系统的组成及其功能；主要的消化脏器（肝脏、胰腺、小肠等）的形态和位置关系；消化和吸收的基本过程及主要影响因素。

2. 熟悉 消化器官的组织结构及其特点；各类消化液的作用及特点。

3. 了解 消化道平滑肌的生理特点；消化系统的神经及体液调节。

技能要求 1. 学会识别各器官的形态结构及位置关系，并能在模型和标本上准确辨认，利用显微镜观察消化器官的细微结构。

2. 理解消化器官的功能特点及调节方式，解释和解决生活中的实际问题。

案例导入

案例：患者，女性，28岁。因工作原因长期饮食不规律，导致腹部隐痛3年余，于进食后疼痛更为剧烈，患者长期服用“奥美拉唑”尚能缓解疼痛。昨日就诊当地医院做胃镜检查，提示“慢性胃炎”“胃溃疡”。

讨论：1. 生活中哪些行为和因素会影响消化系统健康？

2. 在生活中如何预防和避免消化系统疾病？

扫码“学一学”

第一节 消化系统的组成

消化系统是由消化管道以及消化腺两大部分组成。消化系统的主要功能是对食物进行消化和吸收。此外，消化器官也能分泌多种激素，具有重要的内分泌功能（图4-1）。

消化管是一条起自口腔止于肛管的肌性管道，包括口腔、咽、食管、胃、小肠（十二指肠、空肠和回肠）、大肠（盲肠、阑尾、结肠、直肠和肛管）。通常把口腔到十二指肠一段的消化管称为上消化道，空肠及以下的管道称为下消化道。消化腺包括唾液腺（腮腺、下颌下腺和舌下腺）、肝、胰及消化管壁内的小腺体，如胃腺、肠腺等，它们均借排出管道将消化液分泌入消化管腔内，对食物进行化学性消化。

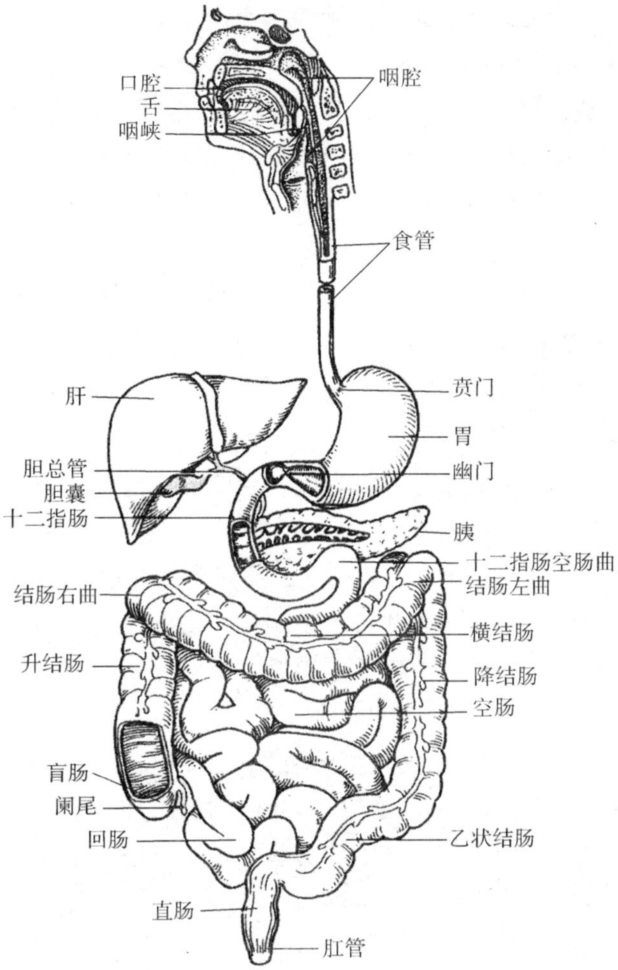

图 4－1　消化系统的组成

一、消化管

（一）消化管管壁的组织结构

消化管（除口腔和咽以外）各段的结构基本相同，由内向外一般可分为黏膜层、黏膜下层、肌层和外膜四层（图 4－2）。

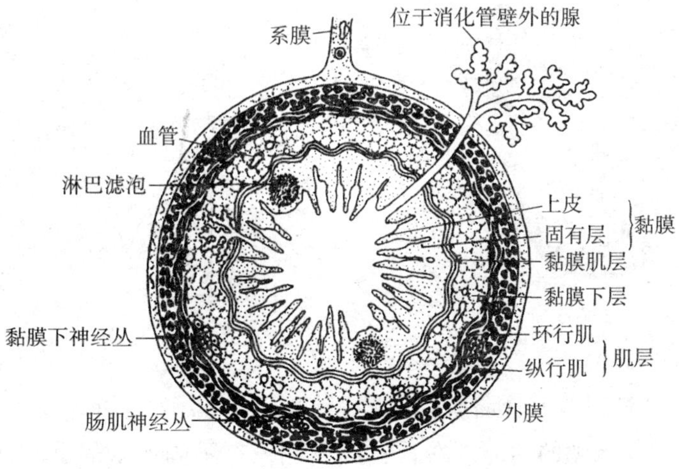

图 4－2　消化管管壁

1. 黏膜层 位于管壁最内层，黏膜向管腔内突出，形成环行或纵行的黏膜皱襞。由上皮、固有层和黏膜肌层组成，具有保护、吸收和分泌功能。

2. 黏膜下层 由疏松结缔组织构成，含有小血管、淋巴管、神经丛及小消化腺。

3. 肌层 除口腔、咽、食管上段和肛门周围的肌层为骨骼肌外，其余部分的肌层均为平滑肌。平滑肌的排列一般分为内环、外纵两层，两层平滑肌彼此协调运动以改变器官的形态，推动腔管内容物的运转。在肌层间有支配平滑肌活动的神经丛。

4. 外膜 由薄层结缔组织构成，位于消化管最外层，分纤维膜和浆膜两类。

（二）消化管各段的解剖

1. 口腔 是消化管的起始部。口腔前方借口裂与外界相通，由上、下唇围成，两侧壁为颊，上壁（顶）为腭，下壁（底）是口底，由舌与舌骨上肌群为基础构成（图4－3）。口腔内表面覆盖黏膜，被上、下牙弓分隔为前、后两部，前部称为口腔前庭，后部称为固有口腔。

（1）牙 牙是人体最坚硬的器官，嵌于上、下颌骨的牙槽内。牙对食物进行机械加工，对语言、发音亦有辅助的作用。在人的一生中，先后有两组牙，第一组称为乳牙，一般在出生后6个月开始萌出，3岁左右出齐，共20个，6岁开始先后自然脱落，并逐渐长出第二组牙（恒牙）替代乳牙，恒牙共28～32个。

牙冠（图4－4）是牙暴露于口腔内的部分，其表面覆盖的组织为牙釉质，其光泽度好，呈白色或淡黄色，是人体最坚硬的结构。牙内部的腔隙称为牙腔，容纳牙髓。牙髓由神经、血管和结缔组织共同构成，内含丰富的感觉神经末梢，牙髓发炎时，可引起剧烈的疼痛。

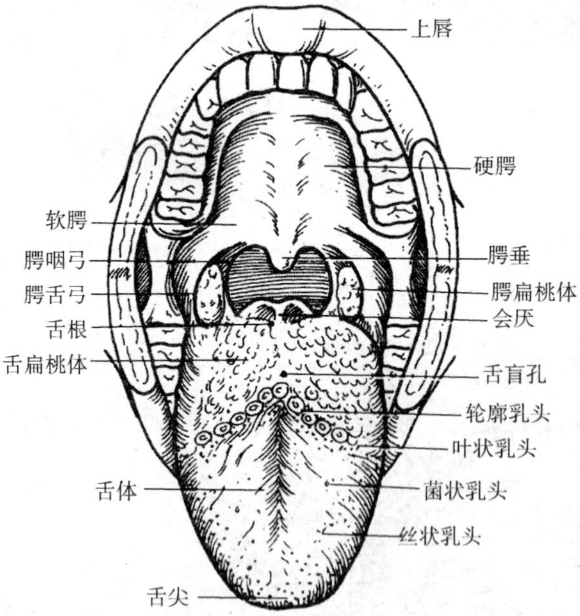

图4－3 口腔

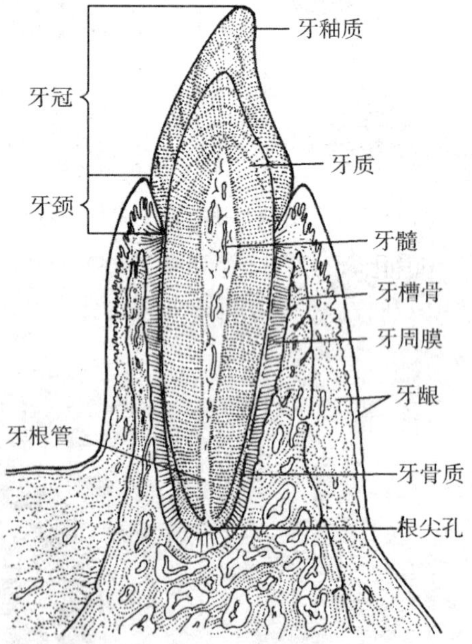

图4－4 牙的构造

（2）舌 位于口腔底，为骨骼肌构成的肌性器官，表面被覆黏膜。舌具有协助咀嚼、吞咽、辅助发音和感受味觉的功能。在舌背面及侧缘有不同形状的黏膜突起称舌乳头，根据其形态的不同，可分为四种，即丝状乳头、菌状乳头、叶状乳头和轮廓乳头。菌状乳头、叶状乳头和轮廓乳头含有味蕾，是味觉感受器，能感受酸、甜、苦、咸等各种味觉；丝状乳头含丰富的神经末梢，属于一般感受器，感受痛、温、触压觉。舌肌分舌固有肌和舌外肌。舌固有肌可改变舌的外形，使舌缩短、变窄或变薄；舌外肌有四对，以颏舌肌在临床上最为重要，两侧颏舌肌同时收缩时，使舌前伸，一侧收缩时，使舌伸向对侧。

2. 咽 分鼻咽、口咽和喉咽三部。鼻咽是咽腔的上部，其侧壁上左右各有一个咽鼓管咽口，鼻咽经咽鼓管与中耳的鼓室相通，咽部感染时，可经此通道通及中耳，引起中耳炎（图 4－5）。

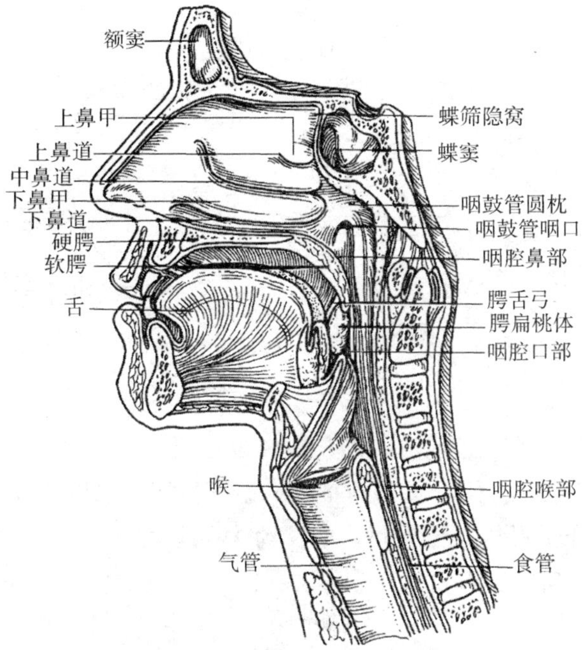

图 4－5　头颈部正中矢状面图

3. 食管 是前后扁窄的肌性管道，是消化管最狭窄的部分。上端在第 6 颈椎下缘平面续于咽喉，向下穿过膈的食管裂孔进入腹腔，与胃的贲门连接，全长约 25cm。食管后贴脊柱，前与气管、支气管、心脏等器官相邻。食管壁的肌层在上 1/3 段为骨骼肌，下 1/3 段为平滑肌，中 1/3 段为骨骼肌和平滑肌。

食管有三处生理性狭窄。第一狭窄在食管的起始处，距离中切牙约 15cm；第二狭窄在食管与左主支气管的交叉处，距离中切牙约 25cm；第三狭窄在食管通过膈的食管裂孔处，距离中切牙约 40cm。三个狭窄是食管内异物容易滞留及食管癌的好发部位。

4. 胃 是消化管最膨大的部分，上接食管，下续十二指肠，具有容纳食物、分泌胃液和初步消化食物的功能。成人胃的容量约为 1500ml，新生儿胃的容量约为 30ml。

（1）胃的形态和分部　胃的形态可受体位、体型、年龄、性别和胃的充盈状态等多种因素的影响。胃在完全空虚时略呈管状，高度充盈时可呈球囊形。

胃包括前、后两壁，上、下两弯，出、入两口（图 4－6）。胃前壁隆凸，朝向前上方，后壁平坦，朝向后下方。胃小弯凹向右上方，其最低点弯度明显折转处称角切迹，是胃体与幽门部在胃小弯的分界。胃大弯大部分凸向左下方。胃的近端与食管连接处是胃的入口，称贲门。胃的远端接续十二指肠处是胃的出口称幽门。在幽门表面，有一缩窄的环行沟，为幽门括约肌所在之处。

胃可分为四部：①贲门部：是位于贲门附近的部分，与其他部分无明显界限。②胃底：是位于贲门平面左侧向上膨出的部分。③胃体：是胃的中间部，系指胃底与角切迹之间的部分。④幽门部，是位于角切迹与幽门之间的部分，临床上常称此部为胃窦。胃小弯和幽门部是胃溃疡和胃癌的好发部位。

（2）胃的位置和毗邻　胃的位置常因体型、体位和充盈程度不同而有较大变化。通常，胃在中等程度充盈时，大部分位于左季肋区，小部分位于腹上区。胃前壁右侧部与肝左叶相邻，左侧部与膈相邻，被左肋弓掩盖。胃前壁的中间部分位于剑突下方，直接与腹前壁相贴，是临床上进行胃触诊的部位。胃后壁与胰、横结肠、左肾上部和左肾上腺相邻，胃底与膈和脾相邻。

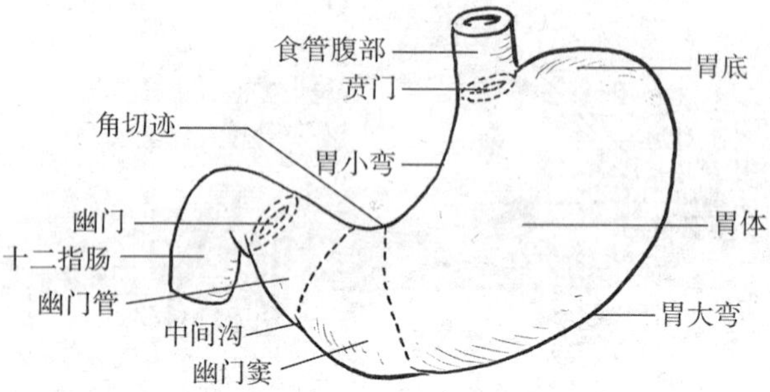

图4-6　胃示意图

5. 小肠　是消化管中最长、最弯曲的一段，也是消化和吸收的重要部位，上起自幽门，下连盲肠，成人全长5~7m，位于腹部的脐区。小肠包括十二指肠、空肠和回肠三部分。

（1）十二指肠　介于胃与空肠之间，全长约25cm，呈“C”型包绕胰头，按其位置可分上部、降部、水平部和升部四部分（图4-7）。

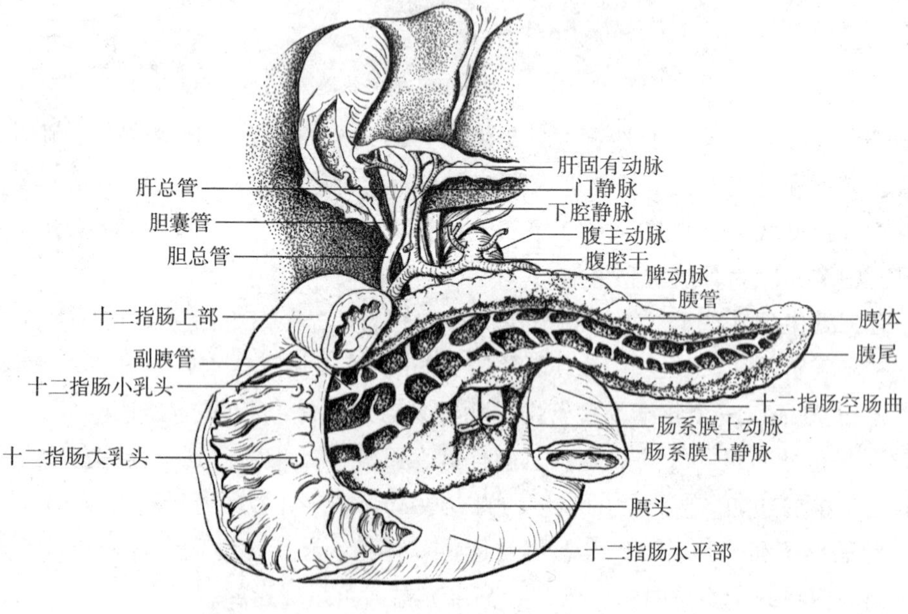

图4-7　肝外胆管、十二指肠和胰腺位置关系

1）上部：上部起自胃的幽门，水平行向右后方，至肝门下方急转向下移行为降部，转折处称十二指肠上曲。

2）降部：降部起自十二指肠上曲，沿右肾内侧缘垂直下行至第3腰椎体下端，弯向左移行为水平部，转折处称十二指肠下曲。降部的黏膜环状襞发达，其后内侧壁上有一纵行的皱襞称十二指肠纵襞，其下端的圆形隆起称十二指肠大乳头，距中切牙约75cm，为胆总管和胰管的共同开口处。

3）水平部：水平部又称下部，起自十二指肠下曲，向左横越至第3腰椎体左前方移行为升部。肠系膜上动、静脉紧贴此部前面下行，在某些情况下，肠系膜上动脉可压迫该部引起十二指肠梗阻。

4）升部：升部最短，自水平部末端起始，斜向左上方，至第2腰椎体左侧转向下移行为空肠，转折处称十二指肠空肠曲。

（2）空肠与回肠　上端起自十二指肠空肠曲，下端续于盲肠。空肠和回肠无明显界限，一般将它们的近侧2/5称空肠，位于腹腔的左上部；远侧3/5称回肠，位于腹腔的右下部，部分位于盆腔内。从外观上看，空肠管径较粗，管壁较厚，血管较多，颜色较红；而回肠管径较细，管壁较薄，血管较少，颜色较浅。从组织结构上看，空、回肠都具有消化管典型的4层结构，其黏膜除形成环状襞外，内表面还有密集的肠绒毛，这些结构极大地增加了肠黏膜的表面积，有利于营养物质的消化和吸收。肠绒毛中央有1～2条纵行的毛细淋巴管，称为中央乳糜管，可收集和转运肠上皮吸收的脂肪。

6. 大肠　为消化管的末段，长约1.5m。起自右髂窝，止于肛门，包括盲肠、阑尾、结肠、直肠和肛管（图4－8）。大肠的主要功能是吸收水分、维生素和无机盐，使食物残渣形成粪便，排出体外。

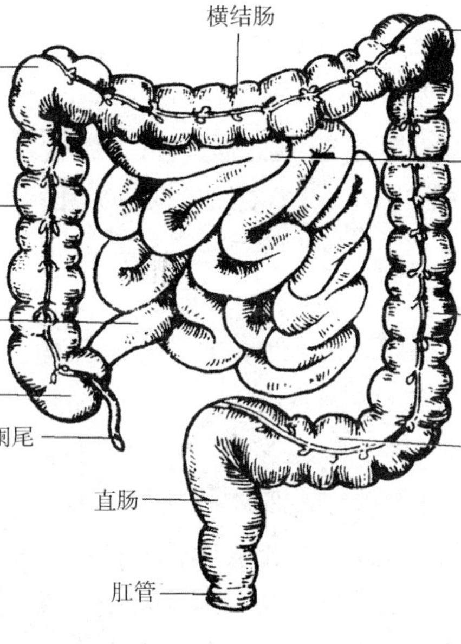

图4－8　大肠和小肠

（1）盲肠　是大肠的起始部，位于右髂窝内，呈囊袋状，长6～8cm。上通升结肠，左接回肠，回肠末端突入盲肠处环形肌增厚，并覆有黏膜，一般形成上下两个半月形皱襞，称为回盲瓣。回盲瓣具有括约肌的作用，既可控制回肠内容物进入盲肠的速度，又可防止盲肠内容物的反流。回盲瓣下方约2cm处有阑尾腔的开口。阑尾为位于右髂窝内的蚯蚓状突起，长6～8cm，阑尾根部是三条结肠带汇集点，远端游离并闭锁，位置因人而异。阑尾根部的体表投影点通常在脐与右髂前上棘连线的中、外1/3交点处，称为麦氏点，阑尾发炎时此处有压痛。

（2）结肠　起于盲肠、续于直肠，呈“M”形围绕空肠和回肠，分为升结肠、横结肠、降结肠和乙状结肠四部分。结肠和盲肠表面有沿肠纵轴排列的三条彼此平行的结肠带。结肠带之间肠壁形成的囊状突起，称为结肠袋。在结肠带附近，形成许多大小不一、形状不同的突起，称为肠脂垂。结肠带、结肠袋、肠脂垂是辨别大肠和小肠的重要标志。

（3）直肠　位于盆腔内，长10～14cm，起自第3骶椎前方的结肠，向下行于盆膈终于肛管。直肠有骶曲和会阴曲两个弯曲，骶曲凸向后，会阴曲凸向前。直肠下部肠腔膨大，称为直肠壶腹。

（4）肛管　上接直肠，向下终于肛门，长4～5cm。肛管壁环形平滑肌增厚形成肛门内括约肌，有协助排便的作用；肛管周围骨骼肌，围绕肛门内括约肌外面形成肛门外括约肌，有控制排便的作用。

二、消化腺

（一）肝

肝是人体最大的消化腺，参与糖、蛋白质、脂类和维生素等物质的代谢。由胃肠道吸收的各种物质（除脂质外），经肝门静脉入肝，在肝细胞内进行多种物质的合成、分解、转化、贮存和解毒等作用。肝细胞还能分泌胆汁经胆道进入肠道，参与对各种物质的消化。此外肝还有吞噬、防御、造血等功能。

成人肝的重量1300～1500g，占体重的1/40　～1/50。胎儿和新生儿肝的重量相对较大，可达体重的1/20。

1. 肝的位置和形态　肝大部分位于右季肋区和腹上部，小部分位于左季肋区，大部为肋弓所覆盖（图4－9）。肝上界与膈肌一致，在右锁骨中线平第5肋，在左锁骨中线平第5肋间隙，在前正中线上位于胸骨体与剑突结合处。肝下界成人与右肋弓一致，剑突下达3～5cm。幼儿可低于肋弓，但不超出2cm，7岁以后与成人相当。肝上面隆凸，与膈肌毗邻，故称膈面，被镰状韧带分为左、右两叶。左叶小而薄，右叶大而厚。肝的下面称为脏面，凹凸不平，被“H”形沟分为左叶、右叶、方叶和尾状叶。中间的横沟称肝门，是肝管、肝动脉、肝门静脉、神经、淋巴管等出入肝的部位。脏面的右纵沟前方是胆囊窝，容纳胆囊，右纵沟后方是腔静脉沟，有下腔静脉通过。

2. 肝的细微结构　肝表面包被的薄层浆膜，称为肝的被膜。被膜下的致密结缔组织深入肝实质，将整个肝分隔成几十万个结构基本相同的肝小叶。肝小叶是肝的基本结构和功能单位，主要是由肝细胞构成。肝小叶为不规则棱柱体。在光镜下肝细胞胞体较大，呈多面体，核大而圆，一般为一个，也可见双核，细胞核染色浅；肝细胞胞质丰富，多呈嗜酸性，胞质内有较多糖原颗粒和少量脂滴。在肝小叶中央为中央静脉，肝细胞以中央静脉为中心，向四周呈放射状排列成肝索（又称为肝板），肝索之间的间隙是肝血窦，即扩大的毛细血管，窦壁有枯否细胞，能吞噬异物。肝血窦互相吻合，并与中央静脉相通。

3. 肝外胆管系统　是指肝门以外的胆道系统，包括胆囊和肝外胆道，其中肝外胆道包括左肝管、右肝管、肝总管、胆总管。胆囊位于肝右叶下面胆囊窝内，分为胆囊底、胆囊体、胆囊颈和胆囊管，胆囊具有储存和浓缩胆汁的作用。肝细胞分泌的胆汁进入胆小管后，经小叶间胆管流到左、右肝管，出肝后的左右肝管合成一条肝总管，肝总管与胆囊管合成胆总管，胆总管沿肝十二指肠韧带下行，斜穿十二指肠降部后内侧壁与胰管汇合，形成略膨大的肝胰壶腹，开口于十二指肠大乳头，在肝胰壶腹周围有肝胰壶腹括约肌包绕。胆汁最后经十二指肠大乳头流入十二指肠，或由肝总管转经胆囊管进入胆囊贮存。进食后，胆囊收缩，肝胰壶腹括约肌舒张，储存于胆囊的浓缩胆汁就通过十二指肠大乳头被排入十二指肠，以协助食物的消化和吸收。

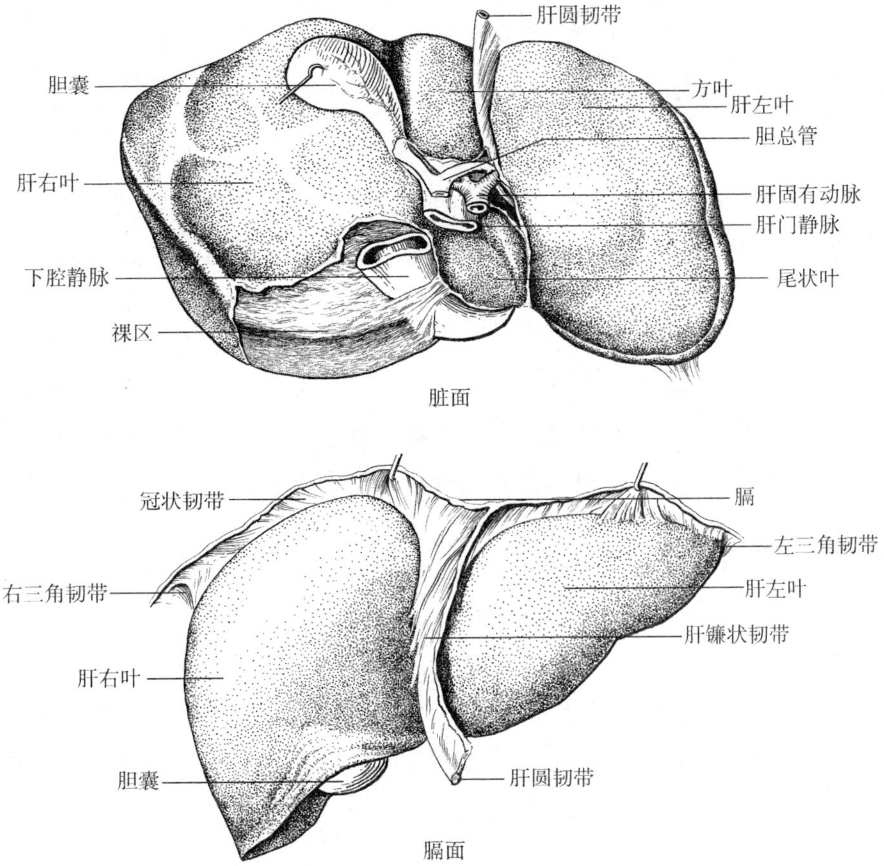

图 4－9　肝脏

知识拓展

中医对肝脏的描述

肝的实体位于腹腔，横膈之下，右胁之内。《灵枢·本藏》记述了肝的形态大小、位置高下偏正、质地坚脆与发病的关系。“肝独有两叶”，“胆在肝之短叶之间。”并记录了肝的重量与左右分叶。其后历代医家对肝的形态解剖的认识大致相同，与现代解剖学对肝的位置、形态的描述基本一致。“罢极之本”，“肝者，将军之官，谋虑出焉”，其生理功能为主疏泄和主藏血。

（二）胰

胰是人体的第二大消化腺，全长 14～20cm，呈狭长的三棱形，位于腹上部腹膜的后方。横跨在第 1、2 腰椎的前方，分头、体、尾三部分。胰外被覆以结缔组织被膜，结缔组织伸入腺体内，将实质分隔为许多小叶。腺的实质包括外分泌部和内分泌部。外分泌部由胰泡和胰管组成，胰泡由许多分泌胰液的腺泡组成，腺泡的导管汇入一条横贯全腺体的胰管，胰管贯穿胰全长经胰头穿出，在十二指肠降部壁内与胆总管汇合共同开口于十二指肠大乳头。胰的内分泌部（胰岛）由散在分布于胰泡之间大小不一的内分泌细胞团块组成，能分泌胰岛素与胰高血糖素等激素。这些激素直接进入血液和淋巴，主要参与糖代谢的调节。

扫码“学一学”

第二节 消化系统的功能

消化系统的基本功能是消化从外界摄取的食物和吸收食物中各种营养物质，供机体新陈代谢所需的物质和能量，并将未被消化和吸收的食物残渣经肛门排出体外。食物中的营养物质包括蛋白质、脂肪、糖类、维生素、水和无机盐。除维生素、水和无机盐可以被直接吸收利用外，蛋白质、脂肪和糖类等物质均属分子结构复杂的有机物，不能被机体直接吸收利用，需在消化管内被分解为结构简单的小分子物质，才能被吸收、利用。食物在消化管内被分解成结构简单、可被吸收的小分子物质的过程，称为消化。这种小分子物质透过消化管黏膜上皮细胞进入血液和淋巴液的过程，称为吸收。消化和吸收是两个紧密联系的过程。

食物在消化管内被消化的方式有机械性消化和化学性消化两种：一是通过消化管肌肉的运动来完成的机械性消化，其作用包括对食物进行磨碎、混合、搅拌以及推送到消化管的远端；二是通过消化腺分泌的消化液完成的化学性消化。消化液中最重要的成分是各种消化酶，它们能分别将蛋白质、脂肪和糖类等物质分解为小分子物质。这两种消化方式是同时进行，互相配合。消化系统除具有消化和吸收功能外，还有一定的内分泌功能和免疫功能。

一、消化

（一）消化管平滑肌的一般生理特性

1. 较低的兴奋性 消化管平滑肌的兴奋性较骨骼肌为低，完成一次收缩和舒张的时间比骨骼肌长得多，且变异较大。

2. 舒缩的自律性 将离体的消化管置于适宜的环境中，其平滑肌能呈现节律性收缩，但其节律不如心肌那样规则，且收缩缓慢。

3. 静息时的紧张性 消化管平滑肌在静息时仍保持在一种轻度的持续收缩状态，即紧张性。这种紧张性使消化管腔内经常保持着一定的基础压力，并使消化管各部分保持一定的形状和位置。消化管平滑肌的各种收缩都是在紧张性的基础上发生的。

4. 富有伸展性 在外力作用下，消化管平滑肌能做较大的伸展，以适应实际的需要。例如胃的容积在充盈时可达空虚时 7 ~ 10 倍。

5. 对刺激的选择性 消化管平滑肌对一些生物活性物质、化学、温度和牵张等刺激具有较高的敏感性，对电刺激不敏感。

（二）消化管内机械性消化

1. 咀嚼和吞咽 食物在口腔内的机械性消化通过咀嚼完成。咀嚼是咀嚼肌群依次收缩所组成的复杂的反射性活动。通过舌的搅拌使食物与唾液充分混合，形成食团，便于吞咽，有利于化学性消化的进行。

咀嚼肌是骨骼肌，咀嚼的强度和时间可由意志控制。在正常情况下，咀嚼运动不仅能反射性地完成口腔内食物的机械性和化学性加工过程，还能反射性地引起消化管下段的运动和消化腺的分泌，为食物的进一步消化准备有利条件。

吞咽也是一种复杂的反射动作，它使食团从口腔经咽进入食管。食团由口腔送入咽的过程是受大脑皮质控制的随意运动，但进入咽后，整个吞咽动作就成为自动过程。在食管和胃之间存在一个高压区，宽1～2cm，起到了类似生理性括约肌的作用，可阻止胃内容物逆流入食管，称为食管下括约肌。食管下括约肌的张力受到神经和体液调节。

2. 胃的运动

（1）胃的运动形式　胃的运动形式包括紧张性收缩、容受性舒张和蠕动三种。胃壁平滑肌经常保持着一定程度的收缩状态，称紧张性收缩，其意义在于维持胃内一定的压力和胃的形状、位置。当胃内充满食物时，紧张性收缩加强，所产生的压力有助于胃液渗入食物和促进食糜向十二指肠移行。

当咀嚼和吞咽食物时，食物刺激咽、食管等处感受器，反射性地引起胃底和胃体部肌肉舒张，这种舒张使胃能够适应大量食物的涌入，而胃内压上升不多，以完成储存食物的功能，故称容受性舒张。食物进入胃后约5分钟，胃即开始蠕动，蠕动波从胃体中部开始，逐渐推向幽门。胃反复蠕动可使胃液与食物充分混合，并推送胃内容物分批通过幽门进入十二指肠。

（2）胃的排空　胃内的内容物被排放到十二指肠的过程，称为胃排空。一般在食物进入胃后5分钟就开始有部分排入十二指肠。胃对不同食物的排空速度与食物的物理状态和化学组成有关。流体食物比固体食物排空快，颗粒小的食物比颗粒大的食物排空快。在三种主要食物成分中，糖类较蛋白质的排空快，蛋白质又比脂肪类排空快。人们日常的食物都是混合性的，一次用餐的食物由胃完全排空一般需4～6小时。胃排空受来自胃和十二指肠两方面因素控制。

（3）呕吐　呕吐是指腹肌紧张、腹腔压力增大使胃和肠内容物经口腔被强力驱出体外的反射性动作。呕吐动作是复杂的反射活动。机械的和化学的刺激作用于舌根、咽、胃、大小肠、胆总管等处的感受器可引起呕吐。胃肠道以外的器官，如视觉、味觉、嗅觉和内耳前庭位置觉等感受器，受到异常刺激时也可引起呕吐。呕吐可将胃内有害的物质排出，是一种具有保护意义的防御反射。

3. 小肠的运动

（1）紧张性收缩　是小肠运动形式的基础，可使小肠内保持一定的基础压力，以维持小肠一定的形态和位置。紧张性收缩在进餐后显著增高，可使食糜与消化液混合充分，加快食糜的推进速度。

（2）分节运动　是一种以环行肌为主的节律性收缩和舒张的运动，主要发生在食糜所在的一段肠管上。进食后，有食糜的肠管上若干处的环行肌同时收缩，将肠管内的食糜分制成若干节段。随后，原来收缩处舒张，原来舒张处收缩，使原来每个节段的食糜分为两半，相邻的两半又各自合拢来形成若干新的节段，如此反复进行。分节运动的意义在于充分混合食糜与消化液，为消化和吸收创造有利条件。此外，分节运动还能挤压肠壁，有助于血液和淋巴的回流。

（3）蠕动　小肠的蠕动通常重叠在节律性分节运动之上，两者经常并存。小肠蠕动的速度很慢，1～2cm/s，每个蠕动波只把食糜推进一段较短距离，后即消失。蠕动的意义在于使分节运动作用后的食糜向前推进，到达一个新肠段，再开始分节运动。在小肠还常见到一种行进速度很快、传播较远的蠕动称为蠕动冲，它将食糜从小肠开始端一直推送到末端，有时还可以推送到大肠。

4. 大肠的运动和排便　大肠的运动形式类似小肠的分节运动和蠕动，但频率较慢，与大肠主要是吸收水分和暂时储存粪便的功能相适应。大肠具有的特殊的分节运动称为袋状往返运动，可以使结肠袋内容物向两个方向做短距离往返位移，但并不向前推进。集团运动是大肠具有的特殊的蠕动，其推进速度快、行进距离远、力量强大，多发生在起床后、进餐（早餐）后，开始于横结肠，可直达直肠甚至肛门，引起便意。排便是一种反射活动。粪便进入直肠时，刺激直肠壁内的感受器，冲动沿盆神经和腹下神经传至脊髓腰骶部的初级排便中枢，同时传入冲动还上传至大脑皮质，引起便意。

（三）化学性消化

人体每天由各种消化腺分泌的消化液总量达6～8L，主要由消化酶、电解质和水组成。消化液的主要功能是：①改变消化腔内的pH，适应消化酶活性的需要。②分解复杂的食物成分为结构简单、可被吸收的小分子物质。③稀释食物，使之与血浆渗透压相等，有利于吸收；通过分泌黏液、抗体和大量液体，保护消化道黏膜，防止物理性和化学性的损伤。

1. 唾液　是由唾液腺分泌的无色、无味、近于中性的低渗液体（pH6.6～7.1），成人每日分泌量1.0～1.5L，其中水分约占99%，其余成分主要是黏蛋白、唾液淀粉酶、溶菌酶、尿素、尿酸等有机物和少量无机盐。

唾液主要作用：①湿润和溶解食物，以引起味觉，并使食物易于被吞咽。②清洁和保护口腔。唾液可清除口腔中的残余食物，冲淡、中和进入口腔的有害物质，唾液中的溶菌酶还有杀菌作用。③唾液淀粉酶可使淀粉分解为麦芽糖。唾液淀粉酶发挥作用的最适pH是在中性范围内，食物进入胃后，唾液淀粉酶还可继续作用，直到胃内容物的pH变为4.5而使其失去活性。④唾液还具有排泄功能。体内一些物质，如碘化钾、铅和汞等，都可随唾液排出。

2. 胃液　是胃腺及胃黏膜上皮细胞分泌的混合物。纯净的胃液是一种无色透明的酸性液体，pH为0.9～1.5。正常成人每日胃液分泌1.5～2.5L。胃液所含的重要成分有盐酸、胃蛋白酶原、黏液和内因子。

扫码“看一看”

（1）盐酸　由胃腺壁细胞分泌的盐酸又称胃酸。正常人的盐酸最大排出量可达20～25mmol/h，男性略高于女性。

盐酸的主要作用是：①能激活胃蛋白酶原，并提供胃蛋白酶发挥作用所需的酸性环境。②可抑制和杀死随食物进入胃内的细菌。③盐酸进入小肠后能促进胰液、胆汁和小肠液的分泌。④盐酸所造成的酸性环境，有助于小肠对铁和钙的吸收。⑤盐酸可使食物中的蛋白质变性，易于消化。若盐酸分泌过少，会引起消化不良。若分泌过多，对胃和十二指肠黏膜有损害，这可能是引起溃疡的原因之一。

（2）胃蛋白酶原　胃腺主细胞分泌入胃腔的胃蛋白酶原是无活性的，在胃酸作用下，转变为具有活性的胃蛋白酶。已激活的胃蛋白酶对胃蛋白酶原也有激活作用。胃蛋白酶能水解蛋白质，但胃蛋白酶必须在酸性较强的环境中才有作用，其最适pH为2.0，随着pH的增高，其活性降低，当pH大于5时，胃蛋白酶失去活性。

（3）黏液　胃内的黏液是由黏膜表面的上皮细胞、胃底泌酸腺的黏液细胞以及贲门腺和幽门腺分泌的，其主要成分为糖蛋白。黏液覆盖于胃黏膜的表面，具有润滑作用，可减少粗糙的食物对胃黏膜的机械损伤。胃黏膜表面黏液细胞之间的紧密连接和黏液可保护胃黏膜不被胃液内高浓度盐酸和胃蛋白酶损害。

（4）内因子　是由胃腺壁细胞分泌的一种糖蛋白。内因子与食入的维生素B_{12}结合，不

仅可保护维生素 B_{12} 不被小肠内水解酶破坏，还可以促进回肠上皮吸收维生素 B_{12}。若机体缺乏内因子，则维生素 B_{12} 吸收不良，影响红细胞的生成，造成巨幼细胞贫血。

3. 胰液 是由胰腺的腺泡细胞及小导管管壁细胞分泌的无色、无味的碱性液体。pH 为 7.8 ~ 8.4，成人每日分泌 1 ~ 2L。

胰液由无机物和有机物组成。无机成分中最重要的是胰腺小导管的上皮细胞分泌的碳酸氢盐，其浓度随胰液分泌率增加而增加。碳酸氢盐的主要作用是中和进入十二指肠的胃酸，使肠黏膜免受胃酸的侵蚀，并为小肠内多种消化酶的活动提供最适宜的 pH 环境（pH 7 ~ 8）。此外，胰液中还有 Cl^-、Na^+、K^+、少量的 Ca^{2+} 和微量的 Mg^{2+}、Zn^+ 等。胰液中的有机物主要是消化三种营养物质的消化酶，由腺泡细胞分泌，主要有胰淀粉酶、胰脂肪酶、胰蛋白酶原和糜蛋白酶原。前两种酶具有活性，胰淀粉酶可将淀粉水解为麦芽糖及葡萄糖，胰脂肪酶可分解三酰甘油为脂肪酸、甘油一酯和甘油。进入小肠后，胰蛋白酶原在小肠液中的肠激酶作用下，转变为有活性的胰蛋白酶；胰蛋白酶又可激活胰蛋白酶原，也可激活糜蛋白酶原和羧基肽酶原，使它们转化为相应的有活性的酶。胰蛋白酶和糜蛋白酶可分解蛋白质为多肽和氨基酸。

胰液含有消化酶的种类最多，是消化能力最强的消化液，是消化脂肪和蛋白质的主力。当胰液分泌障碍时，即使其他消化液分泌正常，食物中的脂肪和蛋白质仍不能完全消化，从而影响它们的吸收，但糖的消化和吸收一般不受影响。

4. 胆汁 是由肝细胞不断生成的具有苦味的有色液汁，成人每日分泌量 800 ~ 1000ml。肝胆汁呈金黄色或橘棕色，而在胆囊储存过的胆囊胆汁则因浓缩使颜色变深。肝胆汁呈弱碱性（pH7.4），胆囊胆汁因碳酸氢盐被吸收而呈弱酸性（pH6.8）。胆汁成分除水外，还有胆色素、胆盐、胆固醇、卵磷脂、脂肪酸、无机盐等成分。胆汁中没有消化酶，但胆汁对脂肪的消化和吸收具有重要作用。胆汁中的胆色素是血红蛋白的分解产物。胆汁的作用主要是胆盐的作用。胆盐、胆固醇和卵磷脂等均可降低脂肪的表面张力，使脂肪乳化成许多微滴，从而增加胰脂肪酶的作用面积，有利于脂肪的消化；胆盐可与脂肪酸、甘油一酯等结合，形成水溶性复合物，促进脂肪消化产物的吸收，同时能促进脂溶性维生素（维生素 A、D、E、K）的吸收。

胆汁排入小肠后，到达回肠末端后，90% 的胆汁被重新吸收入血，通过肝门静脉重新运送回到肝脏，促进胆汁分泌，这个过程称为胆盐的肠肝循环。

5. 小肠液 由小肠黏膜中的小肠腺分泌，呈弱碱性，成人每日分泌量为 1 ~ 3L。小肠液中除了有水和电解质外，还含有黏液、免疫蛋白和肠激酶。小肠液有激活消化酶、保护小肠黏膜和一定的免疫功能。

6. 大肠液 由大肠黏膜表面的上皮细胞及杯状细胞分泌，富含黏液及碳酸氢盐，呈碱性（pH 8.3 ~ 8.4），没有重要的消化功能。大肠内有许多细菌，细菌中含有能分解食物残渣的酶。大肠内细菌对食物残渣中的糖类和脂肪的分解称发酵作用，其分解产物有单糖、醋酸、乳酸、二氧化碳、沼气、氢气等，这类产物过多则刺激大肠而引起腹泻。

二、吸收

（一）吸收的部位

消化管不同部位的吸收能力有很大差异，这主要与消化管各部位的组织结构、食物在该部位停留时间的长短和食物被分解的程度等因素有关。在正常情况下，口腔和食管基本上没有吸收功能，胃内仅仅能吸收少量的水和酒精。小肠是吸收的主要部位，大部分营养成分在小肠内已吸收完毕，小肠内容物进入大肠时已经不含有多少可被吸收的物质了。大肠主要吸收水分和盐类。

小肠之所以成为三大营养物质吸收的主要部位，主要因为它具备了以下几个方面的有利条件：①食物在小肠内已被分解成可被吸收的小分子物质，利于吸收。②小肠内食物停留的时间较长，一般是3~8小时，这提供了充分的吸收时间。③小肠的吸收面积大。小肠是消化管中最长的部分，人的小肠长6~7m，小肠黏膜形成许多环形皱褶和大量绒毛突入肠腔，每条绒毛的表面是一层柱状上皮细胞，柱状上皮细胞顶端的细胞膜又形成许多细小的微绒毛，使小肠黏膜的表面积达到200m^2左右。④小肠绒毛内部有毛细血管、毛细淋巴管、平滑肌纤维和神经，平滑肌纤维的舒张和收缩可使绒毛做伸缩运动和摆动，绒毛的运动可加速血液和淋巴的流动，有助于吸收。

（二）小肠对三种营养物质和水分的吸收

小肠内的营养物质和水通过肠黏膜上皮细胞，最后进入血液和淋巴。物质吸收的方式包括单纯扩散、易化扩散、主动转运、入胞和出胞转运等。

糖以单糖的形式被小肠主动吸收。葡萄糖借助细胞膜上的Na^+葡萄糖同向转运体将Na^+和葡萄糖同时转运至细胞内，再以易化扩散的方式转运到细胞间隙入血，属于继发性主动转运。蛋白质以氨基酸的形式吸收，吸收机制与葡萄糖相似，也属于继发性主动转运，吸收的途径是血液吸收。脂肪在小肠内被分解成甘油、甘油一酯、胆固醇和脂肪酸等形式再被吸收，可经血液吸收，而大部分经淋巴吸收。

重点小结

1. 消化系统的组成 消化系统由消化管和消化腺两部分组成。其主要功能是对食物进行消化和吸收。

2. 消化管道的组成 消化道由口腔、咽、食管、胃、小肠、大肠等构成，其中小肠又包括十二指肠、空肠和回肠，大肠包括盲肠、阑尾、结肠、直肠和肛管。

3. 消化系统的功能 消化系统的功能包括消化和吸收；消化分为机械性消化和化学性消化。

目标检测

扫码“练一练”

一、单项选择题

1. 对脂肪、蛋白质消化作用最强的消化液是
   A. 胃液　B. 胆汁　C. 胰液　D. 小肠液　E. 唾液
2. 分泌盐酸的是
   A. 主细胞　B. 壁细胞　C. 黏液细胞
   D. 胃幽门黏膜G细胞　E. 小肠黏膜
3. 胆汁中与消化有关的是
   A. 胆固醇　B. 胆色素　C. 胆盐　D. 胆绿素　E. 卵磷脂

4. 三种主要食物在胃中排空的速度由快至慢的顺序排列是
A. 糖、蛋白质、脂肪 B. 蛋白质、脂肪、糖
C. 脂肪、糖、蛋白质 D. 糖、脂肪、蛋白质
E. 糖、淀粉、脂肪
5. 三大类营养物质的消化产物大部分被吸收的部位
A. 十二指肠和空肠 B. 空肠和回肠 C. 十二指肠
D. 回肠 E. 盲肠
6. 胃的入口称为
A. 胃小弯 B. 胃大弯 C. 胃窦部 D. 贲门 E. 幽门
7. 人体最大的消化腺是
A. 胰腺 B. 胆囊 C. 胃 D. 唾液腺 E. 肝脏
8. 对消化分解食物最重要的消化液是
A. 胃液 B. 胆汁 C. 胰液 D. 小肠液 E. 唾液
9. 下消化道不包括
A. 阑尾 B. 盲肠 C. 结肠 D. 直肠 E. 十二指肠
10. 食物进入胃后多长时间开始排空
A. 5 分钟 B. 10 分钟 C. 30 分钟 D. 1 小时 E. 5 小时

二、多项选择题

1. 唾液的成分除了大量的水和无机盐外还有
A. 唾液淀粉酶 B. 黏蛋白 C. 溶菌酶
D. 尿素和尿酸 E. 氨基酸
2. 消化道平滑肌的一般特性有
A. 兴奋性较高 B. 能产生自动节律性收缩
C. 经常保持一定的紧张性收缩 D. 富有伸展性
E. 对化学、温度和机械刺激不敏感
3. 参与脂肪消化和吸收的消化液有
A. 唾液 B. 胰液 C. 胆汁 D. 胃液 E. 小肠液
4. 下列腺体中属于消化腺的有
A. 乳腺 B. 甲状腺 C. 胰腺 D. 肝脏 E. 肾上腺
5. 下消化道包括
A. 胃 B. 盲肠 C. 结肠 D. 直肠 E. 十二指肠

三、简答题

1. 为什么小肠是主要的吸收部位？
2. 简述胃液的生理作用。
3. 为何胃切除患者会出现贫血表现？

（沈　国）

第五章

脉管系统

学习目标

知识要求 **1. 掌握** 血浆渗透压的分类及其生理意义；红细胞的生成与破坏；血液凝固的基本过程；血型概念及分型依据；心脏的位置、外形及心腔的结构；头颈部的动脉名称及分布；心脏的泵血过程和机制；心脏泵血功能的主要评价指标；动脉血压的概念及正常值、动脉血压的形成及影响动脉血压的因素。

2. 熟悉 血液的组成和理化特性；各类血细胞的正常值及功能；输血的基本原则；心的传导系统；心的体表投影；上、下肢的动脉主干；第一心音和第二心音的特点、形成原因和生理意义；微循环的组成和作用；中心静脉压和影响静脉回流的因素。

3. 了解 内源性凝血途径和外源性凝血途径；抗凝系统与纤维蛋白的溶解；左、右冠状动脉的起始、分布；心包；血管的组织结构；体循环静脉系的组成及作用；肝门静脉的组成及属支；淋巴系统的组成。

技能要求 1. 学会ABO血型鉴定的原理和方法，能正确判断血型。

2. 学会听诊心音的方法；测定动脉血压的原理及方法。

案例导入

案例：林某，男，62岁。1年半前出现头晕、头胀痛及嗜睡表现，紧张时加重。就诊查体时测得血压为190/120 mmHg，未见其他异常。给予降压药治疗1年，症状明显减轻，血压降至150/80 mmHg。诊断：高血压。

讨论：1. 高血压的诊断标准是什么？

2. 患者在精神紧张时为何会加重高血压？

扫码“学一学”

第一节　血液的组成与特性

一、血液组成

血液由血浆和悬浮于其中的血细胞组成（图5-1）。将经抗凝处理后的新鲜血液高速离心后，血液分为上、中、下三层：上层淡黄色透明液体为血浆；中间灰白色的一薄层为白细胞和血小板；下层深红色不透明物质为红细胞。

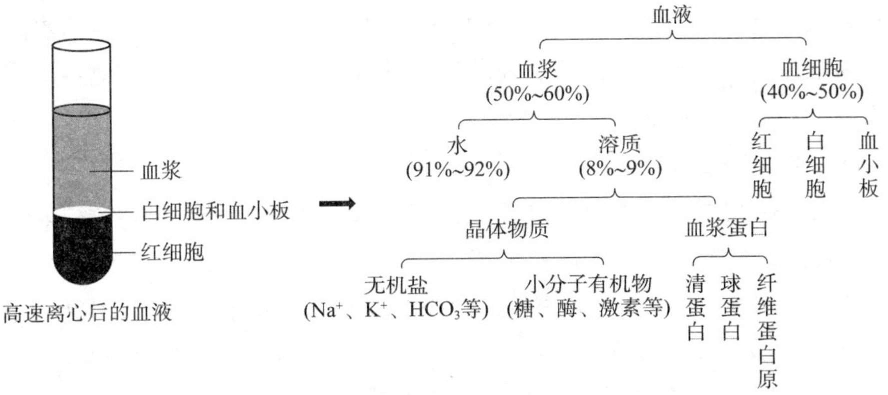

图 5 - 1　血液的组成

血浆的基本成分包括水和溶质。水可以运输血浆中的营养物质和代谢产物，还可以在体温调节中发挥重要作用。血浆中的溶质主要由晶体物质和血浆蛋白组成。晶体物质包括多种无机盐、葡萄糖和小分子有机化合物，它们在形成血浆晶体渗透压、维持机体酸碱平衡和神经肌肉的兴奋性等方面有重要作用。血浆蛋白是血浆中多种蛋白质的总称，主要包括清蛋白、球蛋白和纤维蛋白原三种（表 5 - 1）。清蛋白和大多数球蛋白主要由肝脏产生，正常血浆清蛋白/球蛋白（A/G）的比值为 1.5 ~ 2.5。肝脏疾病时，可致 A/G 比值下降，甚至倒置，此种变化可作为某些肝病的辅助诊断指标。

表 5 - 1　正常成人血浆蛋白含量及主要生理作用

血浆蛋白	正常值（g/L）	主要功能
清蛋白（A）	40 ~ 48	形成血浆胶体渗透压
球蛋白（G）	15 ~ 30	免疫、防御
纤维蛋白原	2 ~ 4	参与血液凝固

血细胞包括红细胞、白细胞和血小板。其中红细胞最多，白细胞数量最少。血细胞在全血中所占的容积百分比称为血细胞比容，曾称红细胞压积。正常成年男性血细胞比容为 40% ~ 50%，女性为 37% ~ 48%。血细胞比容可以反映血液中红细胞的相对浓度，红细胞数量或血浆容量发生变化时，血细胞比容随之发生改变。

二、血液的理化特性

（一）血液的颜色

血液的颜色取决于红细胞内的血红蛋白。动脉血中氧合血红蛋白含量较高，呈鲜红色；静脉血中还原血红蛋白含量较高，呈暗红色。空腹时，血浆清澈透明；进食后，尤其摄入较多的脂质食物后血浆会变得浑浊。因此，临床上进行某些血液化学成分检测时，要求空腹采血，避免食物对检测结果造成影响。

（二）血液的比重

正常人全血比重为 1.050 ~ 1.060，主要取决于红细胞数量。血浆的比重为 1.025 ~ 1.030，主要取决于血浆蛋白的含量。

（三）血液的黏滞性

血液的黏滞性主要是由于血液内部分子或颗粒间的摩擦产生，其大小主要与红细胞的数量和血红蛋白的含量有关。全血的黏滞性为水的4～5倍，血浆的黏滞性为水的1.6～2.4倍。严重贫血的患者红细胞数目减少，血液的黏滞性降低；大面积烧伤的患者因血浆的大量渗出，血液的黏滞性增高。

（四）血浆的酸碱度

正常人血浆pH为7.35～7.45。正常情况下血浆的酸碱度处于相对稳定状态，主要取决于血浆中多种缓冲对的作用，包括$NaHCO_3/H_2CO_3$、蛋白质钠盐/蛋白质、Na_2HPO_4/NaH_2PO_4，其中$NaHCO_3/H_2CO_3$是最重要的缓冲对。此外，肺和肾在排出体内过剩的酸或碱中也有重要作用。如果进入血液的酸碱物质过多，超出了机体的缓冲能力，血浆pH可发生变化。血浆pH低于7.35为酸中毒，高于7.45为碱中毒。

（五）血浆渗透压

渗透压是指溶液中溶质分子吸引水分子透过生物半透膜的力量，其大小与溶液中所含溶质的颗粒数目成正比，而与溶质颗粒的种类和大小无关。

正常人的血浆渗透压约为300mOsm/（kg·H_2O），相当于5330mmHg。血浆渗透压由两部分组成：由血浆中的电解质（主要是NaCl）、葡萄糖等晶体物质形成的血浆晶体渗透压，其数值占血浆渗透压的绝大部分；由血浆蛋白（主要是清蛋白）所形成的血浆胶体渗透压，其数值很小，约为25mmHg。

细胞膜和毛细血管壁是具有不同通透性的半透膜，因此，血浆晶体渗透压和胶体渗透压的生理作用也不同（图5－2）。

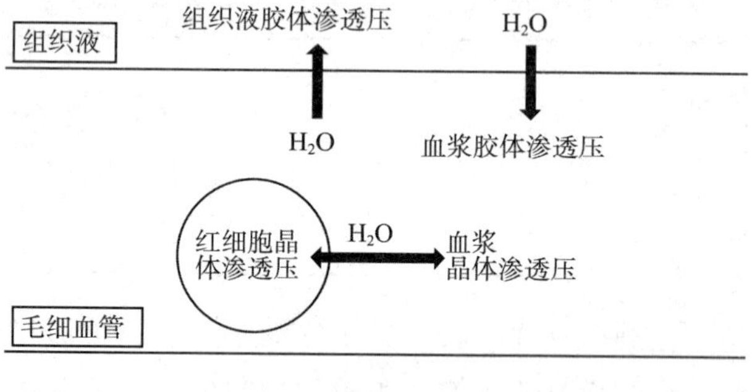

图5－2　血浆渗透压的作用

1. 血浆晶体渗透压的作用　在正常情况下，血浆中大部分晶体物质不易透过红细胞膜，红细胞膜两侧的渗透压基本相等，红细胞内外水的交换保持相对稳定，红细胞可以保持正常的形态和功能。当血浆晶体渗透压升高（严重腹泻、呕吐）时，红细胞内水分渗出而发生皱缩变形；当血浆晶体渗透压降低时，大量水分子进入红细胞，会导致红细胞膨胀，甚至破裂，血红蛋白逸出，发生溶血现象。

2. 血浆胶体渗透压的作用　在正常生理状态下，由于毛细血管壁的通透性比较大，允许晶体类物质和水分子自由通过，但不允许分子量较大的血浆蛋白自由通过，血浆中的蛋白质浓度高于组织液，所以血浆胶体渗透压高于组织胶体渗透压，可吸引组织液中的水分进入毛细血管。因此，血浆胶体渗透压可以调节血管内外的水平衡，从而维持血浆容量。当血浆蛋白质减少而导致血浆胶体渗透压降低时，可以导致组织液增多，引起水肿现象的发生。

临床或生理实验中使用的各种溶液，其渗透压与血浆渗透压相等或相近的称为等渗溶液，如0.9% NaCl溶液（生理盐水）和5%葡萄糖溶液；高于血浆渗透压的溶液称为高渗溶液；低于血浆渗透压的溶液称为低渗溶液。临床上给患者输液时应输入等渗溶液，以保证血浆渗透压的稳定。

知识拓展

等渗溶液和等张溶液

所谓等张溶液，是指渗透压与红细胞张力相等的溶液。当红细胞悬浮于等张溶液时，其正常形态和大小不会发生改变。而对于有些等渗溶液而言，因为其溶质分子能够自由通过细胞膜，如果将红细胞置于其中会立即发生溶血。例如1.9%的尿素溶液是等渗溶液，但因为尿素能自由通过红细胞膜，不能在溶液中保持与红细胞内相等的张力，所以它不是等张溶液，将红细胞置于其中会立即发生溶血，不能将其输入血液中。而0.9% NaCl溶液，因为NaCl不能自由通过红细胞膜，故其既是等渗溶液也是等张溶液。简而言之，等张溶液就是由不能自由通过红细胞膜的溶质所形成的等渗溶液，因此，等渗溶液不一定是等张溶液,而等张溶液一定是等渗溶液。

三、血细胞

（一）红细胞

1. 红细胞的形态、数量和功能 正常成熟的红细胞无核，呈双凹圆碟形。红细胞是血液中数量最多的细胞，其数量的多少与性别、年龄、地域和机体功能状态有关。我国正常成年男性红细胞数量为（4.0～5.5）$\times 10^{12}$/L，女性为（3.5～5.0）$\times 10^{12}$/L，新生儿可超过6.0 $\times 10^{12}$/L。红细胞含有丰富的血红蛋白，正常成年男性为120～160g/L，女性为110～150g/L，新生儿可达200g/L。临床上将外周血中红细胞数量或血红蛋白含量低于正常值的现象称为贫血。

红细胞的主要功能是运输 O_2 和 CO_2，并能缓冲血液的酸碱度，这两项功能是通过细胞内的血红蛋白来完成的。血红蛋白只有存在于红细胞内才能发挥其功能，一旦红细胞破裂，血红蛋白逸出，其功能即丧失。

2. 红细胞的生理特性 红细胞具有可塑变形性、悬浮稳定性和渗透脆性，这些特性均与红细胞的双凹碟形结构有关。

（1）可塑变形性 当红细胞通过小于其直径的毛细血管和血窦孔隙时会发生变形，通过后又恢复原状，这种特性称为可塑变形性。衰老、受损或球形红细胞的变形能力下降。

（2）悬浮稳定性 红细胞具有稳定地悬浮于血浆中而不易下沉的特性，称为红细胞的悬浮稳定性。临床上常用红细胞在第一小时末下沉的距离即红细胞沉降率，简称血沉，来衡量红细胞的悬浮稳定性。血沉越快表示红细胞的悬浮稳定性越差。血沉加快多见于某些病理情况（如活动性肺结核、风湿热、肿瘤等），因此测定血沉有助于某些疾病的诊断。

（3）渗透脆性 红细胞对低渗溶液具有一定的抵抗力，这种特性称为红细胞的渗透脆性。渗透脆性越大，对低渗溶液的抵抗力越小，容易发生溶血，如衰老的红细胞；渗透脆性越小，对低渗溶液的抵抗力越大，不易发生溶血，如新生的红细胞。

3. 红细胞的生成与破坏

（1）红细胞的生成　胚胎时期红细胞的生成部位为肝脏、脾脏和骨髓，出生后主要在红骨髓。红细胞的主要成分是血红蛋白，合成血红蛋白的主要原料是铁和蛋白质。造血所需的蛋白质来自日常膳食，而铁95%来自于衰老红细胞在体内破坏释放而来的“内源性铁”，其余5%来自食物提供的“外源性铁”。慢性失血或食物中长期铁缺乏，使血红蛋白合成减少，引起缺铁性贫血，又称小细胞低色素性贫血。

叶酸和维生素 B_{12}是红细胞发育成熟必不可少的重要辅酶。当机体缺乏叶酸或维生素 B_{12}时，会引起红细胞核内 DNA 合成障碍，红细胞分裂延缓甚至停滞在幼红细胞阶段，导致巨幼细胞贫血。

（2）红细胞的破坏　红细胞的平均寿命约为120天。衰老的红细胞渗透脆性增大、可塑变形性减弱，因而在血流湍急处易受机械撞击而破裂，或容易滞留于小血管和血窦孔隙内被巨噬细胞所吞噬。

（二）白细胞

白细胞是一类有核的血细胞。正常成年人白细胞总数是（4～10）$\times 10^9$/L。白细胞按其形态特点可分为粒细胞和无粒细胞两大类，其中粒细胞包括中性粒细胞、嗜酸性粒细胞和嗜碱性粒细胞三种，而无粒细胞包括单核细胞和淋巴细胞两种（表5－2）。白细胞的主要功能是通过吞噬和免疫反应，实现对机体的保护和防御。临床上通过检测血液中的白细胞总数及分类计数来辅助诊断某些疾病，如白细胞升高往往意味着患者症状（炎症、组织损伤、组织和器官的急慢性感染等）是由于细菌性感染而引起。

表5－2　正常成人白细胞的分类计数及功能

分类	正常值（$\times 10^9$/L）	主要功能
粒细胞		
中性粒细胞	2.0～7.0	吞噬与消化细菌和衰老的红细胞
嗜酸性粒细胞	0.02～0.5	限制变态反应，参与蠕虫免疫
嗜碱性粒细胞	0～0.1	参与释放组胺与肝素，参与变态反应
无粒细胞		
单核细胞	0.12～0.8	吞噬作用，参与特异性免疫
淋巴细胞	0.8～4.0	细胞免疫和体液免疫

（三）血小板

血小板是骨髓中成熟的巨核细胞脱落下来的具有生物活性的细胞质碎片。正常成年人血小板数量是（100～300）$\times 10^9$/L。血小板数量可以随机体的功能状态发生一定变化，如进食、运动、妊娠和缺氧可使血小板数量增多，女性月经期血小板数量减少。当血小板数量超过1000$\times 10^9$/L时，称为血小板过多，易发生血栓；当血小板数量减少到50 $\times$ 10^9/L以下时，毛细血管壁脆性增加，在皮肤、黏膜下出现出血点，临床上称为血小板减少性紫癜。

血小板的生理功能如下。

1. 参与生理性止血　小血管损伤后，血液从血管流出，数分钟后出血自行停止的现象，称为生理性止血。在这个复杂的过程中，血管、血小板和血浆凝血因子协同作用，共同完成三部分功能活动。首先是受损的血管收缩，使血管破口封闭；然后是血小板血栓形成，在这个过程中损伤的血管暴露内膜下的胶原组织，激活血小板，使血小板黏附、聚集于血管破损处，形成血小板血栓堵塞伤口；最后是在血小板的参与下形成血凝块，并使血凝块回缩形成牢固止血栓。

2. 维持血管内皮的完整性 血小板可沉着于毛细血管壁上，填补血管内皮细胞脱落留下的空隙，从而对毛细血管内皮细胞有支持和修复的作用。

3. 促进血液凝固 血小板可以为凝血因子提供磷脂表面，也可以释放许多与凝血有关的因子，从而大大加速血液凝固过程。

第二节 血液凝固和纤维蛋白溶解

一、血液凝固

血液由流动的液体状态变成不能流动的凝胶状态的过程，称为血液凝固。其实质是使血浆中可溶性的纤维蛋白原转变为不可溶性的纤维蛋白的过程。血液凝固后析出的淡黄色液体称为血清。它与血浆相比最主要的区别在于不含纤维蛋白原。

（一）凝血因子

血浆与组织中直接参与血液凝固的物质统称为凝血因子。目前已知的凝血因子中有12种已按被发现的顺序用罗马数字来命名（表5－3）。此外，还有前激肽释放酶、高分子激肽原等。在这些凝血因子中，除因子Ⅳ是Ca^{2+}外，其他因子均为蛋白质，且大多数以无活性的酶原形式存在，需激活后才具有活性。通常活化的凝血因子在右下角用字母“a”标记，如因子Ⅸa、因子Ⅹa等。因子Ⅲ是组织释放的，其他因子都存在于新鲜血浆中。因子Ⅱ、Ⅶ、Ⅸ、Ⅹ在肝脏中合成，而且需要维生素K的参与。因此，肝功能损伤或维生素K缺乏，都会导致凝血障碍而发生出血倾向。

表5－3 按国际命名法编号的凝血因子

因子	同义名	因子	同义名
Ⅰ	纤维蛋白原	Ⅷ	抗血友病因子
Ⅱ	凝血酶原	Ⅸ	血浆凝血激酶
Ⅲ	组织因子	Ⅹ	Stuart－Prower因子
Ⅳ	Ca^{2+}	Ⅺ	血浆凝血激酶前质
Ⅴ	前加速素	Ⅻ	接触因子
Ⅶ	前转变素	ⅩⅢ	纤维蛋白稳定因子

（二）凝血过程

凝血过程大体可以分为以下三个步骤（图5－3），即凝血酶原激活物的形成、凝血酶的形成、纤维蛋白的形成。

1. 凝血酶原激活物的形成 凝血酶原激活物是因子Ⅹa与因子Ⅴ、Ca^{2+}、PF_3形成的复合物的总称。根据因子Ⅹ激活的途径和参与的凝血因子不同，可分为内源性凝血和外源性凝血两种。

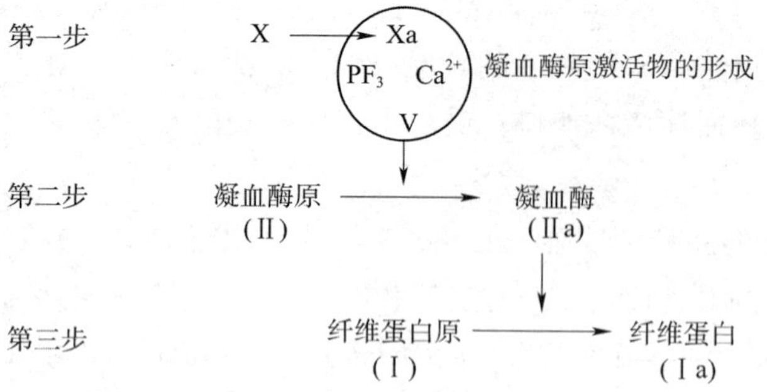

图 5-3 血液凝固的三个步骤

（1）内源性凝血 启动因子是因子Ⅻ，而参与凝血的因子全部来源于血液。当血管损伤，受损血管内皮的胶原纤维暴露，使因子Ⅻ被激活，因子Ⅻa 可通过激活前激肽释放酶而正反馈促进大量因子Ⅻa 形成。随后，Ⅻa 激活因子Ⅺ转变为Ⅺa。因子Ⅺa 在 Ca^{2+} 参与下又使得因子Ⅸ转为Ⅸa。因子Ⅸa 与因子Ⅷ和 Ca^{2+} 在血小板磷脂表面形成“因子Ⅷ复合物”，共同激活因子Ⅹ。在此过程中，因子Ⅷ是一个辅助因子，可加速因子Ⅹ的激活。

（2）外源性凝血 启动因子是因子Ⅲ。当组织、血管损伤时，受损组织释放因子Ⅲ，与血浆中的因子Ⅶ、Ca^{2+} 形成复合物，从而激活因子Ⅹ。

2. 凝血酶的形成 在凝血酶原激活物的作用下，凝血酶原激活成为有活性的凝血酶。

3. 纤维蛋白的形成 凝血酶能迅速催化纤维蛋白原分解成为纤维蛋白单体。在 Ca^{2+} 参与下，凝血酶还能激活因子ⅩⅢ，因子ⅩⅢa 使纤维蛋白单体变为牢固的不溶性的纤维蛋白多聚体，并交织成网，网罗红细胞形成血凝块（图 5-4）。

在上述的凝血过程中，需要强调的是：①血液凝固是一个正反馈过程，一旦触发，就会迅速连续激活凝血因子，形成“瀑布”式的级联反应，直到完成凝血过程为止。②凝血过程是一系列连锁的酶促反应，任何一个环节受阻，整个凝血过程就会受到影响甚至停止。③Ca^{2+} 在多个凝血环节中起到重要作用，因此，在临床或实验室研究中可以用加入或除去 Ca^{2+} 的方法来促凝血或抗凝血。④目前认为，外源性凝血途径在体内生理性凝血反应的启动中起关键作用，而内源性凝血途径对凝血反应开始后的放大和维持过程发挥着重要作用。

（三）抗凝系统

在正常情况下，血液在血管中循环往复流动是不发生凝固的，这是一个多因素共同作用的结果，主要包括以下因素。

1. 循环血液的稀释作用 血液在血管中流动速度快，即使局部有凝血因子被激活，也会被血流冲走稀释。

2. 血管内皮光滑完整 血管内皮光滑完整不易激活因子Ⅻ，避免血小板的吸附和聚集，同时血液中无因子Ⅲ，故不会启动内源性和外源性凝血过程。

3. 血浆中抗凝血物质的作用 血浆中含有多种抗凝血物质，其中最重要的是抗凝血酶Ⅲ和肝素。抗凝血酶Ⅲ由肝脏和血管内皮细胞产生，能与凝血酶及因子Ⅸa、Ⅹa、Ⅺa、Ⅻa 的活性中心结合而使这些因子失活，从而达到抗凝的作用。肝素是由肥大细胞和嗜碱性粒细胞产生的一种酸性粘多糖，主要通过增强抗凝血酶Ⅲ的活性而发挥间接抗凝作用，在临床实践中广泛应用于体内、体外抗凝过程。

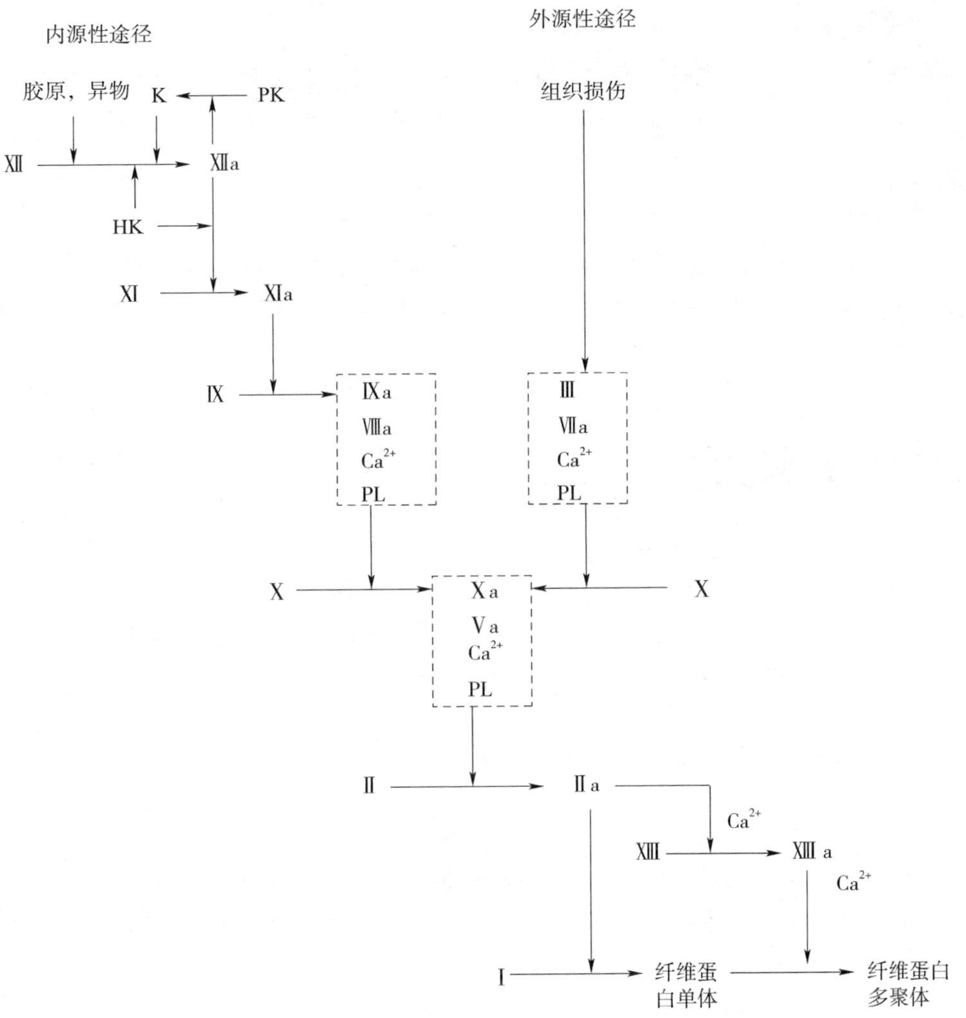

图5－4 血液凝固的基本过程示意图

4. 纤维蛋白溶解系统的作用（后述）

二、纤维蛋白溶解

纤维蛋白在纤维蛋白溶解酶（纤溶酶）的作用下被降解液化的过程，称为纤维蛋白溶解，简称纤溶。纤溶过程包括纤维蛋白溶解酶原（纤溶酶原）的激活和纤维蛋白的降解两个过程。纤溶系统主要包括纤溶酶原、纤溶酶、纤溶酶原激活物和纤溶抑制物四种成分（图5－5）。

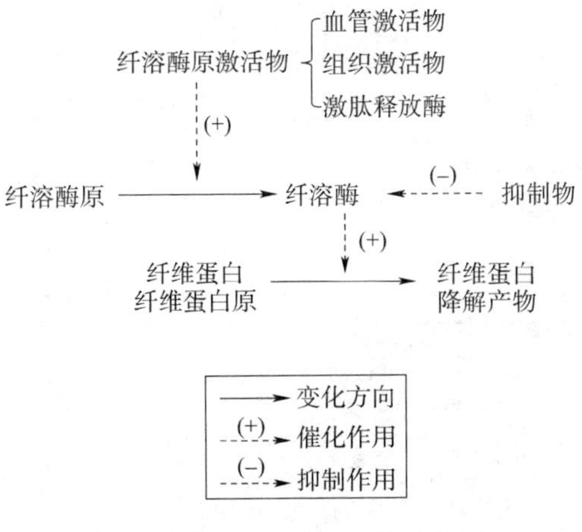

图5－5 纤维蛋白溶解系统示意图

（一）纤溶酶原的激活

当血液发生凝固时，纤溶酶原在纤溶酶原激活物的作用下，被激活成具有催化活性的纤溶酶。纤溶酶原激活物根据来源可以分为三类：第一类为血管激活物，由血管内皮合成后释放于血液中；第二类为组织激活物，存在于很多组织中，以子宫、甲状腺、前列腺、肾脏等处居多；第三类为依赖因子Ⅻ的激活物，如被因子Ⅻa激活的激肽释放酶。

（二）纤维蛋白的降解

纤溶酶是一种活性很强的蛋白酶，可以将纤维蛋白或纤维蛋白原逐步水解为许多可溶性的小肽，总称为纤维蛋白降解产物。它们一般不能再发生凝固，而且其中一部分具有抗凝作用。

（三）纤溶抑制物

体内能抑制纤维蛋白溶解的物质统称为纤溶抑制物，主要包括两大类：一类为抗活化素（如纤溶酶原激活物抑制剂－1），能抑制纤溶酶原的激活；另一类为抗纤溶酶（如 α_2－抗纤溶酶），可以抑制纤溶酶的活性。

第三节　血型和输血

人体内血液的总量称为血量。正常成年人血量占体重的7%～8%，即每千克体重有70～80ml 血液。正常情况下，在神经和体液的调节下，体内血液的总量是相对恒定的，它使血管保持一定的充盈度，维持正常血压和血流，保证细胞、组织和器官能获得充足的血液。若机体失血过多，临床上必须采用输血来及时补充血容量，而输血又受到血型的限制。因此，血量、血型与临床输血密不可分。

一、血型

血型通常是指血细胞膜上特异性凝集原的类型。目前已发现的人类血型系统有红细胞血型系统、白细胞血型系统和血小板血型系统。现已确认的红细胞血型系统有 23 个，与临床关系最密切的是 ABO 血型系统和 Rh 血型系统。

（一）ABO 血型系统

扫码“看一看”

ABO 血型的凝集原存在于红细胞表面，包括 A 凝集原和 B 凝集原两种。ABO 血型系统是根据红细胞膜上所含凝集原的种类和有无而分为四型（表 5－4）。红细胞膜上只含有 A 凝集原者为 A 型；只含有 B 凝集原者为 B 型；A、B 凝集原均有者为 AB 型；A、B 凝集原均无者为 O 型。在人类的血浆中含有与自身红细胞凝集原相反的凝集素，即抗 A 凝集素和抗 B 凝集素，它们均属天然抗体。不同血型的人，其血清中含有不同的凝集素，即不含有与自身红细胞凝集原相对应的凝集素。这是因为根据免疫学原理，当相同类型的抗原与抗体相遇时，会发生抗原－抗体的凝集反应，红细胞凝集成一簇簇不规则的细胞团，继而发生红细胞破裂，导致溶血。在临床的输血中，也应注意血型相配的问题，避免凝集反应的发生。

表 5－4　ABO 血型系统的凝集原和凝集素

血　型	红细胞膜上的凝集原	血浆中的凝集素
A 型	A	抗 B
B 型	B	抗 A
AB 型	A 和 B	无
O 型	无	抗 A、抗 B

（二）Rh血型系统

Rh血型系统是人类红细胞膜上存在的另一类凝集原。该血型系统红细胞膜上有5种凝集原：C、c、D、E、e，其中D凝集原的抗原性最强。凡红细胞膜上含有D凝集原者称为Rh阳性，没有D凝集原者称为Rh阴性。Rh血型系统没有天然的凝集素，但是Rh阴性者在输入Rh阳性的血液后可产生抗Rh凝集素。抗Rh凝集素为IgG，分子量小，可以通过胎盘，有可能发生母婴血型不合，从而导致胎儿红细胞溶血，致使胎儿死亡，这种情况主要发生在Rh阴性的母亲第二次孕育Rh阳性胎儿的时候。因此，Rh血型系统在临床中具有重要意义。

知识拓展

Rh血型与“熊猫血”

Rh血型的Rh是恒河猴（Rhesus Macacus）外文名称的头两个字母。Karl Landsterner等科学家在1940年做动物实验时，发现恒河猴和多数人体内的红细胞上存在Rh血型的凝集原物质，故而命名为Rh血型。Rh阴性的分布因种族不同而差异很大。在我国，汉族和其他少数民族，Rh阴型血的人约占0.34%。Rh阴性血比较罕见，是非常稀有的血液种类，所以又被称为“熊猫血”。如果同时考虑ABO和Rh血型系统，在汉族人群中寻找AB型Rh阴性同型人的机会不到万分之三，十分罕见。

二、输血

输血是临床上一种重要的治疗方法。为了安全有效的进行输血，必须遵循输血的基本原则，即保证供血者的红细胞不被受血者血浆所凝集。为此，输血前首先要鉴定血型，首选同型血相输。在特殊情况下又无同型血时，可采用异型输血，但必须遵循少量、缓慢输血的原则。此外由于红细胞血型种类较多并且有亚型存在，输血前还必须做交叉配血试验（图5-6），并根据交叉配血试验结果考虑输血。当主侧次侧均不凝集为配血相合，可以输血；当主侧发生凝集反应为配血不合，禁止输血；当主侧不凝集但次侧凝集时，为配血基本相合，只能在紧急情况下输血，而且输血不宜太快太多，并应密切观察，一旦有输血反应发生，应立即停止输血。

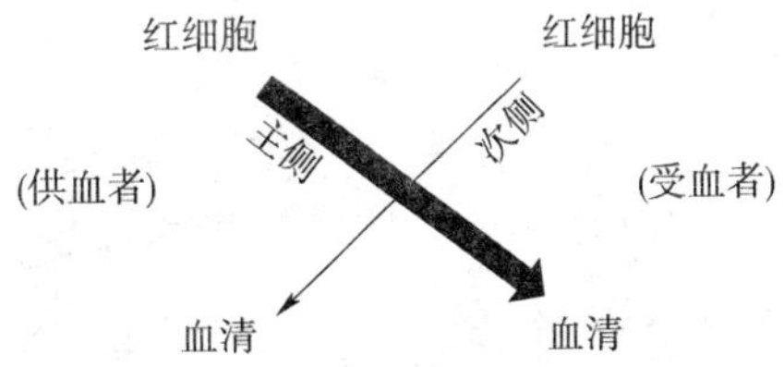

图5-6　交叉配血试验示意图

第四节　心血管系统的组成

心血管系统是由心脏和血管两部分组成，心脏和血管的基本解剖结构为血液的流动提供了基本保证，可使其循环往复的运转，运输营养物质、代谢产物、O_2、CO_2等，从而维持机体内环境的相对稳定。

一、心

（一）心的位置和外形

心位于胸腔的中纵隔内，约2/3位于身体正中线的左侧，1/3位于正中线的右侧

（图 5－7）。

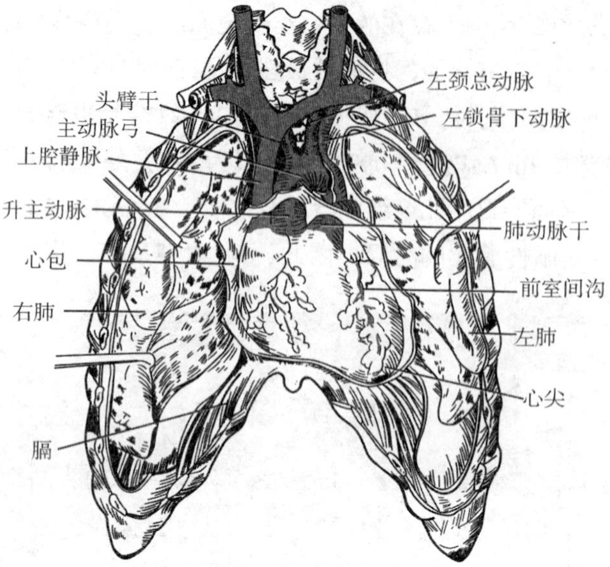

图 5－7　心的位置

心的外形类似倒置的、前后稍扁的圆锥体形（图 5－8）。心尖圆钝，朝向左前下方，在体表的投影位于左侧第五肋间隙和左侧锁骨中线交点内侧 1～2 cm 处；心底与出入心的大血管相连，朝向右后上方。心分为两面，即胸肋面与膈面。胸肋面朝向前上方，膈面朝向后下方，近似水平。心的表面有三条浅沟，分别为靠近心底近似环形的冠状沟，它是心房和心室在心脏表面的分界；肋面上自冠状沟向心尖稍右侧延伸的前室间沟和膈面上的后室间沟，前、后室间沟是左、右心室的表面分界标志。冠状沟和室间沟内均有心脏的血管走行。

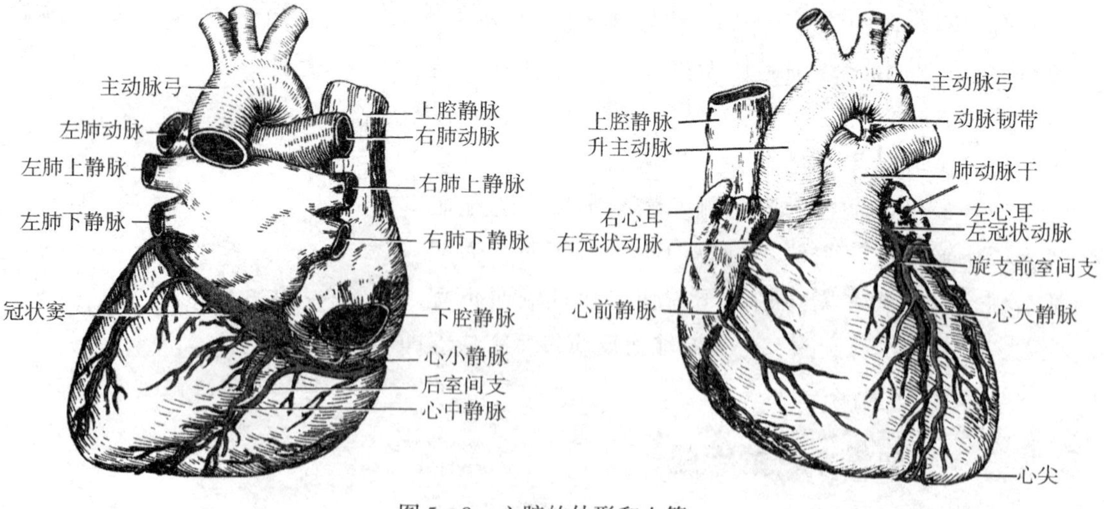

图 5－8　心脏的外形和血管

（二）**心腔的结构**

心是由心肌细胞围成的中空的肌性器官。心腔被房间隔和室间隔分成左右两半，每半心又分为上方的心房和下方的心室，整个心腔包括左心房、左心室、右心房和右心室四个部分。心房与心室借房室口相通，房室口存在的瓣膜为房室瓣；心房与静脉相连，心室与动脉相通。血液在心脏和动、静脉之间按照一定的顺序周而复始的流动，按照血流的方向，每个心腔都有一定的入口和出口（表 5－5）：①右心房包括三个入口和一个出口。上腔静脉口、下腔静脉口和冠状窦口为入口，血液通过这些入口可以进入右心房。右房室口为出口，是血液流入右心室的流出道。②右心室有一个入口，即为右房室口。在此侧附有三尖瓣，可在心室收缩时封闭右房室口。右心室有一个出口，称为肺动脉口。该口与肺动脉干相通，边缘有肺动脉瓣，此瓣膜可在心室舒张时封闭肺动脉口。③左心房有四个入口和一个出口。入口为其后壁两侧各一对的肺静脉口；出口为左房室口。④左心室与右心室相似也有一个入口和一个出口，分别是左房室口和主动脉口。两口边缘均附有瓣膜，左房室口处为二尖瓣，左心室收缩时可关闭，防止血液从左心室逆流回左心房；而主动脉口处为主动脉瓣，可阻止主动脉内的血液向左心室反流。

表 5-5　心腔的入口、出口及瓣膜

心腔	入口（瓣膜）	出口（瓣膜）
右心房	上腔静脉口；下腔静脉口； 冠状窦口	右房室口
右心室	右房室口（三尖瓣）	肺动脉口（肺动脉瓣）
左心房	左上肺静脉口；左下肺静脉口； 右上肺静脉口；右下肺静脉口	左房室口
左心室	左房室口（二尖瓣）	主动脉口（主动脉瓣）

（三）心的传导系统

心的传导系统主要由特殊分化的心肌细胞构成，包括窦房结、房室结、房室束及左右束支、浦肯野纤维（图 5-9）。其构成、分布及功能见表 5-6。

表 5-6　心的传导系统

结　构	分　布	主要作用
窦房结	上腔静脉与右心房交界处心外膜下	心脏正常起搏点
房室结	房间隔下部右侧	兴奋延搁，使心房肌、心室肌分别收缩
房室束	室间隔膜部后缘	兴奋从心房向心室传导
左、右束支	室间隔左、右侧心内膜下	兴奋在左、右心室传导
浦肯野纤维	心室肌	兴奋在心室肌内传导

（四）心的血管

心的血液供应来自左、右冠状动脉，它们均发自升主动脉的根部（图 5-8）。左冠状动脉发出后向左前方走行，分支为沿前室间沟下行的前室间支（降支）和沿冠状沟左行的旋支，主要分布于左心室前壁、室间隔前 2/3、左心房等处。右冠状动脉沿冠状沟右行，到达心的膈面后沿后室间沟下行成为后室间支，通常分布于右心房、右心室、左心室后壁的一部分、室间隔后 1/3、窦房结和房室结。心的静脉大部分由冠状窦收集后注入右心房，小部分直接注入右心房。冠状窦主要属支包括心大静脉、心中静脉和心小静脉。

二、血管

血管分布于身体各部，分为动脉、静脉和毛细血管三类。动脉是将血液从心脏输送到毛细血管的管道，起于心室，止于毛细血管；静脉是将血液输送回心脏的血管，起于毛细血管，止于心房；毛细血管是连接动、静脉之间的微细管道，通常彼此吻合成网。动脉和静脉依照管腔直径的大小可分为大、中、小三级，各级之间逐渐移行无明显界限。

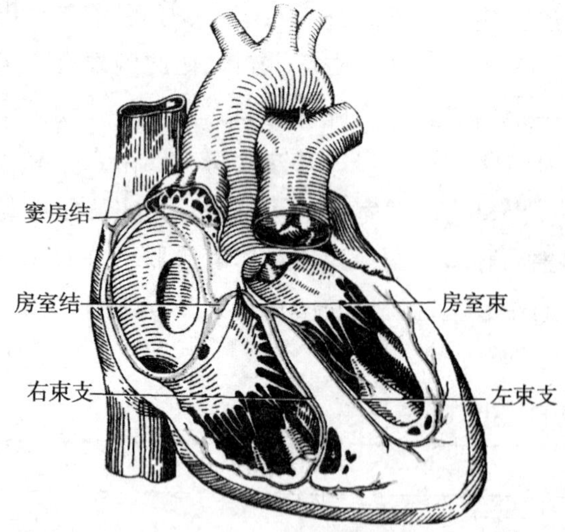

图 5-9 心的传导系统

动脉管壁结构基本相似，都可分为内膜、中膜、外膜，尤以中动脉的管壁结构为典型。内膜最薄，由一层内皮和少量结缔组织构成，中动脉的内膜靠近中膜处还有弹性膜。中膜最厚，由平滑肌、弹性纤维和胶原纤维组成。大动脉的中膜以弹性纤维为主，称为弹性动脉；中动脉和小动脉的中膜由环形平滑肌构成，称为肌性动脉。外膜由结缔组织组成，内有营养血管和神经。

与伴行的动脉相比较，静脉有如下特点：①腔大，壁薄，弹性小。②三层膜之间无明显的界限。③静脉间吻合比较丰富，形成静脉丛和静脉网等结构。④管径在 2mm 以上的静脉中常有静脉瓣，以四肢多见，是防止血液逆流以及保证血液回心的重要结构。

毛细血管的管壁薄，结构简单，仅由一层内皮细胞和基膜组成，具有一定的通透性，是血液与组织细胞之间物质交换的场所。

（一）肺循环的血管

肺循环的动脉起自于右心室，称为肺动脉干。在升主动脉前方向左后上方斜行，至主动脉弓的下方分为左、右肺动脉，然后分别经左、右肺门进入左、右两肺。肺动脉内流动的是静脉血。肺循环的静脉包括左上肺静脉、左下肺静脉、右上肺静脉和右下肺静脉四条，它们途径肺门，向内穿过心包膜注入左心房。肺静脉内流动的是动脉血。

（二）体循环的血管

体循环的血管分为动脉和静脉两大体系，它们的分支多，途径长，遍布全身各处。体循环动脉中流动的是富含氧气和营养物质的动脉血，而静脉是收集身体各处静脉血的血管。

1. 体循环的动脉 主干是主动脉，它从左心室发出后，先向右上斜行，然后呈弓形弯向左后方至第 4 胸椎体下缘，再沿脊柱的左前方下行，穿过膈的主动脉裂孔进入腹腔，至第四腰椎体下缘分为左、右髂总动脉。以胸骨角平面为界，主动脉全长可分为升主动脉、主动脉弓和降主动脉三段（图 5-10）。

（1）升主动脉 起自左心室，在肺动脉干和上腔静脉间向右上方斜行，至右侧第 2 胸肋关节后方移行为主动脉弓，其根部发出左、右冠状动脉。

（2）主动脉弓 在右侧第 2 胸肋关节后方

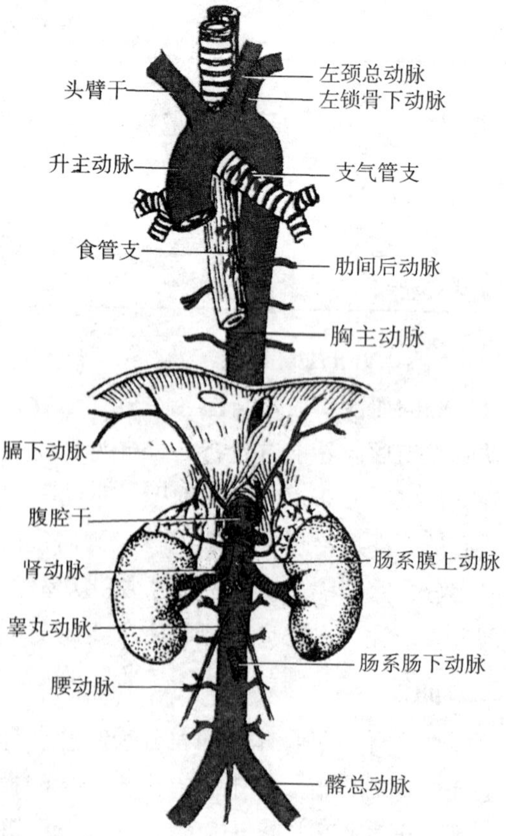

图 5-10 主动脉及其分支

续于升主动脉，在胸骨柄后方弓形弯向左后下方，至第 4 胸椎体下缘左侧移行为降主动脉。主动脉弓的凸侧自右向左依次发出三大分支，分别为头臂干、左颈总动脉和左锁骨下动脉，其中头臂干向右上方斜行至右侧胸锁关节后方分为右颈总动脉和右锁骨下动脉。主动脉弓壁内有压力感受器，可感受血压的变化。主动脉弓下方有 2～3 个粟粒状小体，称主动脉小球，为化学感受器，能感受血液中 CO_2 和 O_2 浓度的变化，参与呼吸的调节。

颈总动脉是头颈部的主干动脉。左、右两侧的颈总动脉均沿食管、气管和喉的外侧上行，至甲状软骨上缘平面分为颈内动脉和颈外动脉。在颈总动脉分叉处，有颈动脉窦和颈动脉体。颈动脉窦是颈总动脉末端和颈内动脉起始处的膨大部分，其壁内有压力感受器，可感受血压的变化。颈动脉体为颈总动脉分叉处后方的一扁椭圆形小体，属于化学感受器，能感受血液中 CO_2、O_2 和 H^+ 浓度的变化。

锁骨下动脉是上肢的主干动脉。两侧锁骨下动脉均经胸廓上口至颈根部，呈弓形弯曲至第 1 肋外侧缘移行为腋动脉，分支分别营养肩部、背部、胸壁和乳房等处。腋动脉经腋窝至大圆肌下缘处移行为肱动脉，分支营养臂部和肘关节。肱动脉沿肱二头肌内侧沟与正中神经伴行，向下至肘窝分为桡动脉和尺动脉。在肘窝稍上方的肱二头肌腱内侧，可触到肱动脉的搏动，是测量血压时的听诊部位。桡动脉与尺动脉的终支互相吻合形成掌浅弓和掌深弓，其分支营养手掌和手指。桡动脉在前臂远端桡侧腕屈肌肌腱的外侧位置表浅，可摸到其搏动，为诊脉的常见部位。

（3）降主动脉　是主动脉的下降部分。降主动脉沿胸椎体前面下降，穿膈的主动脉裂孔后，沿腰椎体前面下行至第 4 腰椎体下缘分为左、右髂总动脉。以膈的主动脉裂孔为分界，将膈上方的降主动脉部分称为胸主动脉，下方为腹主动脉。胸主动脉和腹主动脉又分别发出壁支和脏支，分别分布于胸壁和腹壁以及胸腔和腹腔脏器中；髂总动脉则在骶髂关节前分为髂内和髂外动脉，其中髂内动脉下行进入骨盆腔，分出壁支和脏支，分布于盆壁和盆腔脏器。髂外动脉在腹股沟韧带深面移行为股动脉，股动脉向后内下方斜行至腘窝，移行为腘动脉，分支分布于膝关节及其附近诸肌。腘动脉在腘窝深部下行，至腘肌下缘分为胫前动脉和胫后动脉，分支分布于小腿和足。

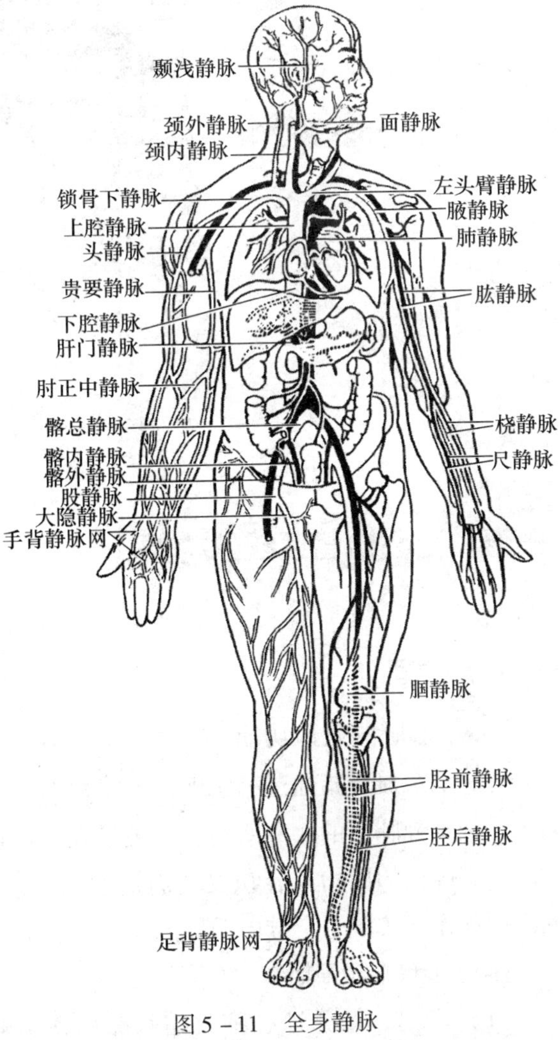

图 5－11　全身静脉

2. 体循环的静脉　分为浅、深两类，深静脉位于深筋膜深面，多与同名动脉伴行；浅静脉位于皮下，又称皮下静脉。临床上常经浅静脉穿刺，进行输血和输液。体循环静脉包括上腔静脉系、下腔静脉系和心静脉系（图 5－11）。上腔静脉系是由上腔静脉及其各级属支构成，主要收集头颈部、上肢、胸背部（心除外）等上半身的静脉血；下腔静脉系由下腔静脉及其属支构成，是人体最大的静脉干，收集腹部、盆部及下肢的静脉血回流注入右心房。

肝门静脉是下腔静脉系的重要组成部分，它是一条短而粗的静脉干，主要属支有肠系膜上静脉、脾静脉、肠系膜下静脉、胃左静脉、胃右静脉等，经肝门入肝后反复分支，续于肝血窦，作用是收集腹腔内不成对脏器（除肝外）的静脉血（图 5 - 12）。

肝门静脉的属支与上、下腔静脉系之间具有丰富的吻合，主要吻合途径有三处：食管静脉丛、直肠静脉丛和脐周静脉网。正常情况下，这些吻合处吻合支较细小，血流较少。当肝门静脉血流受阻时，血液经这些吻合支建立侧支循环，分别通过上、下腔静脉回流入心。随着血流量的增多，可引起上述吻合支静脉曲张，甚至破裂，引起呕血、便血等症状。

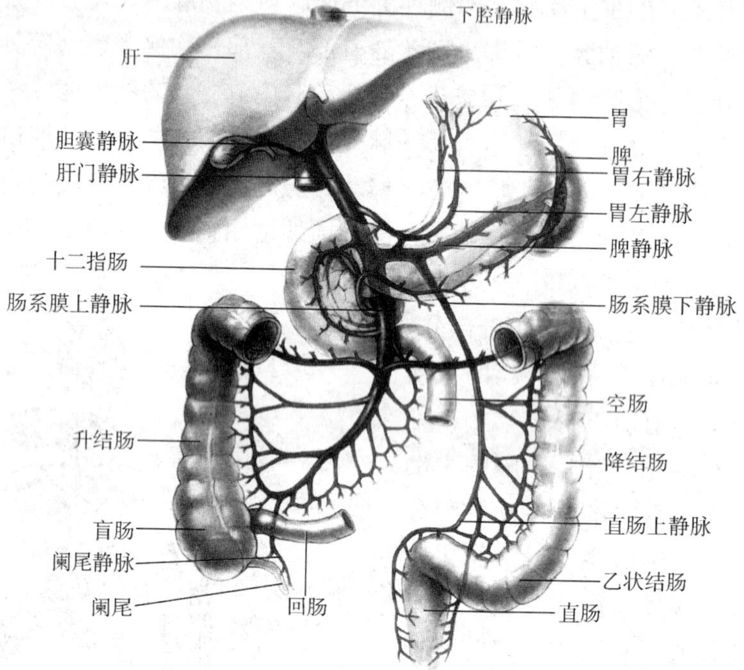

图 5 - 12 肝门静脉及其属支

扫码“学一学”

第五节 心血管系统的功能

一、心脏生理

（一）心脏的泵血功能

心脏的泵血是指通过心肌细胞节律性的收缩和舒张活动而将血液周期性的从心室泵入动脉，推动静脉中的血液回到心房的过程。在这个过程中，伴随着心肌细胞的收缩和舒张活动，心腔内的压力、容积发生周期性变化，引起心脏内各种瓣膜有规律的开放和关闭，从而推动血液按照一定方向循环流动。

1. 心率和心动周期

（1）心率 每分钟心脏收缩舒张的次数称为心率。正常成年人安静时心率为 60 ~

100 次/分，平均 75 次/分。心率可因年龄、性别、生理状态的不同而有所差异。新生儿心率可达 130 次/分以上，老年人心率较慢；女性一般比男性稍快；运动或情绪激动时心率增快。

（2）心动周期　心房或心室每收缩和舒张一次所经历的时间称为一个心动周期。心脏的泵血是以一个心动周期为单位进行的。由于心室在心脏泵血功能中起主要作用，所以心动周期通常指心室的活动周期。

心动周期的长短与心率成反变关系。以心率为 75 次/分计算，一个心动周期为 0.8 秒（图 5－13）。在这段时间中，心房的收缩期为 0.1 秒，舒张期为 0.7 秒；心室的收缩期为 0.3 秒，舒张期为 0.5 秒。心房和心室不能同时收缩，但是在心室舒张的前 0.4 秒期间，心房也处于舒张状态，此段时间称为全心舒张期。当心率加快时，心动周期会缩短，收缩期和舒张期均缩短，但以舒张期缩短尤为明显。这样导致心肌的工作时间延长，而休息时间相对缩短，不利于心脏的持久活动，从而影响心脏的泵血功能。

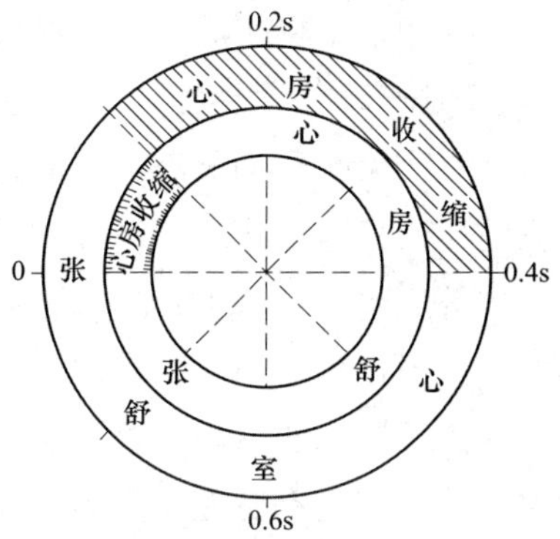

图 5－13　心动周期示意图

2. 心脏的泵血过程　在心脏的泵血过程中，心室起主要作用，左、右心室的泵血活动基本相同。现以左心室为例说明在一个心动周期中心脏的泵血过程（图 5－14）。

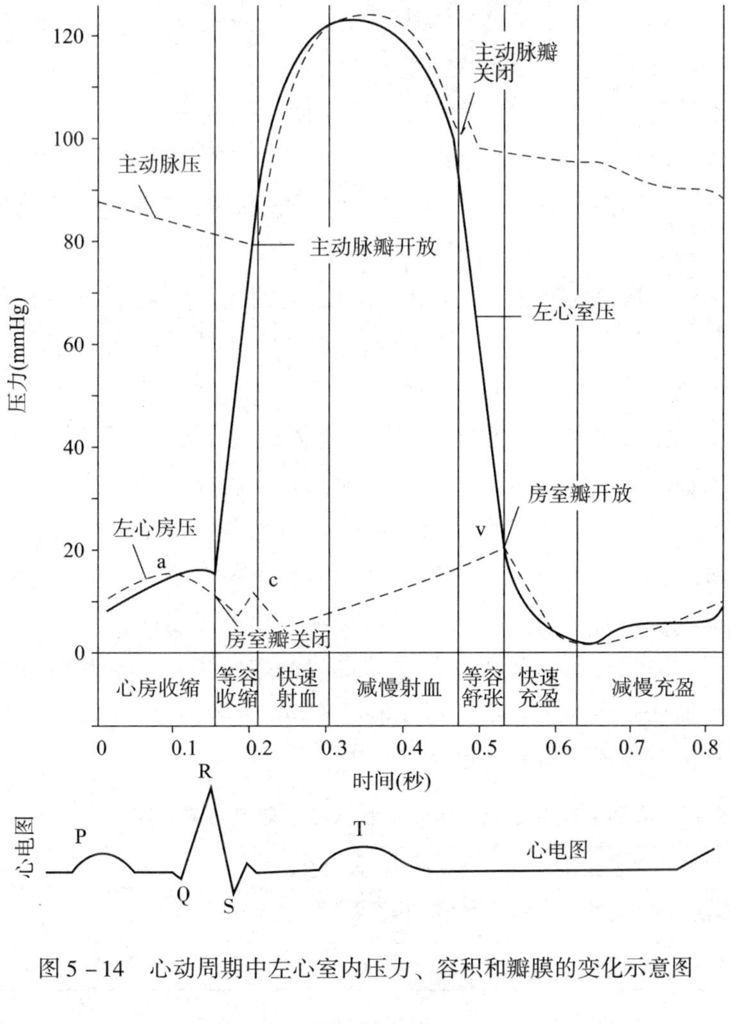

图 5－14　心动周期中左心室内压力、容积和瓣膜的变化示意图

（1）心室收缩期　从心室肌细胞开始收缩到收缩结束进入舒张阶段的时期称为心室的收缩期。在这个时期中，主要包括两个过程：等容收缩期和射血期。其中射血期又可分为快速射血期和减慢射血期。

心室肌细胞开始收缩之前，心室内压力低于房内压和主动脉压，此时房室瓣是开放的，而动脉瓣是关闭的。心室开始收缩，室内压迅速升高。当室内压超过房内压时，心室内血液向心房返流推动房室瓣关闭，而此时室内压仍低于主动脉压，主动脉瓣处于关闭状态，心室成为一个密闭的腔室，血液不发生流动，心室容积不发生改变。心室肌继续收缩，室内压急剧升高，当室内压高于主动脉压时，血液推开动脉瓣，等容收缩期结束进入射血期。从房室瓣关闭到动脉瓣开放前的这段时间称为等容收缩期，持续约 0.05 秒。该期的特点是室内压升高速度快，升高幅度大。

等容收缩期结束，主动脉瓣开放，血液顺着压力梯度流入主动脉中，该时期称为射血期。在射血期的前 0.1 秒内，由于心室与主动脉间的压力差较大，心室内的血液会快速地射入主动脉，心室内容积迅速缩小，称为快速射血期。在快速射血期末，因大量血液射入主动脉，使主动脉血压升高，而此时心室肌收缩力和心室内压开始减小，射血速度逐步减慢，进入减慢射血期，历时 0.15 秒。减慢射血期结束时，心室容积达到最小，心室肌细胞开始舒张，心室进入舒张期。

（2）心室舒张期　心室舒张期是指从心室肌细胞开始舒张到下次收缩期开始的一段时间。在这段时期中，血液回流到心室，为下次射血储备血量。该时期也包括两个过程：等容舒张期和充盈期，其中充盈期又可分为快速充盈期、减慢充盈期和心房收缩期。

心室肌细胞开始舒张，室内压迅速下降，当室内压低于主动脉压时，主动脉内的血液返流推动主动脉瓣关闭，但此时室内压仍高于房内压，房室瓣仍处于关闭状态，心室再次成为一个密闭的腔室。这时，心室肌继续舒张，室内压急剧下降，当室内压低于房内压时，房室瓣被推开，等容舒张期结束进入心室充盈期。从动脉瓣关闭到房室瓣开放前的这段时间称为等容舒张期，历时 0.06～0.08 秒。

等容舒张期结束，房室瓣开放，心房和大静脉内的血液顺着压力梯度进入心室，该时期称为充盈期。此期的早期，由于室内压较低，血液会快速地流入心室内，心室容积迅速增大，称为快速充盈期，持续约 0.11 秒。随着心室内血量的增多，心室与心房、大静脉之间的压差逐渐减小，血流返回心室的速度变慢，进入减慢充盈期，历时约 0.22 秒。

在心室舒张的最后 0.1 秒时间内，心房肌细胞开始收缩，使得房内压升高，将心房内的血液进一步挤入心室，称为心房收缩期。在心房收缩期内，由心房挤入心室的血量占心室总充盈量的 10%～30%。心室充盈完成后又开始下一次收缩和射血的过程。

综上所述，在心脏泵血的过程中，心室肌的收缩和舒张引起了室内压周期性的升高和降低，从而导致了心房和心室以及心室和动脉之间产生压力差，推动瓣膜的开闭，使得血液发生定向流动，即从心房流入心室，再从心室流向动脉（表 5－7）。瓣膜在保证血液定向流动和影响心室内压变化方面发挥重要的作用。

表 5－7　心动周期中心腔内压、瓣膜状态、血流方向、室内容积等变化

心脏活动	心腔血压			瓣膜状态		血流方向	心室容积
	心房	心室	主动脉	房室瓣	动脉瓣		
等容收缩期	房内压<	室内压	<动脉压	关闭	关闭	不流动	不变

续表

心脏活动	心腔血压			瓣膜状态		血流方向	心室容积
	心房	心室	主动脉	房室瓣	动脉瓣		
心室射血期	房内压 <	室内压	> 动脉压	关闭	开放	心室→动脉	↓
等容舒张期	房内压 <	室内压	< 动脉压	关闭	关闭	不流动	不变
心室充盈期	房内压 >	室内压	< 动脉压	开放	关闭	心房→心室	↑
心房收缩期	房内压 >	室内压	< 动脉压	开放	关闭	心房→心室	↑↑

3. 心脏泵血的评价指标 心脏泵血过程是否正常对于机体的正常活动具有重要影响，因此，在临床实践中非常重视对心脏泵血功能的评价。以下介绍几种较为广泛使用的重要指标。

（1）每搏输出量和射血分数 一侧心室每次收缩时射出的血量，称为每搏输出量，简称搏出量。左、右心室的搏出量基本相等。正常成年人在安静状态下，搏出量为 60 ~ 80 ml。搏出量占心室舒张末期容积的百分比，称为射血分数。正常成年人在安静状态时为 55% ~ 65%。一般来说，搏出量与心室舒张末期容积相适应，射血分数基本保持不变。但是，在心肌收缩功能减弱、心室异常扩大时，搏出量可能没有明显变化，射血分数却显著下降。因此，射血分数比搏出量更能准确地反映心脏的射血功能。

（2）每分输出量和心指数 一侧心室每分钟射出的血量称为每分输出量，简称心输出量。心输出量等于搏出量与心率的乘积。正常成年人心输出量约为 5 L/min，左、右两心室的心输出量基本相等。性别、年龄、生理状态等因素都可以引起心输出量的变化。

在相同条件下，不同个体因代谢水平的不同，对心输出量的需求也存在差异，因此，若以心输出量评价不同个体的心功能是不全面的。以单位体表面积计算的心输出量称为心指数。心指数是比较不同个体心功能的常用指标。心指数随着不同体重条件而不同，一般个体在 10 岁左右时，心指数达到最大值，随着年龄增长心指数逐渐下降。

（3）心力储备 心输出量随机体代谢需要而增加的能力称为心力储备。正常成年人安静时心输出量为 5.0 ~ 6.0L/ min，剧烈运动后可达到 25.0 ~ 30.0 L/ min，这说明健康人的心脏具有相当大的储备力量。心力储备来自心率储备和搏出量储备两方面。因为正常机体的心率变化范围很大，可以由安静状态下的 75 次/ 分变为运动后的 160 ~ 180 次/分，所以在一般情况下动用心率储备是提高心输出量的主要途径。搏出量储备包括舒张期储备和收缩期储备，其中收缩期储备是搏出量储备的主要成分。

4. 影响心脏泵血功能的因素 心输出量会随着人体的功能活动发生适应性的变化，并通过神经体液的调节来满足新陈代谢的需求。心输出量取决于搏出量和心率两大基本因素。

（1）搏出量的调节 搏出量的多少取决于心室肌细胞收缩的强度和速度。与骨骼肌一样，心肌细胞收缩的强度和速度也受前负荷、后负荷和心肌收缩能力的影响。①前负荷：心室肌收缩前所承受的负荷称为前负荷，相当于心室舒张末期容积。心室舒张末期容积是静脉回心血量与心室射血后残存于心室内的余血量之和，因此凡是影响这两者的因素都能影响心室的前负荷。在正常情况下射血分数基本不变，搏出量主要取决于静脉回心血量。在一定范围内，静脉回心血量越多，心室舒张末期容积越大，心肌初长度越长，收缩力越大，搏出量就越多；反之，静脉回心血量减少，搏出量相应减少。②后负荷：心室收缩射血时所遇到的阻力称为后负荷。动脉血压即为心室射血的后负荷。在其他因素不变的情况下，动脉血压突然升高，使心室的等容收缩期延长，射血期相应缩短，同时心肌细胞缩短的速度和程度减小，搏出量减少。③心肌的收缩能力：心肌不依赖于前、后负荷而能改变其收缩功能的内在特性称为心肌的收缩能力。心肌的收缩能力与搏出量成正比关系。正常情况下，心肌收缩能力与心肌细胞内部兴奋收缩偶联过程及横桥 ATP 酶活性等因素有关，也受神经和体液因素的影响，这种特性能对持续的、剧烈的循环变化有较强的调节作用。临床上经常使用的一些强心药，如肾上腺素、强心苷等就是通过增加心肌收缩能力而增加心输出量的。

（2）心率对心输出量的影响　正常机体的心率变化范围很大。在一定范围内，伴随着心率的加快，心输出量相应增多。但是，如果心率过快（>180 次/分）或过慢（<40 次/分）时，心输出量都会减少。

（二）心音

在心动周期中，心肌细胞收缩、瓣膜关闭、血液对心室壁和大动脉管壁的冲击等因素引起的机械振动，通过心脏周围组织传导到胸壁，使用听诊器听到的声音，称为心音。正常心脏在一个心动周期中可出现四个心音，分别为第一、第二、第三和第四心音。一般情况下只能听到第一和第二心音，在某些健康儿童和青年人有时也可听到第三心音，第四心音用心音图可以记录。

1. 第一心音　主要是由于房室瓣的突然关闭和室内血液冲击房室瓣，以及心室射出的血液撞击大动脉壁引起的振动所产生的声音。其音调低沉，持续时间长，在心尖搏动处听得最清楚，是心室开始收缩的标志。

2. 第二心音　主要是由于动脉瓣的突然关闭，以及血液反流冲击大动脉根部和心室壁的振动所引起。其音调较高，持续时间较短，在心底部听得最清楚，是心室开始舒张的标志。

知识拓展

心脏杂音

正常情况下，血液在心脏和大血管中流动时，并不产生异样的声音。但在流动过程中遇到阻碍，引起血流状态改变，导致心瓣膜和血管壁的振动，就会在正常心音之外产生杂音。心脏杂音可发生在心动周期的不同时段。既可发生在第一心音和第二心音之间的收缩期，也可发生在第二心音与下一个第一心音之间的舒张期，甚至可以在一个心动周期中连续听到，分别称为收缩期杂音、舒张期杂音和连续性杂音。

（三）心肌细胞的生物电现象

心脏的泵血功能是由于心肌细胞节律性收缩和舒张活动而得以实现，而这种节律性的收缩和舒张活动是在心肌细胞的生物电基础上产生的。心肌细胞在安静和活动时均伴有生物电变化，分别称为静息电位和动作电位。心肌的生物电现象也对理解心肌生理特性具有重要意义。

心肌细胞可分为非自律细胞和自律细胞两大类。非自律细胞主要包括心房肌和心室肌细胞，它们有稳定的静息电位，主要具有收缩功能，故被称为工作细胞。自律细胞是一类特殊的心肌细胞，主要由特殊传导系统的细胞构成，包括窦房结、大部分房室交界区细胞和浦肯野细胞。这类细胞大多没有稳定的静息电位，具有自动产生节律性兴奋的能力。

1. 心室肌细胞的生物电现象及形成机制

（1）静息电位　心室肌细胞的静息电位约为 -90 mV，形成机制与神经细胞和骨骼肌细胞相似，主要由 K^+ 外流所致。

（2）动作电位　心室肌细胞的动作电位包括去极化和复极化两个过程。与神经细胞相比，其主要特征是复极化过程时间较长，造成上升支和下降支明显不对称。心室肌细胞动作电位的全过程可分为 0、1、2、3、4 五个时期，历时 200～300ms（图 5-15）。

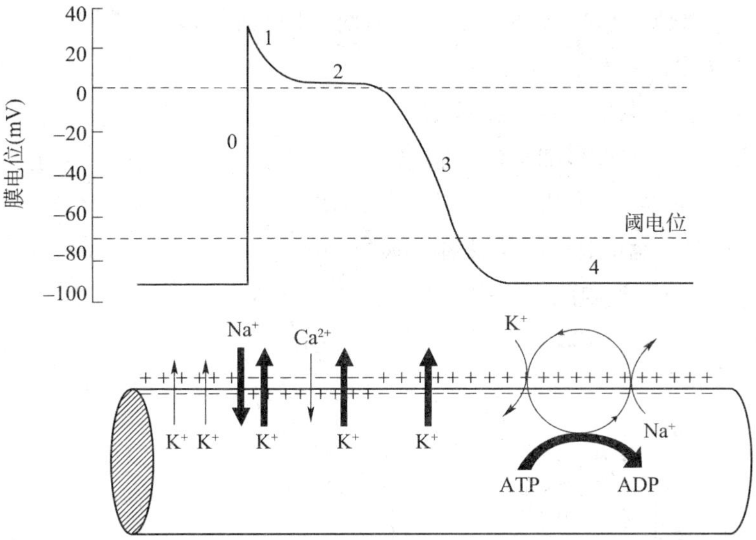

图 5-15　心室肌细胞跨膜电位及形成机制示意图

0 期（去极化期）：心室肌细胞受到刺激后，由安静时的 -90mV 快速升至 +30mV 左右的过程称为 0 期，此期持续时间很短，为 1～2ms。其形成机制主要与心肌细胞膜上的 Na^+ 通道有关。当心室肌细胞受到刺激时，细胞膜上少量 Na^+ 通道开放，Na^+ 顺浓度差和电位差进入膜内，使膜电位升高达到阈电位水平（约 -70mV），从而引起细胞膜上 Na^+ 通道开放的数量增多，大量 Na^+ 快速内流，膜电位迅速升高达到 0mV 左右。由于 Na^+ 通道激活快，失活也快，当膜电位达到 0mV 时，膜上的 Na^+ 通道开始失活。在膜电位达到 +30mV 时，Na^+ 通道关闭，Na^+ 内流停止。这种心肌细胞上的 Na^+ 通道可以被河豚毒（TTX）选择性地阻断，但是对 TTX 的敏感性低于神经、骨骼肌细胞。

1 期（快速复极初期）：膜电位水平由 +30mV 快速降至 0mV 左右，称为 1 期，此期历时约 10ms。其机制是由于细胞膜上 K^+ 通道开放，K^+ 外流所致。0 期与 1 期的电位变化都非常迅速，在动作电位图形上呈尖锋状，称为心室肌细胞的锋电位。

2 期（平台期）：此期细胞膜电位复极缓慢，时程可长达 100～150ms，电位维持在 0mV 左右，动作电位图形平坦，称为缓慢复极期，又称平台期。其产生是由心室肌细胞膜上 Ca^{2+} 的缓慢内流和 K^+ 外流共同作用的结果。在细胞膜去极化达 -40mV 左右时，膜上的 Ca^{2+} 通道开始激活，至 2 期开始时，Ca^{2+} 通道处于全面激活状态，Ca^{2+} 大量内流；与此同时，膜上的 K^+ 通道仍然处于开放状态，K^+ 外流。当 Ca^{2+} 内流与 K^+ 外流的跨膜电荷相平衡时，膜电位维持在 0mV 左右，形成平台期。随着时间推移，Ca^{2+} 通道逐渐失活直至内流停止，K^+ 继续外流，进入动作电位的 3 期。平台期中的钙通道可被多种钙通道阻断剂（如维拉帕米）所阻断。

3 期（快速复极末期）：2 期结束后，膜上的 Ca^{2+} 通道关闭，Ca^{2+} 内流停止。K^+ 通道的通透性随时间增大，K^+外流逐渐增多，膜电位迅速下降直至恢复到静息电位水平，历时100～150ms。

4期（静息期）：3期复极结束，跨膜电位恢复到静息电位水平，称为4期。此时电位水平稳定在-90mV，但心肌细胞膜内外离子的分布尚未恢复到静息状态，细胞膜上的Na^+泵被激活，逆浓度梯度转运Na^+和K^+，恢复膜内外Na^+、K^+的正常分布。Ca^{2+}逆浓度差外流与Na^+顺浓度差内流相耦联进行，这种Na^+-Ca^{2+}交换的能量仍由Na^+泵提供。此外，膜上的钙泵也可主动排出Ca^{2+}。这一系列活动使得细胞膜内外离子恢复至正常浓度，从而维持心室肌细胞的正常兴奋性。

2. 自律细胞的生物电现象及形成机制

（1）浦肯野细胞　浦肯野细胞的跨膜电位（图5-16）与心室肌细胞的跨膜电位（图5-15）很相似，也包括0～4共5个时期，但是在图形上表现出以下几点不同：①2期电位历时较短。②3期复极结束时膜电位达到最大复极电位。③4期膜电位不稳定，具有自动去极化的能力，这也是自律细胞区别于非自律细胞的主要特征。浦肯野细胞动作电位0～3期的产生机制与心室肌细胞基本相同。4期自动去极化是由于Na^+内流逐渐增强和K^+外流逐渐减弱所致。

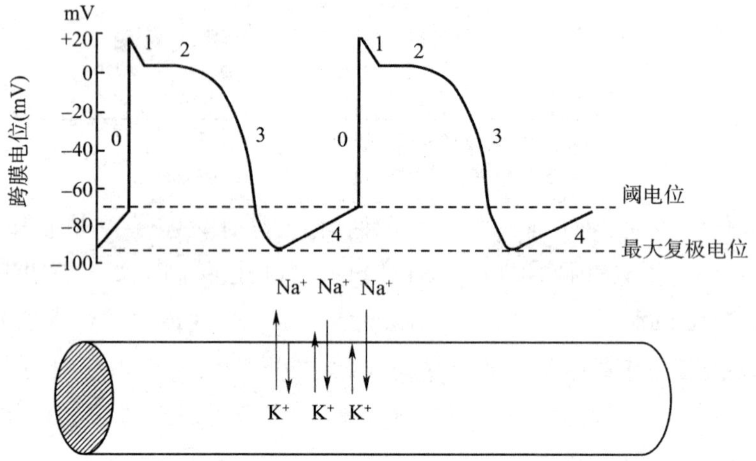

图5-16　浦肯野纤维动作电位及形成机制示意图

（2）窦房结细胞　窦房结细胞与浦肯野细胞一样也属于自律细胞，4期均能够发生自动去极化，但是在跨膜电位的图形表现上存在一定的不同。窦房结细胞的跨膜电位（图5-17）具有以下主要特点：①0期自动去极化速度较慢，幅度较低。②没有明显的1期和2期。③最大复极电位（-70mV）与阈电位（-40mV）均较高。④4期自动去极的速度较快。

窦房结细胞0期去极缓慢是由于慢Ca^{2+}通道介导的Ca^{2+}内流所致，而4期自动去极快速是由于三种因素的共同作用的结果：①K^+外流的进行性衰减。②Na^+内流的进行性增强。③Ca^{2+}内流。

（四）心电图

将心电图机的测量电极放置于体表的特定部位所记录到的心电变化曲线称为心电图（图5-18）。心电图引导记录的是所有心肌细胞膜外生物电的综合变化，可以反映整个心脏从兴奋的产生、传导到恢复的全过程，在临床上对于帮助诊断某些心脏疾病具有重要的参考价值。

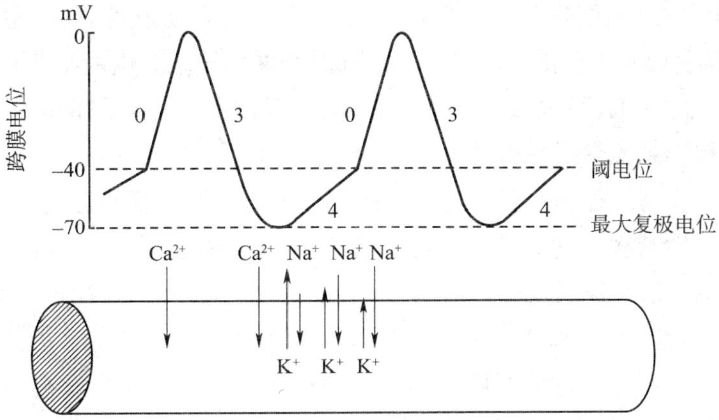

图 5－17　窦房结细胞动作电位及形成机制示意图

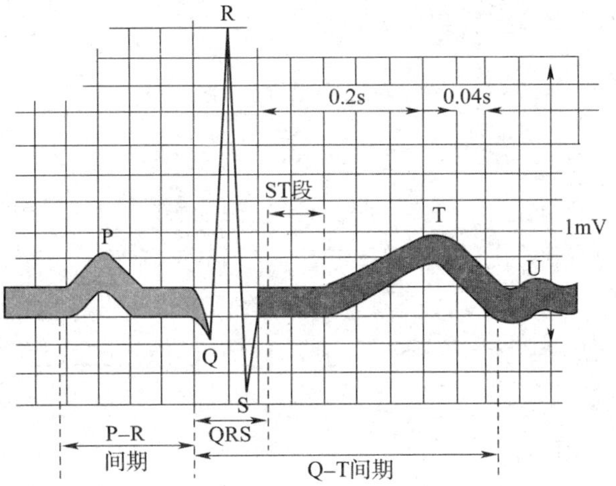

图 5－18　正常人体心电图

心电图的基本组成包括 P 波、QRS 波群、T 波以及各波间的线段，各部分的图像特点和意义如表 5－8 所示。心电图上一般看不到心房复极过程的波形，这是因为心房的复极波与 P－R 间期、QRS 波群等重叠在一起所致。

表 5－8　心电图各部分的特点和意义

名称	时间（s）	幅度（mV）	意义
P 波	0.08 ~0.11	0.25	左、右两心房去极化过程
QRS 波	0.06 ~0.10		左、右两心室去极化过程
T 波	0.05 ~0.25	0.1 ~0.8	左、右两心室复极化过程
P－R 间期	0.12 ~0.20		兴奋从心房到心室的传导时间
S－T 段	0.05 ~0.15		心室肌动作电位处于平台期
Q－R 间期	0.3 ~0.4		心室去极化开始到复极化结束的时间

（五）心肌的生理特性

心肌的生理特性包括自律性、兴奋性、传导性和收缩性。其中前三者是以心肌细胞膜的生物电活动为基础，称为电生理学特性；而收缩性是以心肌细胞收缩蛋白的功能活动为基础，称为机械特性。不同类型的心肌细胞具有不同的生理特性。工作细胞一般具有兴奋性、传导性和收缩性，没有自律性；而自律细胞则具有兴奋性、传导性和自律性，它们的收缩性较弱。

1. 自动节律性 心肌细胞在没有外来刺激的条件下能自动地发生节律性兴奋的特性称为自动节律性，简称自律性。在正常情况下，心脏的特殊传导系统内的某些自律细胞表现出自动节律性，但是他们的自律性高低不同，即在单位时间内自动发生节律性兴奋的次数不等。

在心脏特殊传导系统中，窦房结的自律性最高，约为100次/分，它控制着整个心脏的节律性搏动，故把窦房结称为心脏的正常起搏点。由窦房结控制的心跳节律称为窦性心律。房室交界区的自律性其次，约为50次/分；浦肯野细胞最低，约为25次/分。在生理情况下，窦房结以外的心脏自律组织受窦房结兴奋的控制，不表现其自律性，称为潜在起搏点。但是，在某些病理情况下，窦房结的自律性降低、兴奋传导阻滞或潜在起搏点自律性增高时，潜在起搏点就会取代窦房结而控制心脏的兴奋和收缩，称为异位起搏点。由异位起搏点控制的心跳节律称为异位节律。

知识拓展

人工心脏起搏器

人工心脏起搏器是一种植入于体内的电子治疗仪器，通过脉冲发生器发放一定频率、振幅的电脉冲，通过电极刺激心肌，而使心脏有规律的兴奋和收缩。主要用于治疗由于某些心律失常所致的心脏功能障碍。自1958年瑞典医生Senning将第一台心脏起搏器植入人体以来，起搏器功能日趋完善。在应用起搏器成功地治疗缓慢性心律失常、挽救了成千上万患者生命的同时，起搏器也开始应用到快速性心律失常及非心电性疾病。

2. 兴奋性 心肌细胞具有接受刺激产生动作电位的能力或特性，称为心肌的兴奋性。

（1）兴奋性的周期性变化 心肌在发生一次兴奋后，兴奋性会发生一系列周期性变化，这些变化与膜电位的改变、通道状态等因素有关。现以心室肌细胞为例说明心肌兴奋性的周期性变化及特点（图5-19）。①有效不应期：从动作电位0期去极化开始到3期复极化达-55mV时，由于膜上的Na^+通道完全失活，细胞膜对任何强度的刺激均产生不了去极化，兴奋性为零，称为绝对不应期。从-55mV复极到-60mV时，少量Na^+通道开始复活，必须给予足够强的刺激才可以引起Na^+内流，产生局部兴奋，称为局部反应期。因此从动作电位0期去极化开始到3期复极化达-60mV这段期间称为有效不应期。②相对不应期：膜电位从3期复极-60mV到-80mV期间，如果给予阈上刺激可以使心肌细胞再次产生动作电位，称为相对不应期。此期大部分Na^+通道已经逐渐复活，但是尚未达到正常状态，故只有阈上刺激才能引起兴奋。③超常期：膜电位从3期复极-80mV到-90mV期间，给予阈下刺激就能够引起心肌细胞膜再次产生动作电位，这段时期称为超常期。此期细胞膜上几乎全部的Na^+通道都已经复活，而且膜电位与阈电位之间的差距较小，因此较小的刺激就可以引起兴奋。但此时动作电位仍较正常小，而且传导能力也较弱。

（2）兴奋性周期性变化的意义 在兴奋性周期性变化中，有效不应期特别长是最显著的特征，它相当于整个收缩期和舒张早期（图5-19）。因此，只有每次心肌细胞开始舒张后才有可能再次接受刺激产生新的收缩，这就保证了心肌细胞不会发生强直收缩，从而使心肌收缩和舒张得以交替进行，有利于心室的充盈和射血。

在正常情况下，整个心脏是按照窦房结的节律性进行活动的。如果心肌在有效不应期

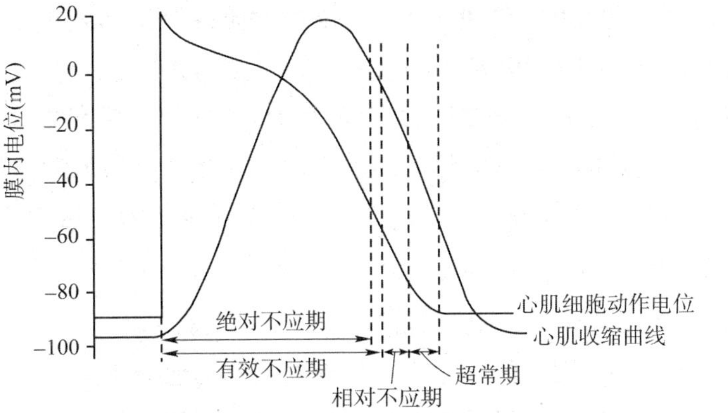

图 5－19　心室肌细胞动作电位、收缩曲线、兴奋性变化在时间上的关系示意图

后，下一次窦性兴奋到达前，受到一次人工或病理性的刺激，就可能产生一次提前的兴奋和收缩，称为期前兴奋和期前收缩。由于期前兴奋也有有效不应期，如果此时有正常的窦性兴奋传来，恰好落于期前兴奋的有效不应期内，就会出现一次兴奋的“失脱”。因此在一次期前收缩之后往往出现一段较长的舒张期，称为代偿间歇（图 5－20）。

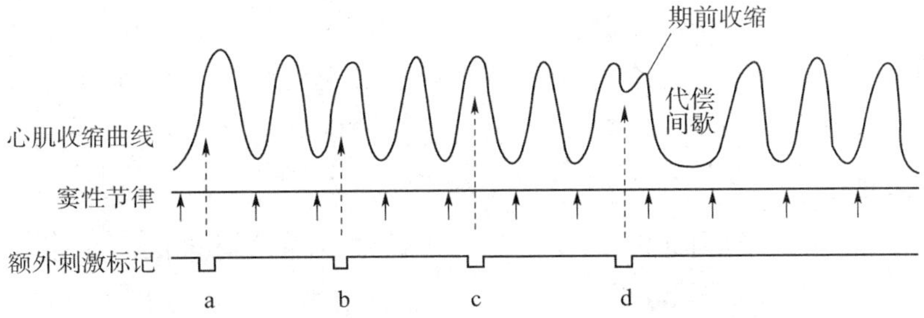

图 5－20　期前收缩和代偿间歇示意图

3. 传导性　心肌细胞具有传导兴奋的能力称为传导性。兴奋以局部电流的形式在心脏各类细胞间迅速传导，使得两侧心室或两侧心房可以同步收缩和舒张，从而有利于心脏的泵血活动。

（1）兴奋在心脏内传导的过程　正常情况下，心脏的兴奋由窦房结产生后，一方面可以通过心房肌直接传导到左、右心房，另一方面也可通过心房肌上的“优势传导通路”迅速传导到房室交界区，再经过房室束、左右束支和浦肯野纤维网，最后传导到左、右心室，引起左、右心室同时兴奋。

（2）兴奋传导的特点　兴奋在心脏各部分的传导速度不同，其中浦肯野细胞的传导速度最快，因此使得两侧心房或两侧心室可以同步收缩，有利于心脏的泵血和充盈；而兴奋在房室交界区传导速度最慢，使得兴奋在此延搁一段时间，这种现象称为房室延搁。房室延搁的重要生理意义是使心房收缩在前、心室收缩在后，不会出现房室收缩的重叠，从而有利于心室的充盈和射血。

4. 收缩性　心肌细胞接受兴奋后能够产生收缩的特性，称为收缩性。心肌的收缩机制与骨骼肌基本相同，都是由于兴奋－收缩耦联引发的肌丝滑行而导致肌细胞收缩。心肌细胞的收缩又具有其自身的特点。

（1）对细胞外液 Ca^{2+} 的依赖性大　心肌细胞的肌浆网不如骨骼肌发达，Ca^{2+} 的储备量少，因此心肌兴奋－收缩耦联所需的 Ca^{2+} 主要依赖于细胞外液。

（2）不发生强直收缩　心肌细胞兴奋后有效不应期特别长，相当于整个收缩期和舒张早期，心肌只能在收缩期结束舒张期开始后才能再次接受刺激而发生新的收缩。因此，心肌细胞不会发生强直收缩，这也有利于心脏有序的充盈和泵血。

（3）同步收缩　由于心肌细胞之间存在闰盘结构，使得心房和心室各自构成一个功能合胞体，而且兴奋在心房和心室内的传导速度很快，因此当心房或心室受到刺激而发生兴奋时，会引起所有心房肌和心室肌同时收缩，即发生同步收缩。这种方式的收缩力量大，可提高心脏的泵血效率。

二、血管生理

血液在心血管中流动表现出的一系列力学现象，称为血流动力学，其研究的基本问题是血流量、血流阻力、血压以及三者间的相互关系。血流量是指单位时间内流过血管某一截面的血量，它与血管两端的压力差成正比，而与血流阻力成反比，即 $Q \propto \Delta P/R$。在整体情况下，供应不同器官血液的动脉血压基本相等，所以器官血流量主要取决于该器官血流阻力的大小。血流阻力是指血液在血管中流动时所遇到的阻力，这种阻力来自血液内部各种成分之间的摩擦以及血液与血管壁之间的摩擦。血流阻力与血管半径、血管长度和血液黏滞度有关，它们之间的关系可表达为：$R \propto 8\eta L/\pi r^4$。在正常情况下，血管半径是影响血流阻力最主要的因素，由小动脉和微动脉产生的阻力称为外周阻力。血压是指血管内流动的血液对单位面积血管壁的侧压力，主要包括动脉血压、毛细血管血压和静脉血压。血压一般用毫米汞柱（mmHg）或千帕（kPa）作为计量单位。

（一）动脉血压

动脉血压一般是指主动脉血压，即主动脉内流动的血液对单位面积血管壁的侧压力。由于在大动脉和中动脉内测得的压力变化很小，因此在临床上通常用上臂肱动脉血压来代表动脉血压。

1. 动脉血压的有关概念和正常值　在一个心动周期中，动脉血压随心脏的舒缩活动而发生周期性变化。心室收缩泵血时，主动脉血压上升所达到的最高值，称为收缩压。在心室舒张时，主动脉血压下降所达到的最低值，称为舒张压。收缩压与舒张压之差称为脉搏压，简称脉压。一个心动周期中各个瞬间动脉血压的平均值，称为平均动脉压，约等于舒张压加1/3脉压。

我国健康青年人在安静状态时收缩压为100～120mmHg，舒张压为60～80mmHg，脉压为30～40mmHg。正常人的动脉血压会因个体、年龄和性别而存在差异。个体随着年龄的增加动脉血压逐渐升高；男性动脉血压比女性略高；运动或情绪激动也会引起动脉血压暂时升高。动脉血压如果持续偏离正常范围就会引起异常情况的发生，常见的如高血压和低血压。如果个体在安静时舒张压持续高于90mmHg，或收缩压持续高于140mmHg，则可视为高血压；反之，如果舒张压持续低于60mmHg，或收缩压持续低于90mmHg，则可视低血压。

2. 动脉血压的形成　心血管系统内有足够的血液充盈量是形成动脉血压的前提。心室收缩射血所产生的动力和血液流动所遇到的外周阻力是动脉血压形成的根本因素。此外，主动脉和大动脉血管壁的弹性在动脉血压的形成中起着缓冲作用。

当心室收缩射血时，血液在压力差的推动下进入主动脉，然后沿着各级动脉逐级向外周流动。由于外周阻力的作用，大约只有1/3的血液流向外周，其余约2/3则暂时储存在大动脉中，这部分血液会扩张大动脉壁使动脉血压升高，形成较高的收缩压（图5－21）。由此可见，收缩压的形成是由于心室收缩射血和外周阻力共同作用的结果。当心室舒张时，被扩张的大动脉管壁发生弹性回缩，把在心室收缩期内储存的部分势能重新转变为动能，推动血液流向外周，并对血管壁产生侧压力。随着动脉管壁的回缩，在下一个心动周期心室射血前，动脉管壁被扩张的幅度和产生的张力最小，血压降至最低，形成舒张压（图5－21）。由此可见，舒张压的形成是由于主动脉和大动脉的弹性回缩和外周阻力所致。

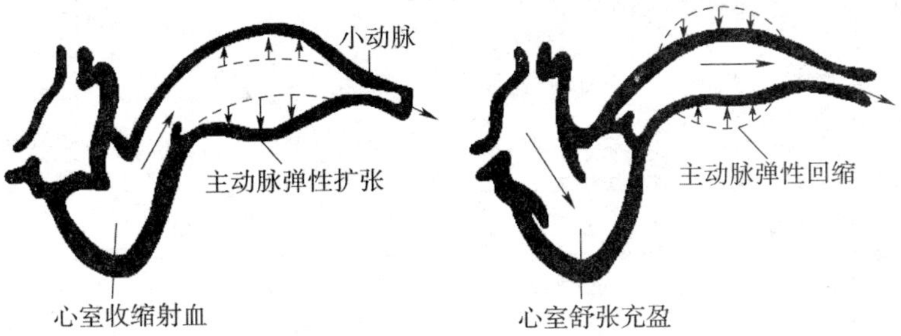

图5－21　主动脉壁弹性对血流和血压的作用示意图

3. 影响动脉血压的因素　凡能影响动脉血压形成的各种因素均能影响动脉血压。

（1）搏出量　在外周阻力和心率不变的情况下，当搏出量增加时，在心室收缩期射入主动脉的血量增多，故收缩压明显升高。由于主动脉管壁被扩张的程度增大，在心室舒张期弹性回缩力增加，流向外周的血量也会相应增多，心室舒张末期存留于大动脉的血量会有所增加，但与之前相比增加的量并不多，所以舒张压升高较小，脉压增大；反之，若搏出量减少时，则脉压减小。因此，在一般情况下，收缩压的高低主要反映搏出量的多少。

（2）心率　在其他条件不变时，心率加快，心动周期缩短，尤其以心室舒张期缩短更明显，舒张期内流向外周的血量减少，存留于大动脉的血量增多，因此舒张压升高。因为搏出量不变，收缩压也会相应升高，但是与舒张压相比升高幅度小，导致脉压减小。反之，心率减慢时，脉压升高。

（3）外周阻力　外周阻力增大时，心室舒张期内血液流向外周的速度减慢，心室舒张末期存留于主动脉内的血量增多，故舒张压升高。在心室收缩期内流向外周的血液较多，收缩压的升高不如舒张压升高明显，脉压减小；反之，外周阻力减小时，脉压增大。一般情况下，舒张压的高低主要反映外周阻力的大小。

（4）主动脉和大动脉壁的弹性　主动脉和大动脉壁的弹性具有缓冲血压波动的作用。在正常情况下，由于主动脉和大动脉壁的弹性使收缩压不至于过高，舒张压不至于过低。如果弹性作用减小，缓冲血压的功能减弱，就会出现收缩压升高而舒张压降低，脉压明显增大的现象。

（5）循环血量与血管容积　在正常情况下，循环血量与血管容积是相适应的，血液在血管中保持一定的充盈程度，形成循环系统平均充盈压，维持正常动脉血压。如果循环血量减少而血管容积不变（如大出血）或循环血量不变而血管容积增大（如变态反应），都将使动脉血压下降。

（二）微循环

微动脉和微静脉之间的血液循环称为微循环，其主要作用是完成血液与组织之间的物质交换，并在调节循环血量方面起到重要作用。

典型的微循环由七部分组成，包括微动脉、后微动脉、毛细血管前括约肌、真毛细血管、通血毛细血管、动－静脉吻合支和微静脉。微循环的血液可以通过三条途径由微动脉流向微静脉。其血流通路及功能特点见表5－9。

表 5-9 微循环的血流通路及功能特点

名称	血流通路	血流特点	常见部位	作用
迂回通路	微动脉→后微动脉→毛细血管前括约肌→真毛细血管→微静脉	血流缓慢	肠系膜、肝、肾	物质交换的主要场所
直捷通路	微动脉→后微动脉→通血毛细血管→微静脉	血流速度较快	骨骼肌	有利于血液回流到心脏
动静脉短路	微动脉→动-静脉吻合支→微静脉	血流速度最快	皮肤	参与体温调节

（三）静脉血压

静脉是血液流回心脏的通道，由于它具有阻力小、易扩张、容量大的特点，因此在机体中主要发挥贮血库的作用。静脉也可以通过其舒缩活动有效地调节回心血量和心输出量。

1. 静脉血压 在静脉中流动的血液对单位面积血管壁的侧压力称为静脉血压。静脉血压明显比动脉血压低，而且由于静脉的解剖结构特点，在身体各处的静脉血压存在一定的不同，主要分为中心静脉压和外周静脉压。

（1）中心静脉压 右心房和胸腔内大静脉的血压，称为中心静脉压，其正常值为 4～12cmH_2O。中心静脉压的高低取决于心脏泵血能力和静脉回心血量之间的相互关系。它与心脏的泵血能力成反变关系，与静脉回心血量成正变关系。

（2）外周静脉压 各器官静脉的血压称为外周静脉压。通常以机体平卧时肘静脉压为代表，正常值为 5～14cmH_2O。

2. 影响静脉回流的因素 单位时间内静脉回心血量取决于两个因素，即外周静脉压与中心静脉压之差以及静脉对血流的阻力。因此，任何引起这两个因素改变的条件都有可能引起静脉回流发生变化。

（1）循环系统平均充盈压 循环系统平均充盈压与血管内血液的充盈程度以及静脉回心血量成正比。当循环血量增加或血管容量减小时，循环系统平均充盈压升高，静脉回心血量增多；反之，静脉回心血量减少。

（2）心肌收缩能力 心肌收缩能力增强，搏出量增多，舒张早期室内压就较低，外周静脉压与中心静脉压的压力差增大，静脉回流速度加快，静脉回心血量增多；反之，则回心血量减少。右心衰时，由于右心室收缩能力下降，体循环静脉回心血量减少，会造成体循环静脉淤血，患者表现为颈静脉怒张、肝脾充血增大、下肢水肿等症状。左心衰时，左心房内压和肺静脉压升高，肺循环静脉回心血量减少，可造成肺淤血和肺水肿。

（3）骨骼肌的挤压作用 静脉血管中有静脉瓣，可防止血液逆流。肌肉收缩时，肌肉间的静脉受挤压而压力升高，血液可回流至心脏；肌肉舒张时，静脉扩张而压力降低，有利于血液从毛细血管流入静脉。因此，骨骼肌和静脉瓣一起对静脉回流起着“肌肉泵”的作用，尤其是对下肢静脉血回流至心脏有重要作用。长期静止站立，肌肉泵的作用不能充分发挥容易引起下肢静脉淤血，甚至形成下肢静脉曲张。

（4）重力和体位 静脉管壁薄，可扩张性大，当体位发生变化时，重力可以影响静脉回流。当人由持久的下蹲位突然变为直立位时，由于重力作用，心脏水平以下部位的静脉充盈扩张，导致静脉回心血量减少，进而引起心输出量减少，动脉血压下降，可能出现暂时性的头晕和眼花症状，称为直立性低血压。长期卧床或体弱多病的个体，由于静脉壁的紧张性较低，如果从平卧位突然转为直立，则有可能导致脑供血不足而发生昏厥。

（5）呼吸运动　呼吸运动对静脉回流起着“呼吸泵”的作用。吸气时，中心静脉压降低，外周静脉血回流加速，回心血量增加；呼气时，静脉回心血量相应减少。

（四）组织液生成

组织液是指存在于组织、细胞间隙内的液体，绝大部分呈胶冻状，不能自由流动。组织液是组织细胞直接所处的环境，是组织细胞与血液之间进行物质交换的媒介。

1. 组织液的生成和回流机制　组织液是血浆经毛细血管壁滤出形成的。当血液流经毛细血管时，在毛细血管的动脉端一部分血浆经滤过而进入组织间隙，形成组织液；在毛细血管的静脉端一部分组织液又不断地返回毛细血管内。组织液生成和回流的结构基础是毛细血管壁的通透性，动力是有效滤过压。有效滤过压为滤过的力量和重吸收的力量之差，其中毛细血管血压和组织液胶体渗透压是促使液体由毛细血管内向血管外滤过的力量，而血浆胶体渗透压和组织液静水压是将液体从毛细血管外重吸收入血管内的力量。公式如下：

有效滤过压 =（毛细血管血压 + 组织液胶体渗透压）－（血浆胶体渗透压 + 组织液静水压）如图 5－22 所示，在毛细血管动脉端的有效滤过压为正值（10mmHg），表示有组织液生成；而在毛细血管静脉端的有效滤过压为负值（－8mmHg），表示组织液重吸收回血管。经毛细血管动脉端生成的组织液约有 90% 在毛细血管静脉端被重吸收，其余约 10% 进入毛细淋巴管形成淋巴液，通过淋巴循环回流入血。

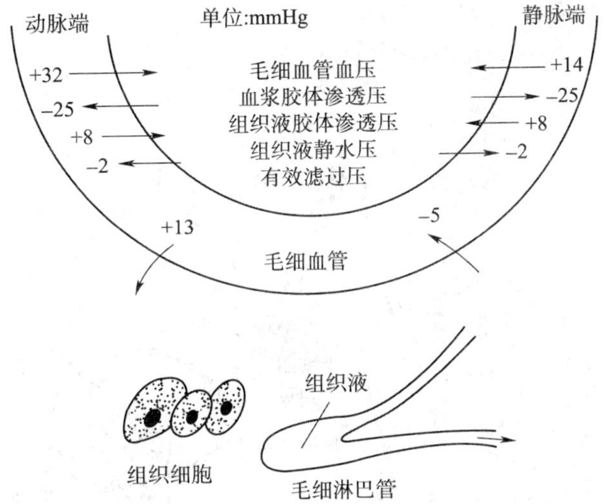

图 5－22　组织液生成与回流示意图

2. 影响组织液生成的因素　在正常情况下，组织液的生成和回流保持动态平衡，从而使体液维持正常分布。如果发生组织液生成过多或重吸收减少，将导致组织间隙中有过多的液体潴留，形成组织水肿。凡能影响有效滤过压、毛细血管壁通透性和淋巴回流的因素，都有可能影响组织液的生成与回流。①毛细血管血压：当毛细血管血压升高而其他因素不变时，有效滤过压升高，组织液生成增多而回流减少。例如炎症部位的微动脉扩张，引起毛细血管血压升高而发生局部水肿。又如右心衰竭时，静脉回流受阻，毛细血管血压升高，组织液生成也会增加，引起全身水肿。②血浆胶体渗透压：当血浆蛋白减少（如营养不良、肝病等）或蛋白质丢失过多（如某些肾脏疾病），都可使血浆胶体渗透压降低，有效滤过压升高，组织液生成增多，引起水肿。③淋巴回流：正常时约 10% 的组织液经淋巴管回流入血，所以当淋巴回流受阻（如丝虫病、肿瘤压迫等），受阻部位前组织液淤积，也可出现组织水肿。④毛细血管通透性：正常情况下，蛋白质难以通过毛细血管。但在变态反应或烧伤时，毛细血管通透性增高，部分血浆蛋白质渗出，使病变部位组织液胶体渗透压升高，导致组织液生成增多而引起局部水肿。

第六节 淋巴系统

淋巴系统由淋巴管道、淋巴组织和淋巴器官组成（图5-23）。血液运行到毛细血管动脉端时，一部分成分经过毛细血管管壁进入组织间隙，形成组织液。组织液与细胞进行物质交换后，大部分经毛细血管静脉端回流入静脉，小部分则进入毛细淋巴管，形成淋巴。淋巴沿淋巴管道向心脏流动，沿途经过淋巴结，最后汇入静脉。

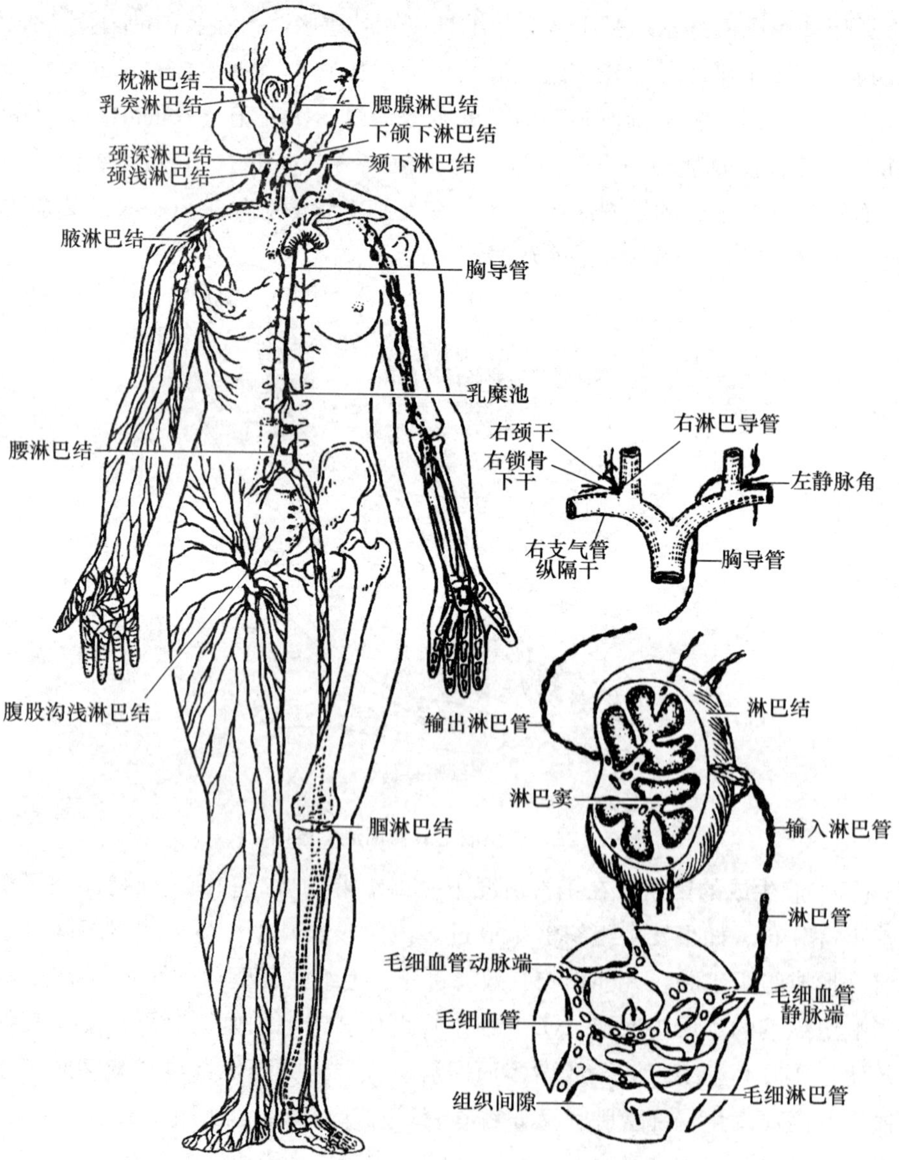

图5-23 全身淋巴管、淋巴结示意图

一、淋巴管道

淋巴管道包括毛细淋巴管、淋巴管、淋巴干和淋巴导管。

（一）毛细淋巴管

毛细淋巴管是淋巴管道的起始部，位于组织间隙内，以膨大的盲端起始，互相吻合成网。除脑、脊髓及无血管的结构外，毛细淋巴管几乎遍布全身。毛细淋巴管多伴随毛细血管分布，结构与毛细血管相似，但通透性更大，一些大分子物质如蛋白质、细菌、肿瘤细胞等较易进入。

（二）淋巴管

淋巴管由毛细淋巴管汇合而成，其结构与静脉相似，管径细、管壁薄，但瓣膜更多。淋巴管在向心脏的行程中，一般都经过一个或多个淋巴结。淋巴管分为浅淋巴管和深淋巴管，二者之间借吻合支广泛交通。

（三）淋巴干

由最后一群淋巴结的输出管汇合而成（图 5－24），全身共有九条：即左右腰干、左右支气管纵隔干、左右锁骨下干、左右颈干和 1 条肠干。

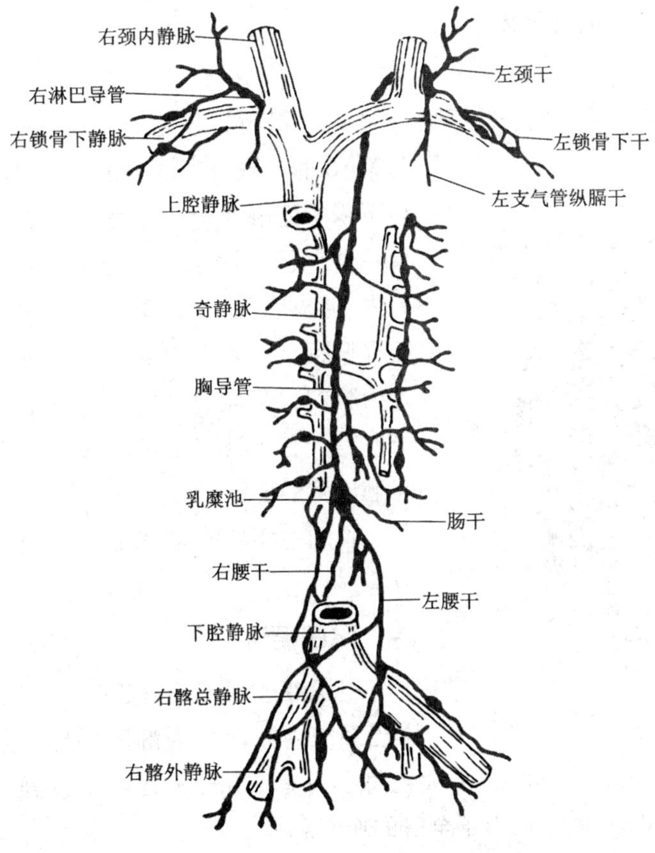

图 5－24　淋巴干和淋巴导管

（四）淋巴导管

全身九条淋巴干最终分别汇聚成左、右两条淋巴导管，即胸导管和右淋巴导管（图 5－24）。

胸导管是全身最大的淋巴管道，通常起自在第 1 腰椎体前方，由左、右腰干和肠干汇合而成的乳糜池接受左颈干、左锁骨下干和左支气管纵隔干回流的淋巴，注入左静脉角，收集左侧上半身及整个下半身约占全身3/4区域的淋巴。

右淋巴导管位于右颈根部，由右颈干、右锁骨下干和右支气管纵隔干汇合而成，注入右静脉角，收集右侧上半身约占全身1/4区域的淋巴。

二、淋巴组织

淋巴组织可分为弥散淋巴组织和淋巴小结，以网状组织为支架，网眼中含有大量淋巴细胞、浆细胞和巨噬细胞。

三、淋巴器官

淋巴器官包括淋巴结、脾、扁桃体和胸腺。

（一）淋巴结

一般为灰红色质软的圆形或椭圆形的小体。表面为薄层结缔组织形成的被膜，实质分为周围的皮质和中央的髓质两部分，都有淋巴窦通过。淋巴窦对淋巴的引流起着重要的作用。

淋巴结接受某一器官或某一局部回流的淋巴。当某一局部发生病变时，细菌、寄生虫或癌细胞经淋巴管进入淋巴结，引起淋巴结肿大。因此，了解淋巴结的位置和收集范围对疾病的诊断和治疗具有重要意义。

（二）脾

脾是人体最大的淋巴器官，位于左季肋区，胃底与膈之间，与第9～11肋相对，长轴与第10肋一致（图5－25）。正常情况下，在左侧肋弓下缘不能触及脾。脾为一扁椭圆形的实质性器官，呈暗红色，质软而脆，受暴力冲击容易破裂。脾分为内、外两面，上、下两缘和前、后两端。脾的外面（膈面）光滑隆凸；内面（脏面）凹陷，近中央处为脾门，是血管、神经出入脾的部位。脾的前上缘锐利，有2～3个凹陷，称脾切迹，是临床上脾大时触诊脾的标志。

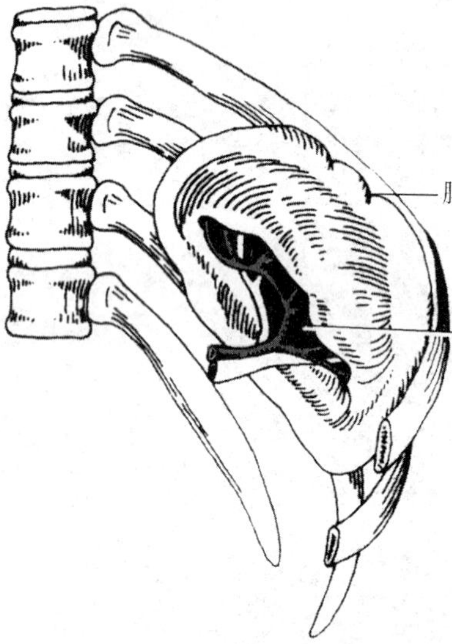

图5－25　脾的位置

脾的主要功能是滤血、造血、储血和参与免疫应答。

四、淋巴循环

组织液进入毛细淋巴管生成淋巴液，淋巴液在淋巴系统内流动称为淋巴循环。它是血液循环的重要辅助系统。正常成人在安静状态下大约每小时有120ml淋巴液流入血液循环，每天生成的淋巴液总量为2～4L，大致相当于全身的血浆总量。

淋巴循环重要的生理意义：①调节血浆与组织液之间液体平衡，维持体液的正常分布。②回收蛋白质：淋巴循环的主要生理作用是将组织液中的蛋白质回收至血液中。正常成人每天由淋巴管回收到血液的蛋白质占循环血液中血浆蛋白量的1/4～1/2，这对维持血管内外胶体渗透压及水平衡具有重要意义。③运输脂肪等营养物质：由小肠吸收的脂肪80%～90%通过淋巴循环运回血液。④防御和屏障作用：通过淋巴回流还可清除组织中衰老的细胞、细菌和其他微粒。淋巴结也可产生淋巴细胞和浆细胞，参与免疫反应。

重点小结

1. 血液的理化性质和血细胞 血液由血浆和血细胞构成。血浆是pH值近中性的淡黄色液体，其中的血浆蛋白对血浆渗透压的形成、机体免疫防御和凝血具有重要作用。血细胞由红细胞、白细胞和血小板组成，各种细胞成分都具有重要的生理作用。

2. 血液凝固和纤维蛋白溶解 血液凝固是指血液由流动的液体状态变成不能流动的凝胶状态的过程。血液凝固的过程是级联式的酶促反应，需要多种凝血因子的参与，最终生成纤维蛋白多聚体。纤维蛋白溶解是纤维蛋白在纤溶酶的作用下被降解液化的过程。

3. 血型与输血 血型是指血细胞表面特异性的凝集原的类型。红细胞血型在临床输血中具有重要作用，主要是ABO血型和Rh血型。

4. 心脏的结构与功能 心脏是由两心房和两心室构成的空腔脏器，心房和心室之间以及心室和动脉之间有瓣膜结构。心肌细胞呈现出周期性的电活动，进而引起了心肌细胞节律性的收缩和舒张，实现了心脏周期性的泵血。

5. 心肌的生理特性 心肌细胞具有自律性、兴奋性、传导性和收缩性。

6. 血管的结构与功能 血管包括动脉、静脉和毛细血管。各类血管生理功能的相互配合使得血液在血管中周而复始的流动。

7. 淋巴系统 淋巴系统由淋巴管道、淋巴组织和淋巴器官组成。淋巴液在淋巴系统内流动称为淋巴循环。淋巴循环是血液循环的重要补充。

目标检测

扫码“练一练”

一、单项选择题

1. 心肌不会产生强直收缩的原因

A. 心脏是机能上的合胞体 B. 心肌的有效不应期特别长

C. 肌质网不发达 D. 心肌呈“全或无”收缩

E. 心肌有自律性

2. 维生素B_{12}的吸收减少会引起下面哪一种疾病

A. 缺铁性贫血 B. 再生障碍性贫血

C. 巨幼细胞贫血 D. 肾性贫血

E. 小细胞性贫血

3. 心的正常起搏点是

A. 窦房结 B. 房室结 C. 房室束 D. 左、右数支 E. 浦肯野纤维网

4. 下列哪个凝血因子的生成不需要维生素K

A. 因子Ⅱ B. 因子Ⅻ C. 因子Ⅶ D. 因子Ⅸ E. 因子Ⅹ

5. 内源性凝血途径的启动因子是

A. 因子Ⅲ B. 凝血酶原 C. Ca^{2+} D. 因子Ⅻ E. 因子Ⅹ

6. 心室肌细胞平台期的形成主要由

A. Ca^{2+}内流和K^+外流
B. Na^+内流和K^+外流
C. Ca^{2+}外流和K^+内流
D. Na^+内流和Ca^{2+}内流
E. Na^+外流和K^+内流

7. 某人的红细胞在抗 B 血清中凝集，在抗 A 血清中不凝集，其血型可能是
A. A 型　B. B 型　C. AB 型　D. O 型　E. 不确定

8. 房室延搁的意义是
A. 使有效不应期延长
B. 使心室肌动作电位幅度增加
C. 增强心肌收缩力
D. 使心房、心室不会同时收缩
E. 使心肌不会发生强直收缩

9. 第二心音标志着
A. 心房舒张的开始
B. 心室收缩的开始
C. 心房收缩的开始
D. 心房和心室收缩的开始
E. 心室舒张的开始

10. 心室有效不应期的长短主要取决于
A. 动作电位 2 期的长短
B. 动作电位 3 期的长短
C. 钠泵
D. 阈电位水平的高低
E. 动作电位 0 期去极的速度

11. 左心室的入口是
A. 主动脉口　B. 冠状窦口　C. 下腔静脉口　D. 左房室口　E. 上腔静脉口

12. 中心静脉压是
A. 右心房的压力
B. 右心室的压力
C. 小静脉内的压力
D. 左心房的压力
E. 左心室的压力

13. 在心脏泵血过程中，房室瓣被推开见于
A. 等容收缩期末
B. 等容舒张期末
C. 心室收缩期初
D. 等容舒张期初
E. 等容收缩期初

14. 心输出量是指
A. 每分钟由一侧心房射出的血量
B. 每分钟由一侧心室射出的血量
C. 一次心跳一侧心室射出的血量
D. 一次心跳两侧心室同时射出的血量
E. 每分钟由左、右心室射出的血量之和

15. 收缩压的高低，主要反映
A. 外周阻力的大小
B. 循环血量的变化
C. 大动脉弹性
D. 心率的快慢
E. 搏出量的大小

16. 肝素抗凝作用机制是
A. 促进血小板聚集
B. 激活抗凝血酶Ⅲ
C. 抑制纤溶酶原的合成
D. 抑制抗凝血酶Ⅲ
E. 与维生素 K 发生竞争性抑制

二、多项选择题

1. 心肌的电生理特性包括
   A. 自律性 B. 兴奋性 C. 收缩性 D. 传导性 E. 非自律性
2. 主动脉的分支有
   A. 右颈总动脉 B. 左颈总动脉 C. 左锁骨下动脉
   D. 右锁骨下动脉 E. 头臂干
3. 影响静脉回流的因素
   A. 心肌收缩力 B. 呼吸运动 C. 体位变化
   D. 肌肉泵 E. 体循环平均充盈压
4. 等容收缩期的特点
   A. 心室容积不变 B. 室内压下降速度最快
   C. 室内压高于动脉压 D. 室内压升高速度最快
   E. 房室瓣和动脉瓣都关闭
5. 心肌兴奋性周期性变化包括
   A. 静息期 B. 舒张期 C. 有效不应期
   D. 相对不应期 E. 超常期

三、简答题

1. 简述血浆胶体渗透压的组成及生理意义。
2. 简述临床或实验室中常用的抗凝或促进方法。
3. 简述心脏泵血的基本过程。
4. 影响心输出量的因素有哪些，分别具有怎样的作用?
5. 比较心室肌细胞和窦房结细胞动作电位的特点及形成机制。
6. 试述影响动脉血压的因素有哪些?

（崔　鹤）

第六章

泌尿生殖系统

学习目标

知识要求 **1. 掌握** 尿生成的基本过程及其影响因素；睾丸、卵巢的内分泌功能，月经周期的激素调节。

2. 熟悉 泌尿系统的组成，肾的位置、形态和结构。

3. 了解 男性和女性生殖系统内生殖器的组成和功能。

技能要求 学会在泌尿生殖系统大体标本上指认各组成部分。

案例导入

案例： 患者女性，8岁，两周前患有上呼吸道感染，口服感冒药后症状缓解。近5日突然出现尿量减少，尿液呈洗肉水样（肉眼血尿），检查发现尿蛋白（++），临床诊断为急性肾小球肾炎。

讨论： 1. 正常人的尿液中会不会出现红细胞、蛋白质？为什么？

2. 结合肾的结构，试分析造成肉眼血尿和尿蛋白（++）的原因。

扫码“学一学”

第一节 泌尿系统的组成

泌尿系统由肾、输尿管、膀胱和尿道组成（图6-1），肾和输尿管称上尿路，膀胱和尿道称下尿路。肾是产生尿液的器官，输尿管输送尿液至膀胱，膀胱是储存尿液的器官，尿道是尿液排出的通道。

一、肾

（一）肾的形态和位置

肾为实质性器官，左右各一，形似蚕豆。新鲜的肾为红褐色，分为前、后两面，上、下两端及内、外侧两缘。肾内侧缘中部凹陷，为肾的血管、神经、淋巴管和肾盂出入的门户，称肾门。

肾位于脊柱两侧，紧贴腹后壁上部，受肝脏的影响，右肾比左肾位置略低。在腰背部，肾门的体表投影位于竖脊肌外侧缘与第12肋的夹角处，称肾区，肾病患者叩击或触压此处常可引起疼痛（图6-2）。

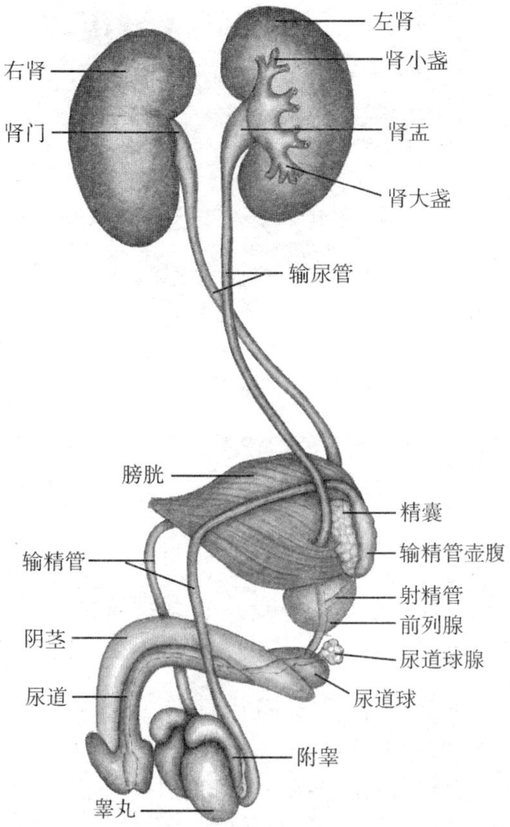

图6－1 男性泌尿生殖系统

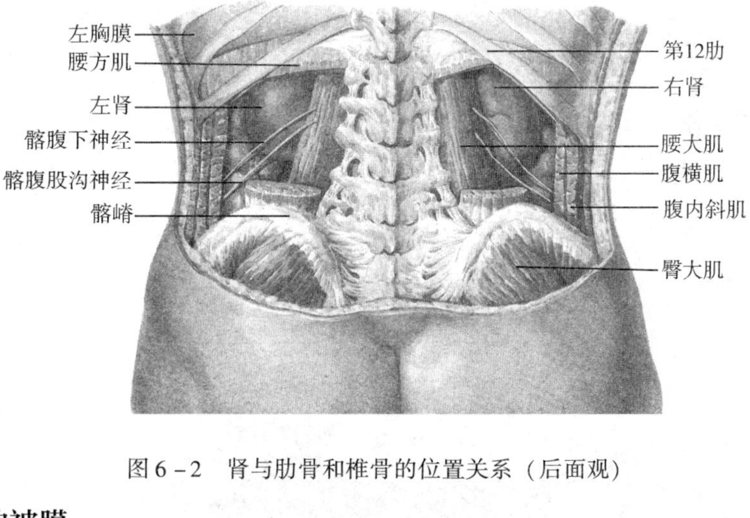

图6－2 肾与肋骨和椎骨的位置关系（后面观）

（二）肾的被膜

肾表面由内向外由三层被膜包裹，依次为纤维囊、脂肪囊和肾筋膜（图6－3）。纤维囊薄而坚韧，由致密结缔组织和弹性纤维构成，被覆在肾实质表面。脂肪囊是位于纤维囊外周、紧密包裹肾的脂肪层，对肾有保护作用。肾筋膜是位于脂肪囊外面的致密结缔组织膜，分前后两层包裹肾和肾上腺，对肾起固定作用。

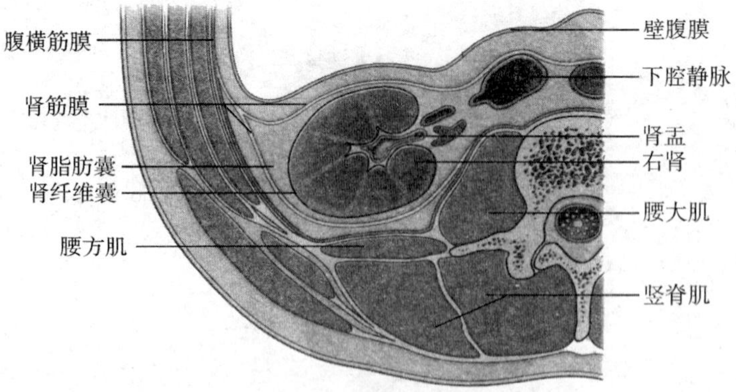

图 6-3 肾的被膜（横切面）

拓展阅读

肾的发育异常

在肾的发育过程中，经常会出现畸形或数量或位置的异常。①马蹄肾：两侧肾的下端互相连接呈马蹄铁形，出现率为 1% ~3%。②多囊肾：胚胎时肾小管和集合管不交通，致使肾小管分泌物排出困难，引起肾小管膨大成囊状。③双肾盂及双输尿管，有输尿管芽重复分支形成。④单肾：一侧发育不全或缺如，国人以右侧为多。⑤低位肾，多因胚胎期的肾上升受影响所致，一侧者多见。

（三）肾的结构

1. 剖面结构 肾实质可分为肾皮质和肾髓质（图 6-4）。在冠状切面上，可见位于浅层的肾皮质，约占肾实质厚度的 1/3，富含血管，呈红褐色，由肾小体和肾小管组成。肾髓质位于肾皮质的深部，色淡红，由 15~20 个呈圆锥形的肾锥体构成，其底朝皮质、尖端伸向肾门。伸入肾锥体之间的肾皮质称肾柱。2~3 个肾锥体尖端合并成肾乳头，周围包着漏斗状的肾小盏。2~3 个肾小盏合成 1 个肾大盏，再由 2~3 个肾大盏汇合形成肾盂。肾盂出肾门后，弯行向下，移行为输尿管。

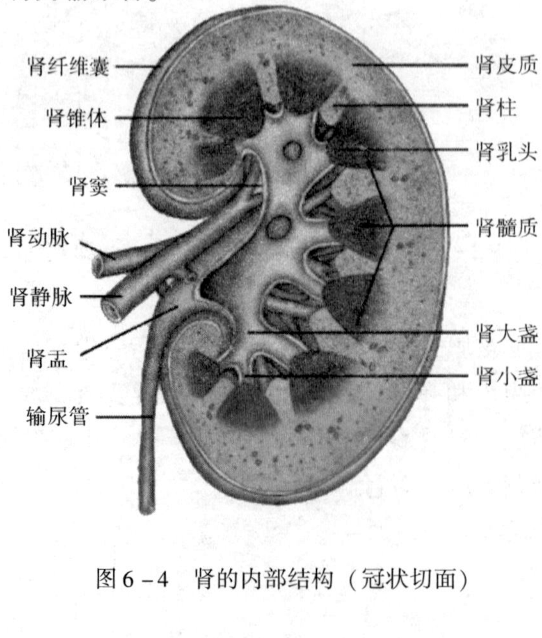

图 6-4 肾的内部结构（冠状切面）

2. 微细结构 肾实质是由大量肾单位和集合管构成，肾单位组成如下：

- 肾单位
  - 肾小体
    - 肾小球
    - 肾小囊
  - 肾小管
    - 近端小管
      - 近曲小管
      - 髓袢降支粗段
    - 髓袢细段
      - 髓袢降支细段
      - 髓袢升支细段
    - 远端小管
      - 髓袢升支粗段
      - 远曲小管

（髓袢降支粗段、髓袢降支细段、髓袢升支细段、髓袢升支粗段合称髓袢）

（1）肾单位 肾单位是肾的结构和功能的基本单位，由肾小体和肾小管组成，每个肾含有 80 万～100 万个肾单位（图 6－5）。

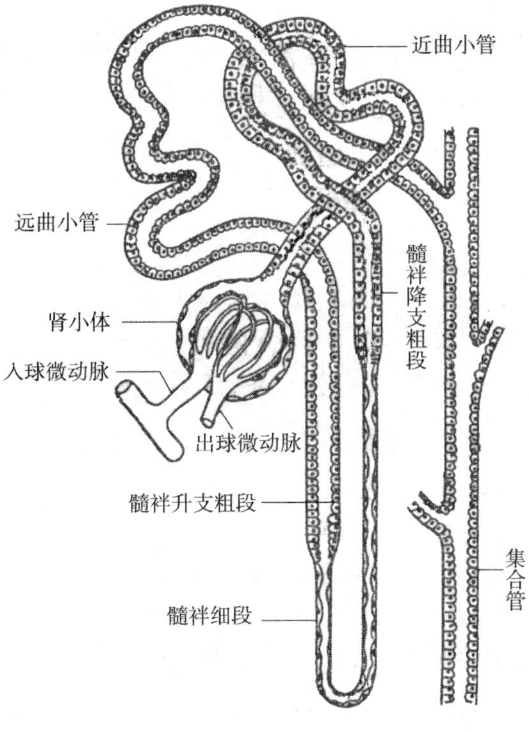

图 6－5 肾单位示意图

肾小体主要位于肾皮质内，呈球形，由肾小球和肾小囊组成。每个肾小体有两个极，一端是血管极，与两条血管相连，分别是入球小动脉和出球小动脉；另一端为尿极，与肾小管相连。肾小球是连接于入球小动脉和出球小动脉间的由毛细血管盘曲形成的球形结构。肾小囊为肾小管的起始端膨大并凹陷形成的杯状双层囊。肾小囊有壁层和脏层之分，两层之间的腔隙为肾小囊腔。

肾小管与肾小囊外层相续，终于集合管。肾小管由近侧端向远侧端依次分为近端小管、髓袢细段和远端小管三部分。近端小管和远端小管都包括直部和曲部。髓袢细段与近端小管直部和远端小管直部相连形成“U”字形的髓袢。

（2）集合管 集合管连于远端小管曲部末端，自肾皮质延伸至肾髓质，并与其他集合管汇合，最后形成管径较粗的乳头管，开口于肾小盏的肾乳头。

（3）球旁复合体 位于肾小体的血管极，由球旁细胞和致密斑组成。①球旁细胞：位于入球小动脉进入肾小体处，由管壁中的平滑肌细胞特化而成的上皮样细胞。球旁细胞可合成和分泌肾素及促红细胞生成素。②致密斑：位于远曲小管靠近球旁细胞处，为远曲小管的上皮细胞增高变窄而形成的椭圆形结构，细胞排列紧密。致密斑可感知远曲小管中钠离子浓度变化，调节球旁细胞分泌肾素。

二、输尿管、膀胱及尿道

（一）输尿管

输尿管为一对细长的肌性管道，起自肾盂末端，终于膀胱，可分为输尿管腹部、输尿管盆部和输尿管壁内部三部分。输尿管全程有三处生理性狭窄：第一狭窄位于肾盂与输尿管移行处；第二狭窄位于小骨盆入口、跨越髂血管处；第三狭窄位于斜穿膀胱壁处。这些狭窄是尿路结石易嵌顿的部位。

（二）膀胱

膀胱是储存尿液的肌性囊状器官，伸缩性大，成人膀胱容积300~500ml，最大可达800ml。成人膀胱在空虚时呈三棱锥体形，分膀胱尖、膀胱体、膀胱底和膀胱颈四部（图6-6）。

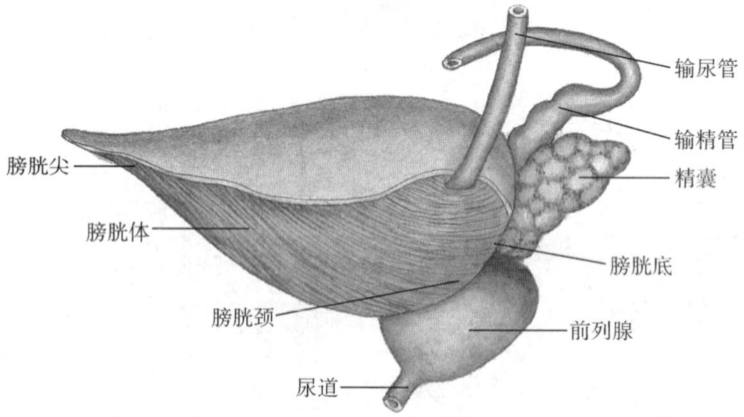

图6-6　膀胱的形态

膀胱空虚时，膀胱尖不超过耻骨联合上缘；充盈时，膀胱尖高出耻骨联合以上，此时可在耻骨联合的上方行膀胱穿刺术。膀胱空虚时，内面的黏膜形成许多皱襞，充盈时皱襞消失。而在左、右输尿管口和尿道内口之间的三角形区域，此处始终平滑无皱襞，称为膀胱三角，是肿瘤、结核和炎症的好发部位（图6-7）。

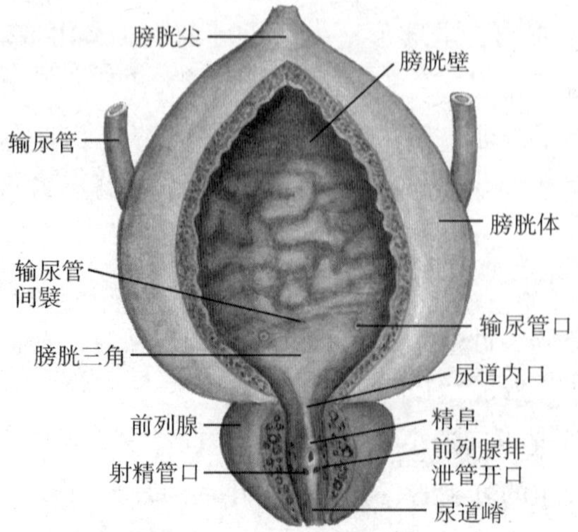

图6-7　膀胱壁的结构和膀胱三角（男性）

（三）尿道

尿道起于膀胱内口，止于尿道外口。男性尿道细长弯曲，女性尿道具有宽、短、直的特点，易引起上行性尿路感染（图 6－8）。

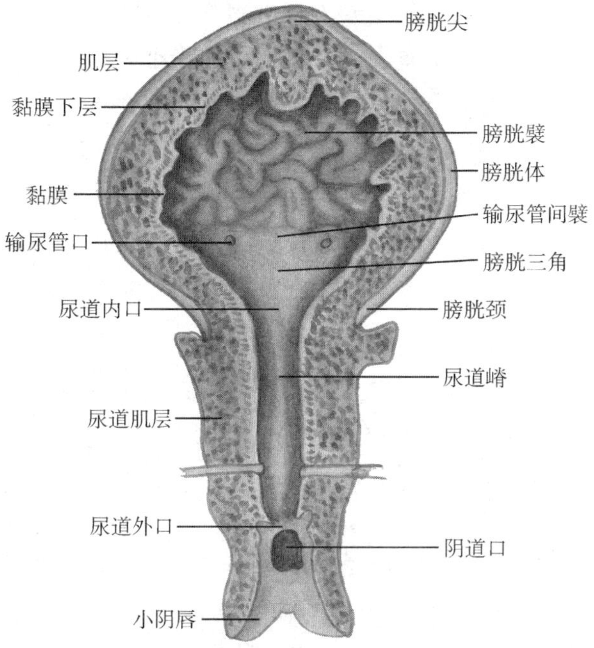

图 6－8　女性膀胱和尿道（冠状切面）

第二节　泌尿系统的功能

扫码“学一学”

排泄是指机体将物质代谢的终产物、过剩的或者不需要的物质经过血液循环由排泄器官排出体外的过程。机体的排泄主要通过肾、呼吸道、皮肤和消化管等来完成（表 6－1），其中肾是机体最重要的排泄器官。

表 6－1　人体的排泄途径和主要排泄物

排泄途径	排泄物质
肾	水、无机盐、尿素、尿酸、肌酐、药物、色素
呼吸道	CO_2、水、挥发性物质等
皮肤	水、无机盐、少量尿素等
消化管	无机盐、胆色素、毒素、铅、汞等

肾通过保留对机体有用的物质，清除有害物质和体内过剩物质，实现对内环境的净化，同时维持机体的水盐代谢、酸碱平衡及血浆渗透压和血容量的相对稳定。肾可合成释放肾素来参与动脉血压的调节，也可合成和释放促红细胞生成素调节骨髓红细胞的生成，还可合成激肽释放酶、前列腺素、1，25－二羟维生素 D_3 等参与调节全身血管的活动和调节血钙水平。

一、尿的生成

尿液是在肾单位和集合管中生成的，其基本过程包括：①肾小球的滤过。②肾小管和集

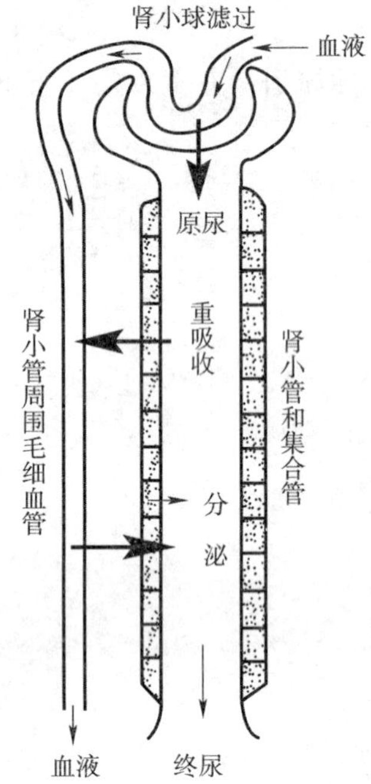

图6-9 尿生成的过程示意图

合管的重吸收。③肾小管和集合管的分泌与排泄（图6-9）。

（一）肾小球的滤过

当循环血液流经肾小球毛细血管网时，血浆当中的水分、电解质和小分子有机物等通过肾小球滤过膜滤入肾小囊的囊腔形成原尿，这一过程称为肾小球的滤过。原尿中除不含大分子蛋白质外，其余的成分及浓度都与血浆基本相同。

1. 滤过膜及其通透性 滤过膜是肾小球滤过的结构基础，具有通透性。毛细血管内皮细胞、基膜和肾小囊脏层上皮细胞这三层结构组成机械屏障，可阻止血细胞通过，还可限制大分子蛋白质通过。在滤过膜的三层结构中，都覆盖有一薄层带负电荷的物质（主要为糖蛋白），形成了肾小球滤过的电荷屏障，能限制带有负电荷的血浆蛋白滤过。

2. 有效滤过压 是肾小球滤过的动力（图6-10）。其计算公式如下：有效滤过压=肾小球毛细血管血压-（血浆胶体渗透压+肾小囊内压）。从肾小球毛细血管入球端到出球端的有效滤过压是一递减的过程，肾小球毛细血管并不是全段均有滤过作用。在入球端，有滤过作用，而在出球端无滤过作用。

3. 肾小球滤过功能的评价 肾小球滤过率和滤过分数是衡量肾小球滤过功能的重要指标。每分钟由两肾所生成的原尿量称为肾小球滤过率。正常成人，肾小球滤过率约为125ml/min，故每天两肾所生成的原尿量约为180L。肾小球滤过率与肾血浆流量的比值称为滤过分数。正常情况下，流经肾的血浆约有1/5由肾小球滤过形成原尿。

4. 影响肾小球滤过的因素

（1）滤过膜 滤过膜通透性主要影响滤液的成分。当病变引起滤过膜损坏时，可导致血细胞与蛋白质也能滤出，出现血尿和蛋白尿。滤过膜的面积主要影响尿量。当某些疾病时，如急性肾小球肾炎，有效滤过面积减少，使肾小球滤过率降低，出现少尿甚至无尿 。

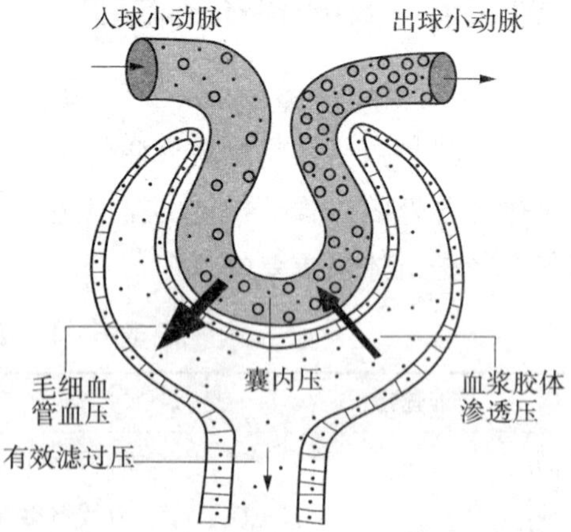

图6-10 肾小球有效滤过压示意图

（2）有效滤过压 凡能影响肾小球毛细血管血压、血浆胶体渗透压和肾小囊内压的因素，都可改变有效滤过压，从而影响肾小球滤过率。肾小球毛细血管血压受全身动脉血压影响。当血压在80～180mmHg之间变动时，肾血管可通过自身调节，维持肾小球毛细血管血压相对稳定，使滤过率无明显改变。血浆胶体渗透压可在静脉输入大量生理盐水时降低，使有效滤过压和滤过率增高，尿量增多。肾小囊内压正常情况下比较稳定。当尿路梗阻，肾小囊内压增高，有效滤过压降低，肾小球滤过率下降，使尿量减少。

（3）肾血浆流量 剧烈运动、大失血休克时，肾血管收缩，肾血浆流量减少，肾小球毛细血管血压降低而使肾小球滤过率减少，尿量将减少。

（二）肾小管和集合管的重吸收

原尿流入肾小管后，称为小管液。重吸收是指肾小管和集合管上皮细胞将小管液中的水分和某些溶质重新转运回血液的过程。正常成人每昼夜生成的原尿约 180L，而终尿量仅有 1.5L 左右，表明原尿在通过肾小管和集合管时，大部分成分被重吸收回血液。近端小管尤其是近曲小管是重吸收的最主要部位。肾小管和集合管的重吸收是选择性重吸收，而且重吸收能力有一定限度。

1. 主要物质的重吸收（图 6－11）

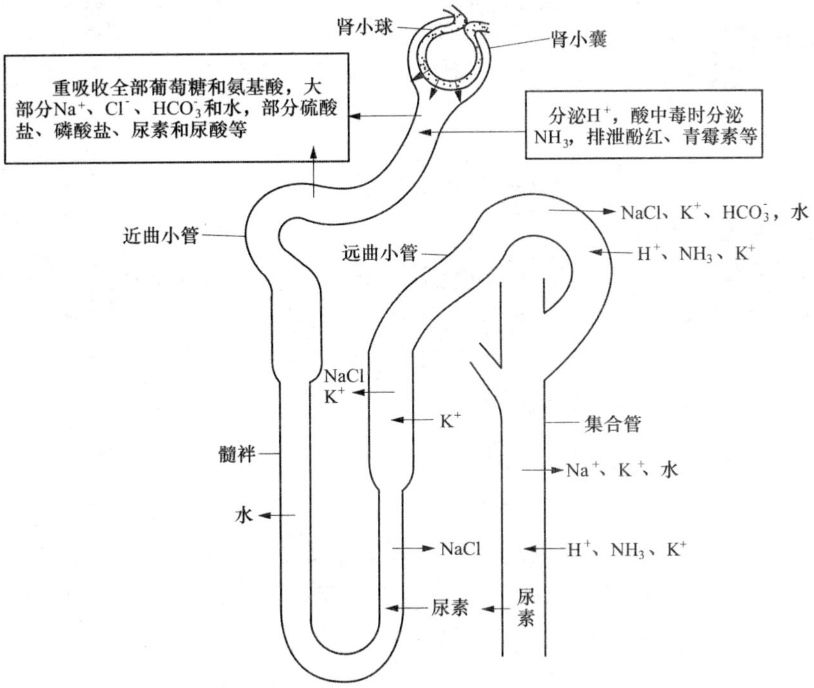

图 6－11　肾小管和集合管物质重吸收示意图

（1）Na^+的重吸收　肾小管液中 99% 以上的 Na^+被肾小管和集合管主动重吸收，近端小管是 Na^+重吸收的主要部位，占滤过量的 65%～70%。

（2）Cl^-的重吸收　滤液中约 99% 的 Cl^-被重吸收，大部分是随着 Na^+的重吸收而被动重吸收的，只有在髓袢升支粗段是主动重吸收。

（3）HCO_3^-的重吸收　80%～85% 的 HCO_3^-是在近端小管重吸收。肾小管重吸收 HCO_3^-是以 CO_2的形式进行的，而不是直接重吸收 HCO_3^-。HCO_3^-的重吸收对维持体内酸碱平衡具有重要意义。

（4）K^+的重吸收　肾小管液中 94% 左右的 K^+被重吸收。近端小管是 K^+重吸收的主要部位，属于主动重吸收。终尿中排出的 K^+则几乎都是由远曲小管和集合管分泌的。

（5）水的重吸收　原尿中 99% 的水被重吸收，水重吸收的动力是溶质吸收后形成的渗透压差。水在各段小管中重吸收的比例不同，近端小管水的重吸收量总是占肾小球滤过率的 65%～70%，属于不可调节性重吸收。在髓袢，水的重吸收占 15%。远曲小管和集合管对水的重吸收属于可调节性重吸收，在调节机体水平衡和无机盐代谢中具有重要意义。

（6）葡萄糖和氨基酸的重吸收　小管液中的葡萄糖全部在近端小管（主要在近曲小管）被重吸收，它是逆浓度梯度进行的，属于继发性主动转运。近端小管对葡萄糖的重吸收具有一定限度，一般当血糖浓度超过 160～180mg/100ml 时，终尿中即可出现葡萄糖，称为糖尿。尿中刚开始出现葡萄糖时的最低血糖浓度，称为肾糖阈。肾小管液中的氨基酸几乎全部在近端小管重吸收，重吸收的机制与葡萄糖基本相同。

拓展阅读

防糖尿病也该三多一少

多动会儿：除了胰岛素之外，运动是唯一能降低血糖的因素。

多睡会儿：如果得不到充足的睡眠，大家会感到疲惫不堪，体内激素分泌的压力变大，身体会通过储存脂肪来“应对危机”，人的饭量会变大，这也是形成糖尿病前期的危险因素。

多学点儿：对“准糖友”来说，学习糖尿病的基本知识已经是势在必行。掌握了这些知识，“准糖友”就不会忽视或者惧怕糖尿病，能够更为顺畅地和医生交流，在医生的指导下更有效地预防糖尿病。

少吃点儿：糖尿病是一种内分泌代谢性疾病，饮食对它的影响可谓“立竿见影"。每顿饭少吃一点，七八分饱即可，减少高热量、高脂肪食物的摄入，能减少人体内唯一降血糖激素——胰岛素的负担。

2. 影响肾小管和集合管重吸收的因素 肾小管小管液中溶质的颗粒数目决定着其渗透压，渗透压是对抗肾小管和集合管重吸收水分的力量。当小管液溶质数目增多时，渗透压就会升高，使重吸收的水分减少，尿量增多，这种现象，称为渗透性利尿。

抗利尿激素（ADH）可增强远曲小管和集合管对水的通透性，增加水的重吸收，使尿量减少。ADH 还有使血压回升的作用，又名血管升压素。血浆晶体渗透压的升高和循环血量的减少，是引起抗利尿激素分泌的有效刺激。大量饮清水后，血液被稀释，血浆晶体渗透压降低，引起抗利尿激素释放减少，肾小管和集合管对水的重吸收减少，尿量增加，这种现象称为水利尿。

（三）肾小管和集合管的分泌

肾小管和集合管上皮细胞将本身新陈代谢产生的物质或血液中的物质转运到小管液中的过程，称为分泌。分泌的主要物质有 H^+、NH_3、K^+（图 6－12）。

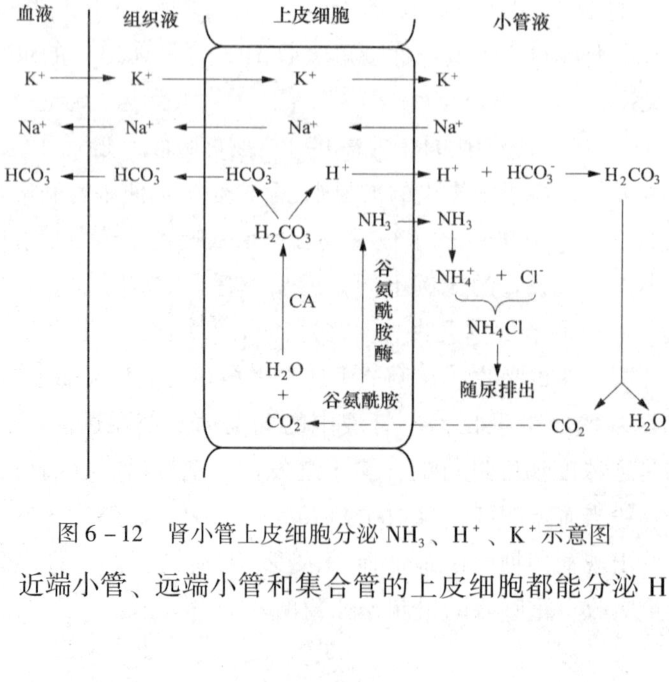

图 6－12　肾小管上皮细胞分泌 NH_3、H^+、K^+示意图

1. H^+的分泌 近端小管、远端小管和集合管的上皮细胞都能分泌 H^+，但主要是由近

端小管上皮细胞分泌。H^+的分泌和 Na^+的重吸收相伴随进行，称 H^+-Na^+交换。每分泌一个 H^+进入小管液中，就可从小管液中重吸收一个 HCO_3^-和 Na^+进入血液。H^+的分泌有重要意义：①排酸保碱，维持内环境的酸碱度。②酸化尿液。③促进氨的排出。

2. NH_3的分泌 NH_3是脂溶性物质，主要由谷氨酰胺脱氨作用产生，可以自由透过细胞膜扩散入管腔。NH_3的分泌决定于小管液的酸碱度，具有易向 pH 低的一侧扩散的特性。NH_3的分泌可促进 H^+的分泌，具有排酸保碱、维持体内酸碱平衡的作用。

3. K^+的分泌 K^+的摄入量与排出量是保持平衡的。K^+的分泌与 Na^+的重吸收有密切关系，即通过 K^+-Na^+交换。H^+-Na^+交换与 K^+-Na^+交换之间存在着竞争抑制现象。当机体酸中毒时，小管液中 H^+浓度增高，使 H^+-Na^+交换加强，而 K^+-Na^+交换受到抑制，导致血 K^+浓度升高，出现高钾血症。相反，在碱中毒或用乙酰唑胺时，H^+减少，H^+-Na^+交换减弱，而 K^+-Na^+交换加强，可使血 K^+浓度降低。

二、尿的浓缩与稀释

尿的浓缩和稀释是以尿的渗透压与血浆渗透压相比较而言。尿液渗透压高于血浆渗透压，称为高渗尿；低于血浆渗透压，称为低渗尿；等于血浆渗透压，称为等渗尿。肾对尿液的浓缩与稀释能力较强，对维持体液平衡和渗透压稳定起着重要的作用。

尿液的稀释与浓缩取决于肾髓质渗透压梯度和集合管对水的通透性。肾皮质组织液的渗透压与血浆相等，肾髓质组织液的渗透压高于血浆，且从外髓部到内髓部，其渗透压逐渐升高。肾髓质高渗梯度是促进远曲小管和集合管重吸收水分，浓缩尿液的基础。在肾髓质部高渗的基础上，远曲小管和集合管对水的通透性降低或升高可分别使肾排泄低渗尿和高渗尿。远曲小管和集合管对水的通透性受抗利尿激素的调节。

三、尿液及其排放

（一）尿液

尿液来源于血浆，而血浆是内环境的重要组成部分。测定尿量和尿液的理化性质，可反映血浆的化学成分或内环境的相对变化，是发现机体某些病理变化的主要途径之一。

1. 尿量 正常成人每 24 小时尿量一般为 1～2L。如果每天尿量超过 2.5L，称为多尿；每天尿量少于 500ml，称为少尿；每天尿量少于 100ml 时，则为无尿。多尿可导致机体脱水，见于暂时性多尿（饮水过多、静脉输液、应用利尿剂等）和病理性多尿（糖尿病、尿崩症、慢性肾炎早期等）；少尿、无尿常见于肾前性（休克、严重脱水、心力衰竭等）、肾中性（急性肾炎、肾小管坏死、肾衰竭等）和肾后性（泌尿系统结石、良性前列腺肥大症等）原因，可使代谢产物积聚体内，导致氮质血症及水盐代谢紊乱，从而干扰内环境理化性质的相对稳定，严重影响机体的正常生命活动。

2. 尿的理化性质 尿的主要成分是水，占 95%～97%，其余为溶解于水中的固体物质，主要是电解质和非蛋白含氮化合物。

正常新鲜尿液为淡黄色透明液体，服用某些药物或患某些疾病时，尿的颜色可发生相应变化。正常尿液比重一般在 1.015～1.025 之间，呈弱酸性，pH 为 5～7，尿液的酸碱度变化主要受食物性质的影响。正常新鲜尿液一般无味，有时呈挥发酸性。若尿液长时间放置后，可出现氨臭味。

（二）尿的排放

1. 尿的输送与贮存 尿液是连续不断生成的，由集合管、肾盏、肾盂经输尿管运输至膀胱储存。当膀胱内尿量储存到一定程度，使膀胱内压升高时，便可引起排尿反射，将尿液经尿道排出体外。

2. 尿的排放 排尿反射是一种脊髓反射，但在正常情况下，排尿反射受大脑皮质高级中枢控制，可以有意识抑制或加强。当膀胱内储存尿量增加到400～500ml，膀胱内压升高，使牵张感受器受刺激而兴奋，冲动沿盆神经传到脊髓骶段排尿反射初级中枢。同时，兴奋冲动也上传至大脑皮质的高级排尿中枢，引起尿意。若情况允许，大脑皮质向下发放冲动至骶髓，引起排尿。尿液对尿道的刺激可进一步反射性地加强排尿活动，这是一种正反馈；若情况不允许，中枢可发放冲动经腹下神经至膀胱，抑制排尿活动。

小儿因其大脑皮质发育尚不完善，对排尿反射初级中枢控制能力较弱，故排尿次数多且有夜间遗尿。若脊髓发生横断，排尿反射失去意识控制，出现尿失禁。若脊髓骶段的初级排尿反射中枢或排尿反射弧的任何环节受损伤，尿液不能排出，称为尿潴留。

扫码“学一学”

第三节 男性生殖系统的组成和功能

生殖系统具有繁衍后代、分泌性激素，形成并维持第二性征的功能。生殖系统分为男性生殖系统和女性生殖系统，二者均由内生殖器和外生殖器组成。内生殖器包括生殖腺、生殖管道和附属腺体；外生殖器显露于体表。

一、男性内生殖器

男性内生殖器包括睾丸（生殖腺）、附睾、输精管、射精管、尿道（生殖管道）、精囊、前列腺和尿道球腺（附属腺）（图6－13）。

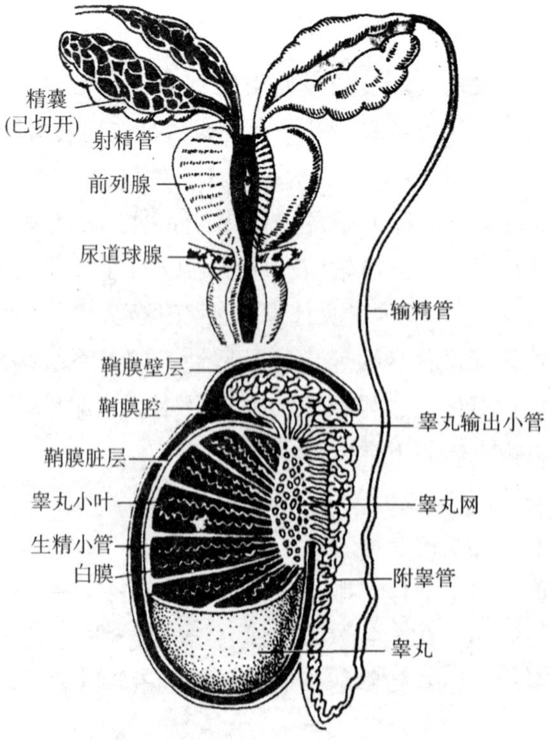

图6－13 男性内生殖器的组成

1. 睾丸 位于阴囊内，左、右各一，呈微扁的椭圆形，表面光滑，外侧面较隆凸，内侧面平坦；前缘游离，后缘有附睾和输精管起始部附着；上端被附睾头遮盖，下端游离。

睾丸表面有一层厚而坚韧的纤维膜，称白膜。白膜从睾丸后缘突入睾丸内形成睾丸纵隔。从睾丸纵隔发出许多睾丸小隔，呈扇形深入睾丸实质并与白膜相连，将睾丸实质分成100～200个锥形的睾丸小叶。每个睾丸小叶内含有2～4条盘曲的精曲小管，其上皮细胞能产生精子。精曲小管之间有间质细胞能分泌男性激素。精曲小管向睾丸纵隔方向集中，汇合成精直小管进入睾丸纵隔，交织成睾丸网。从睾丸网发出12～15条睾丸输出小管，出睾丸后缘上部进入附睾。

2. 附睾 呈新月形，紧贴睾丸的上端和后缘，上端膨大的部分为附睾头，中部为附睾体，下端狭细的部分为附睾尾。睾丸输出小管进入附睾后，弯曲盘绕形成膨大的附睾头，末端汇合成一条附睾管，附睾管迂回盘曲成附睾体和附睾尾。附睾为暂时储存精子的器官，分泌的附睾液提供给精子营养，促进精子进一步成熟。

3. 输精管和射精管 输精管为肌性管道，长约50cm，管径约3mm，管壁较厚。输精管是附睾管的直接延续，先沿睾丸后缘上行，经睾丸上端与腹股沟管内口之间的皮下进入腹股沟管，再经过腹股沟管进入盆腔，行至膀胱底后膨大为输精管壶腹。输精管的末端变细，与精囊的排泄管汇合成射精管。射精管长约2cm，向前下斜穿前列腺实质，开口于尿道的前列腺部。

4. 精囊腺 为长椭圆形的囊状器官，表面凹凸不平，位于膀胱底的后方，其排泄管与输精管壶腹末端汇合成射精管。精囊的分泌物参与组成精液。

5. 前列腺 为不成对的实质性器官，呈前后稍扁的栗子形。上端宽大，邻接膀胱底；下端尖细，位于尿生殖膈上。前列腺一般分为5叶，即前叶、中叶、后叶和两侧叶。尿道从中叶、前叶和两侧叶之间穿过。老年男性因激素平衡失调，结缔组织增生而引起前列腺肥大，从而压迫尿道，造成排尿困难。

6. 尿道球腺 为一对豌豆大小的球形腺体，位于会阴深横肌内，其排泄管细长，开口于尿道球部。尿道球腺的分泌物亦参与精液的组成。

精液由输精管道及附属腺的分泌物组成，内含精子。精液呈乳白色，弱碱性，正常成年男性一次射精2～5ml，含精子3亿～5亿个。

二、男性外生殖器

男性外生殖器包括阴囊和阴茎。

（一）阴囊

阴囊是位于阴茎后下方的囊袋状结构。阴囊的皮肤薄而柔软，色素沉着明显。阴囊壁中的肉膜含有平滑肌，可随外界温度的变化而舒缩，以调节阴囊内的温度，有利于精子的发育与生存。

（二）阴茎

阴茎分为头、体和根三部分。阴茎前端膨大，称阴茎头，头的尖端有尿道外口，头后缩细的部分为阴茎颈；中部为圆柱形的阴茎体；后端为阴茎根，固定于耻骨下支和坐骨支。阴茎主要由两条阴茎海绵体和一条尿道海绵体组成，外包筋膜和皮肤。阴茎的皮肤薄而柔软，富有伸展性，在阴茎颈前方形成双层游离的环形皱襞，包绕阴茎头，称为阴茎包皮，包皮前端围成包皮口。阴茎包皮与阴茎头腹侧中线处连有一皮肤皱襞，称包皮系带。

（三）男性尿道

男性尿道兼有排尿和排精的功能。起自膀胱的尿道内口，止于阴茎头的尿道外口，成人尿道长16～22cm，管径平均5～7mm。男性尿道可分为前列腺部、膜部和海绵体部三部分（图6－14）。

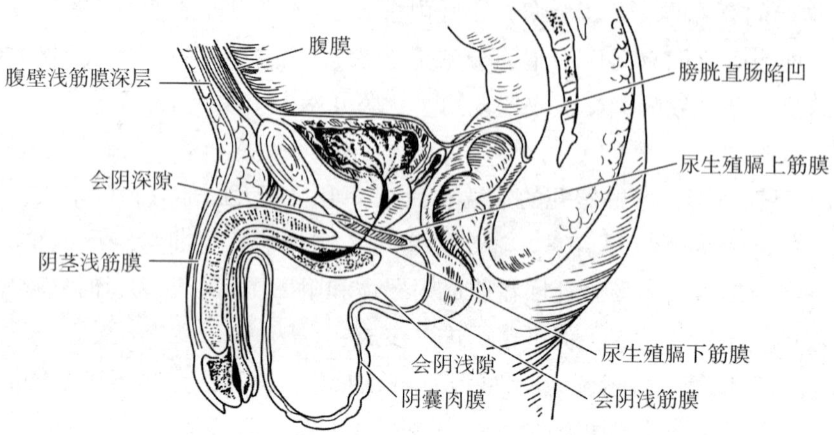

图6－14　男性盆腔正中矢状面

1. 前列腺部　为尿道穿过前列腺的部分，长约3cm，是尿道中最宽和最易扩张的部分，此部有射精管的开口。

2. 膜部　为尿道穿过尿生殖膈的部分，长约1.5cm，是三部中最短的部分，其周围有尿道括约肌环绕，有控制排尿的作用，又称尿道外括约肌。

3. 海绵体部　为尿道穿过尿道海绵体的部分是尿道最长的一段，长12～17cm，临床上称为前尿道。

男性尿道粗细不一，有三个狭窄和两个弯曲。三个狭窄分别位于尿道内口、尿道膜部和尿道外口，以外口最窄。尿道结石常易嵌顿在这些狭窄部位。两个弯曲是凸向下后方的耻骨下弯和凸向上前方的耻骨前弯，耻骨下弯恒定，耻骨前弯在阴茎勃起或将阴茎向上提起时，可变直而消失。

三、睾丸的生理功能

（一）睾丸的生精作用

精曲小管是生成精子的部位，精曲小管上皮由生精细胞和支持细胞构成。原始的生精细胞为精原细胞，从青春期开始，精原细胞逐渐发育成精子，经历过程依次为精原细胞、初级精母细胞、次级精母细胞、精子细胞、精子、成熟的精子。从精原细胞发育成精子约需两个半月，睾丸产生精子需要较低的温度环境，一般阴囊内温度较腹腔内温度低2℃左右，如阴囊内温度长期过高将造成精子生成障碍，造成不孕。

（二）睾丸的内分泌功能

睾丸的间质细胞分泌雄激素，主要是睾酮。成年男性睾丸每天分泌睾酮4～9mg，50岁后随年龄的增大逐渐减少。睾酮的主要生理作用为：①维持生精作用。②刺激生殖器官发育，促进男性副性征出现并维持其正常形态，如生长胡须、喉结突出等。③促进蛋白质合成，促进骨骼生长，促进红细胞生成。④维持正常性欲。

第四节 女性生殖系统的组成和功能

女性生殖系统也由内生殖器和外生殖器组成（图 6－15）。

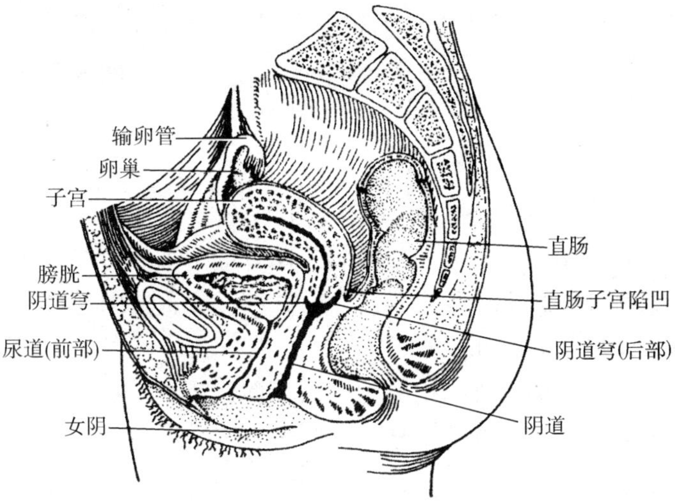

图 6－15 女性骨盆正中矢状切面

一、女性内生殖器

女性内生殖器包括卵巢（生殖腺）、输卵管、子宫、阴道（输送管道）和前庭大腺（附属腺）（图 6－16）。

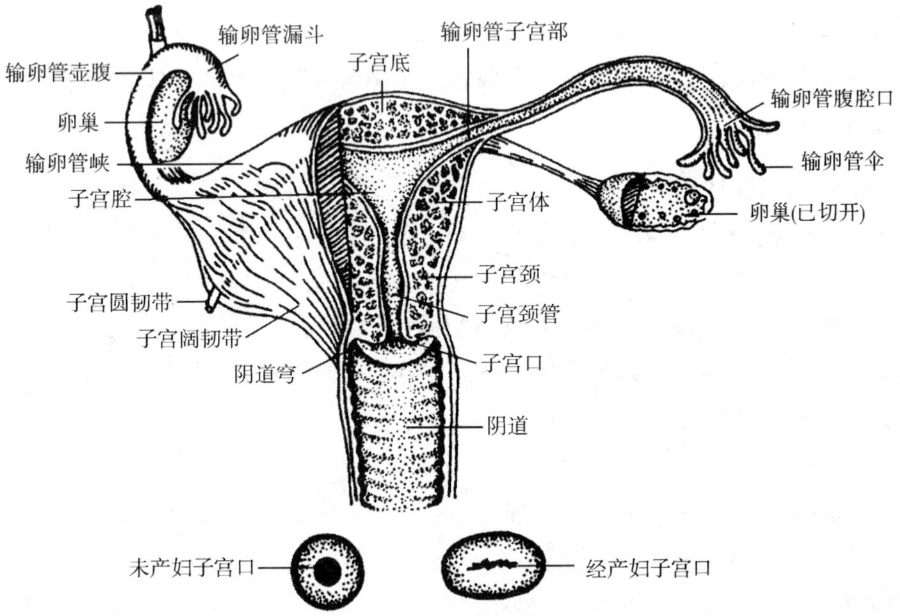

图 6－16 女性内生殖器（前面观）

（一）卵巢

卵巢是女性生殖腺，左右各一，呈扁卵圆形，位于卵巢窝内。卵巢分为外周的皮质和中央的髓质，皮质含有不同发育阶段的卵泡以及黄体和闭锁卵泡等结构；髓质为富含血管、淋巴管和神经的疏松结缔组织。

（二）输卵管

输卵管是一对输送卵子的肌性管道，长 10～14cm，内侧端以输卵管子宫口与子宫腔相通，外侧端以输卵管腹腔口开口于腹膜腔。输卵管由内向外分为四部分：输卵管子宫部，短而狭窄；输卵管峡，短而直，为输卵管结扎术的常选部位；输卵管壶腹，约占输卵管全长的 2/3，管腔粗而弯曲，卵子通常在此受精；输卵管漏斗，为输卵管外侧端膨大部分，呈漏斗状，其边缘游离形成许多细长的指状突起，称输卵管伞。卵巢和输卵管在临床上合称为子宫附件。

（三）子宫

子宫为壁厚腔小的肌性器官，胎儿在此发育生长。

1. 子宫的形态 成人未孕子宫呈前后略扁、倒置的梨形，分三部分：输卵管子宫口以上部分为子宫底；下端较窄呈圆柱形的部分为子宫颈；两者之间的部分为子宫体。子宫体与子宫颈之间狭细的长约 1cm 的部分称子宫峡。

2. 子宫壁的结构 子宫壁由外向内分为三层，即浆膜层、肌层和子宫内膜。子宫内膜可分为功能层和基底层两层。功能层较厚，自青春期起，在卵巢激素的作用下此层每月发生一次周期性剥脱和出血，称为月经。基底层较薄，紧靠肌层，经期不脱落。

3. 子宫的位置和固定装置 子宫位于小骨盆腔的中央，膀胱与直肠之间，呈轻度的前倾前屈位。

子宫借韧带、阴道、尿生殖膈和盆底肌等维持其正常位置及姿势。子宫的韧带有子宫阔韧带、子宫圆韧带、子宫主韧带和子宫骶韧带。阴道为连接子宫和外生殖器的肌性管道，是女性的交接器官，也是排出月经、娩出胎儿的通道。

二、女性外生殖器

女性外生殖器即女阴，包括阴阜、大阴唇、小阴唇、阴道前庭、阴蒂和前庭球。

三、卵巢的生理功能

（一）卵巢的生卵作用

女性两侧的卵巢中有 30 万～40 万个原始卵泡，自青春期起，一般每月只有一个卵泡发育成熟。成熟的卵泡壁发生破裂，卵细胞、透明带和放射冠随同卵泡液冲出卵泡，称为排卵。排卵后，卵泡内的剩余细胞转变为黄体细胞，形成黄体。若卵子未受精，黄体维持两周即退缩，称为月经黄体；若卵子受精，黄体发育成妊娠黄体。

（二）卵巢的内分泌作用

卵巢分泌的激素主要是雌激素和孕激素，其中雌激素包括雌二醇、雌酮和雌三醇，三者中以雌二醇活性最强。孕激素包括孕酮、20α－羟孕酮和 17α－羟孕酮，其中以孕酮的生物活性为最强。卵巢也分泌少量雄激素。

1. 雌激素的作用 ①促进生殖器官发育成熟并维持其正常活动，如促进排卵，促进子宫发育，增强阴道抗菌能力。②激发和维持副性征，如乳房发育、音调变宽、骨盆宽大、臀部肥厚等。③维持正常性欲。④对代谢影响比较广泛，如促进蛋白质合成；促进骨骼生长；促进肾小管重吸收水和钠。

2. 孕激素的作用 孕激素通常要在雌激素作用的基础上发挥作用，主要作用是为胚泡着床做准备和维持妊娠。①对子宫的作用：促使子宫内膜进一步增厚，并出现分泌期的变化，有利于着床。着床后，孕激素可促进子宫基质细胞转化为蜕膜细胞，为胚泡提供营养。另外孕激素可以抑制子宫收缩，具有一定的安胎作用。②对乳腺作用：促进乳腺腺泡发育，为妊娠后泌乳做好准备。③产热作用：孕激素可作用于下丘脑体温调节中枢，引起基础体温上升，故女性在排卵后体温会有升高，临床上将其作为判定排卵的标志之一。

四、月经周期

女性自青春期开始，子宫内膜会出现周期性的剥脱和出血，表现为阴道出血，称为月经。女性的第一次月经称为初潮，50 岁以后月经停止，称为绝经期。月经有明显的周期性，平均 28 天一个周期，称为月经周期。月经周期中子宫内膜会出现一系列形态和功能的变化。根据子宫内膜的变化可将月经周期分为增生期、分泌期和月经期（图 6 – 17）。

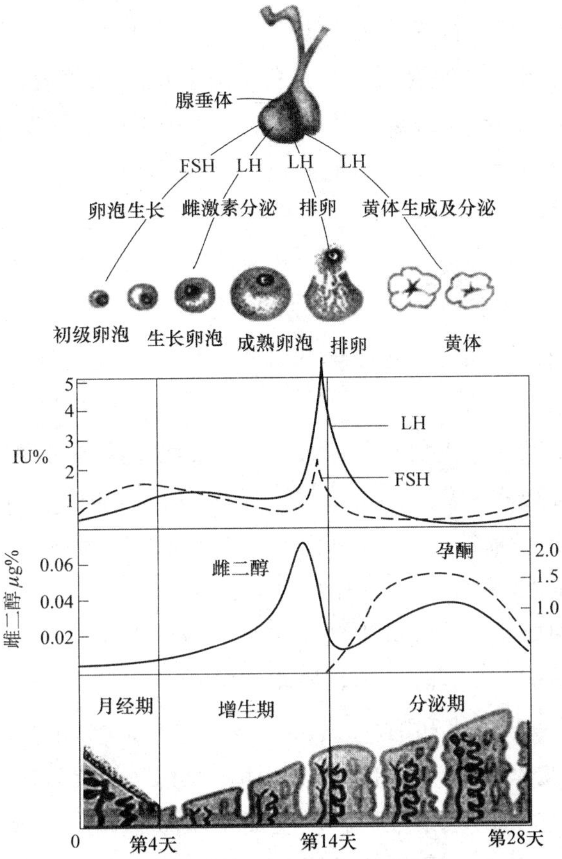

图 6 – 17　月经周期形成示意图

1. 增生期　从月经停止日算起，历时约 10 天，此期卵泡发育并分泌雌激素，子宫内膜在雌激素的作用下修复增生，内膜的腺体增多，但无分泌功能，此期末，卵细胞发育成熟并排卵。

2. 分泌期　自排卵日算起，历时 14 天，此期子宫内膜在雌激素和孕激素的共同作用下进一步增生，腺体开始分泌黏液，为受精卵植入和发育准备好条件。

3. 月经期　从月经开始，历时 3 ~ 5 天，表现为子宫内膜剥脱和出血。此时若卵细胞未受精，体内雌激素、孕激素水平急剧下降，子宫内膜失去激素支持，剥落出血。若卵细胞受精，黄体发育成妊娠黄体，继续分泌雌、孕激素维持妊娠。

子宫内膜的周期性变化受卵巢分泌的激素控制，又受到下丘脑 – 腺垂体内分泌活动的调控，而且大脑皮质也参与调节。因此，月经周期是较容易受社会和心理因素影响并对身体健康状况较敏感的一种生理过程。月经周期的正常与否可作为判断女性生殖功能与内分泌功能的重要指标。

重点小结

1. 泌尿系统的组成 泌尿系统由肾、输尿管、膀胱和尿道组成。

2. 肾的位置、形态和结构 肾为成对的实质性器官，位于脊柱的两侧，其内侧缘的中部凹陷为肾门。肾实质分为浅层的肾皮质和深层的肾髓质，有肾柱、肾锥体、肾乳头、肾小盏、肾大盏和肾盂等结构。

3. 输尿管三个狭窄 在肾盂与输尿管移行处、跨越髂血管处和斜穿膀胱壁处为输尿管的三处狭窄，是结石的易嵌顿部位。

4. 膀胱三角 在膀胱底的内面，左、右输尿管口和尿道内口之间的三角形区域称为膀胱三角，此处平滑无皱襞，是肿瘤、结核和炎症的好发部位。

5. 尿生成的基本过程 ①肾小球的滤过。②肾小管和集合管的重吸收（肾小管和集合管上皮细胞将小管液中的水分和某些溶质重新转运回血液的过程）。③肾小管和集合管的分泌（肾小管和集合管上皮细胞将本身新陈代谢产生的物质或血液中的物质转运到小管液中的过程）。分泌的主要物质有 H^+、NH_3、K^+。

6. 影响肾小球滤过的因素 肾小球滤过膜的面积和通透性、有效滤过压的大小及肾血浆流量。

7. 肾糖阈 尿中刚开始出现葡萄糖时的最低血糖浓度为肾糖阈。

8. 雄激素的生理功能 睾酮的主要生理作用为：①维持生精作用。②刺激生殖器官发育，促进男性副性征出现并维持其正常形态。③促进蛋白质合成。④维持正常性欲。⑤促进骨骼生长，促进红细胞生成。

9. 雌激素的生理功能 ①促进生殖器官发育成熟并维持其正常活性。②激发和维持副性征。③维持正常性欲。④对代谢的影响，如促进蛋白质合成，促进骨骼生长，促进肾小管重吸收水和钠。

10. 月经周期的激素调节 月经周期分为增殖期、分泌期和月经期。子宫内膜的周期性变化受卵巢分泌的激素控制，增生期是雌激素作用所致，分泌期是雌激素和孕激素共同作用的结果，月经期是子宫内膜突然失去雌激素和孕激素支持的结果。

目标检测

扫码“练一练”

一、单项选择题

1. 成人肾门约平对

A. 第 1 腰椎水平　B. 第 2 腰椎水平　C. 第 3 腰椎水平
D. 第 4 腰椎水平　E. 第 5 腰椎水平

2. 肾小管重吸收能力最强的部位是

A. 近端小管　B. 远端小管　C. 髓袢升支

D. 髓袢降支　　E. 远曲小管和集合管

3. 排尿反射的基本中枢位于

A. 大脑皮质　　B. 下丘脑　　C. 中脑　　D. 延髓　　E. 脊髓骶段

4. 脊髓腰骶段或盆神经损害可引起

A. 多尿　　B. 少尿　　C. 尿失禁　　D. 尿潴留　　E. 尿急、尿频

5. 正常人每昼夜排出的尿量在

A. 500～1000ml　　B. 1000～2000ml　　C. 2000～25000ml

D. 2500ml 以上　　E. 不多于 1000ml

6. 睾丸间质细胞的生理功能是

A. 营养和支持生殖细胞　　B. 产生精子　　C. 分泌雄激素

D. 分泌雄激素结合蛋白　　E. 促进精细胞成熟

7. 卵巢分泌的雌激素主要是

A. 雌二醇　　B. 雌三醇　　C. 孕酮　　D. 雌酮　　E. 双苯酚

8. 关于雌激素的生理作用，下列哪项是错误的

A. 促进阴道上皮增生、角化

B. 增强输卵管平滑肌运动

C. 促进子宫内膜增生

D. 刺激乳腺导管和结缔组织增生

E. 促进水和钠的体内排泄

9. 下列哪一项不是孕激素的生理作用

A. 大量分泌可抑制卵泡刺激素和黄体生成素释放

B. 促进子宫内膜腺体分泌

C. 使子宫平滑肌兴奋性降低

D. 促进乳腺腺泡的发育

E. 使子宫颈黏液增多、变稀

10. 关于月经周期的叙述，错误的是

A. 排卵与血液中黄体生成素突然升高有关

B. 子宫内膜的增生依赖于雌激素

C. 子宫内膜剥脱是由于雌激素和孕激素水平降低

D. 妊娠期月经周期消失的原因是血中雌激素、孕激素水平很低

E. 切除两侧卵巢后月经周期即消失

二、多项选择题

1. 输卵管的分部包括

A. 输卵管子宫部　　B. 输卵管峡　　C. 输卵管壶腹

D. 输卵管漏斗　　E. 输卵管伞

2. 男性尿道的三个狭窄位于

A. 前列腺部　　B. 膜部　　C. 尿道球部　　D. 尿道内口　　E. 尿道外口

3. 输精管道包括

A. 睾丸　　B. 附睾　　C. 输精管　　D. 射精管　　E. 尿道

4. 关于泌尿系统，以下说法正确的是
   A. 泌尿系统由肾、输尿管、膀胱和尿道组成
   B. 肾既属于泌尿系统，也属于生殖系统
   C. 膀胱是暂时储存尿液的器官
   D. 泌尿系统主要功能是排出机体代谢产生的所有废物和多余水分
   E. 泌尿系统参与保持机体内环境的平衡和稳定
5. 肾小球的有效滤过压取决于
   A. 肾小球毛细血管血压　B. 血浆晶体渗透压　C. 肾小囊内压
   D. 血浆胶体渗透压　E. 全身动脉血压
6. 正常尿液中不应该出现哪些物质
   A. NaCl　B. 红细胞　C. 葡萄糖　D. 蛋白质　E. 尿素
7. 尿生成的基本过程包括
   A. 肾小球的滤过
   B. 肾小管和集合管的重吸收
   C. 肾小管和集合管的分泌与排泄
   D. 集合管的浓缩和稀释
   E. 经输尿管输送到膀胱贮存

三、简答题

1. 输尿管有几处生理性狭窄？各位于何处？
2. 简述肾单位的组成。
3. 简述生殖系统的组成和主要功能。
4. 简述月经周期中卵巢和子宫内膜的变化。

（杜　娟）

第七章

感觉器官

学习目标

知识要求　**1. 掌握**　眼球壁构造，眼的成像及调节；耳的分部和功能。

2. 熟悉　眼球内容物的组成与结构特点，房水的循环路径。

3. 了解　眼附属器官的结构；内耳的结构；皮肤的结构和功能。

技能要求　1. 能在模型上指认眼球壁的结构和各层结构的关系。

2. 能在模型上指认耳的组成及结构。

案例导入

案例：患者，男，15 岁，因近期通宵玩游戏感觉眼睛干涩、刺痛、视物不清来医院就诊，经诊断为近视。

讨论：1. 近视形成的原因？

2. 近视的视物特点是怎样的？

第一节　感觉器官的组成

扫码“学一学”

感觉器官由感受器及其附属结构共同组成。感受器可接受机体内、外环境各种特定的刺激，并把刺激转变为神经冲动，经感觉神经最终传入至大脑皮质的感觉中枢，从而产生相应的感觉。根据感受器所在位置和接受刺激的来源不同分三类。①外感受器：分布在皮肤、黏膜、眼和听器等处，接受来自外环境的痛、温、触、光和声等刺激。②内感受器：分布在内脏、心血管等处，接受作用于这些器官的物理和化学刺激。③本体感受器：分布于肌、肌腱、关节和内耳等处，接受躯体运动、肌张力和头部位置改变等刺激。

一、视器

视器由眼球和眼副器组成，能接受可见光波的刺激，产生神经冲动。

（一）眼球

眼球位于眼眶内，近似球形，后面以视神经连于间脑。眼球包括眼球壁和眼内容物两部分（图 7－1）。

1. 眼球壁　由外向内分纤维膜、血管膜和视网膜三层。

（1）纤维膜　由致密结缔组织构成，厚而坚韧，具有维持眼球形态和保护眼球内容物的作用。前1/6为角膜，无色透明，无血管，有丰富的感觉神经末梢，感觉非常敏锐。表面曲度较大，有折光作用。后5/6为巩膜，呈乳白色，不透明，其与角膜交界处深部有一环形小管称巩膜静脉窦，是房水循环的通道。

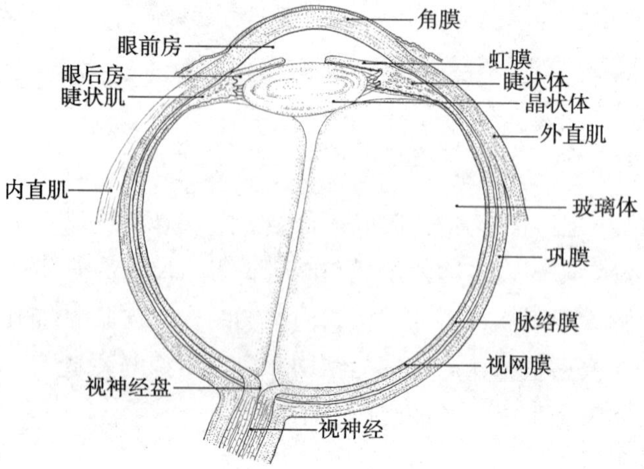

图7－1 眼球水平切面

（2）血管膜 富含血管和色素细胞，呈棕黑色，由前向后分为虹膜、睫状体和脉络膜三部分（图7－2）。

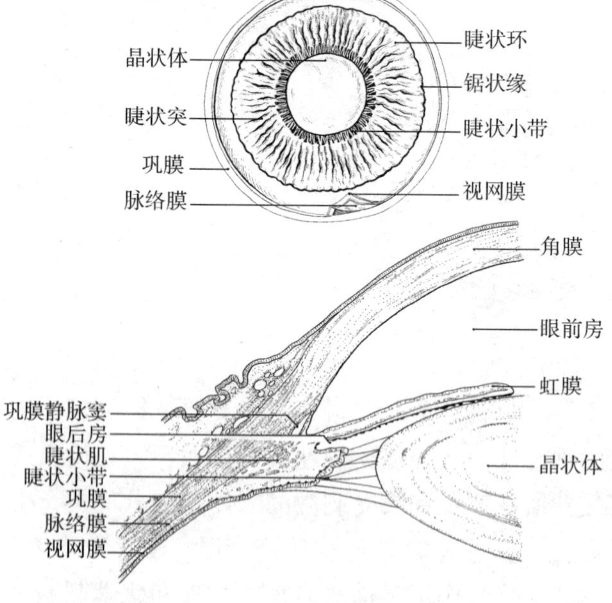

图7－2 虹膜、睫状体和眼房（眼球前半后面观）

虹膜位于角膜后方，呈圆盘状。中央有一圆孔称瞳孔，是光线进入眼球的通路。虹膜内有两种不同方向排列的平滑肌：环绕瞳孔周围的瞳孔括约肌，收缩时瞳孔缩小；呈辐射状排列的瞳孔开大肌，收缩时瞳孔开大。两组肌肉相互协调可调节入眼光量。

睫状体位于虹膜后方，为血管膜呈环状增厚的部分。其前部有睫状突，发出睫状小带与晶状体相连，可通过睫状肌调节晶状体的曲度。

脉络膜位于睫状体的后方，占中膜的后2/3，含有丰富的血管和色素，具有营养眼球及吸收眼内分散光线的作用。

(3) 视网膜　衬于中膜内面，由前向后分为虹膜部、睫状体部和脉络膜部三部分。前两部分无感光作用，故又称视网膜盲部。脉络膜部有感光功能，称视网膜视部。视网膜后部偏内侧可见一圆盘形隆起，是视神经的起始部称视神经盘，此处无感光细胞，故称生理性盲点，视网膜中央动、静脉由此穿行。在视神经盘颞侧稍下方有一黄色小区，称黄斑，其中央凹陷处称中央凹，是感光和辨色最敏锐的部位（图 7－3）。

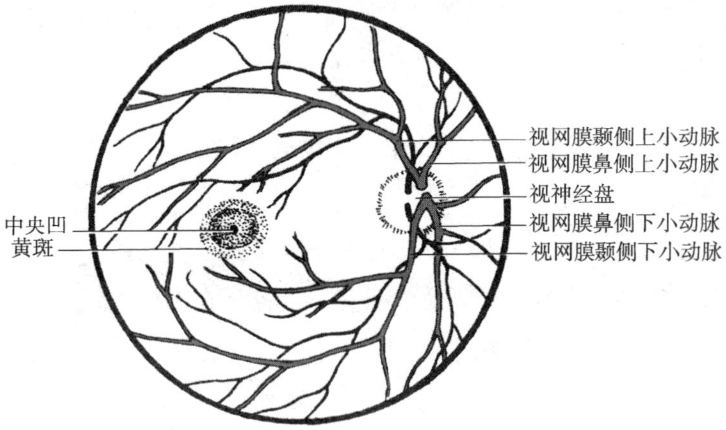

图 7－3　眼底（右侧）

视网膜分内、外两层：外层为色素层，内层为神经层，两层间连结疏松，病理情况下易脱离，即视网膜剥离症。视网膜视部的内层自外向内由三层神经细胞组成：①感光细胞：分视锥细胞和视杆细胞两种，有感光作用。②双极细胞：将视细胞的神经冲动传至内层。③节细胞：其树突与双极细胞联系，轴突汇集成视神经盘，穿出巩膜形成视神经（图 7－4）。

2. 眼球内容物　包括房水、晶状体和玻璃体（图 7－1），均无色透明，无血管分布，具有折光作用，与角膜一起合称为眼的折光系统。

(1) 房水　由睫状体产生，为无色透明的液体，充满于眼房中。眼房是位于角膜与晶状体、睫状体之间的腔隙，被虹膜分为前房和后房。睫状体产生房水后，从眼后房经瞳孔到眼前房，再经虹膜角膜角渗入巩膜静脉窦，最后汇入眼静脉。房水循环的功能是为角膜和晶状体提供营养并维持正常的眼内压，若其回流障碍可造成眼内压增高，临床上称继发性青光眼。

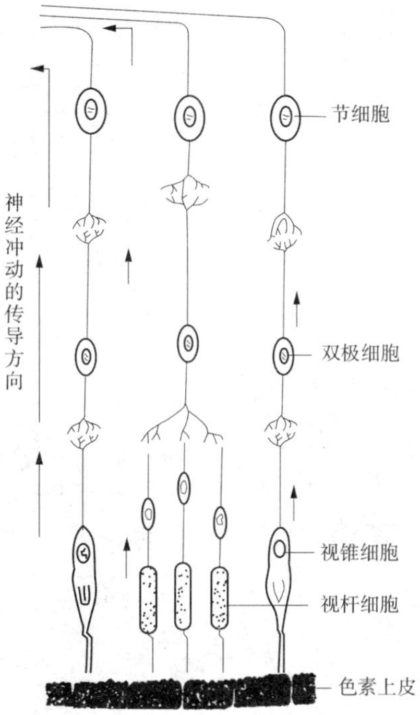

图 7－4　视网膜的结构示意图

(2) 晶状体　位于虹膜与玻璃体之间，形似双凸透镜，富有弹性。晶状体的曲度可随睫状肌的收缩而改变。晶状体若发生浑浊，临床上称“白内障”。

(3) 玻璃体　为无色透明的胶状物质，充满于晶状体和视网膜之间，具有折光和支撑视网膜的作用。若玻璃体发生浑浊，眼前可见晃动的黑点，临床上称“飞蚊症”。

（二）眼副器

眼副器包括眼睑、结膜、泪器、眼外肌及眶内结缔组织等结构，它们对眼球有保护、运动和支持作用。

1. 眼睑 位于眼球前方，分上睑和下睑。上、下睑之间的裂隙称睑裂。眼睑的游离缘称睑缘，前缘有向外生长的睫毛。上、下眼睑的内侧端各有一小孔，称泪点。

2. 结膜 为富有血管、薄而透明的黏膜。衬于眼睑内面的为睑结膜，覆盖于巩膜前表面的是球结膜。沙眼和急性结膜炎是结膜的常见病。

3. 泪器 由泪腺和泪道组成。泪腺位于眶上壁前外侧，分泌泪液对眼球起清洁、灭菌和保护作用。泪道包括泪点、泪小管、泪囊和鼻泪管。泪液经泪点进入泪小管，最终通过鼻泪管流入鼻腔。

4. 眼外肌 共有7块，均为骨骼肌，包括6块运动眼球的肌肉和1块提上睑的肌肉。

二、前庭蜗器

前庭蜗器又称位听器或耳，可分为外耳，中耳和内耳三部分（图7－5）。外耳和中耳是收集和传导声波的装置，内耳是位置觉、听觉感受器所在部位。

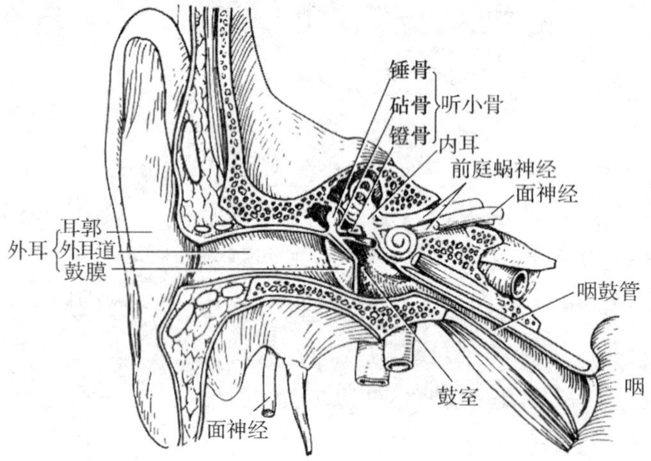

图7－5 前庭蜗器

（一）外耳

外耳包括耳郭、外耳道和鼓膜三部分。耳郭由弹性软骨和结缔组织构成，表面覆盖着皮肤，富有血管和神经。耳郭最下部称耳垂，是临床采血的常用部位。外耳道是从外耳门至鼓膜之间的弯曲管道，成人长约2.5cm。外侧1/3的软骨部，内侧2/3为骨性部。鼓膜为一椭圆形半透明的薄膜（图7－6），位于外耳道底与鼓室之间。在活体鼓膜的前下部有一三角形的反光区称光锥，中耳的一些病变会导致正常光锥的改变或消失。

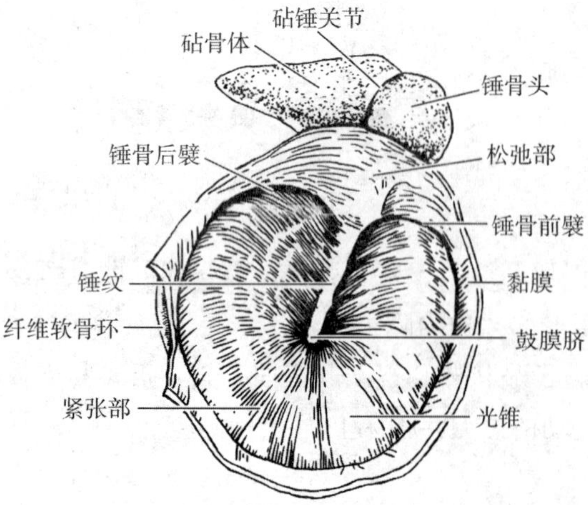

图7－6 鼓膜

（二）中耳

中耳位于外耳与内耳之间，由鼓室、咽鼓管等组成。

1. 鼓室 位于鼓膜与内耳之间，是颞骨岩部内形态不规则的一个含气小腔，腔内有听小骨。听小骨有三块，由外向内为锤骨、砧骨、镫骨。锤骨借其柄连于鼓膜，镫骨以其底封闭内耳前庭窗，听小骨之间借关节和韧带连结成听骨链（图7-7）。

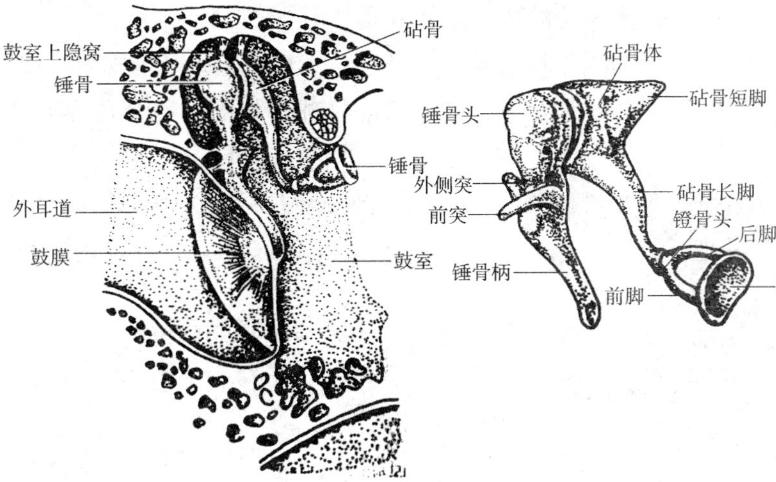

图7-7 听小骨

2. 咽鼓管 咽鼓管是连通鼻咽与鼓室之间的管道，长3.5~4.0cm。咽鼓管向后外开口于鼓室，向前内开口于鼻咽部，咽鼓管平时处于闭合状态，当吞咽或尽力张口时开放，空气可进入鼓室。幼儿的咽鼓管较成人的短而宽，腔也较大，故咽部感染易沿咽鼓管侵入鼓室，引起中耳炎。

（三）内耳

内耳位于颞骨岩部的骨质内，由一系列构造复杂的管腔组成，故又称迷路，是前庭蜗器的主要部分。迷路可分为骨迷路和膜迷路（图7-8）。骨迷路与膜迷路之间充满外淋巴，膜迷路内充满内淋巴，内、外淋巴互不相通。

1. 骨迷路 是骨密质所围成的不规则腔隙，从前内向后外依次分为耳蜗、前庭和骨半规管。

（1）骨半规管 由三个互相垂直的半环形小骨管组成，包括前骨半规管、后骨半规管和外侧骨半规管。

（2）前庭 是位居骨迷路中部的一个不规则的椭圆形腔隙。前庭的后部与三个骨半规管相通，前部通耳蜗。前庭的外侧壁即鼓室的内侧壁，有前庭窗和蜗窗。

（3）耳蜗 位于前庭的前方，形似蜗牛壳（图7-9）。耳蜗为蜗螺旋管围绕蜗轴形成。蜗轴向蜗螺旋管伸出骨螺旋板，将蜗螺旋管分隔成上、下两半。故耳蜗内有三条管道，即上方的前庭阶，下方的鼓阶和中间的蜗管。

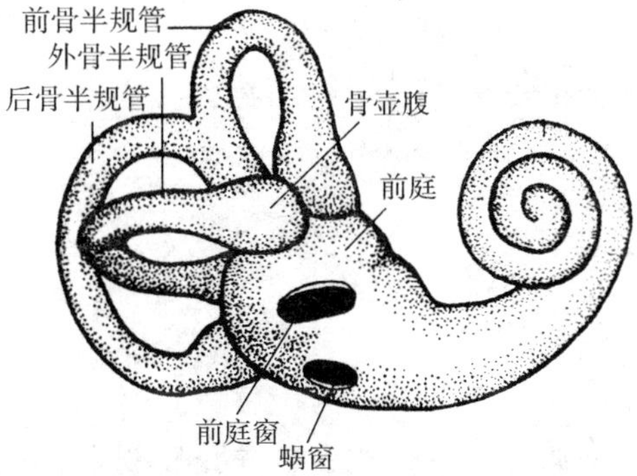

图7-8 骨迷路和膜迷路

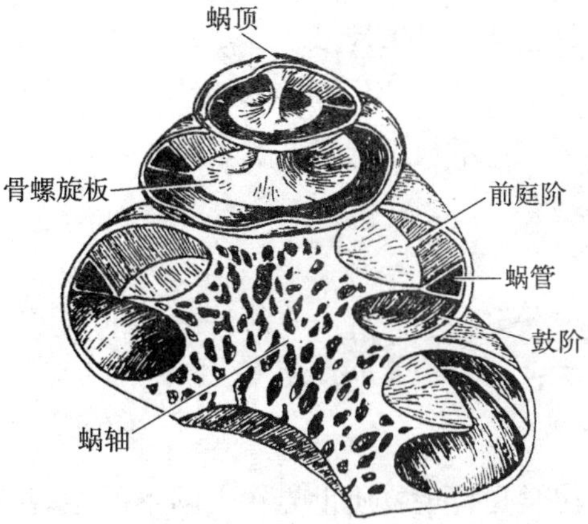

图7-9 耳蜗

2. 膜迷路 套于骨迷路内，是密闭的膜性管腔。位、听觉感受器即位于膜迷路内。膜迷路由膜半规管、椭圆囊和球囊及蜗管三部分组成（图 7－8）。

（1）膜半规管 其形态与骨半规管相似，分别位于相应的骨半规管内，即前膜半规管、后膜半规管和外侧膜半规管。各膜半规管亦有相应呈球形的膨大部分称膜壶腹，壁上有隆起的壶腹嵴。

（2）椭圆囊和球囊 位于骨迷路的前庭内，椭圆囊在后上方，后壁通膜半规管，前壁与球囊相通。球囊居前下方，下端通蜗管。在椭圆囊和球囊上，分别附有椭圆囊斑和球囊斑。

（3）蜗管 位于蜗螺旋管内，前庭端借连合管与球囊相通，以盲端终于蜗顶。蜗管的横切面呈三角形，其下壁为基底膜，膜上有螺旋器（Corti 器），是听觉感觉器。

三、皮肤

皮肤的结构包括皮肤的基本结构和附属结构。

（一）皮肤的基本结构

1. 表皮 是皮肤的最外层，由复层扁平上皮构成。上皮细胞之间有丰富的游离神经末梢。表皮可分为五层，即基底层、棘层、颗粒层、透明层和角质层，前两层合称生发层。基底层细胞分裂比较活跃，不断产生新细胞并向浅层推移，以补充衰老、脱落的角质细胞。表皮是皮肤的重要保护层，而角质层的保护作用尤为明显，对酸、碱、摩擦等因素有较强的抵抗力。

2. 真皮 位于表皮深层，由致密结缔组织组成，分为乳头层和网状层。真皮内有神经、血管、淋巴管及汗腺、毛囊和皮脂腺。真皮的深面为皮下组织，由疏松结缔组织和脂肪组织组成。皮下注射就是将药物注入此层，而皮内注射则是将药物注入真皮内。

（二）皮肤的附属器

1. 毛发 由角化的上皮细胞构成，除手掌和足底外的体表均有分布。暴露于体表的部分称毛干，位于皮肤以内的部分称毛根，外包结缔组织称毛囊，毛根末端膨大部分称毛球，是毛发及毛囊的生长点。在毛根和表皮之间有竖毛肌，受交感神经支配，收缩使毛发立起。

2. 皮脂腺 位于竖毛肌和毛发之间，导管开口于毛囊上部，可分泌皮脂。皮脂腺分布广泛，有润滑皮肤和保护毛发的作用。

3. 汗腺 分泌部位于真皮深部和皮下组织，导管经真皮到达表皮，开口于皮肤表面。汗腺分布于身体大部分，以足跖、腋、额部较多，背部较少。

4. 指（趾）甲 由多层紧密的角化细胞构成。外露部分称甲板；伸入近端皮肤中的部分称甲根；甲板下的皮肤称甲床；甲根下的甲床称甲母质，是甲的生长区。正常甲有光泽呈淡红色。

扫码“学一学”

第二节 感觉器官的功能

感觉是客观物质世界在人脑中的主观反映。感觉的产生过程，首先是感受器或感觉器官接受内、外环境的刺激，通过感受器的换能作用，将各种刺激所包含的能量转换为相应的神经冲动，沿一定的神经传导通路到达大脑皮质的特定部位，经过中枢神经系统的整合，才能产生相应的感觉。

一、感受器的一般生理特征

1. 感受器的适宜刺激 一种感受器通常只对某种特定形式的刺激最敏感，这种形式的刺激称为该感受器的适宜刺激。如视网膜上的视锥细胞和视杆细胞的适宜刺激是一定波长的光波；耳蜗中毛细胞的适宜刺激是一定频率的声波。感受器对适宜刺激的高度敏感性有利于机体对环境做出精确的反应。

2. 感受器的换能作用 感受器具有将各种形式的刺激能量转换为传入神经的动作电位的能力，这种能量转换称为感受器的换能作用。因此，可以把感受器看成是生物换能器。

3. 感受器的编码功能 感受器在感受刺激的过程中，能把刺激所包含的环境变化的信息也转移到动作电位的序列之中，起到了转移信息的作用，这就是感受器的编码功能。如耳蜗受到声波刺激时，不但将声能转换为生物电能，还把声音的音量、音调、音色等信息编排在神经冲动的序列之中，由此传入中枢，感觉中枢便可获得各种不同的声音感觉。

4. 感受器的适应现象 当某一恒定强度的刺激持续作用于感受器时，其感觉神经纤维上的动作电位频率会逐渐降低，即对该刺激变得不敏感，这种现象称为适应现象。感受器的适应快慢有很大的差别，如触觉、嗅觉感受器适应很快，有利于机体不断接受新的刺激；而颈动脉窦压力感受器、痛觉感受器等不容易产生适应，有利于机体对某些生理功能进行经常性的监测。

二、眼的视觉功能

（一）眼的折光功能

1. 眼的折光 眼的折光功能是通过折光系统来实现的。眼的折光系统由角膜、房水、晶状体和玻璃体构成。其中晶状体的凸度大小可以调节，在眼成像中起着重要的作用。通常用简化眼来描述折光系统的成像功能（图 7－10）。

扫码“看一看”

2. 眼的调节 人眼视 6m 以外物体时，入眼的光近乎平行，不需要进行调节即可在视网膜上形成清晰物像。视 6m 以内的近物时，入眼光线变为辐散状，经折射后聚焦在视网膜的后方，只有经过眼的调节，才能在视网膜上清晰成像。眼的调节方式包括晶状体的调节、瞳孔的调节和双眼球会聚。

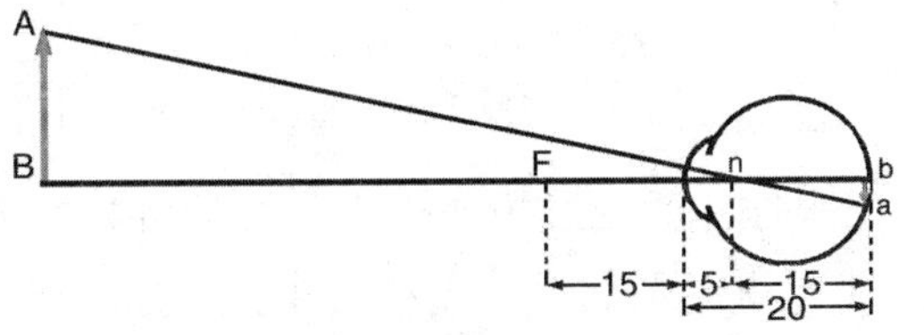

图 7－10 简化眼及其成像示意图

a. 节点；b. 后主焦点；AB. 物体；ab. 物像

（1）晶状体的调节 视近物时，睫状肌收缩，悬韧带松弛，晶状体回弹变凸，折光能力增强，使物像前移。由于看近物时睫状肌处于收缩状态，所以长时间看近物，眼睛会疲劳。晶状体的调节能力可用近点来表示。近点是指晶状体尽最大限度变凸时，所能看清物体的最近距离。近点越近，表示晶状体的调节能力越强。

（2）瞳孔的调节 瞳孔的大小可随物体的变化而出现两种调节：①瞳孔近反射，即视近物时双侧瞳孔缩小，视远物时瞳孔扩大。②瞳孔对光反射，即瞳孔的大小随光线强弱而缩小或扩大的反应。瞳孔对光反射的效应是双侧性的，即光照一侧瞳孔，两侧瞳孔同时缩小（图 7－11）。

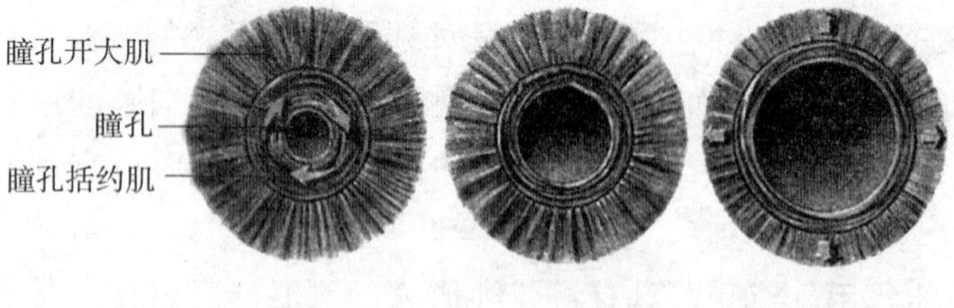

图 7－11　瞳孔对光反射示意图

（3）双眼球会聚　当凝视前方移近的物体时，双眼球同时向鼻侧聚拢的现象，称为双眼球会聚或辐辏反射。其意义在于视近物时，使物像落在双眼视网膜的对应点上，避免复视，从而产生单一的清晰视觉。

3. 折光异常　正常眼不需要调节就能将平行光线聚焦在视网膜上，称为正视眼。若眼的折光能力异常或眼球的形态异常，致使平行光线不能聚焦在视网膜上成像，称为折光异常或屈光不正。眼的折光异常包括近视、远视和散光（图 7－12）。

（1）近视　近视是由于眼球的前后径过长或折光系统的折光能力过强所致。视远物时，平行光线聚焦于视网膜的前方，导致视网膜成像模糊。因此，近视的特点是视远物不清，近点小于正视眼，其矫正方法是佩戴凹透镜。

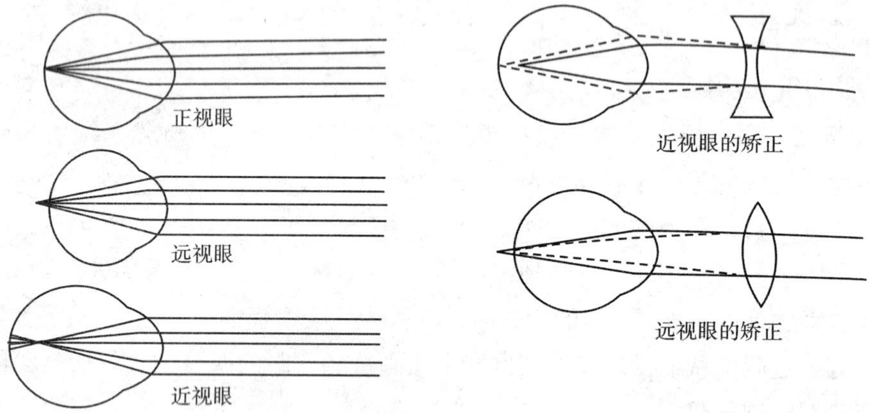

图 7－12　眼的折光异常及其矫正

实线为矫正前的投射情况，虚线为矫正后的投射情况

（2）远视　远视是由于眼球前后径过短或折光系统的折光能力过弱所致。远视的特点是近点大于正视眼，不论看近物还是远物，光线都聚焦于视网膜之后，均需要进行调节，故易发生视疲劳，可佩戴凸透镜矫正。

（3）散光　散光是由于角膜的表面在不同方位上的曲率半径不同，导致光线不能在视网膜上形成焦点，形成不清晰或重叠的影像。散光需要佩戴合适的圆柱形透镜。

（二）眼的感光功能

眼的感光功能由视网膜上的感光细胞完成。感光细胞包括视杆细胞和视锥细胞。外界物体的光线，经折光系统在视网膜上所形成的物像，仅是物理范畴的像，还必须通过感光细胞将感受的光能转换成生物电信号，传入视觉中枢后，才能形成主观意识上的视觉。

视杆细胞主要分布于视网膜周边部，对光的敏感度较高，能感受暗光，但对物体微细结构的分辨能力差，不能分辨颜色。视杆细胞的感光色素是视紫红质，由视蛋白和视黄醛构成，在光照下，视紫红质迅速分解为全反型视黄醛和视蛋白；在暗处视黄醛和视蛋白可重新合成视紫红质。视紫红质在分解和再合成过程中，有一部分视黄醛会被消耗，由血液中的维生素 A 补充。

视锥细胞主要分布于视网膜的中央部，尤其在黄斑中央凹处最为密集。视锥细胞对光的敏感度较低，只能感受强光，但视物精确，而且能够分辨颜色。视锥细胞有三种，分别含有红、绿、蓝三种不同的感光色素。不同的色觉是三种视锥细胞按不同比例受到刺激引起的。色盲是对全部颜色或部分颜色缺乏分辨能力的一种色觉障碍，可分为全色盲和部分色盲。色弱是对某种颜色的识别能力较正常人稍差的一种色觉异常。

拓展阅读

夜盲症

夜盲症是指在夜晚或暗环境下，视力很差，视物不清，造成行动不便。其原因是视杆细胞缺乏合成视紫红质的原料或视杆细胞自身的病变。夜盲症的病因分类包括暂时性夜盲、获得性夜盲和先天性夜盲。暂时性夜盲主要是体内缺乏维生素 A，影响视紫红质的合成而致；获得性夜盲多是由于视杆细胞的营养不良或自身病变所致；先天性夜盲是遗传所致。

（三）与视觉有关的几种生理现象

1. 明适应与暗适应 人从明亮处突然进入暗处，最初看不清楚任何物体，经过一定时间后，视觉才逐渐恢复，能看清暗处的物体，这种现象称为暗适应。暗适应是从亮光处进入暗光处后，视紫红质再合成增加，光敏度逐渐增高的过程。相反，从暗处突然来到明亮处，起初只感到耀眼的光亮，不能视物，须经片刻才能恢复视觉，这种现象称为明适应。其产生机制是由于在暗处视杆细胞蓄积的大量视紫红质，到光亮处迅速分解，产生耀眼的光感。待视紫红质大量分解后，视锥细胞便维持亮光下的明视觉。

2. 视敏度 又称视力，是指眼对物体细微结构的分辨能力，即眼能分辨物体两点间最小距离的能力，通常以视角作为衡量视力的标准。视角是指物体上两点发出的光线射入眼球后，经节点相交时形成的夹角。眼能辨别的视角越小，表示视力越好。当视角为 1’ 时，视力为 1.0。视力表就是根据这个原理设计的。

3. 视野 单眼固定注视正前方一点，该眼所能看到的空间范围称为视野。在同一光照条件下，用不同颜色的光，测得的视野大小依次为：白色 > 黄色 > 蓝色 > 红色 > 绿色，这表明不同的感光细胞在视网膜上分布不同。一般颞侧视野大于鼻侧，下侧视野大于上侧。临床上检查视野，可以帮助诊断视网膜或视传导通路上的病变。

4. 双眼视觉 两眼同时观看同一物体时所产生的视觉为双眼视觉。双眼视觉可以扩大视野，弥补生理盲点，增加对物体距离、形态大小判断的准确性，感知物体的深度，并形成立体视觉。

三、耳的生理功能

（一）外耳与中耳的传音功能

1. 外耳的功能 耳郭的形状有利于收集声波，在一定程度上还可帮助判断声音发出的方向。有些动物的耳郭可以转动，以探测声源的方向。外耳道是声波传导的通路，同时还起到共鸣腔的作用。

2. 中耳的功能 中耳的鼓膜、听骨链和前庭窗之间的联系构成了声音从外耳传向内耳的有效通路，将声波振动能量高效地传递到内耳淋巴。

鼓膜是一个压力承受装置，具有较好的频率响应和较小的失真度，能将声波如实地传到听骨链。听骨链如同一个固定角度的杠杆，可使振动的振幅减小而压强增大，提高传音效率，又可避免对内耳和前庭窗膜造成损伤。咽鼓管是鼓室和咽腔相通的管道，平时处于关闭状态，当吞咽或打哈欠时开放。咽鼓管的开放可以维持鼓膜两侧压力平衡，这对于维持鼓膜的正常位置、形状和振动性能有重要意义。

声波可通过气传导和骨传导两条途径传入内耳。①空气传导路径：声波→耳郭→外耳道→鼓膜→锤骨→砧骨→镫骨→前庭窗→前庭阶外淋巴→蜗管内淋巴→螺旋器（图7－13）。②骨传导路径：声波→颅骨→耳蜗骨壁→蜗管内淋巴→螺旋器。

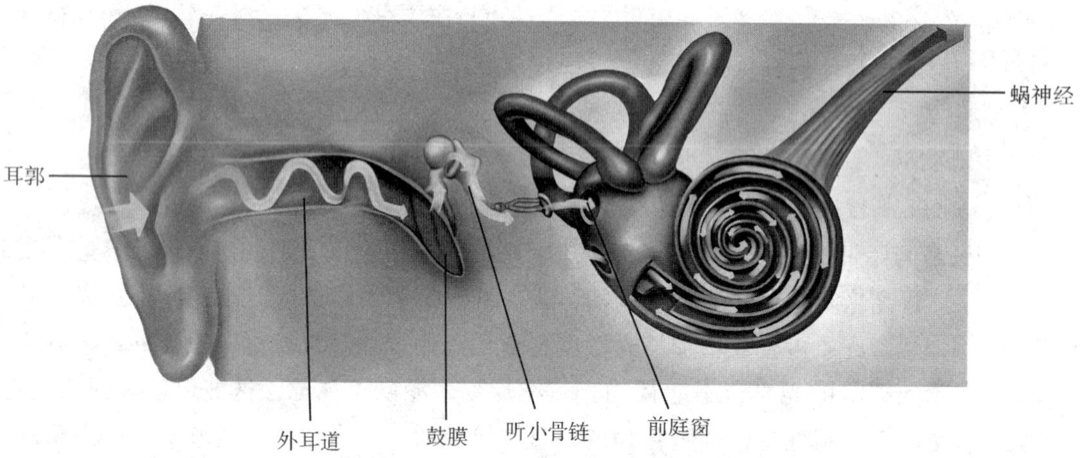

图7－13 声波的空气传导示意图

（二）内耳耳蜗的感音功能

耳蜗感音换能的关键因素是基底膜的振动。声波无论从前庭窗还是从蜗窗传入内耳，都可以通过外淋巴到内淋巴的振动而引起基底膜的振动。基底膜振动时，毛细胞受到刺激而兴奋，进而引起听神经产生冲动，经听觉传导路传至中枢引起听觉。

耳蜗对声音频率和强度的分析一般用行波学说来解释。该学说认为，基底的振动最先发生在耳蜗底部，随后以行波的方式向耳蜗顶部传播。耳蜗对声音强度的分析，一般认为与蜗神经传入纤维的数量有关。

人耳能感受的声波振动频率在20～20000Hz之间，且对于其中每一种频率的声波，都有一个刚好能引起听觉的最小振动强度，称为听阈。对每一个振动频率的声波，都有自己的听阈和最大可听阈，两者所包含的范围则称为听域。

拓展阅读

药物中毒性听力障碍

听力障碍是指听觉系统中的传音、感音以及对声音的综合分析的各级神经中枢发生器质性或功能性异常，导致听力不同程度的减退。常用音叉检查患者气导和骨导的情况，确定听力障碍的病变部位和性质。由于某些药物剂量过大或个体差异，如庆大霉素、链霉素、卡那霉素、新霉素等，在用药后出现的耳聋称为药物中毒性耳聋，在我国聋哑儿童中，有近半数是因药物中毒引起。

（三）前庭器官的功能

前庭器官的半规管、椭圆囊和球囊是人体运动状态及在空间位置的感受器，在维持身体的平衡中起重要作用。

半规管壶腹内的壶腹嵴是感受旋转变速运动的感受器，适宜刺激是身体旋转时的速度变化。椭圆囊和球囊上有椭圆囊斑和球囊斑，是感受直线变速运动的感受器。椭圆囊斑平面与地面平行，能感受前后、左右方向上的直线变速运动；而球囊斑平面与地面垂直，能感受上下、左右方向上的直线变速运动。

当前庭器官受刺激而兴奋时，除引起位置觉、运动觉外，还能引起各种姿势调节反射、自主神经反应和眼震颤等前庭反应。姿势调节反射可保持身体姿势的平衡。眼球震颤是指身体做旋转运动时，眼球出现不由自主的有节律的往返运动。前庭器官受到过强或过长时间刺激时，常会引起恶心、呕吐、眩晕等症状，为前庭自主神经性反应。有些人前庭功能非常敏感，受到轻微刺激就可引起不适应反应，严重时称为晕动病，如晕车、晕船等。

四、皮肤的功能

1. 防护功能 皮肤完整的覆盖于身体表面，可以防止体内水分、电解质和营养物质的丧失，还可阻止外界有害的物质侵入，保护机体免受各种因素的侵袭。

2. 感觉功能 皮肤中有多种感觉神经末梢，可将不同的刺激转换成神经冲动，沿相应的神经纤维传入中枢，引起痛、温、触、压等感觉。

3. 调节体温 皮肤是机体的主要散热器官，可以通过辐射、传导、对流、蒸发等方式散发热量，对于维持体温恒定具有重要的作用。

4. 吸收功能 皮肤具有一定的吸收能力，在外用药物治疗作用上有着重要的意义。水溶性物质如维生素C、葡萄糖等不易被皮肤吸收，脂溶性物质如维生素A、性激素及糖皮质激素可吸收。药物的剂型可影响皮肤的吸收，膏类可促进吸收，霜剂次之，粉剂和水粉剂很少吸收。皮肤的损伤可降低屏障作用，经皮吸收增加。

5. 分泌与排泄 汗腺及皮脂腺具有分泌和排泄作用，汗液的排泄不仅排出大量水分，而且有部分氯化钠、尿素、尿酸与其他盐类等也随之排出。

重点小结

1. 眼球壁的层次结构 由外向内分外膜、中膜和内膜三层。外膜为纤维膜，前1/6为角膜，后5/6为巩膜；中膜为血管膜，分为虹膜、睫状体和脉络膜三部分；内膜是视网膜。

2. 眼的成像及调节 眼折光成像的原理与凸透镜的成像原理基本相似，眼的调节方式包括晶状体的调节、瞳孔的调节和双眼球会聚。

3. 房水的循环路径 睫状体产生房水后，从眼后房经瞳孔到眼前房，再经虹膜角膜角渗入巩膜静脉窦，最后汇入眼静脉。

4. 眼球内容物的组成与结构特点 眼球内容物包括房水、晶状体和玻璃体，均无色透明，无血管分布，具有折光作用。房水为液体；晶状体形似双凸透镜；玻璃体为胶状物质。

5. 耳的分部 可分为外耳、中耳和内耳三部分。外耳包括耳郭、外耳道和鼓膜三部分；中耳由鼓室、咽鼓管、乳突窦和乳突小房组成；内耳又称迷路，可分为骨迷路和膜迷路。

6. 耳的功能 外耳与中耳具有传音功能；内耳耳蜗具有感音功能；前庭器官的半规管、椭圆囊和球囊是人体运动状态及在空间位置的感受器。

7. 皮肤的结构和功能 皮肤的基本结构包括表皮和真皮质，附属结构包括毛发、皮脂腺、汗腺和指（趾）甲等。皮肤有防护、感觉、体温调节、吸收和分泌与排泄。

目标检测

扫码“练一练”

一、单项选择题

1. 关于黄斑的描述正确的是

A. 位于视神经盘的鼻侧　B. 为视锥细胞最密集处

C. 视神经由此穿过　D. 视网膜中央动脉由此穿入

E. 仅能感受弱光，无辨色能力

2. 关于眼球中膜的描述错误的是

A. 富含血管和色素　B. 晶状体借睫状小带连于睫状体

C. 虹膜的颜色因人种而异　D. 睫状体有分泌房水的功能

E. 睫状肌可调节瞳孔的大小

3. 听觉感受器是

A. 椭圆囊斑　B. 鼓膜　C. 螺旋器

D. 壶腹嵴　E. 球囊斑

4. 眼的折光系统不包括

A. 玻璃体　B. 泪器　C. 角膜　D. 房水　E. 晶状体

5. 与改变晶状体曲度有关的结构是

A. 瞳孔括约肌　B. 睫状肌　C. 外直肌　D. 内直肌　E. 上睑提肌

二、多项选择题

1. 前庭器包括

A. 壶腹嵴　B. 螺旋器　C. 球囊斑　D. 椭圆囊斑　E. 颈动脉窦

2. 听小骨包括

A. 锤骨　B. 钩骨　C. 镫骨　D. 骰骨　E. 砧骨

3. 眼球的内容物包括

A. 房水　B. 睫状体　C. 晶状体　D. 玻璃体　E. 视神经盘

4. 视网膜包括

A. 睫状体　B. 瞳孔　C. 视神经盘　D. 黄斑　E. 中央凹

5. 眼球壁包括

A. 眼球纤维膜　B. 眼球血管膜　C. 视网膜

D. 结膜　E. 角膜

6. 关于视近物时晶状体的调节过程，错误的有

A. 睫状肌收缩　B. 睫状小带被拉紧　C. 晶状体曲率减少

D. 晶状体的折光能力增强　E. 将近处辐散光线聚焦在视网膜上

7. 感受器的一般生理特性是

A. 都有各自的适宜刺激

B. 能把刺激能量转换为传入神经的动作电位

C. 能对环境变化的信息进行编码

D. 对恒定刺激有适应现象

E. 对非适宜刺激一般不起反应

8. 能感受光线刺激的是

A. 水平细胞　B. 双极细胞　C. 神经节细胞

D. 视锥细胞　E. 视杆细胞

三、简答题

1. 简述眼的折光系统的组成及作用。
2. 简述房水的循环及其意义。
3. 简述声波空气传导的路径。
4. 简述皮肤的基本结构及基本功能。

（杜　娟）

第八章

神经系统

学习目标

知识要求 **1. 掌握** 脊髓的内部结构，脑的分部；突触的结构和突触传递过程；外周神经递质与受体的种类和功能。

2. 熟悉 脑脊液循环和血－脑屏障；脊髓对躯体运动的调节，小脑的功能；自主神经系统的功能。

3. 了解 脊神经、脑神经的分布概况；神经系统的感觉功能；脑的高级功能。

技能要求 1. 学会在标本上观察确认脊髓、脑的位置和外形结构。

2. 在标本上观察确认脑、脊髓被膜的分层和硬膜外隙、蛛网膜下隙的位置。

案例导入

案例：患者，男性，71岁，因右上肢震颤2年，加重1个月就诊。2年前患者无明显诱因出现右手震颤，静止时明显，1个月来逐渐加重。表现为慌张步态，面部表情呆板；右上肢震颤，四肢肌张力高，伴行动迟缓；生理反射正常。初步诊断为帕金森病。

讨论：1. 试分析患者的主要病变部位及患病机制。

2. 患者可采用何种药物治疗？

扫码“学一学”

第一节　神经系统的组成

一、概述

神经系统包括脑、脊髓组成的中枢神经系统以及与脑和脊髓相连的周围神经系统。神经系统是人体结构和功能最复杂的系统，在人体完成功能活动时起主导作用。

1. 神经系统的区分　神经系统分为中枢神经系统和周围神经系统（图8－1）。中枢神经系统包括脑和脊髓，分别位于颅腔和椎管内。周围神经系统是指与脑和脊髓相连的神经，即12对脑神经和31对脊神经。周围神经根据分布部位不同，又可将其分为躯体神经和内脏神经。内脏运动神经根据其形态、生理功能和药理特点，又分交感神经和副交感神经。在周围神经中，感觉神经的冲动自感受器传向中枢，故又称传入神经；运动神经的冲动自中枢传向周围，故又称传出神经。

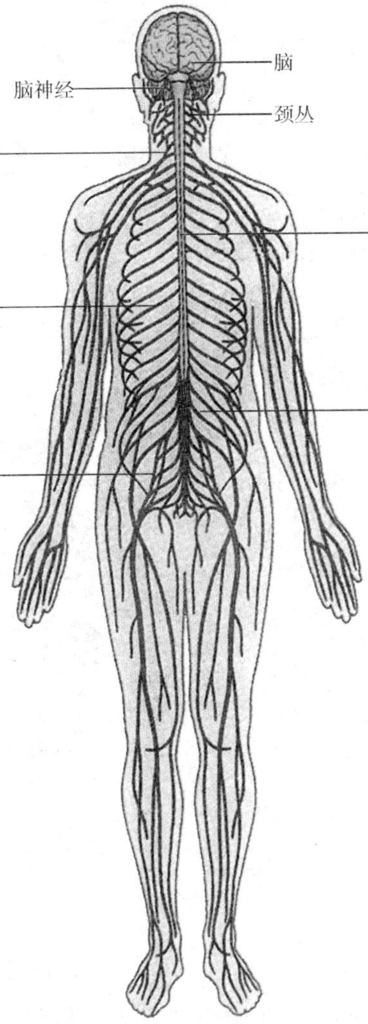

图 8－1　神经系统示意图

2. 神经系统的常用术语　在中枢神经系统，神经元胞体及其树突聚集的部位，在新鲜标本中色灰暗，称为灰质。其中在大、小脑表面配布的灰质层，称皮质；神经纤维集聚的部位，因髓鞘含类脂质而色泽白亮，称白质。位于大脑和小脑的白质位于深部，称髓质；除皮质外，形态和功能相似的神经元胞体聚集成团，称神经核；起止、行程和功能基本相同的神经纤维聚集在一起，称纤维束。

在周围神经系统，神经元胞体聚集在一起，称神经节；神经纤维聚集成神经束，数个神经束被结缔组织包裹，称神经。

二、中枢神经系统

（一）脊髓

脊髓是脑与脊髓低级中枢和周围神经联系的通道。

1. 脊髓的位置和外形　脊髓位于椎管内，上端在枕骨大孔处与延髓相接，下端在成人平对第 1 腰椎体下缘，新生儿可达第 3 腰椎体下缘。

成人脊髓长42～45cm，呈前后略扁的圆柱状（图8－2）。脊髓全长有两处膨大，颈膨大和腰骶膨大。脊髓末端变细，称脊髓圆锥，其下端延续为细长的无神经组织的终丝。终丝周围的数条脊神经根称马尾。

脊髓表面有6条纵行的沟和裂，前面较深的是前正中裂，后面较浅是后正中沟，前正中裂两侧是前外侧沟，后正中沟两侧是后外侧沟。脊髓有节段性，共有31个节段，包括颈髓8节、胸髓12节、腰髓5节、骶髓5节和尾髓1节，依次发出31对脊神经。

2. 脊髓的内部结构 脊髓由灰质和白质两部分组成。在脊髓的横切面上，中央有一细小的中央管，纵贯脊髓全长，其周围是灰质，灰质的外周为白质（图8－3）。

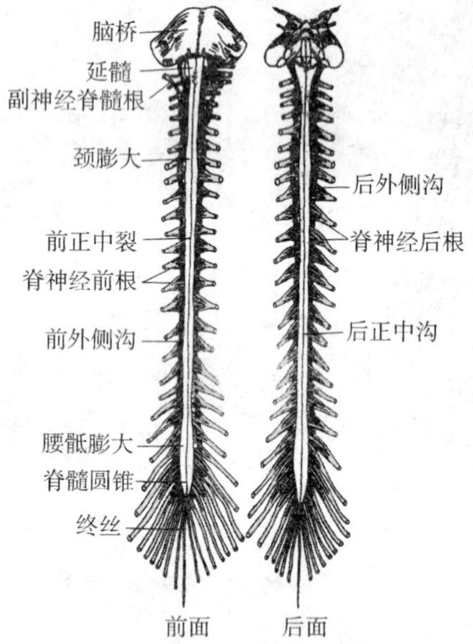

图8－2 脊髓的外形

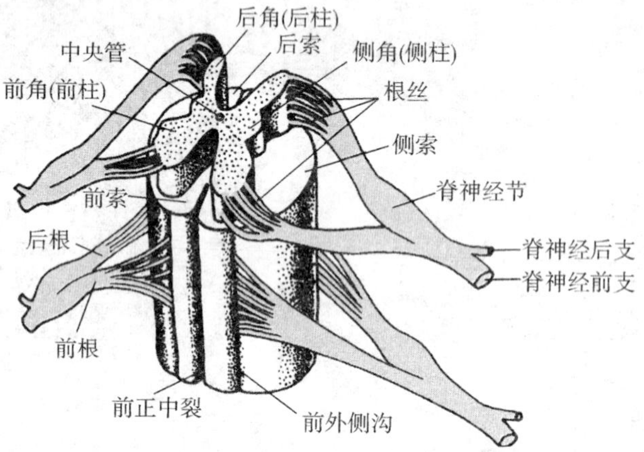

图8－3 脊髓的内部结构

（1）灰质 在横断面上呈蝶形，灰质前端膨大，称前角，内含运动神经元，其轴突出脊髓，构成脊髓前根支配躯干和四肢的骨骼肌；灰质向后的膨大，称后角，内含联络（中间）神经元；脊髓胸段和上腰段的前角与后角之间，灰质有突向外侧的侧角，其内含有交感神经元。它发出的轴突加入前根支配内脏运动。

拓展阅读

脊髓灰质炎

脊髓灰质炎通常称小儿麻痹症，由脊髓灰质炎病毒侵袭脊髓灰质前角，导致前角神经元受损而得名。因前角运动神经元支配骨骼肌，故前角受损时，其支配的相应骨骼肌出现弛缓性瘫痪，但感觉没有障碍。

（2）白质 位于灰质的周围，每侧借脊髓的沟、裂分为三个索，即前索、外侧索和后索。各索由纵行的纤维束组成，其中上行传导纤维束将感觉冲动传到脑，主要有薄束和楔束，位于后索，传导躯干和四肢的本体感觉（来自肌、肌腱、关节等处的位置觉、运动觉和振动觉）和精细触觉。脊髓丘脑束位于外侧索和前索，将来自躯干和四肢的痛觉、温度觉、粗触觉、压觉传导到脑；下行传导纤维束将大脑皮质发出的冲动传到脊髓，然后再传到骨骼肌，支配其运动。主要的下行传导束有皮质脊髓束。

（二）脑

脑位于颅腔内，可分为脑干、间脑、小脑和端脑四部分（图 8－4）。

1. 脑干 位于颅后窝枕骨大孔前上方的斜坡上，上接间脑，下续脊髓，背侧与小脑相邻。自上而下分为三部分：中脑、脑桥和延髓。

（1）脑干的外形 分腹侧面和背侧面（图 8－5）

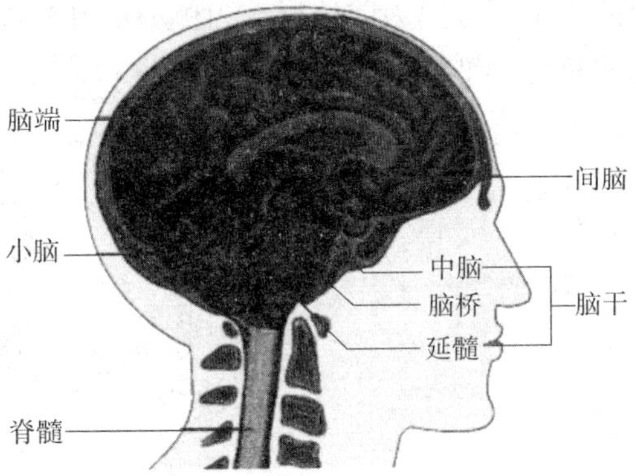

图 8－4 脑示意图

延髓腹侧面呈倒置的圆锥体。下部表面有与脊髓续接的沟和裂；上部前正中裂两侧，有一对纵行隆起称锥体，由大脑皮质发出的皮质脊髓束构成。脑桥的腹侧面宽阔膨隆，称脑桥基底部，向两侧逐渐缩细与小脑相连，称小脑中脚。脑桥腹侧下缘与延髓之间为延髓脑桥沟。中脑的腹侧面为一对柱状结构，称大脑脚。

延髓背侧面下部后正中沟的两侧，各有两个纵行隆起，内侧薄束结节，外侧楔束结节，深面分别有薄束核和楔束核。上部与脑桥背侧共同形成菱形窝，菱形窝底与小脑围成第四脑室，中央管在中脑内的一段称中脑水管。中脑背侧面有两对圆形隆起，上方一对为上丘，与视觉反射有关；下方一对为下丘与听觉反射有关。

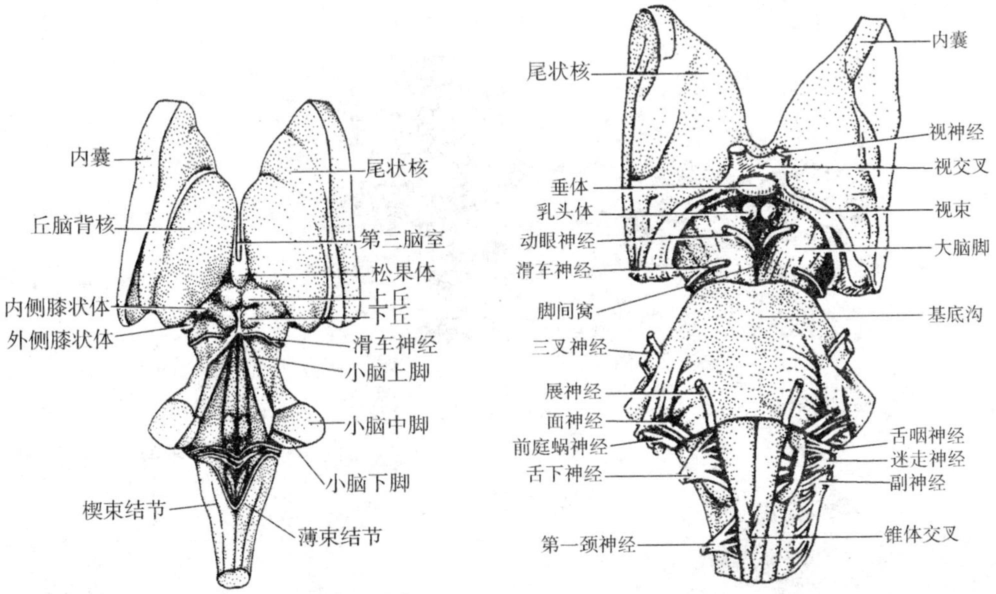

图 8－5 脑干

（2）脑干的内部 由灰质、白质和网状结构组成。脑干中的灰质分散成彼此独立的神经核团，其中直接与脑神经联系的称脑神经核。脑干内除了脑神经核以外，还有很多非脑神经核，如延髓中的薄束核、楔束核，中脑中的红核、黑质等。

脑干的白质主要由上行纤维束、下行纤维束和出入小脑的纤维束组成。在脑干内还存在着很多纵横交错成网状的神经纤维，其间散在着大小不等的神经细胞团块，此为脑干的网状结构。

2. 间脑 位于中脑与端脑之间，大部分被大脑半球所覆盖，其内的窄腔称第三脑室。间脑主要包括背侧丘脑和下丘脑。

（1）背侧丘脑 又称丘脑，为一对卵圆形的灰质团块，内部被由白质构成的呈“Y”形的内髓板分隔为前核群、内侧核群和外侧核群三部分（图8－6）。前核群调节内脏运动；内侧核群对维持大脑皮质兴奋状态有重要作用；外侧核群是皮质下的感觉中枢。背侧丘脑的后下方有一对突起，称内侧膝状体和外侧膝状体。内侧膝状体接受听觉传导通路的纤维，外侧膝状体接受视束的传入纤维。

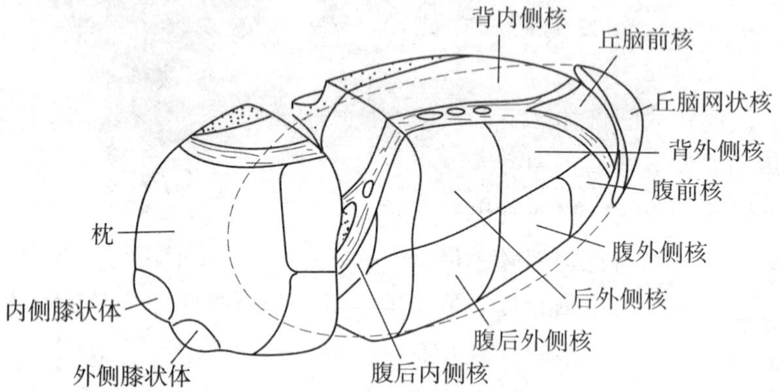

图8－6 背侧丘脑的核团示意图

（2）下丘脑 位于背侧丘脑的前下方，构成第三脑室的下壁和侧壁的下部，由前向后包括视交叉、灰结节、乳头体及漏斗。下丘脑结构十分复杂，内有多个重要核群，如视上核、室旁核等（图8－7）。

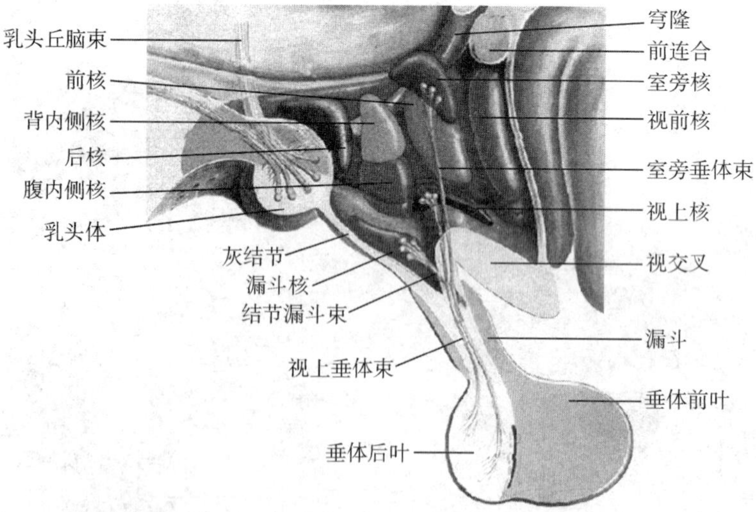

图8－7 下丘脑的主要核团及纤维联系

3. 小脑 位于颅后窝、脑干的背侧。小脑两侧部膨大，称小脑半球。中间部较窄，称小脑蚓。上面平坦，下面较膨隆。在小脑半球下面的前内侧，各有一突出部，称小脑扁桃体（图8－8）。小脑根据发生、功能和结构，可分成三叶：绒球小结叶（古小脑）、前叶（旧小脑）和后叶（新小脑）。

小脑表层的灰质称小脑皮质，深部的白质称小脑髓质。在髓质内埋藏有四对灰质团块，总称小脑核。

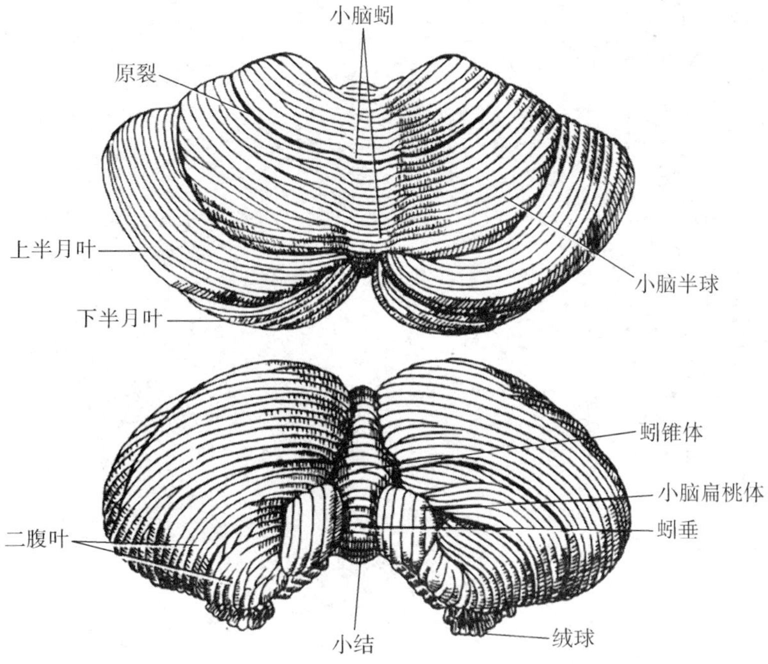

图 8－8 小脑的外形

4. 端脑 是脑的最高级部位，由左、右大脑半球构成。两侧大脑半球借胼胝体连接，其间的裂隙称为大脑纵裂。大脑半球后部与小脑之间的横行裂隙称为横裂。

（1）大脑半球外形 大脑半球表面凹凸不平，凹陷处为脑沟，沟间的隆起称脑回。每侧大脑半球可分为上外侧面、内侧面和下面，借三条沟分为五叶。三条沟为外侧沟、中央沟和顶枕沟。五叶为额叶、顶叶、枕叶、颞叶和岛叶（图 8－9、图 8－10）。

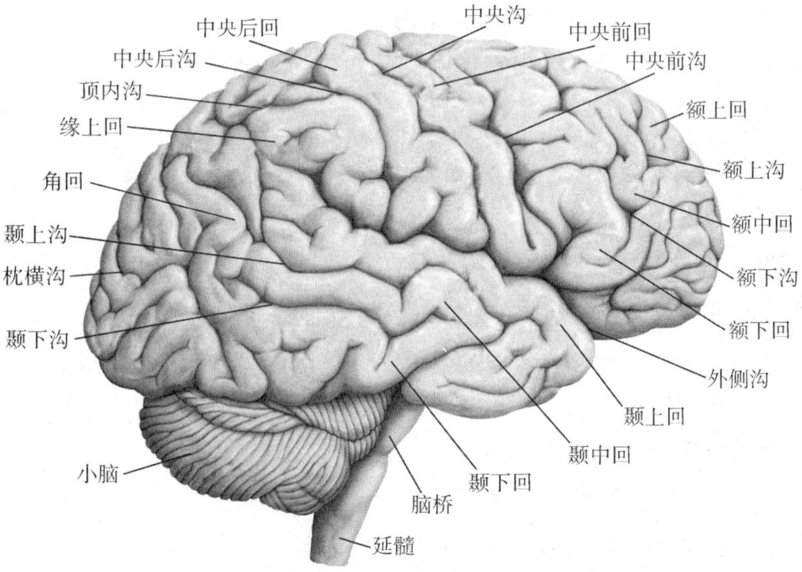

图 8－9 大脑半球外侧面

大脑半球有许多重要的沟回。在上外侧面，紧靠中央沟前面有中央前回，后面有中央后回。在颞叶，外侧沟内有颞横回，为听觉中枢。在枕叶内侧面的脑回为视觉中枢。在内侧面和下面，围绕胼胝体有扣带回和海马旁回，其前端附近的皮质是嗅觉的主要区域。海马旁回上方有齿状回，与扣带回、海马旁回等相连接成为围绕胼胝体呈穹隆形的脑回，合称为边缘叶，参与组成边缘系统。

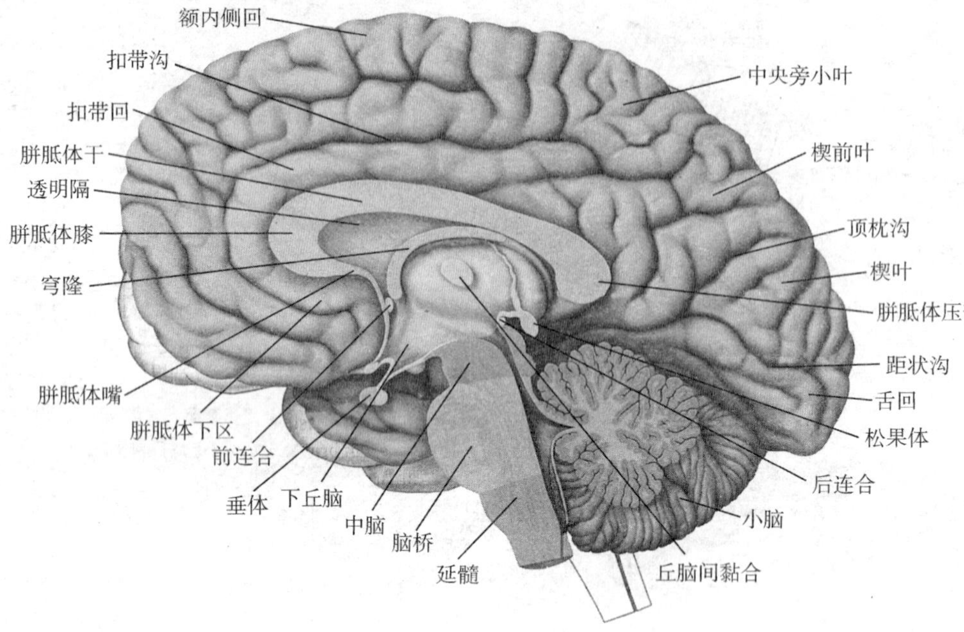

图 8－10　大脑半球内侧面

（2）端脑内部结构　大脑半球表面为灰质，称大脑皮质。在大脑半球的基底部，髓质内埋有灰质团块，包括基底核，含有尾状核、豆状核和杏仁核等。豆状核和尾状核合称为纹状体，主要功能是调节肌张力和协调肌的运动。

大脑深部为白质，称大脑髓质。神经纤维束可分为三种：联络纤维是联系同侧半球各部分之间的纤维；连合纤维是连接左右两半球皮质的纤维，最主要的是胼胝体；投射纤维由联系大脑皮质和皮质下结构的纤维构成。内囊是位于背侧丘脑、尾状核与豆状核之间的投射纤维。当内囊损伤时，患者会出现偏身感觉丧失、偏瘫和偏盲的“三偏”症状。

三、周围神经系统

按照与中枢神经系统连接部位和分布范围的不同，通常将周围神经系统分为三部分，即脊神经、脑神经和内脏神经。

（一）脊神经

与脊髓相连的神经称脊神经，共 31 对，包括颈神经 8 对、胸神经 12 对、腰神经 5 对、骶神经 5 对、尾神经 1 对。每对脊神经都由前根和后根在椎间孔处汇合而成，出椎间孔后主要分为细小的后支和较粗大的前支。后支分布于项、背部皮肤和深群肌；前支除胸神经保持明显的节段性分布外，其余均先相互交织成神经丛，形成颈丛、臂丛、腰丛和骶丛（图 8－1）。

（二）脑神经

脑神经与脑相连，共 12 对，它们的顺序名称是：Ⅰ嗅神经、Ⅱ视神经、Ⅲ动眼神经、Ⅳ滑车神经、Ⅴ三叉神经、Ⅵ展神经、Ⅶ面神经、Ⅷ前庭蜗神经、Ⅸ舌咽神经、Ⅹ迷走神经、Ⅺ副神经、Ⅻ舌下神经（图 8－11）。

脑神经中的纤维成分较为复杂，性质也不同。第Ⅰ、Ⅱ、Ⅷ对神经为感觉性神经；第Ⅲ、Ⅳ、Ⅵ、Ⅺ、Ⅻ对神经为运动性神经；第Ⅴ、Ⅶ、Ⅸ、Ⅹ对神经为混合性神经。脑神经主要分布于头面部，其中，第Ⅹ对还分布到胸腹腔脏器。

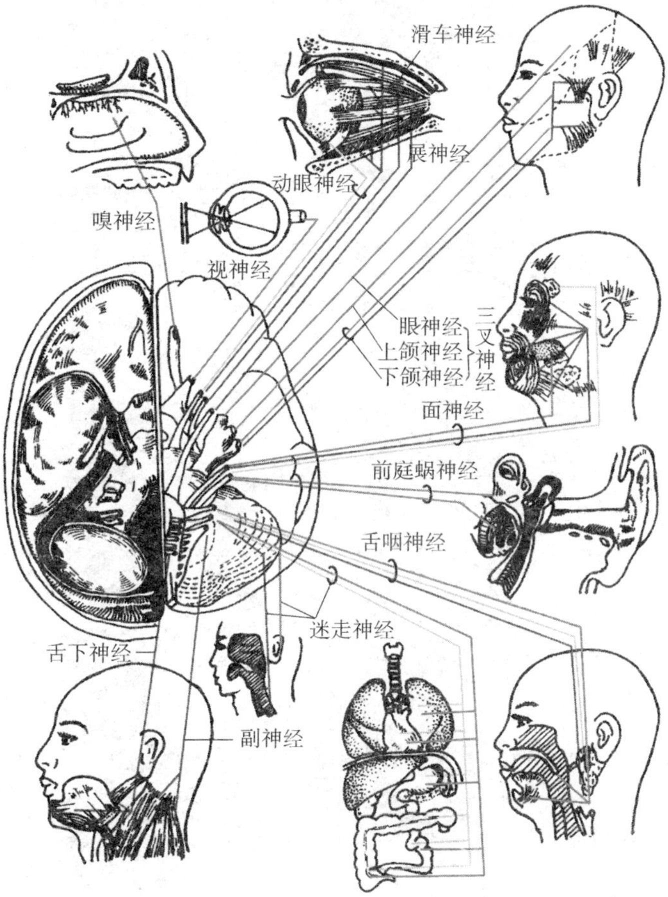

图 8－11　脑神经概况

（三）内脏神经

内脏神经主要分布于内脏、心血管和腺体，可分为内脏运动神经（图 8－12）和内脏感觉神经。

1. 内脏运动神经　内脏运动神经的功能在于调节内脏活动，内脏一般都接受交感神经和副交感神经的双重支配。

（1）交感神经　交感神经的低级中枢部位于脊髓胸 1 至腰 3 节段的灰质侧角内，周围部包括交感神经节、交感神经节前和节后纤维。

交感神经节因位置不同，分为椎旁节和椎前节。椎旁节位于脊柱两侧，借节间支连成左右交感干。椎前节位于脊柱前方。脊髓侧角内的神经元即节前神经元，发出交感神经节前纤维，进入椎旁节或椎前节。交感神经节内的神经元即节后神经元，发出交感神经节后纤维，分布于所支配的器官或头颈部、躯干和四肢的血管、汗腺和立毛肌。

（2）副交感神经　副交感神经的低级中枢位于脑干的内脏运动核和骶髓第 2～4 节的骶部副交感核，周围部包括副交感神经节、副交感神经节前和节后纤维。

副交感神经节位于器官的附近或器官内，也称为器官旁节和器官内节。副交感神经中枢部位内的节前神经元，发出副交感神经节前纤维，行至副交感神经节，在节内更换神经元。副交感神经节内的节后神经元，发出副交感神经节后纤维，分布于所支配的器官。

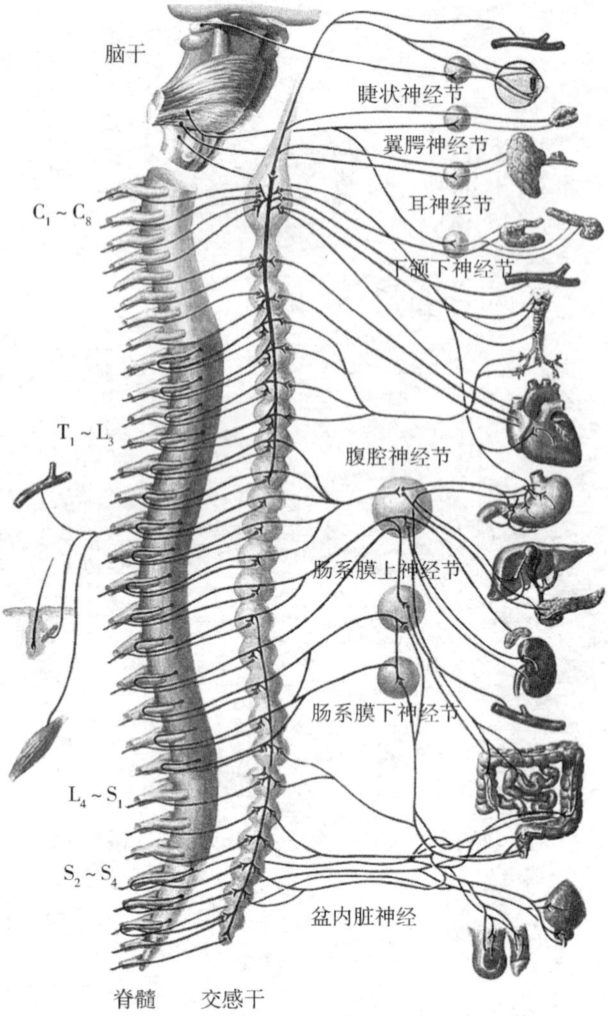

图 8－12 内脏运动神经概况

2. 内脏感觉神经 内脏器官除有交感和副交感神经支配外，也有感觉神经分布。内脏感觉冲动进入中枢后，经过一定途经传至背侧丘脑及大脑皮质，但确切的通路尚不十分清楚。内脏感觉纤维的数目较少，且多为细纤维，所以内脏器官的一般活动不能引起机体主观感觉。强烈的内脏活动可引起内脏感觉，如内脏平滑肌痉挛可引起疼痛；内脏感觉纤维的传入途径比较分散，因此内脏的感觉（内脏痛）往往定位不准确。

四、脑和脊髓的被膜、脑室系统及血－脑屏障

（一）脑和脊髓的被膜

脑和脊髓的表面有三层被膜，由外向内依次为硬膜、蛛网膜和软膜。它们具有保护、支持脑和脊髓的作用。

1. 硬膜 致密而坚韧，包被于脊髓的部分为硬脊膜，包被于脑的部分为硬脑膜。硬脊膜与椎管内面骨膜之间的腔隙为硬膜外隙，有脊神经根经过。临床上施行硬膜外麻醉，就是将麻醉剂注入该间隙（图 8－13）。硬脑膜由两层合成，在某些部位两层分开，构成特殊的颅内静脉管道，称硬脑膜窦，主要有上矢状窦、乙状窦等。内层在某些部位向内折叠形成不同形态的板状结构，主要有大脑镰和小脑幕。

2. 蛛网膜 为无血管和神经的透明薄膜。蛛网膜与软膜之间有蛛网膜下隙，其内充满

脑脊液。脊髓蛛网膜下隙在脊髓末端扩大为终池，临床上常在此部行腰椎穿刺，抽取脑脊液检查或注入药物。脑蛛网膜还形成颗粒状小突起突入上矢状窦内，称蛛网膜粒。

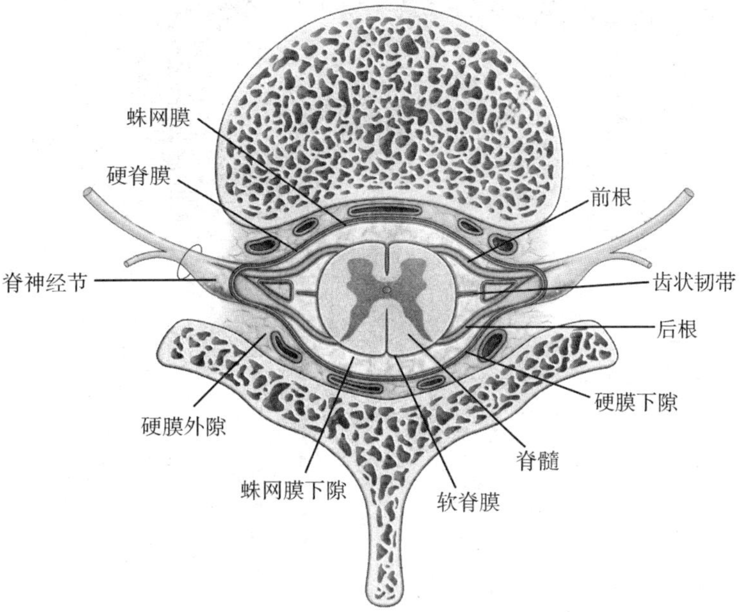

图 8－13　脊髓被膜及其形成的腔隙（横断面）

3. 软膜　为紧贴脑和脊髓表面并且伸入其沟裂中的富含血管的薄层结缔组织膜。在脑室，软脑膜还参与构成脉络丛。脉络丛是产生脑脊液的主要结构。

（二）脑室系统

1. 脑室　为脑内的腔隙，包括位于左、右大脑半球内的侧脑室；位于两侧间脑之间的第三脑室；位于延髓、脑桥背面和小脑之间的第四脑室。

2. 脑脊液及其循环　脑脊液为无色透明的液体，由各脑室内的脉络丛产生，充满于脑室及蛛网膜下隙，对脑和脊髓起缓冲、保护、运输代谢产物和调节颅内压等作用。脑脊液循环起自侧脑室，经室间孔流入第三脑室，接着经过中脑水管流入第四脑室，然后经第四脑室正中孔和外侧孔流入蛛网膜下隙，最后通过蛛网膜颗粒渗入硬脑膜窦，回流入静脉（图 8－14）。

（三）血－脑屏障

在中枢神经系统内，毛细血管内的血液与脑组织之间，具有一层有选择性通透作用的结构，称为血－脑屏障。其结构基础是毛细血管内皮、毛细血管的基膜及神经胶质细胞突起形成的胶质膜等。血－脑屏障可阻止有害物质进入脑组织，维持脑细胞内环境的相对稳定。

第二节　神经系统的功能

一、神经元间的信息传递

神经系统是人体内起主导作用的调节系统。在神经系统主导的调节活动中，中枢神经系统的功能主要是处理信息，周围神经系统的功能是传递信息。

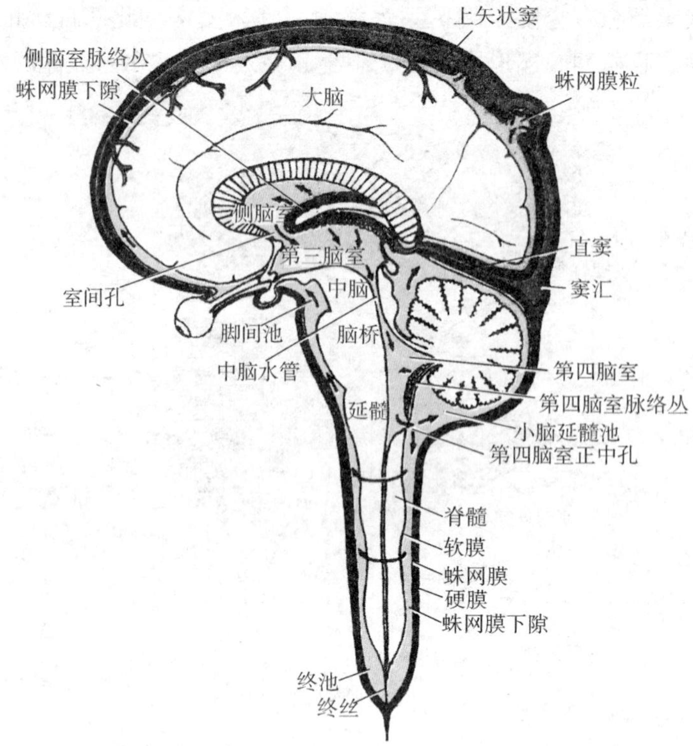

图 8－14　脑脊液循环途径模式图

（一）**突触与突触传递**

突触是神经元之间或神经元与效应器之间相互接触并传递信息的部位。

1. 突触的类型与结构　突触按神经元之间接触部位的不同，可将突触分为轴突－胞体突触、轴突－树突突触、轴突－轴突突触等；按突触传递产生的效应不同，可分为兴奋性突触和抑制性突触；按信息传递方式的不同，分为化学性突触和电突触。

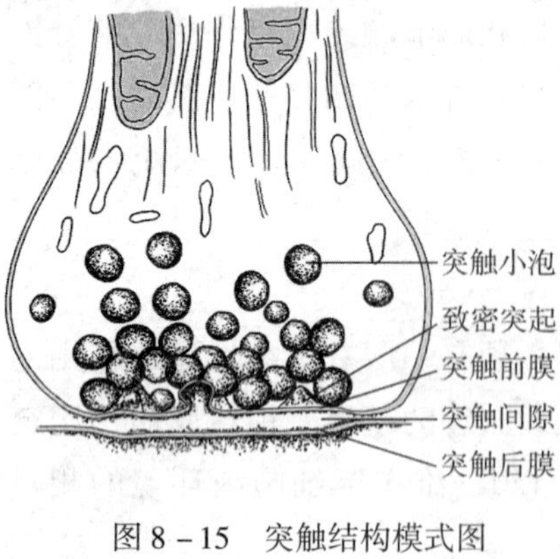

图 8－15　突触结构模式图

在人体神经系统内，主要依靠化学性突触实现信息传递。经典的化学性突触由突触前膜、突触间隙以及突触后膜三部分组成（图 8－15）。神经元的轴突末梢分出许多小支，其末端膨大称突触小体。突触小体末梢的膜称为突触前膜，与之相对的为突触后膜，两膜之间的缝隙为突触间隙。突触小体内的突触小泡内含有高浓度的神经递质，突触后膜上含有与递质相应的受体及各种离子通道。

2. 突触传递　是指突触前神经元的信息抵达突触后神经元，引起突触后神经元活动的过程。神经冲动引起突触前膜去极化，细胞外的 Ca^{2+} 进入突触小体，引起突触小泡释放神经递质到突触间隙。递质与突触后膜受体结合，引起某些离子通道开放，某些离子进出后膜，突触后膜发生电位变化。信息即从突触前神经元传递到突触后神经元，引起突触后神经元的活动改变。

（二）**神经递质与受体**

突触传递通过神经递质作用于相应的受体实现，因此神经递质和受体是化学性突触传递最重要的物质基础。

1. 神经递质 外周神经递质主要是乙酰胆碱（ACh）和去甲肾上腺素（NE 或 NA）。以 ACh 作为递质的神经纤维称为胆碱能纤维，以 NE 作为递质的神经纤维称为肾上腺素能纤维。

中枢神经递质比较复杂，大致可归纳为胆碱类、单胺类、氨基酸类、肽类和嘌呤类。

2. 受体 神经递质必须与细胞膜上相应的受体结合才能发挥作用。某些药物能与受体结合并产生递质相似的生理效应，称之受体激动剂或递质拟似剂；还有些药物虽能与受体结合但不产生生理效应，从而妨碍递质与受体结合，称为受体阻断剂。

（1）胆碱能受体 能与 ACh 结合而发挥生理效应的受体称为胆碱能受体。根据药理特性，胆碱能受体分为毒蕈碱型受体（M 受体）和烟碱型受体（N 受体）两类。N 受体又分为自主神经节突触后膜上的 N_1受体，神经－骨骼肌接头终板膜上的 N_2受体。ACh 与 M 受体结合后，产生的效应称为毒蕈碱样作用（M 样作用），包括心脏活动抑制，支气管平滑肌、胃肠道平滑肌、膀胱逼尿肌、虹膜环行肌收缩，汗腺、消化腺分泌增加和骨骼肌血管舒张等。阿托品可阻断 M 样作用。ACh 与 N 受体结合产生的效应称为烟碱样作用（N 样作用），表现为肌肉震颤、心跳加速、血压升高。筒箭毒能阻断 N 样作用。

（2）肾上腺素能受体 肾上腺素（A 或 E）和去甲肾上腺素（NE）都属于儿茶酚胺，其受体称为肾上腺素能受体。肾上腺素能受体可分为 α 型和 β 型两种。α 受体又可分为 α_1 和 α_2受体，β 受体则能分为 β_1、β_2和 β_3受体。

NE 与 α 受体（主要是 α_1受体）结合后主要产生兴奋性效应，包括血管收缩、子宫收缩、瞳孔散大等，也有抑制性效应，如小肠平滑肌舒张（与 α_2受体结合）；NE 与 β 受体（主要是 β_2受体）结合后产生抑制性效应，包括血管、子宫、小肠、支气管等的舒张，但与心肌 β_1受体结合产生兴奋性效应。β_3受体主要分布在脂肪组织，与脂肪分解有关。酚妥拉明能阻断 α 受体，普萘洛尔（心得安）能阻断 β 受体。

（二）反射中枢活动的一般规律

反射中枢即反射弧的中枢部分，在完成反射的过程中通过对传入信息的整合，影响效应器的活动状态。

1. 中枢神经元的联系方式 在中枢神经系统中，神经元的数目众多，联系方式复杂多样，主要有以下五种（图 8－16）：辐散式联系、聚合式联系、链锁式联系、环式联系和单线式。

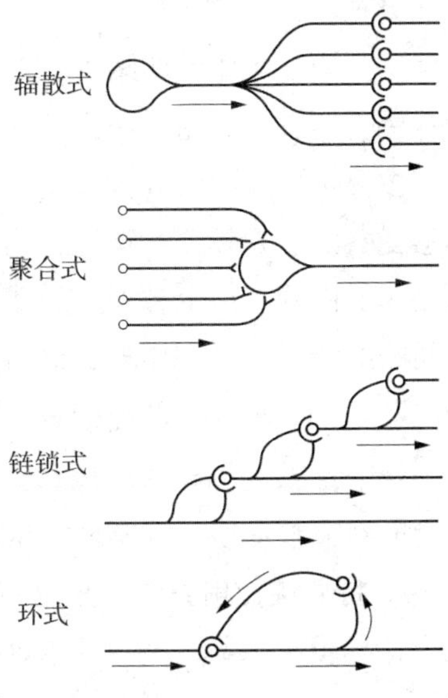

图 8－16 神经元的联系方式示意图

2. 中枢兴奋传播的特征 兴奋通过化学性突触传递时，主要表现为以下几方面的特征。

（1）单向传递 化学性突触传递只能从突触前神经元传向突触后神经元。

（2）中枢延搁 兴奋通过化学性突触传递时需经历多个环节，因而，兴奋通过反射中枢时往往较慢，这一现象称为中枢延搁。

（3）总和 在反射活动中，经突触引起的是局部电位，可产生总和现象，如果去极化总和达到阈电位，即可爆发动作电位。

（4）后发放　在反射活动中，当对传入神经的刺激停止后，传出神经仍继续发放冲动，使反射活动可继续一段时间，这种现象称为后发放。

（5）兴奋节律的改变　突出后神经元兴奋节律与突出前神经元兴奋节律不完全相同。

（6）对内环境变化敏感和易疲劳性　内环境理化因素的变化，如缺 O_2、CO_2 过多、麻醉剂以及某些药物等均可影响突触传递。突触传递相对容易疲劳，其原因可能是递质的耗竭。

3. 中枢抑制

（1）突触后抑制　前一神经元兴奋，使抑制性中间神经元兴奋并释放抑制性递质，导致突触后神经元受到抑制。

（2）突触前抑制　通过减少突触前神经元末梢兴奋性递质的释放，从而使突触后神经元兴奋活动减弱，这种抑制称为突触前抑制。突触前抑制多见于感觉传入途径中，对外周传入中枢的感觉信息有控制作用。

拓展阅读

镇痛药

镇痛药是指可部分或完全缓解疼痛的药物。有资料表明，在体内存在着有“抗痛系统”，它由脑啡肽神经元、脑啡肽及阿片受体组成。脑啡肽能抑制感觉神经末梢释放兴奋性递质，从而干扰痛觉冲动传入中枢，起着疼痛感觉的调控作用。镇痛药，例如吗啡，作用是激动阿片受体，激活脑内的“抗痛系统”，从而产生中枢性镇痛作用。

二、神经系统的感觉功能

人体感觉的形成，首先要通过各种感受器接受内外环境的刺激并转化为神经冲动，冲动经特定的感觉传导通路传至特定的中枢，经中枢分析后，在人的主观意识中引起某种特定的感觉。

（一）感觉传导通路

感受器感受刺激后所产生的神经冲动传导到大脑皮质的通路，称感觉（上行）传导通路，主要包括浅感觉和深感觉两条传导通路。浅感觉是指皮肤与黏膜的痛、温、触、压觉，其感受器的位置较浅；深感觉指本体感觉，其传导通路还包括皮肤的精细触－压觉。传导通路一般由两个以上神经元组成，传导特定的神经冲动，且在传入过程中左右交叉到对侧，经间脑的背侧丘脑和内囊，最后投射到大脑皮质相应区域。

（二）丘脑与感觉投射系统

丘脑是感觉传导的接替站，除嗅觉外，各种感觉的传导通路均在丘脑内更换神经，然后投射到大脑皮质。丘脑向大脑皮质的投射分为两大系统（图 8－17）。

1. 特异性投射系统　丘脑特异感觉接替核及其投射至大脑皮质特定感觉区的神经通路称为特异投射系统。每一种感觉的传导途径都是专一的，具有点对点的关系。丘脑的联络核也与大脑皮质有特定投射关系，但不引起特定的感觉，主要参与感觉功能的联系与协调。

2. 非特异性投射系统　由丘脑的髓板内核群发出并弥散地投射到大脑皮质广泛区域的

神经通路称为非特异投射系统。这一投射系统与大脑皮质之间不具有点对点的关系，上行纤维进入皮质后分布于各层内，不能引起特定的感觉，又称为脑干网状结构上行激动系统。

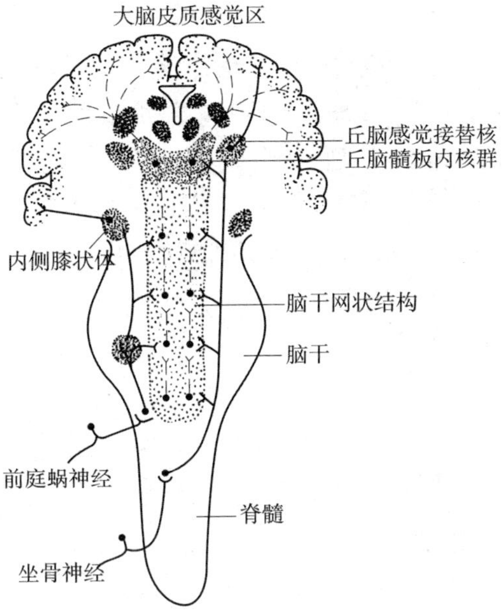

图 8－17　感觉投射系统示意图

实线代表特异投射系统，虚线代表非特异投射系统

（三）**大脑皮质的感觉分析功能**

躯体感觉信息经特异性投射系统投射到大脑皮质的躯体感觉代表区，通过大脑皮质的精细分析与综合，产生特定的感觉。躯体感觉代表区主要有体表感觉区、本体感觉区和内脏感觉区（图 8－18）。

1. 体表感觉区　全身体表感觉在大脑皮质的投射区主要位于中央后回，又称第一体表感觉区。其投射规律有：①交叉投射，即一侧体表感觉纤维投射到对侧大脑皮质的相应区域，但头面部感觉的投射为双侧。②倒置安排，投射区域的空间安排呈一倒置躯体，但头面部内部分布仍正立。③投射区的大小与体表部位的感觉灵敏度有关，如唇的投射区比背部的投射区大。

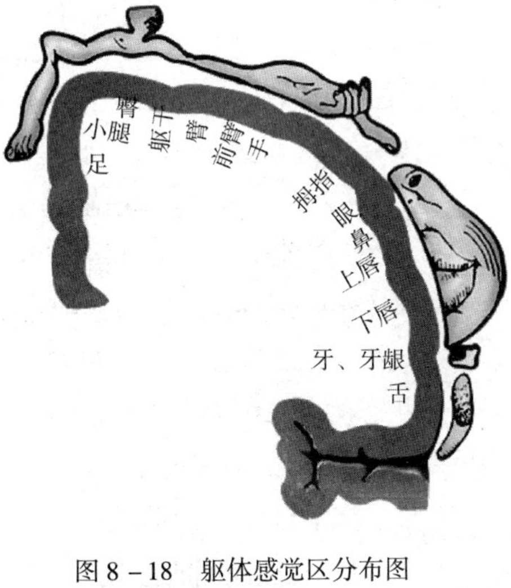

图 8－18　躯体感觉区分布图

在中央前回与岛叶之间还有第二体表感觉，其投射是正立的，而且具有双侧性。此区仅能对感觉信息做比较粗糙的分析，定位差。

2. 本体感觉区　主要是对身体的空间位置、姿势、运动状态和运动方向的感觉。目前认为中央前回也是本体感觉区的投射区。

3. 内脏感觉区　内脏感觉来自内脏感受器的传入冲动，其适宜刺激是体内的自然刺激，如肺的扩大与缩小、血压的升降等。内脏感觉主要是痛觉。内脏感觉的投射区混杂于体表第一、第二感觉区、运动辅助区和边缘系统等皮质部位。

（四）**痛觉**

痛觉是指机体受到伤害性刺激时产生的一种不愉快的感觉，常伴有情绪变化、自主神经反应和防御性反应。痛觉感受器分布广泛。临床上可根据需要，采用普鲁卡因等局部麻醉药封闭神经来阻断痛觉冲动的传入，也可采用吗啡等镇痛药，作用于中枢内镇痛系统达到镇痛效果。

1. 皮肤痛 先后出现快痛与慢痛两种性质的痛觉。快痛是一种定位清楚而尖锐的刺痛，形成迅速，去除刺激后很快消失。慢痛是一种定位不明确的烧灼痛，形成较慢，持续时间较长，并伴有心率加快、血压升高以及情绪反应等。

2. 内脏痛 与皮肤痛比较，有以下特点：①定位不准确、定性不清楚，这是最主要的特点。②缓慢、持续，常呈渐进性增强。③对机械牵拉、痉挛、缺血、炎症等刺激敏感，而对切割、烧灼等刺激不敏感。④特别能引起不愉快的情绪活动，并伴有恶心、呕吐和心血管及呼吸活动改变。⑤可伴有牵涉痛。

3. 牵涉痛 某些内脏疾病常引起一定的体表部位发生疼痛或痛觉过敏，称为牵涉痛。例如，心绞痛患者常感到心前区、左肩和左上臂内侧区疼痛；胆囊炎、胆石症发作时，可感觉右肩区疼痛；阑尾炎早期发生腹上区或脐区痛等。

三、神经系统对躯体运动的调节

（一）脊髓对躯体运动的调节

躯体运动最基本的反射中枢在脊髓，其对躯体运动的调节主要有屈肌反射和牵张反射。

1. 屈肌反射和对侧伸肌反射 当皮肤受到伤害性刺激时，受刺激一侧肢体关节的屈肌收缩而伸肌舒张，称为屈肌反射。当刺激强度加大到一定值时，在同侧肢体发生屈肌反射的基础上出现对侧肢体伸肌反射。其生理意义在于，对侧肢体伸直以支持体重，保持身体平衡，以防跌倒。

2. 牵张反射 骨骼肌受到外力牵拉而伸长时，受牵拉的肌肉会产生反射性收缩，此种反射称为牵张反射。牵张反射可分为肌紧张和腱反射两种类型。

（1）肌紧张 缓慢而持续牵拉肌腱所引起的牵张反射称为肌紧张。肌紧张表现为骨骼肌轻度而持续地收缩。人体的肌紧张主要表现在伸肌，其生理意义在于维持一定的躯体姿势，尤其是维持站立姿势。

（2）腱反射 快速牵拉肌腱时引起的牵张反射称为腱反射，它表现为被牵拉肌肉迅速而明显地缩短。临床上常通过检查腱反射来了解神经系统的功能状况。

3. 脊休克 脊髓可以完成很多反射，但因处在高位中枢的控制下，其本身的功能往往不易表现出来。人和动物在脊髓与高级中枢之间离断后，反射活动的能力暂时丧失而进入无反应状态的现象称为脊休克。脊休克是暂时的现象，经过一段时间，以脊髓为基本中枢的反射活动可以逐渐恢复。

（二）脑干对躯体运动的调节

脑干内加强肌紧张和肌运动的部位称为易化区，抑制肌紧张及肌运动的部位称为抑制区。

正常情况下，易化区活动较强，抑制区活动较弱，两者保持相对平衡，以维持正常的肌紧张。动物实验中，如在中脑上、下丘之间横断脑干，动物将立即出现四肢伸直、头尾昂起、脊柱挺硬的角弓反张状态，这种现象称为去大脑僵直。

去大脑僵直是由于脑干网状结构抑制区活动明显减弱，易化区的活动占有较大优势，而出现伸肌紧张性亢进的状态。人类出现去大脑僵直往往提示病变已严重侵犯脑干。

（三）小脑对躯体运动的调节

小脑不仅与大脑皮质形成回路还与脑干和脊髓有大量纤维联系。因此，小脑在维持身体平衡、调节肌紧张及协调骨骼肌的随意运动中起重要作用。

古小脑的主要功能是调节身体的平衡，如此区损伤，患者会出现身体平衡障碍，而随意运动无明显困难。旧小脑对肌紧张的调节包括易化和抑制双重作用，这可能是通过脑干网状结构的易化区和抑制区实现的，损伤后主要表现出肌紧张降低、肌无力等症状。新小脑的功能是协调随意运动，受损伤时，患者在随意运动的力量、速度、方向以及稳定性等方面产生缺陷。这种随意运动的失调称为共济失调。还可出现意向性震颤，即做动作时发生震颤，静止时震颤消失。

（四）基底神经节对躯体运动的调节

基底神经节主要包括纹状体、丘脑底核、中脑的黑质和红核。迄今为止，人们对基底神经节功能的认识不十分清楚，目前多认为：基底神经节与随意运动的产生和稳定、肌紧张的调节、本体感受器传入冲动信息的处理等都可能有关；基底神经节中某些核团还参与自主神经活动的调节、感觉传入、行为和学习记忆等功能活动。临床上常见的基底神经节损害疾病有两大类：一类表现为运动过少而肌紧张增强，如帕金森病；另一类表现为运动过多而肌紧张降低，如亨廷顿病。

拓展阅读

帕金森病

帕金森病又称震颤麻痹，主要发生在60岁以后的老人，主要症状是全身肌紧张增高、肌肉强直、随意运动减少、动作缓慢、面部表情呆板，常伴有静止性震颤（多见于手部）。其病因可能主要是双侧黑质病变，多巴胺能神经元变性，多巴胺递质合成受损。临床上用多巴胺的前体左旋多巴或M受体拮抗剂如东莨菪碱或苯海索来缓解。

（五）大脑皮质对躯体运动的调节

大脑皮质是调节躯体运动的最高级中枢。其对躯体运动的调节作用，通过锥体系和锥体外系下传冲动完成。

1. 大脑皮质的主要运动区 人类大脑皮质运动区主要位于中央前回。大脑皮质运动区（中央前回）调节躯体运动具有下列功能特征：交叉支配、倒置支配和各运动代表区的大小与运动的精细程度有关（图8－19）。

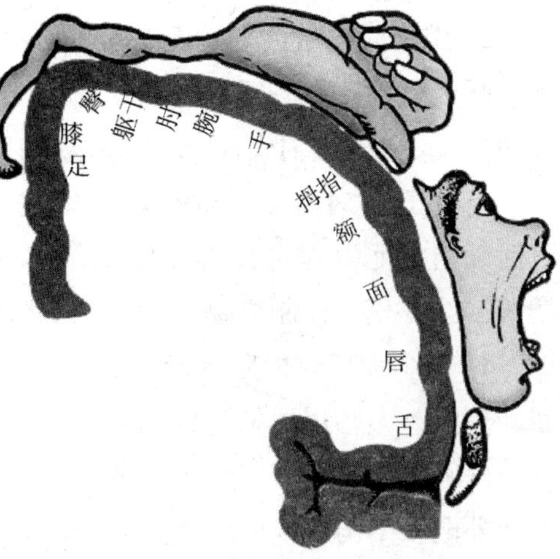

图8－19 躯体运动区分布图

2. 运动传导通路 是从大脑皮质发出神经冲动到达骨骼肌的通路，分锥体系和锥体外系。锥体系是管理躯体随意运动的传导通路，包括皮质核束和皮质脊髓束。锥体外系是锥体系以外控制躯体运动的下行传导通路，其主要功能是调节肌张力，协调肌群活动、维持和调整体态姿势等。

四、神经系统对内脏活动的调节

神经系统调节内脏活动的部分，一般情况下不受意识的控制，称为自主神经系统，也称内脏神经系统，包括交感和副交感神经系统。

（一）自主神经系统的功能

1. 自主神经系统的功能 调节心肌、平滑肌和腺体的活动。

（1）交感神经系统的活动比较广泛，常以整个系统来参加反应。当机体遇到各种紧急情况如剧烈运动、窒息、失血和恐惧时，交感神经系统的活动明显增加，肾上腺髓质激素分泌剧增，常表现为心跳加快、内脏血管收缩、骨骼肌血管舒张、储备血量动用、支气管扩张、血糖浓度上升等。交感神经系统的这种动员机体许多器官的潜在力量，促使机体迅速适应内外环境剧烈变化的反应称为应急反应。

（2）副交感神经系统的活动相对比较局限，其生理意义在于保护机体，促进机体的调整恢复、促进消化、积蓄能量以及加强排泄和生殖功能等。例如，在安静时副交感神经活动往往加强，此时心脏活动减弱、瞳孔缩小，消化管的运动加强且消化液分泌增加等。

自主神经系统对内脏器官的作用是通过神经末梢释放神经递质与相应的受体结合而实现的，其释放的递质主要是 ACh 和 NE。

2. 自主神经系统的功能特征

（1）双重支配 人体多数器官都接受交感和副交感神经的双重支配，但交感神经的分布更广泛，而副交感神经则分布较局限。

（2）拮抗作用 交感和副交感神经对同一器官的作用往往相反。例如，交感神经兴奋可引起心跳加强、加快；而副交感神经兴奋时，则引起心跳变慢、减弱。

（3）紧张性作用 自主神经持续地发放低频神经冲动，使其支配的效应器官维持一定程度的活动状态，这种作用称为紧张性作用。

（4）与效应器的功能状态有关 例如，刺激交感神经可抑制未孕子宫的运动，而对有孕子宫的运动却有加强作用。

（二）内脏活动的中枢调节

1. 脊髓对内脏活动的调节 脊髓是某些内脏反射活动的初级中枢，如血管张力反射、排便反射、排尿反射、发汗反射和阴茎勃起反射等。

2. 脑干对内脏活动的调节 脑干中存在着许多调节内脏活动的重要中枢，如心血管运动、呼吸运动、胃肠运动、消化腺分泌等的基本反射中枢都位于延髓。因此延髓被认为是生命的基本中枢。中脑是瞳孔对光反射中枢的所在部位。

3. 下丘脑对内脏活动的调节 下丘脑是大脑皮质下调节内脏活动的高级中枢，它使内脏活动与其他生理过程得以协调。其主要功能有调节体温、调节摄食行为、调节水平衡、调节情绪变化、控制生物节律和调节腺垂体分泌的功能。

4. 大脑皮质对内脏活动的调节 大脑皮质与内脏活动关系密切的皮质结构是边缘系统和新皮质。大脑皮质的边缘系统通过调节许多初级中枢的活动，来调节内脏的功能活动，是与内脏活动关系最密切的皮质结构。新皮质主要指进化程度较新、分化程度最高的大脑半球外侧面结构，是内脏神经功能的高级整合部位。

重点小结

1. 脊髓的内部结构 脊髓由灰质和白质两部分组成。在脊髓的横切面上，中央有一细小的中央管，纵贯脊髓全长，其周围是灰质，灰质的外周为白质。

2. 脑的分部 脑分为脑干、间脑、小脑和端脑四部分。脑干自上而下分为中脑、脑桥和延髓三部分。端脑由左、右大脑半球构成，借三条沟分为五叶，即由外侧沟、中央沟、顶枕沟分为额叶、顶叶、枕叶、颞叶和岛叶。

3. 突触的结构和传递过程 经典的化学性突触由突触前膜、突触间隙以及突触后膜三部分组成。神经冲动引起突触前膜去极化，细胞外的 Ca^{2+} 进入突触小体，引起突触小泡释放神经递质到突触间隙。递质与突触后膜受体结合，引起某些离子通道开放，突触后膜发生电位变化。

4. 神经递质与受体 突触传递通过神经递质作用于相应的受体实现。外周神经递质主要有乙酰胆碱和去甲肾上腺素。受体主要包括：①胆碱能受体：分为毒蕈碱型受体（M 受体）和烟碱型受体（N 受体）。②肾上腺素能受体：分为 α 型和 β 型。

5. 脑脊液循环 侧脑室脉络丛产生的脑脊液，经室间孔入第三脑室，经中脑水管入第四脑室，经正中孔和外侧孔入蛛网膜下隙，通过蛛网膜颗粒渗入硬脑膜窦，回流入静脉。

6. 血 – 脑屏障 在中枢神经系统内，毛细血管内的血液与脑组织之间具有一层有选择性通透作用的结构，称为血 – 脑屏障。

7. 脊髓对躯体运动的调节 脊髓对躯体运动的调节主要有屈肌反射和牵张反射。当皮肤受到伤害性刺激时，受刺激一侧发生屈肌反射，对侧出现伸肌反射。骨骼肌受到外力牵拉而伸长时，受牵拉的肌肉会产生反射性收缩，此种反射称为牵张反射。牵张反射可分为肌紧张和腱反射两种类型。

8. 小脑的功能 小脑除参与运动的设计和程序编制外，还参与运动的协调、肌紧张的调节及本体感受器传入信息的处理等。目前认为，小脑在维持身体平衡、调节肌紧张及协调和形成随意运动中起重要作用。

9. 自主神经系统的功能 自主神经系统的功能在于调节心肌、平滑肌和腺体的活动。交感神经系统通过应急反应动员机体的潜在力量，促使机体迅速适应内外环境剧烈变化。副交感神经系统活动可促进机体的调整恢复、促进消化、积蓄能量以及加强排泄和生殖功能等。

目标检测

扫码“练一练”

一、单项选择题

1. 脊髓节段

A. 共 31 节　B. 颈髓 7 节　C. 腰髓 6 节　D. 骶髓 4 节　E. 以上都不对

2. 将大脑半球分为五叶的沟是

A. 中央沟、外侧沟和距状沟　B. 中央沟、外侧沟和顶枕沟

C. 中央沟、外侧沟和海马沟　D. 中央沟、顶枕沟和中央后沟
E. 中央前沟、中央沟和中央后沟

3. 组成脑干的结构包括
A. 丘脑、中脑和脑桥　B. 间脑、中脑和脑桥
C. 间脑、中脑和延髓　D. 中脑、脑桥和延髓
E. 丘脑、脑桥和延髓

4. 特异性投射系统的主要功能是
A. 引起特定感觉并激发大脑皮质发出神经冲动
B. 维持和改变大脑皮质的兴奋状态
C. 协调肌紧张
D. 调节内脏功能
E. 维持醒觉

5. 躯体感觉的皮质代表区主要位于
A. 中央前回　B. 中央后回　C. 岛叶皮质　D. 颞叶皮质　E. 边缘系统皮质

6. 脊髓突然横断后，断面以下的脊髓所支配的骨骼肌紧张性
A. 暂时性增强　B. 永久性增强
C. 暂时性减弱甚至消失　D. 永久性消失　E. 不变

7. M 型胆碱受体的阻断剂是
A. 阿托品　B. 箭毒　C. 酚妥拉明　D. 普萘洛尔　E. 毒蕈碱

8. 交感和副交感神经节前纤维释放的递质是
A. 乙酰胆碱　B. 去甲肾上腺素　C. 多巴胺
D. 去甲肾上腺素或乙酰胆碱　E. 5－羟色胺

二、多项选择题

1. 中枢神经系统包括
A. 脑　B. 脑神经　C. 脊髓　D. 脊神经　E. 内脏神经

2. 脑和脊髓的被膜包括
A. 脉络膜　B. 软膜　C. 蛛网膜　D. 室管膜　E. 硬膜

3. 下丘脑包括
A. 下丘　B. 丘脑　C. 乳头体　D. 灰结节　E. 视交叉

4. 本体感觉包括
A. 精细触觉　B. 粗触觉　C. 震动觉　D. 位置觉　E. 运动觉

5. 下丘脑的功能有
A. 调节激素分泌　B. 参与情绪反应　C. 分泌激素
D. 调节进食　E. 感觉投射

6. 交感神经的主要功能是
A. 心搏加强加快　B. 瞳孔扩大
C. 支气管平滑肌舒张　D. 膀胱括约肌收缩
E. 胃肠运动加强

7. 关于小脑对躯体运动调节作用的叙述，正确的是
A. 调节肌紧张　B. 维持身体平衡　C. 协调随意运动

D. 小脑受损可出现动作性协调障碍　　E. 参与随意运动设计和程序的编制

8. 对内脏痛的主要特点的叙述，错误的是

A. 疼痛缓慢、持久　　B. 对痛的定位不精确

C. 对机械性牵拉、痉挛、缺血、炎症、切割及烧灼等刺激敏感

D. 可以引起某些皮肤区域发生疼痛或痛觉过敏

E. 与皮肤痛一样，有快痛和慢痛之分

三、简答题

1. 简述神经系统的区分。
2. 简述脑脊液的产生与排出途径。
3. 简述突触的结构和突触传递的过程。
4. 什么是自主神经系统？它的结构和功能有何特征？
5. 什么是胆碱能纤维和肾上腺素能纤维？
6. 简述小脑的功能。

（杜　娟）

第九章

内分泌系统

学习目标

知识要求 **1. 掌握** 激素的定义及作用特征。

2. 熟悉 激素的分类和激素的信息传递方式。

3. 了解 主要内分泌腺的结构及生理功能；内分泌系统的组成。

技能要求 1. 熟练掌握激素的作用。

2. 通过对标本、模型的观察，结合视频资源，熟悉内分泌腺的组成及结构。

案例导入

案例：患者，男性，45岁。体形消瘦，常感疲乏；尿频，烦渴，饮水量增加；饭量增大，餐后2~3小时即感觉饥饿。空腹血糖增高，尿糖（++）。

讨论：1. 该患者患的是什么疾病？

2. 患者为什么会出现饭量增加、饮水量增加、尿量增加和体形消瘦？

扫码“学一学”

第一节　概述

一、内分泌系统

内分泌系统由内分泌器官、内分泌组织和内分泌细胞组成。内分泌器官就是指内分泌腺，如甲状腺、甲状旁腺、肾上腺、垂体、松果体和胸腺等（图9-1）。内分泌组织是指散在分布于其他组织中的内分泌细胞团，如胰腺内的胰岛、睾丸内的间质细胞、卵巢内的卵泡和黄体及胸腺内的网状上皮细胞等。内分泌细胞是指散在分布在其他组织或器官内单个分散的内分泌细胞，如分布在胃肠道、呼吸道、心脏与肾脏的内分泌细胞等。

内分泌系统是人体重要的功能调节系统，其调节功能是通过腺细胞分泌的激素对机体新陈代谢、生长发育和生殖活动等进行体液调节，以维持内环境的相对稳定。

内分泌系统和神经系统在结构和功能上有密切的联系，一方面内分泌系统受神经系统的控制和调节，通过神经-体液调节间接地调节人体各内分泌器官的功能活动；另一方面内分泌系统也影响着神经系统的功能，如垂体分泌的生长激素、甲状腺分泌的甲状腺激素都可影响脑的发育和正常功能。

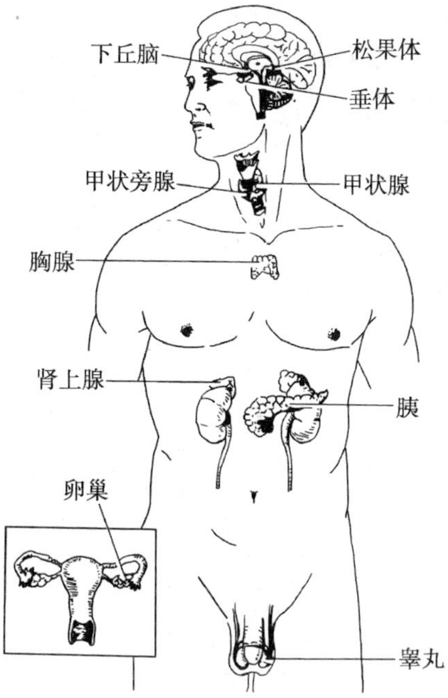

图9－1　内分泌系统

二、激素

内分泌腺或散在的内分泌细胞分泌的高效能生物活性物质，称为激素。一种激素只作用于特定的器官、组织或细胞，称为该激素的靶器官、靶组织或靶细胞。激素可以通过多条途径发挥作用，大多数激素经血液运输到远距离的靶细胞发挥作用，称为远距分泌；有些激素经组织液扩散到邻近的细胞发挥作用，称为旁分泌；如果内分泌细胞分泌的激素在局部扩散又返回作用于该细胞发挥反馈作用，称为自分泌；由神经细胞分泌的激素，称为神经激素，神经激素通过轴浆运输到达神经末梢释放，弥散作用于邻近细胞，或直接进入血液循环发挥作用，称为神经分泌。

激素按其化学性质可分为两大类，一类是类固醇激素，如肾上腺皮质激素和性激素，另一类是含氮激素，如蛋白质类、多肽类（胃肠激素、甲状旁腺激素、胰岛素等）、胺类（肾上腺素、去甲肾上腺素、甲状腺激素等）。此外，脂肪酸的衍生物——前列腺素为第三类激素。

激素作用的一般特征：

1. 信息传递作用　激素作为“信使”，将生物信息传递给靶细胞，只调节靶细胞固有的功能活动或物质代谢反应的强度与速度，而不能发动细胞内本来不存在的新陈代谢过程。

2. 相对特异性　激素可由血液运送到全身各个部位，但有选择地作用于靶器官、靶组织和靶细胞，称为激素作用的特异性。激素作用的特异性与靶细胞膜或细胞内存在的特异性受体有关。

3. 高效能生物放大作用　激素在血液中含量甚微，但在激素与受体结合后的信号转导过程中，会发生一系列酶促反应并产生逐级放大效应，形成一个高效生物放大作用。

4. 激素间相互作用　当多种激素共同参与某一生理活动的调节时，激素之间往往存在着协同作用、拮抗作用或允许作用，对维持生理功能的相对稳定非常重要。如生长激素、肾上腺素、糖皮质激素和胰高血糖素等，都能升高血糖，在升糖效应上有协同作用；胰岛素能降低血糖，肾上腺素能升高血糖，二者同时作用，在调节血糖的作用中产生拮抗作用；某种激素的存在为其他激素发挥作用创造条件，而这种激素本身对该生理反应没有直接作用。如皮质醇本身并不能收缩血管，但有它的存在，去甲肾上腺素能充分发挥收缩血管的作用。

第二节　人体的内分泌腺

一、甲状腺

甲状腺位于颈前区，甲状软骨的下方，气管上端的两侧，如 H 形，分左右两叶，中间以峡部相连。峡部横跨第二、三气管软骨的前方。临床急救进行气管切开时，要尽量避开甲状腺峡。甲状腺表面有一层薄的结缔组织被膜，称甲状腺纤维囊，囊外有颈深筋膜包被，甲状腺借筋膜固定于软骨上，吞咽时甲状腺可随喉上下移动。

甲状腺腺泡上皮细胞主要合成和释放甲状腺激素。在甲状腺的腺泡之间或甲状腺腺泡上皮细胞之间有腺泡旁细胞，称 C 细胞，分泌降钙素。

（一）甲状腺激素

合成甲状腺激素的主要原料为碘和甲状腺球蛋白。甲状腺球蛋白由甲状腺腺泡上皮细胞合成，碘主要由食物供给。

甲状腺激素的生理作用是促进人体的新陈代谢，维持正常的生长发育。

1. 促进新陈代谢

（1）能量代谢　甲状腺激素能促进大多数组织细胞的氧化过程，使人体耗氧量及产热量增加，提高能量代谢水平。

（2）糖代谢　甲状腺激素能促进小肠对葡萄糖的吸收和肝糖原的分解，升高血糖，同时能促进外周组织对糖的利用，降低血糖。

（3）脂肪代谢　甲状腺激素促进脂肪的分解氧化和胆固醇的合成，促进胆固醇转化为胆酸排出。

（4）蛋白质代谢　生理剂量时，甲状腺激素促进蛋白质合成，大剂量时促进蛋白质分解，特别是骨骼肌蛋白质大量分解，导致患者消瘦、无力。

2. 促进生长发育　甲状腺激素能促进人体的生长发育，特别是骨骼系统、神经系统及生殖系统的生长发育。促进生长激素的分泌，促进长骨生长发育。如在幼年时期甲状腺功能低下，将出现身材矮小、智力低下、生殖器官发育不全等症状，称为呆小症或克汀病。

3. 其他作用　甲状腺激素能提高神经系统的兴奋性，促进心肌细胞终池内的钙离子释放，使心肌收缩力增强、心率加快、心输出量增大、外周血管扩张。

（二）降钙素

降钙素的生理作用是抑制破骨细胞活动，促进肾小管对钙、磷的重吸收，使血钙、血磷降低。

二、甲状旁腺

甲状旁腺呈扁卵圆形，棕黄色，似黄豆大小，一般有上下两对，常位于甲状腺侧叶后面，上一对约位于甲状腺侧叶后面中部附近，下一对靠近甲状腺侧叶下极，多位于甲状腺下动脉附近。甲状旁腺多附着于甲状腺左右侧叶后面的纤维囊上。

甲状旁腺分泌甲状旁腺激素，其主要作用是调节钙、磷代谢，使血钙升高和血磷降低。甲状旁腺激素能促进溶骨过程，动员骨钙入血，使血钙增多；能促进肾小管对钙的重吸收并抑制磷的重吸收，通过肾可保钙排磷，增加血钙，降低血磷；甲状旁腺激素能提高肾 1α－羟化酶的活性，使 25－羟维生素 D_3 转变为 1，25－二羟维生素 D_3，后者经血液运至肠道，促进肠道对钙的吸收，使血钙升高。

三、肾上腺

肾上腺是成对的器官，呈深黄色，位于肾的上方，左侧略大，似半月形；右侧呈三角形，肾上腺与肾共同包被于肾筋膜内。肾上腺由表层的皮质和内部的髓质构成。皮质由球状带、束状带与网状带三层细胞群组成，球状带主要分泌盐皮质激素如醛固酮，束状带主要分泌糖皮质激素，网状带主要分泌性激素。髓质分泌肾上腺素和去甲肾上腺素。

（一）糖皮质激素

糖皮质激素能促进肝的糖异生，增加肝糖原贮备，同时还能抑制外周组织细胞对糖的利用，使血糖升高，对维持血糖正常水平有重要意义；糖皮质激素对不同部位脂肪的作用不同，它可使四肢脂肪组织分解，面部和躯干脂肪合成增多，出现所谓“向心性肥胖”；能促进肝外组织的蛋白质分解，特别是肌肉组织。

参与机体的应激反应，当人体突然受到出血、创伤、冷冻、饥饿、疼痛、感染等不同的有害刺激时，可出现血中促肾上腺皮质激素（ACTH）浓度急剧增高和糖皮质激素的大量分泌，这一现象称为应激反应。应激反应可增强人体对有害刺激的抵抗能力，对维持生命起重要作用。大量的糖皮质激素还有抗炎症、抗过敏、抗中毒等作用。

糖皮质激素能增强骨髓的造血功能，使血中红细胞和血小板数量增加，中性粒细胞增多，淋巴细胞减少，嗜酸性粒细胞减少。

糖皮质激素是维持正常人体血压所必需的因素，由于糖皮质激素能使肾上腺素和去甲肾上腺素的降解减慢，并能提高血管平滑肌对去甲肾上腺素的敏感性，使血管保持正常的紧张性。

糖皮质激素能促进胃酸和胃蛋白酶原的分泌。

小量的糖皮质激素能使人体产生欣快感，大剂量出现思维不集中、烦躁不安及失眠等现象。

（二）盐皮质激素

盐皮质激素具有保钠保水排钾作用，主要调节机体的水盐代谢。

四、垂体

垂体是不成对的器官，呈横椭圆形，色灰红，位于蝶骨的垂体窝内，在视交叉的下方，垂体上端借漏斗与下丘脑相连。根据其不同发生和结构特点，可将其分为腺垂体和神经垂体两部分（见图 9－2）。腺垂体主要由腺细胞构成，包括前部、中间部和结节部三部分。神经垂体由神经纤维组成，包括神经部、正中隆起和漏斗柄。神经垂体属于神经组织，不具有内分泌功能，实质上是下丘脑的延伸，其激素来自下丘脑。下丘脑与垂体通过“下丘脑－垂体－靶腺”轴来实现调节。

（一）腺垂体

腺垂体是人体内重要的内分泌腺，分泌 7 种激素，均属于蛋白质或肽类激素。

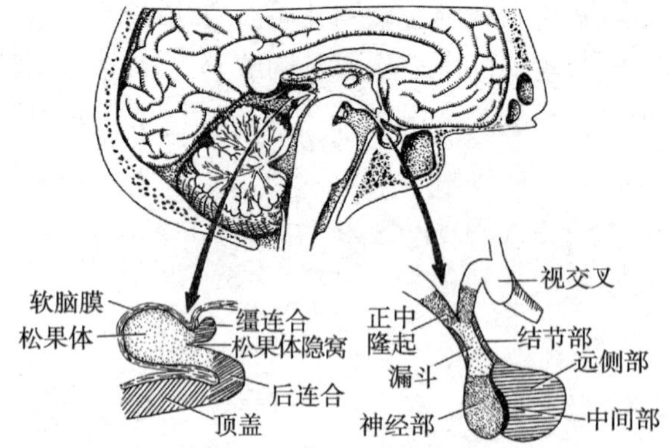

图9－2 垂体

1. 生长激素 是一种蛋白质激素，由腺垂体生长激素细胞合成并分泌。其生理功能是：①促进生长：刺激长骨骺板软骨细胞增生，促进骨骺生长与体格生长。如果生长激素在幼年时期分泌过多，则生长发育过度，身材异常高大，称为巨人症；如果幼年时期生长激素分泌过少，则生长迟缓，身材矮小，生长激素对脑的发育无影响，所以一般智力正常，称为侏儒症。如果成年后生长激素分泌过多，因为长骨骨骺已闭合，只能使扁骨和短骨异常增生，出现手大、指粗、鼻高、下颌突出等，称为肢端肥大症。②促进体内多种代谢生长激素的分泌：受下丘脑分泌的生长激素释放激素与生长抑素的双重调节，生长激素释放激素促进生长激素的分泌，生长抑素抑制生长激素的分泌。

2. 促甲状腺激素 是一种含糖的蛋白质激素，由腺垂体促甲状腺激素细胞合成并分泌。它是下丘脑－腺垂体－甲状腺轴系统的中间环节。其生理功能是：刺激甲状腺腺体增大，促进甲状腺激素的合成与分泌。

3. 促肾上腺皮质激素 是一种肽类激素，由腺垂体促肾上腺皮质激素细胞合成与分泌。它是下丘脑－腺垂体－肾上腺皮质轴的中间环节。其生理功能是：①促进肾上腺皮质束状带和网状带的发育，促进束状带细胞分泌糖皮质激素；②参与机体应激反应。在应激状态下，机体可在很短时间通过下丘脑－腺垂体－肾上腺皮质轴的活动引起促肾上腺皮质激素和糖皮质激素大量分泌与释放，从而引起机体应激反应。促肾上腺皮质激素是应激反应的启动因子之一。

4. 催乳激素 是一种蛋白质激素，由腺垂体催乳激素细胞分泌。男女都有催乳激素细胞，而女性较多，尤其是妊娠期和哺乳期，这种细胞可增生肥大，分泌较多的催乳激素。其生理功能是：①促进乳腺发育和乳汁分泌。②对性腺作用。对女性卵巢功能有一定作用，当卵泡发育成熟时，在卵巢颗粒细胞上出现催乳素受体，催乳素与受体结合后可刺激黄体生成素受体生成，黄体生成素与受体结合后可促进排卵、黄体生成、雌激素与孕激素的分泌。催乳素可促进男性的前列腺和精囊生长，并促进雄激素的分泌。③参与机体应激反应。

5. 黄体生长素和卵泡刺激素 均为肽类激素，由腺垂体促性腺激素细胞合成与分泌。其生理功能是：黄体生成素促进女性排卵和黄体形成；刺激男性睾丸间质细胞分泌雄激素。卵泡刺激素促进女性卵泡的发育；作用于男性曲细精管促进精子的产生。

6. 促黑激素 由腺垂体远侧部细胞合成与分泌。其生理功能是：促进黑素细胞中的酪氨酸酶合成和激活，从而促进酪氨酸转变为黑色素，使皮肤与毛发的颜色变黑。

（二）神经垂体

神经垂体由大量无髓神经纤维和垂体细胞组成，不含腺细胞，所以不能合成激素，但能储存和释放两种激素：抗利尿激素（血管升压素）和催产素，均为肽类激素。这两种激素分别由下丘脑的视上核和室旁核合成，然后由下丘脑－垂体束中的轴浆运输到神经垂体储存，在某些特定的刺激下再释放入血。

1. 抗利尿激素 生理情况下，血浆中抗利尿激素（ADH）浓度很低，对血压调节作用不明显，主要促进肾远曲小管和集合管对水的重吸收，使尿量减少，具有抗利尿作用。只有当机体脱水或大失血的情况下，血中抗利尿激素浓度才显著升高，使全身小动脉平滑肌收缩，外周阻力增大，血压升高。

2. 催产素 可刺激子宫平滑肌和乳腺上皮细胞收缩，对非孕子宫作用较弱，对妊娠子宫作用较强。在分娩过程中，胎儿对子宫、宫颈与阴道的牵拉刺激反射性引起催产素分泌，促使子宫收缩加强，利于分娩过程的进行。临床上催产素常用于引产或产后止血。哺乳期催产素可促进乳腺腺泡周围的肌上皮细胞收缩，使乳汁排入乳腺导管并射出。

五、胰岛

胰岛是散在于胰腺外分泌细胞群之间的、由许多内分泌细胞群组成的像海洋中的小岛一样的细胞团块，称为胰岛。胰岛主要由三种不同细胞组成，A、B 和 D 细胞，B 细胞为主要细胞（占 70%），分泌胰岛素；A 细胞占 20%，分泌胰高血糖素；D 细胞占 10%，分泌生长抑素，生长抑素的作用是抑制生长激素的合成和释放。

（一）胰岛素

胰岛素的主要作用是调节糖代谢，同时也调节脂肪和蛋白质代谢。

1. 对糖代谢的调节 胰岛素促进组织细胞摄取和利用葡萄糖，加速葡萄糖合成肝糖原和肌糖原，促进血糖转化为脂肪，增加血糖的去路；抑制糖原的分解，抑制糖异生，促进氨基酸合成蛋白质，减少血糖的来源。结果导致血糖降低。

2. 对脂肪代谢的调节 胰岛素促进肝脏合成脂肪，促进葡萄糖转化为脂肪；抑制脂肪酶的活性，减少脂肪的分解。

3. 对蛋白质代谢的调节 胰岛素促进细胞摄取氨基酸，促进核酸和蛋白质的合成，抑制蛋白质的分解，能促进人体的生长及组织的修复。

（二）胰高血糖素

胰高血糖素促进肝糖原的分解和糖异生，使血糖升高；促进脂肪分解，使酮体增多；使氨基酸进入肝细胞，异生为糖，促进蛋白质的分解代谢，抑制蛋白质的合成代谢。

重点小结

1. 内分泌系统的组成 内分泌系统由内分泌器官、内分泌组织和内分泌细胞组成。

2. 激素的定义及作用特征 内分泌腺分泌或散在的内分泌细胞分泌的高效能生物活性物质，称为激素。激素作用的一般特征：信息传递作用，相对特异性，高效能生物放大作用，激素间相互作用。

3. 甲状腺 位于颈前区，甲状软骨的下方，分左右两叶，中间以峡部相连。峡部横跨第二、三气管软骨的前方。甲状腺分泌甲状腺激素和降钙素。

4. 甲状旁腺 呈扁卵圆形，棕黄色，似黄豆大小，一般有上下两对，常位于甲状腺侧叶后面。甲状旁腺分泌甲状旁腺激素。

5. 肾上腺 是成对的器官，呈深黄色，位于肾的上方，左侧略大，似半月形；右侧呈三角形。肾上腺分泌糖皮质激素、盐皮质激素、性激素、肾上腺素和去甲肾上腺素。

6. 垂体 是不成对的器官，呈横椭圆形，色灰红，位于蝶骨的垂体窝内，在视交叉的下方。垂体分为腺垂体和神经垂体两部分。腺垂体分泌生长激素、促甲状腺激素、促肾上腺皮质激素、催乳激素、黄体生成素、卵泡刺激素和促黑激素。神经垂体储存释放抗利尿激素和催产素。

7. 胰岛 胰岛主要分泌胰岛素和胰高血糖素，胰岛素降低血糖，胰高血糖素升高血糖。

目标检测

扫码“练一练”

一、单项选择题

1. 皮质激素不包括
   A. 盐皮质激素　B. 糖皮质激素　C. 雌激素
   D. 孕激素　E. 肾上腺素
2. 成年后生长激素分泌过多会导致
   A. 肢端肥大症　B. 巨人症　C. 呆小症
   D. 侏儒症　E. 黏液性水肿
3. 激素作用的一般特征不包括
   A. 特异性　B. 信息传递作用　C. 生物放大作用
   D. 激素间相互作用　E. 激素的编码作用
4. 呆小症是缺乏
   A. 甲状腺激素　B. 生长激素　C. 糖皮质激素
   D. 盐皮质激素　E. 胰岛素
5. 肾上腺网状带分泌的激素是
   A. 盐皮质激素　B. 糖皮质激素　C. 肾上腺素
   D. 促肾上腺皮质激素　E. 雄激素和少量雌激素
6. 影响神经系统发育最重要的激素是
   A. 肾上腺素　B. 生长激素　C. 胰岛素
   D. 糖皮质激素　E. 甲状腺激素
7. 降低血糖的激素是
   A. 胰高血糖素　B. 肾上腺素　C. 胰岛素
   D. 糖皮质激素　E. 生长激素

8. 调节血钙和血磷水平最重要的激素是

A. 甲状旁腺激素　B. 降钙素　C. 1，25－二羟维生素 D_3　D. 甲状腺激素　E. 骨钙素

9. 幼年时生长激素分泌不足将患

A. 肢端肥大症　B. 巨人症　C. 呆小症　D. 侏儒症　E. 黏液性水肿

10. 催产素分泌的部位在

A. 腺垂体　B. 神经垂体　C. 下丘脑　D. 丘脑　E. 肾上腺

二、多项选择题

1. 下列属于腺垂体分泌的激素是

A. 促甲状腺激素　B. 黄体生成素　C. 卵泡刺激素　D. 促黑激素　E. 促肾上腺皮质激素

2. 肾上腺髓质可分泌

A. 肾素　B. 肾上腺素　C. 促肾上腺皮质激素　D. 去甲肾上腺素　E. 性激素

3. 肾上腺皮质分泌的激素包括

A. 糖皮质激素　B. 肾上腺素　C. 性激素　D. 盐皮质激素　E. 促肾上腺皮质激素

4. 下列不属于合成甲状腺激素原料的有

A. 钙　B. 碘　C. 锌　D. 铁　E. 钠

5. 下列关于应激反应的叙述，正确的是

A. 缺氧、创伤、精神紧张等有害刺激时出现

B. 是一种非特异性反应

C. 血中 ACTH、糖皮质激素浓度升高

D. 有多种激素参与

E. 血中肾上腺素、去甲肾上腺素浓度升高

三、简答题

1. 调节血糖的激素有哪些？

2. 简述肾上腺皮质的微细结构和各部分分泌的激素？

（梁碧涛）

第二篇　微生物与免疫学

第十章

微生物

学习目标

知识要求　**1. 掌握**　微生物的概念、特点及其分类。
2. 熟悉　微生物的分布；微生物在医药行业的应用。
3. 了解　微生物的命名及微生物发展史。

技能要求　1. 熟练掌握微生物实验室基本操作技能，初步建立生物安全意识和无菌观念。
2. 学会微生物实验室安全基本要求。

案例导入

案例：1988年1月19日，上海甲型肝炎患者骤增；3月18日，急性患者达292301例，患病率40.82%，为常年发病的12倍，死亡11例。流行病学调查显示，此次甲型肝炎暴发是由于食用被污染的毛蚶所致。

讨论：1. 为什么毛蚶能引起甲型肝炎流行？
2. 微生物与我们人类有着怎样的关系？

扫码“学一学”

第一节　微生物概述

一、微生物的概念

微生物是一群体积微小，结构简单，肉眼看不见，必须借助于光学显微镜或者电子显微镜放大数百倍、数千倍，甚至数万倍才能观察到的微小生物。

二、微生物的特点

微生物除了生物所共有的生命特征外，还具有其本身的特点。

1. 个体微小，结构简单 微生物的个体极其微小，通常用微米（μm）或纳米（nm）为测量单位。如1000个葡萄球菌连接起来仅有1mm长、3000个杆菌首尾相连相当于一粒大米的长度。但是，也有极少数微生物是肉眼可见的，如一些藻类和真菌。

2. 吸收多、转化快 微生物与大型生物相区别的关键在于其具有巨大的比表面积（即微生物的表面积和体积之比），比表面积是指某一物体单位体积所占有的表面积，物体的体积越小，其比表面积就越大。如果把人的比表面积值设定为1，则大肠埃希菌的比表面积可达30万。

我们可以利用微生物“胃口”大、“食谱”广的特性，发挥其“微生物工厂”的作用，使大量基质在短时间内转化为有用的医药产品、食品或化工产品，使有害化为无害、无用变为有用。

3. 繁殖快、代谢强 绝大多数微生物以无性二分裂方式繁殖，繁殖速度极快，如大肠埃希菌在合适条件下，大约二十分钟繁殖一次，按这个速度计算，一个细菌10小时可繁殖10亿个后代！实际上，受到各种条件（如营养物质的消耗、代谢废物的积累等）的限制，这种几何级数的繁衍只能维持几小时，不可能无限制的繁殖，因而一般培养液的菌浓度为10^8～10^9个/ml。利用微生物的这一特性可以实现发酵工业的短周期、高效率生产。例如生产鲜酵母时，几乎每12小时就可以收获一次。

微生物新陈代谢能力特别强，如发酵乳糖的细菌在1小时内就可分解相当于其自身重量1000～10000倍的乳糖。微生物代谢速率是任何其他生物所不及的，如大肠埃希菌在合适条件下，每小时可消耗相当于自身重量2000倍的糖，而人体消耗同样量的糖则需要40年之久。

扫码“看一看”

4. 适应力强、易变异 微生物对环境条件尤其是恶劣的“极端环境”具有惊人的适应力，这是高等动植物无法比拟的。如大多数细菌能耐0～－196℃的低温；某些细菌能耐250～300℃的高温；一些嗜盐细菌能在饱和盐水中正常生活；产芽胞的细菌可在干燥条件下保藏几十年。

微生物容易发生变异，且在短时间内出现大量的变异后代，这种不稳定既会带来不利影响，又可以被人们利用。如常见的病原菌耐药性变异，使得传染病难以治愈，甚至无药可治。但是利用微生物的变异可以制备疫苗；利用变异对生产菌种进行改造，获得优良品种，提高质量。

拓展阅读

超级细菌

超级细菌不是特指某一种细菌，而是泛指那些对多种抗生素具有耐药性的细菌，它的准确称呼应该是“多重耐药性细菌”。这类细菌能对抗生素有强大的抵抗作用，能逃避被杀灭的危险。目前引起特别关注的超级细菌主要有：耐甲氧西林金黄色葡萄球菌、耐多药肺炎链球菌、万古霉素肠球菌、多重耐药性结核分枝杆菌、多重耐药鲍曼不动杆菌以及最新发现的携带有NDM－1基因的大肠埃希菌和肺炎克雷伯菌等等。由于大部分抗生素对其不起作用，超级细菌对人类健康已造成极大的危害。

5. 种类多、分布广 微生物种类繁多，迄今为止，人们所知道的微生物约有10余万种。由于微生物的发现和研究较动植物迟得多，科学家们估计目前已知的微生物种类只占地球实际存在的微生物总数的20%。

在自然界中，除了“明火”、火山喷发的中心区和人工制造的“无菌场所”，微生物可以说是无处不在、无孔不入。江河、湖泊、海洋、土壤、空气、矿层等都有数量不等、种类不一的微生物存在。其中以土壤中的微生物最多，如1g肥沃土壤中可有千百万乃至数亿的微生物存在。甚至极端环境中也有微生物的存在，如85km高空、11km的海底、2km深的地层、近100℃的温泉等。

三、微生物的分类

根据微生物有无细胞及细胞核结构可分为三大类型。

1. 原核细胞型微生物 这类微生物由单细胞组成，仅有原始细胞核和裸露的DNA，无核膜和核仁，没有完整的细胞器。此类微生物包括细菌、放线菌、蓝细菌、古细菌、支原体、衣原体、螺旋体、立克次体等。

2. 真核细胞型微生物 这类微生物大多由多细胞组成，细胞核分化程度较高，有核膜和核仁，有线粒体、内质网等多种细胞器。此类生物包括真菌、藻类和原虫等。

3. 非细胞型微生物 此类微生物无细胞结构，仅由一种核酸（DNA或RNA）和蛋白质组成，必须寄生在活细胞内。此类微生物有病毒、类病毒、拟病毒等。

四、微生物的命名

国际上多采用林奈的拉丁文双名法。由属名和种名两部分组成，属名在前，用名词并以大写字母开头；种名在后，用形容词，小写，印刷时都用斜体字。如金黄色葡萄球菌的学名为 *Staphylococcus aureus*，大肠埃希菌的学名为 *Escherichia coli*。

五、微生物与人类的关系

微生物是一把锋利的“双刃剑”，在给人类带来极大利益的同时也带来危害。

微生物参与自然界的物质循环，是人类生存环境不可缺少的朋友；微生物广泛应用于工农业的生产，食品、医药等领域的生产与发展都离不开微生物，如抗生素、氨基酸、维生素、酿酒、酶制剂、纺织等方面的生产；微生物与环境保护的关系也越来越受到人们的重视，如微生物是食物链中的重要环节、污水处理的关键角色，是环境污染和检测的重要指示生物等。

绝大多数的微生物对人类是有益的，但有极少数的病原微生物可以给人类带来灾难。人类历史上大规模爆发流行的传染病如天花、鼠疫、霍乱、非典、流感等，都是由微生物引起的，严重影响着人类的健康和生命。

第二节 微生物学

一、微生物学

微生物学是研究微生物及其生命活动规律的科学。具体来说，微生物学是研究微生物的形态与结构、生理代谢、遗传与变异、生态分布以及与人类、动植物、自然界之间相互关系及其规律的一门学科。

学习、研究微生物的目的是为了更好地利用微生物对人类有益的一面，使其更好地为人类服务；同时控制微生物有害的一面，使微生物对人类的危害得到有效的治疗和预防。

二、微生物学发展简史

1. 微生物学史前期 虽然古代人们并不认识微生物，但在长期的生产实践活动中，人们对微生物的认识和利用却有着悠久的历史，并积累了丰富的经验。公元前 17 世纪，我国就有酿酒的记载；公元 2 世纪的《神农本草经》中，有白僵蚕治病的记载；公元 4 世纪，我国有如何防治狂犬病的记载；公元 6 世纪，北魏贾思勰的《齐民要术》中，列有谷物制曲、酿酒、制酱、造醋和腌菜等方法；《左传》中，有用麦曲治腹泻病的记载；公元 10 世纪《医宗金鉴》中，有关于种痘预防天花的记载。

2. 微生物学初创期 1676 年，荷兰人列文虎克利用自制的简易显微镜首次观察发现了被他称为“小动物”的微生物世界。这在微生物学发展史上具有划时代的意义。随后，更多的研究者借助显微镜对微生物进行了广泛的观察和研究。

3. 微生物学奠基期 19 世纪中晚期，法国的巴斯德和德国的柯赫为代表的科学家将微生物学从形态描述推进到生理学研究阶段。

巴斯德被誉为“微生物学之父”，其重大贡献主要有以下几个方面：彻底否定了“自然发生说”；创立了巴氏消毒法（63℃30 分钟或 72℃15 秒）；对蚕病进行研究，发现是由微生物导致的传染病，遏止了蚕业病害的蔓延；证明了鸡霍乱、炭疽病、狂犬病等都由相应微生物引起，发明并使用了狂犬病疫苗；证明发酵是由微生物引起的。

德国医生柯赫是世界病原细菌学的奠基人和开拓者。他的主要功绩有以下三个方面：创立了纯培养技术；分离得到多种病原菌，利用纯培养技术，先后分离出炭疽杆菌（1877 年）、结核分枝杆菌（1882 年）和霍乱弧菌（1883 年）等病原菌；提出了确定病原菌的柯赫法则：在同样的疾病中可发现同一病原菌，从患病动物体内分离出的微生物进行纯培养，将病原菌接种于健康动物后能引起同样的疾病，并从患病动物体内可重新分离出相同的病原菌。

4. 微生物学的发展期 1897 年，德国人 Büchner 用酵母菌无细胞滤液进行酒精发酵取得成功，建立于现代酶学。俄国微生物学家 Winogradsky 发现在土壤中存在一类化能自养菌，只需氧化无机物就可以存活。荷兰微生物学家 Beijerinck 首先发现了自然界存在固氮细菌，他还成功地自豆科植物的根瘤中分离出根瘤菌，揭示了这种共生固氮现象。1929 年，英国细菌学家弗莱明在培养葡萄球菌的实验中，发现了青霉素。

5. 现代微生物学的发展 20 世纪 30 年代以来，电子显微镜和同位素的运用，形成了现代微生物学的新分支——分子微生物学。1941 年，Beadle 和 Tatum 根据在微生物上的研究结果，提出了“一个基因一个酶”的假说。1944 年 Avery 等在研究细菌的转化因子时取得重要成果，发现了 DNA 的遗传作用，揭示了基因的化学本质，从而证实了遗传的物质基础。1953 年，Watson 和 Crick 发现并证明了 DNA 的双螺旋结构，标志着分子生物学的诞生。1961 年，Jacob 和 Monod 用实验证实了大肠埃希菌乳糖代谢的调节是由一套调节基因控制的，提出乳糖操纵子学说。1965 年，Nirenberg 破译了 DNA 碱基组成的三联密码，揭示了生物同一性的本质。PCR 技术的发展，极大地推动了相关学科的发展。

重点小结

1. 微生物的概念 微生物是一群体积微小，结构简单，肉眼看不见，必须借助于光学显微镜或者电子显微镜放大数百倍、数千倍，甚至数万倍才能观察到的微小生物。

2. 微生物的特点 个体微小，结构简单；吸收多、转化快；繁殖快、代谢强；适应力强、易变异；种类多、分布广。

3. 微生物的分类 分为原核细胞型微生物、真核细胞型微生物和非细胞型微生物三大类型。

4. 微生物学概念 微生物学是研究微生物的形态与结构、生理代谢、遗传与变异、生态分布以及与人类、动植物、自然界之间相互关系及其规律的一门学科。

5. 微生物学发展简史中的三个重要人物 列文虎克、巴斯德、柯赫。

目标检测

扫码“练一练”

一、单项选择题

1. 人类历史上首个发现微生物的科学家是
   A. 巴斯德 B. 柯赫 C. 列文虎克 D. 琴纳 E. 李斯特
2. 观察微生物的基本设备是
   A. 电子显微镜 B. 普通光学显微镜
   C. 50×10 倍放大镜 D. 望远镜
   E. 10×10 倍放大镜
3. 微生物生理学的奠基人是
   A. 巴斯德 B. 列文虎克 C. 柯赫 D. 李斯特 E. 弗莱明
4. 下列属于真核细胞型微生物的是
   A. 细菌 B. 病毒 C. 真菌 D. 支原体 E. 衣原体
5. 发明接种牛痘预防天花的科学家是
   A. 巴斯德 B. 琴纳 C. 柯赫 D. 李斯特 E. 弗莱明
6. 发现青霉素的科学家是
   A. 巴斯德 B. 琴纳 C. 柯赫 D. 李斯特 E. 弗莱明
7. 发现结核分枝杆菌的科学家是
   A. 巴斯德 B. 琴纳 C. 柯赫 D. 李斯特 E. 弗莱明
8. 下列属于原核细胞型微生物的是
   A. 细菌 B. 病毒 C. 真菌 D. 类病毒 E. 藻类
9. 微生物的特点中，错误的是
   A. 结构简单 B. 繁殖快 C. 不易变异 D. 分布广 E. 转化快
10. 微生物的用途中，错误的是
    A. 制备疫苗 B. 制备抗生素 C. 用于污水处理
    D. 提供人体所必需的维生素 E. 用于空气净化

二、多项选择题

1. 下列属于原核细胞型微生物的是
   A. 细菌　B. 病毒　C. 衣原体　D. 真菌　E. 螺旋体
2. 巴斯德的重大贡献是
   A. 巴氏消毒法　B. 发酵是由微生物引起的　C. 柯赫法则
   D. 无菌手术　E. 彻底否定了“自然发生说”
3. 微生物的特点有
   A. 结构简单　B. 个体微小　C. 易变异　D. 适应强　E. 繁殖快
4. 下列不属于非细胞型微生物的是
   A. 细菌　B. 病毒　C. 真菌　D. 支原体　E. 衣原体
5. 微生物的用途有
   A. 制备疫苗　B. 制备抗生素　C. 用于污水处理
   D. 提供人体所必需的维生素　E. 用于酿酒

三、简答题

1. 微生物学之父巴斯德对微生物学有哪些重大贡献？
2. 结合微生物的特点，说说微生物在医药实际工作中的应用。

（梁碧涛）

第十一章

细　菌

学习目标

知识要求　**1. 掌握**　细菌的大小、形态与结构、细菌生长繁殖的条件。
2. 熟悉　细菌的代谢产物、细菌的遗传变异。
3. 了解　细菌的分布和常见的致病性细菌。

技能要求　1. 熟练掌握细菌的革兰染色法和高压蒸汽灭菌法，能够进行接种操作。
2. 学会细菌的人工培养和培养基的配制方法。

案例导入

案例：2003 年 4 月 18 日上午 10 时，武汉市水果湖一小学六年级部分班级的学生进食课间餐，食物主要为标称“王牌熟食”的袋装食品和豆奶。1 小时后，130 余名学生出现不良症状，主要是发热、头晕、皮肤瘙痒、腹痛等。到下午两点，针对学生症状轻重，医生将学生分类治疗，一部分送至皮肤科，一部分送至消化科。原因分析：经湖北省卫生部门检验，中毒学生进食的“王牌熟食”豆干细菌总数超标 19 倍。

讨论：1. 为什么细菌总数超标能引起食物中毒？
2. 你知道引起这起食物中毒的细菌是哪一类吗？

第一节　认识细菌

扫码“学一学”

一、细菌的大小与基本形态

（一）细菌的大小

细菌结构简单，个体微小，需借助显微镜放大数百至上千倍才能看到，观察细菌最常用仪器是光学显微镜。通常以微米（μm）作为测量单位。不同种类的细菌大小不一，同一种细菌也因菌龄和环境因素的影响而有差异。多数球菌的直径约为 1μm，中等大小的杆菌长 2～3μm，宽 0.3～0.5μm。

（二）细菌的基本形态

细菌三种基本形态，即球形、杆形和螺形，据此将细菌分为球菌、杆菌和螺形菌三大类。

1. 球菌　呈球形或近似球形，多数球菌直径为 1μm 左右。根据细菌繁殖时分裂的平面和分裂后菌体粘连程度及排列方式不同，将其分为双球菌（如脑膜炎奈瑟菌）、链球菌（如乙型溶血性链球菌）、葡萄球菌（如金黄色葡萄球菌）、四联球菌（如四联加夫基菌）、八叠球菌（如藤黄八叠球菌）。

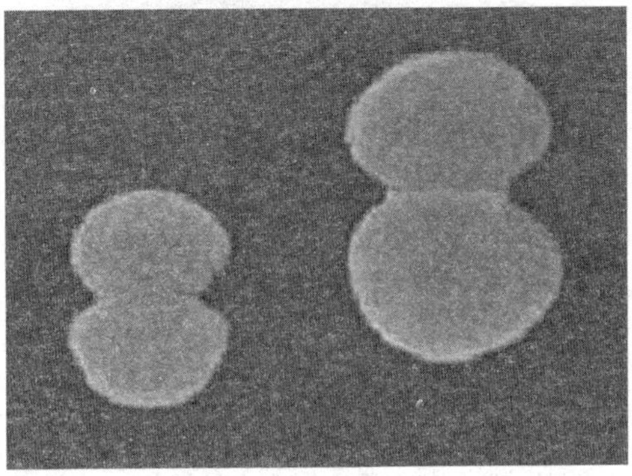

图 11－1　双球菌

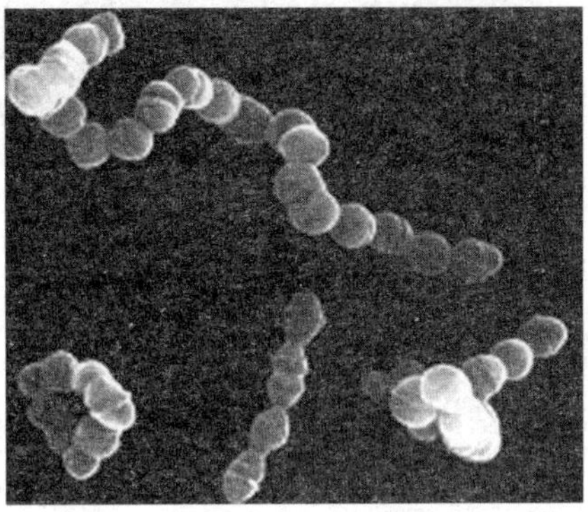

图 11－2　链球菌

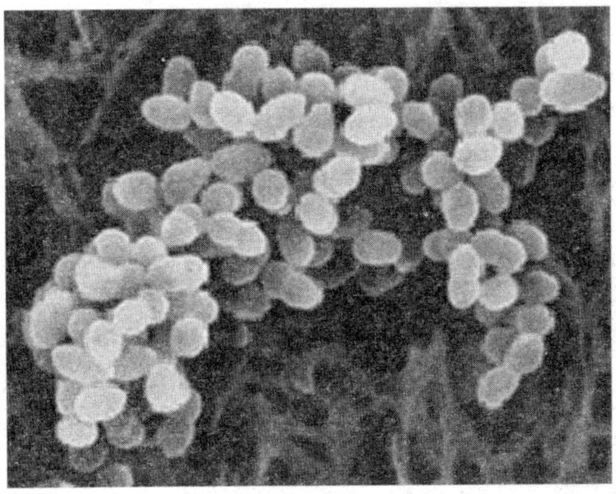

图 11－3　葡萄球菌

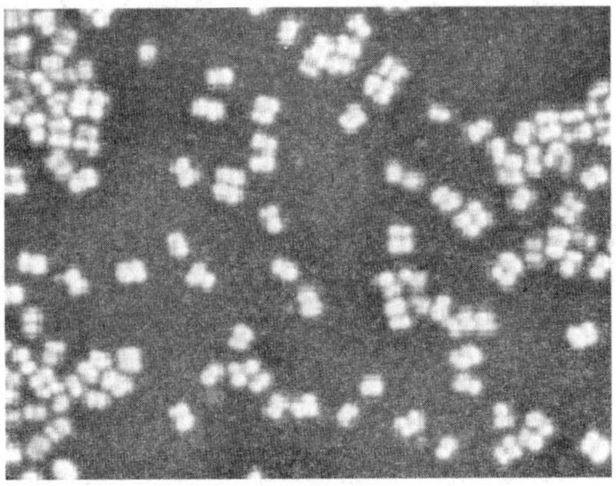

图 11－4　四联球菌

2. 杆菌　不同杆菌的大小、长短、粗细差异较大。大多数杆菌中等大小，长 2～5μm，大的杆菌如炭疽芽胞杆菌长3～10μm，小的如布鲁菌长仅 0.6～1.5μm。菌体形态大多呈直杆状，有的菌体略弯。杆菌多分散存在，少数可呈链状排列，称链杆菌；个别呈特殊的排列如栅栏状或呈 V，Y，L 字样。菌体两端多呈钝圆形，少数两端平齐，如炭疽芽胞杆菌；有的两端尖细，如梭杆菌；有的末端膨大呈棒状，如白喉棒状杆菌；有的菌体短小，称球杆菌；有的呈分枝生长趋势，称分枝杆菌，如结核分枝杆菌；有的末端常呈分叉状，称双歧杆菌。

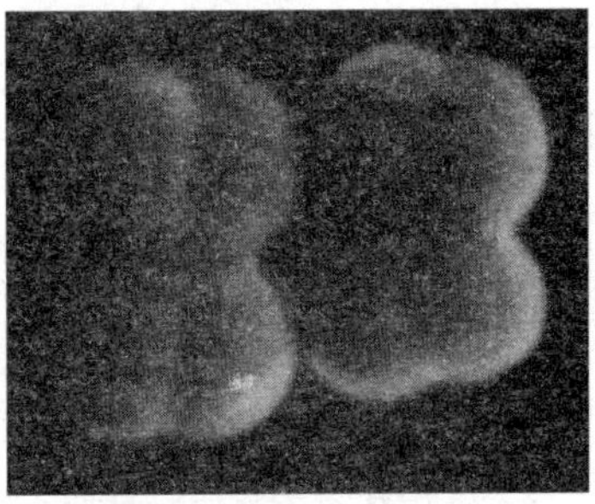

图 11－5　八叠球菌

3. 螺形菌　菌体弯曲，可分为两类。

（1）弧菌　菌体短小，长 2～3μm，只有一个弯曲，呈弧形或逗点状，如霍乱弧菌。

（2）螺菌　菌体较长，3～6μm，有多个弯曲，如鼠咬热螺菌。

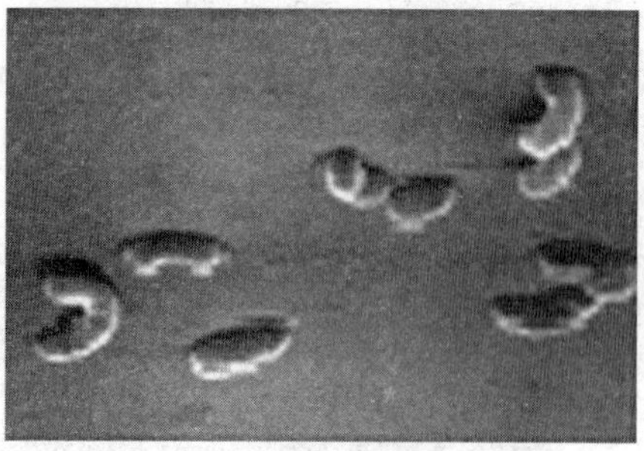

图 11-6　弧菌

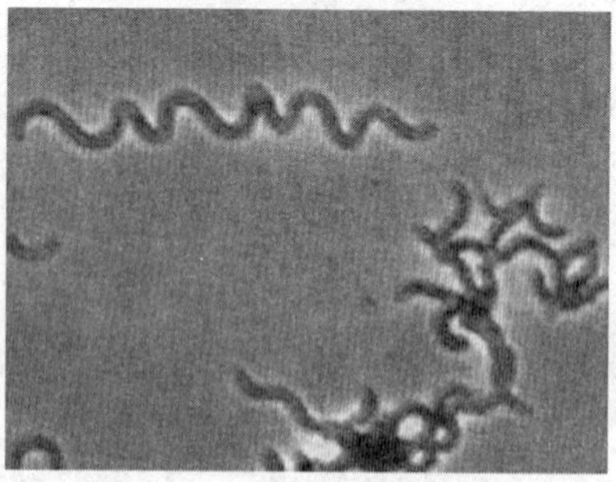

图 11-7　螺菌

二、细菌的结构

细菌的结构包括基本结构和特殊结构。基本结构是所有的细菌都具有的结构，包括细胞壁、细胞膜、细胞质和核质；特殊结构是某些细菌在一定条件下所特有的结构，包括荚膜、鞭毛、菌毛和芽胞。

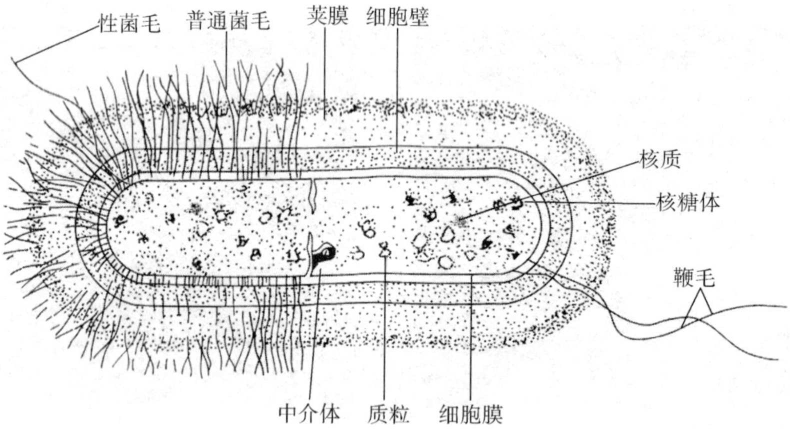

图 11-8　细菌结构示意图

（一）基本结构

1. 细胞壁　为细菌的最外层结构，包绕在细胞膜的周围，是一种膜状结构，坚韧而富有弹性，厚度 15～30nm，化学组成比较复杂。细菌经过革兰染色法（Gramstain，G）染色后可将细菌分为两大类，即革兰阳性菌和革兰阴性菌。两类细菌细胞壁的结构有很大的差异。

（1）革兰阳性菌细胞壁的结构　革兰阳性菌细胞壁较厚，为 20～80nm，除含有 15～50 层肽聚糖结构外，大多数还含有磷壁酸，少数是磷壁醛酸，约占细胞壁干重的 50%。

1）肽聚糖　是革兰阳性菌细胞壁的主要成分，又称粘肽，由聚糖骨架、四肽侧链和五肽交联桥三部分组成：①聚糖骨架：由 N－乙酰胞壁酸和 N－乙酰葡萄糖胺两种交替间隔排列，经 β－1，4 糖苷键连接而成的多糖支架。②四肽侧链：是由四个氨基酸组成的侧链连接在聚糖骨架的每个胞壁酸分子上。③五肽交联桥：是由五个氨基酸组成的桥链，将两个相邻的四肽侧链连接起来，一端与一四肽侧链的第三位氨基酸相连，另一端与另一四肽侧链的末位氨基酸相连，从而构成机械强度十分坚韧牢固的三维立体结构。革兰阳性菌细胞壁中肽聚糖层数多，15～50 层，含量高，占细胞壁干重的 50%～80%。

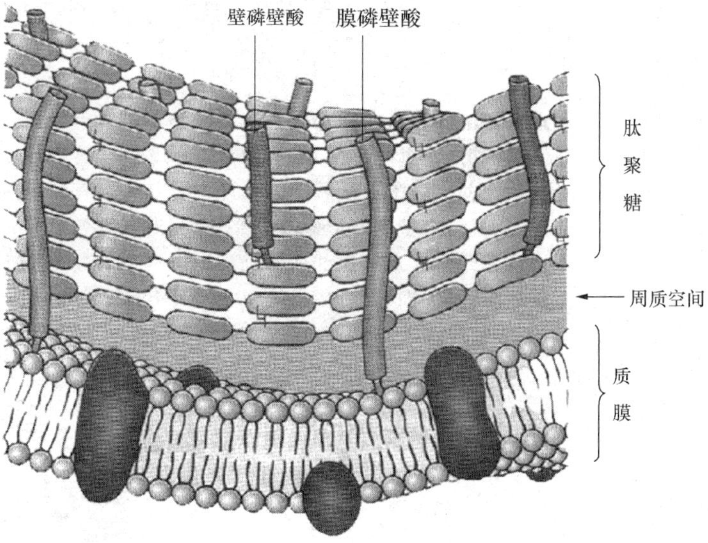

图 11－9　革兰阳性菌细胞壁结构示意图

凡能破坏肽聚糖结构或抑制其合成的物质，都能损伤细胞壁而使细菌变形或杀伤细菌。革兰阳性菌一般对溶菌酶和青霉素敏感，溶菌酶能切断肽聚糖中 N－乙酰葡萄糖胺和 N－乙酰胞壁酸之间的 β－1，4 糖苷键，破坏肽聚糖骨架，引起细菌裂解。青霉素和头孢菌素能与细菌竞争合成细胞壁过程所需的转肽酶，抑制五肽交联桥与四肽侧链末端氨基酸之间的连接，使细菌不能合成完整的细胞壁，可导致细菌死亡。人和动物细胞无细胞壁结构，亦无肽聚糖，故溶菌酶和青霉素对人体细胞均无毒性作用。

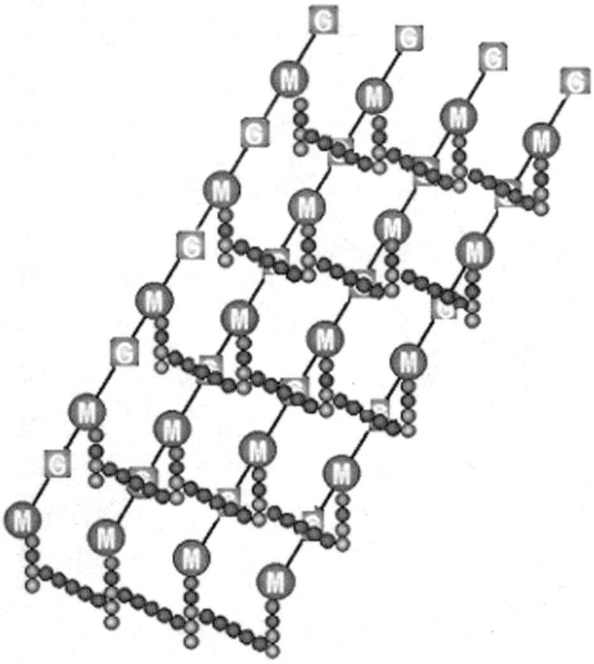

图 11－10　革兰阳性菌细胞壁肽聚糖结构示意图

2）磷壁酸　是革兰阳性菌细胞壁的特有成分，约占细胞壁干重的50%，根据其结合部位的不同可分为壁磷壁酸和膜磷壁酸。两种磷壁酸均伸到肽聚糖的表面，构成革兰阳性菌重要的表面抗原。膜磷壁酸具有吸附宿主细胞的功能，与致病性有关。

（2）革兰阴性菌细胞壁的结构　革兰阴性菌细胞壁较薄，为 10～15nm，其结构较复杂，除含有1～2层肽聚糖结构外，还有其特殊组分。外膜由脂蛋白、脂质双层和脂多糖三部分组成，占细胞壁干重的80%。

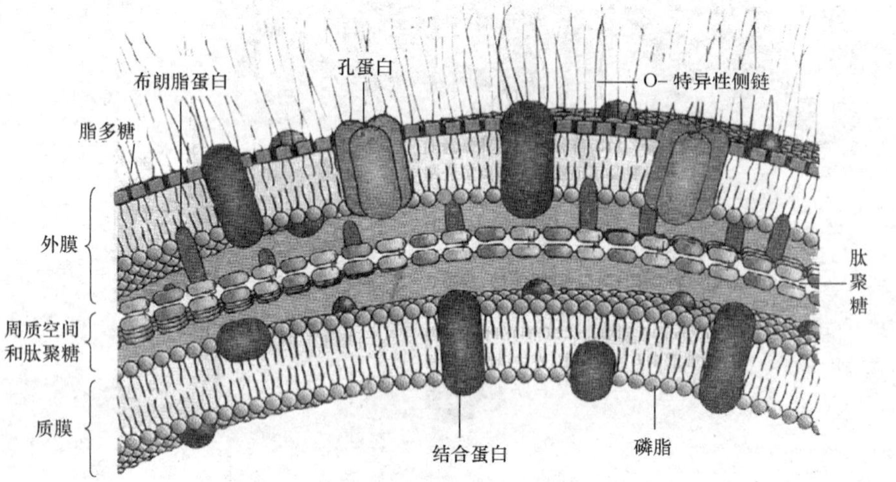

图11－11 革兰阴性菌细胞壁结构示意图

1）肽聚糖 革兰阴性菌细胞壁肽聚糖含量少，只有1～2层，占细胞壁干重的5%～10%，其结构与革兰阳性菌不同，仅由聚糖骨架和四肽侧链两部分组成，没有五肽交联桥，其四肽侧链上的第三位氨基酸为二氨基庚二酸（DAP），DAP直接与相邻四肽侧链第四位氨基酸相连，形成结构疏松的二维平面结构。

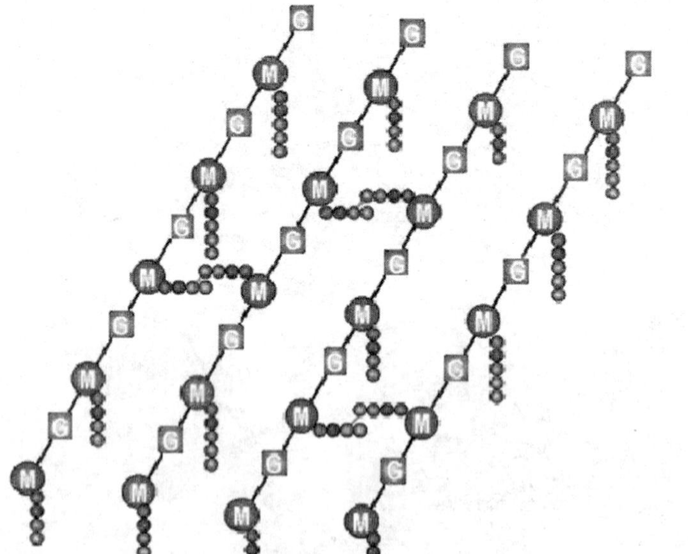

图11－12 革兰阴性菌细胞壁肽聚糖结构示意图

2）外膜 ①脂蛋白：位于肽聚糖与脂质双层之间，其蛋白质部分结合于四肽侧链上，脂质部分与脂质双层非共价结合，使外膜和肽聚糖层构成一个整体。②脂质双层：类似细胞膜的结构，其内镶嵌着多种特异性蛋白，与细菌的物质交换有关。③脂多糖：即革兰阴性菌的内毒素，与细菌的致病性有关，由三种成分组成：

脂质A，为一种糖磷脂，其上结合有各种长链脂肪酸，它是内毒素的毒性和生物学活性的主要组分，为革兰氏阴性菌的致病物质。核心多糖，分布于脂质 A 的外层，由已糖、2-酮基-3-脱氧辛酸（KDO）、磷酸乙醇胺等组成。核心多糖具有属特异性。特异多糖，是脂多糖的最外层，由多个低聚糖重复单位构成的多糖链，特异多糖是革兰阴性菌的菌体抗原，具有种特异性。

革兰阳性菌与革兰阴性菌细胞壁结构有显著差异，因而这两类细菌在染色性、抗原性、致病性及对药物的敏感性等方面有很大的区别。

表 11-1 革兰阳性菌和革兰阴性菌细胞壁的比较

项目	革兰阳性菌	革兰阴性菌
强度	较坚韧	较疏松
厚度	20~80nm	10~15nm
肽聚糖	多达 50 层，占细胞干重 50~80%	1~3 层，占细胞干重 5~15%
磷壁酸	有	无
外膜	无	有
药物敏感性	对青霉素敏感	对青霉素不敏感

（3）细胞壁的功能　①细胞壁坚韧而富有弹性，其主要功能是维持细菌固有的形态，并保护细菌抵抗低渗环境，避免细菌破裂与变形。②细胞壁上有许多小孔，参与细菌内外的物质交换。③细菌表面携带多种决定细菌抗原性的抗原决定基，可以诱发机体的免疫应答。④革兰阴性菌细胞壁上的脂多糖是具有致病作用的内毒素，与细菌致病性有关。

（4）L 型细菌　有些细菌细胞壁由于受到某些理化因素或药物作用直接破坏或合成被抑制成为细胞壁缺陷的细菌，他们在高渗的环境中仍可生存，称为 L 型细菌，因其首次在 Lister 的研究所发现，故以其第一个字母命名。L 型细菌由于缺乏完整的细胞壁不能维持其固有的形态，而呈现大小不等的圆球形、长丝状或多形态，革兰染色多为阴性，在普通培养基上不易生长，必须在高渗培养基（含 5% NaCl、20% 人或马血清、0.8% 琼脂）中才能缓慢生长，形成中间厚四周薄的“油煎蛋”状细小菌落。某些 L 型细菌仍具有致病性，可引起尿路感染、骨髓炎、心内膜炎等慢性感染。在临床上遇到疾病症状明显而常规细菌培养阴性时，应考虑 L 型细菌感染的可能性。

2. 细胞膜　是位于细胞壁内侧紧包绕在细胞质外的具有弹性的半渗透性脂质双层生物膜，主要由磷脂及蛋白质构成，还含有少量糖类，但不含胆固醇，厚约 7.5nm，占细胞干重的 10%~30%。细胞膜的主要功能有：①细胞膜具有选择性通透作用，参与细菌内外物质的交换。②细胞膜上有多种呼吸酶，可以转运电子，完成氧化磷酸化，与细菌能量产生和利用有关。③细胞膜上含有多种合成酶，与细菌的生物合成有关，如菌体的肽聚糖、磷壁酸、脂多糖及构成荚膜和鞭毛的物质等，均在细胞膜上合成。④细菌细胞膜内陷、折叠、卷曲可形成一种囊状物，即中介体。其功能类似于真核细胞的线粒体，参与细菌的呼吸及生物合成。

3. 细胞质　是细胞膜所包裹的溶胶状物质，由水、蛋白质、脂类、核酸、少量糖和无机盐组成。细胞质内 RNA 含量较高，具有较强的嗜碱性，故细菌易被碱性染料着色。细胞质内含有许多重要结构。

（1）核糖体　又称核蛋白体，游离于细胞质中，每个菌体内可达数万个，是细菌合成蛋白质的场所，其化学组成70%为RNA，30%为蛋白质。细菌核糖体的沉降系数为70S，由50S和30S两个亚基组成，链霉素能与细菌核糖体30S亚基结合，红霉素能与50S亚基结合，从而干扰细菌蛋白质的合成而导致细菌死亡。由于人及真核生物细胞核糖体沉降系数为80S，由60S和40S两个亚基组成，故上述抗生素对人类及其他真核生物细胞核糖体无影响。

（2）质粒　质粒是细菌染色体以外的遗传物质，为环状闭合的双股DNA分子，分子量比染色体小，可携带某些遗传信息，控制细菌某些特定的遗传性状。质粒能独立自行复制，可随细菌分裂转移到子代细菌中，也可通过接合等方式在细菌与细菌之间进行传递。质粒不是细菌生命活动所必需的，失去质粒的细菌仍然能够正常生存。医学上重要的质粒有决定性菌毛的F质粒、决定细菌耐药性的R质粒、大肠埃希菌产生细菌素的Col质粒等。

（3）胞质颗粒　细胞质中含有多种颗粒，大多数为营养贮藏物，包括多糖、脂类和磷酸盐等。胞质颗粒不是细菌的恒定结构，随菌种、菌龄及生长环境的不同而异。细胞质中有一种主要成分是RNA和多偏磷酸盐的颗粒，嗜碱性强，经特殊染色后颗粒的颜色与菌体其他部位有明显不同，称为异染颗粒。异染颗粒常见于白喉棒状杆菌，对细菌的鉴别有一定的意义。

4. 核质　核质是细菌的遗传物质。细菌属原核细胞型微生物，没有完整成形的细胞核结构，核质集中于细胞质的某一区域，多在菌体中央，无核膜、核仁和有丝分裂器。核质由单一密闭环状DNA分子反复回旋卷曲盘绕组成松散网状结构，其化学组成除DNA外，还有少量的RNA和组蛋白样的蛋白质。核质决定细菌的遗传性状，是细菌遗传变异的物质基础。

（二）特殊结构

1. 荚膜　是某些细菌合成并分泌到细胞壁外的一层黏液性物质，厚度大于0.2μm，普通显微镜可见，与四周有明显界限，称为荚膜，如肺炎链球菌。厚度小于0.2μm者，在光学显微镜下不能直接看到，必须以电镜或免疫学方法才能证明，称为微荚膜，如乙型溶血性链球菌的M蛋白、伤寒沙门菌的Vi抗原及大肠埃希菌的K抗原等。

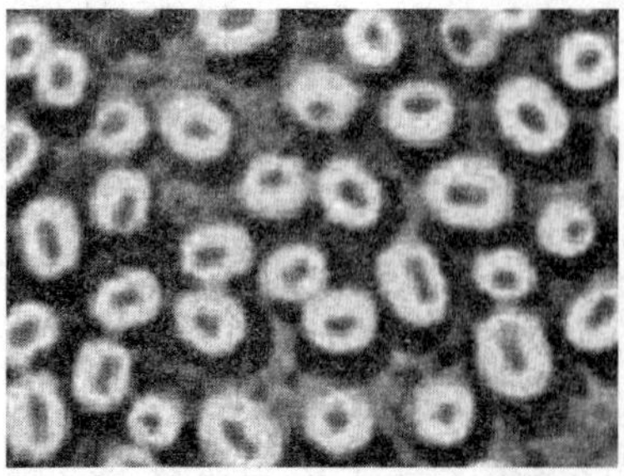

图11－13　肺炎链球菌荚膜

大多数细菌的荚膜由多糖组成，少数为多肽。荚膜对一般碱性染料亲和力低，用普通染色法荚膜不易着色，光学显微镜下只能看见菌体周围有未着色的透明圈。用特殊染色法可将荚膜染成与菌体不同的颜色。荚膜的形成与环境条件密切相关，一般在人和动物体内或营养丰富的培养基中容易形成。

荚膜的功能包括：①抵抗宿主吞噬细胞的吞噬和保护菌体免受体内溶菌酶、补体、抗体及其他杀菌物质的杀菌作用，是细菌致病性的重要因素之一。②荚膜能储存水分，使细菌具有抗干燥能力。③有免疫原性，可作为细菌鉴别和分型的依据。④荚膜多糖具有吸附作用，可使细菌彼此之间粘连，也可黏附于组织细胞或无生命物体表面，形成生物膜，是引起感染的重要因素。

2. 鞭毛　是附着在某些细菌细胞膜并游离于菌细胞外的细长呈波状弯曲的丝状物，见于所有的弧菌和螺菌，约半数的杆菌和个别球菌。鞭毛少仅 1 ~ 2 根，多者达数百根，长 5 ~ 20μm，直径 12 ~ 30nm，故需用电子显微镜观察，经特殊的鞭毛染色后在普通光学显微镜下亦可看到。

根据鞭毛在菌体上的数量和位置不同将有鞭毛的细菌分为单毛菌、双毛菌、丛毛菌和周毛菌四类，并借此作为鉴别细菌的指标之一。

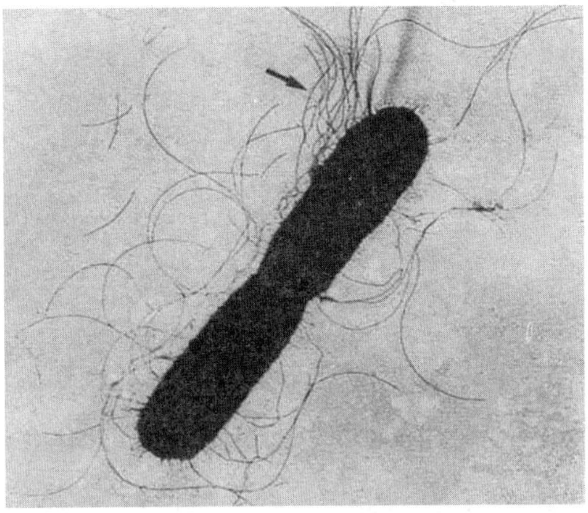

图 11 – 14　伤寒沙门菌的鞭毛

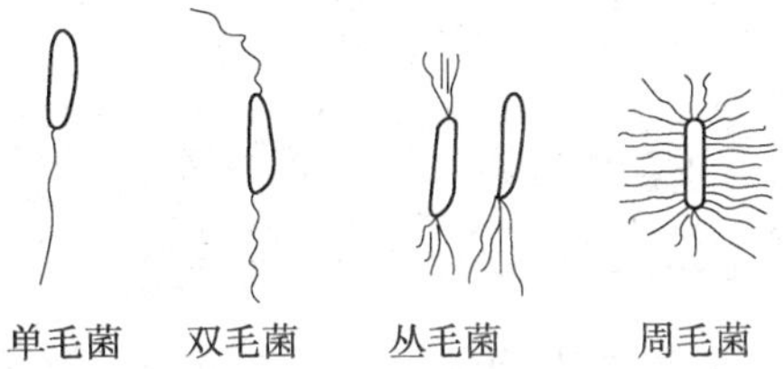

图 11 – 15　细菌鞭毛的类型示意图

鞭毛的功能包括：①鞭毛是细菌的运动器官，有鞭毛的细菌能运动，根据鞭毛菌的动力可以鉴别细菌。②鞭毛的化学成分主要是蛋白质，具有较强的免疫原性，称为 H 抗原，根据细菌鞭毛的类型和抗原性，可以鉴别细菌和进行细菌的分型。③有些细菌的鞭毛与致病性有关，如霍乱弧菌、空肠弯曲菌通过鞭毛黏附在肠黏膜上皮细胞上而导致病变的发生。

3. 菌毛　是分布在许多革兰阴性菌和少数革兰阳性菌菌体表面的一种比鞭毛更为细、短、直、硬、多的丝状物，其化学组成是菌毛蛋白，与细菌的运动无关，必须用电子显微镜才能观察到。菌毛依形态、分布和功能不同分为普通菌毛和性菌毛两类。

（1）普通菌毛　遍布菌体表面，可达数百根，是细菌的黏附结构，能与宿主细胞表面的特异性受体结合，具有普通菌毛的细菌借此可牢固站附于呼吸道、消化道以及泌尿生殖道的黏膜上皮细胞引起感染。因此，普通菌毛与细菌的致病性密切相关。

（2）性菌毛　仅见于少数革兰阴性菌，比普通菌毛长且粗，一个菌体只有 1 ~ 4 根，为中空的管状结构。带有性菌毛的细菌称为 F^+ 菌或雄性菌，无性菌毛的细菌称为 F^- 菌或雌性菌。性菌毛能以接合的方式在细菌之间传递遗传物质，如控制细菌耐药性、毒力等性状的某些遗传物质可通过这种方式传递，这是某些肠道杆菌容易产生耐药性的原因之一。

4. 芽胞　某些细菌在一定环境条件下，细胞质脱水浓缩，在菌体内形成的一个折光性很强、不易着色的圆形或椭圆形小体，称为芽胞。能形成芽胞的细菌均为革兰阳性菌。芽胞折光性强，壁厚，不易着色，经特殊的芽胞染色法可将芽胞染成与菌体不同的颜色。芽胞并非细菌的繁殖体，而是处于代谢相对静止的休眠状态，当环境条件适宜时，芽胞可发芽形成新的菌体。一个细菌只形成一个芽胞，一个芽胞发芽也只能生成一个菌体。芽胞的结构由内向外依次为核心、内膜、芽胞壁、皮质、外膜、芽胞壳和芽胞外衣。细菌芽胞在自然界中可存活几年甚至数十年，对理化因素的抵抗力比繁殖体强。

芽胞形成的意义是：①芽胞的大小、形状和位置随菌种而异，可用以鉴别细菌。②芽胞对热力、干燥、辐射和化学消毒剂等理化因素均有强大的抵抗力。如某些细菌的芽胞可耐煮沸数小时，炭疽芽胞杆菌的芽胞可在自然界中保持传染性 20 ~ 30 年。芽胞一旦进入机体即可发芽转化为繁殖体，迅速大量繁殖而致病。

杀灭芽胞最可靠的方法是高压蒸汽灭菌。对被芽胞污染的医疗器械、敷料、培养基等进行消毒灭菌时应以是否杀死芽胞作为判断灭菌效果的指标。

扫码“学一学”

第二节 细菌的生活

一、细菌的分布

（一）细菌在自然界中的分布

1. 土壤中的细菌 占土壤微生物的 70% ~ 90%。其生物量可占土壤重量的 1/10000 左右，土壤有机质的 1% 左右。土壤中的病原微生物是随动植物残体、人畜排泄物和分泌物、污水、垃圾等废弃物一起进入土壤的。大多数病原微生物只能在土壤中存活较短时间，只有少数抵抗力强的能形成芽胞的病原菌，如炭疽杆菌、腐败梭菌、产气荚膜梭菌等形成芽胞后能在土壤中生存数年甚至几十年。土壤一旦污染了这些病原菌，则可成为疫源地，随时都有可能使人和动物感染相应的传染病。

2. 水体中的细菌 自然界江河湖海等各种淡水与咸水水域中都生存着相应的细菌。水域中细菌的种类和数量与水域的有机物、无机物的种类和含量，光照、酸碱度、渗透压、温度、含氧量和有毒物质的含量有密切关系。水中的病原菌主要来自人及动物的排泄物，包含炭疽杆菌、猪丹毒杆菌、伤寒杆菌、结核分枝杆菌等。氧在水中的溶解度较小，易被好氧微生物耗尽，因此是细菌生存的最重要的限制因子。

3. 空气中的细菌 空气中无营养和水分且具有紫外线直射，空气不具备细菌生长所必需的营养物质和生活条件，因此空气并不是细菌生长繁殖的良好场所。但是空气中仍然存在大量的细菌，它们以漂浮状态短暂停留在空气中，以吸附于尘埃微粒上的形式存在。因而空气中的尘埃颗粒数与细菌数量有直接关系。空气中的病原菌来源于被风吹起的地面尘土和水面小水滴以及人、动物体表的干燥脱落物、呼吸道分泌物和排泄物等等。种类有结核分枝杆菌、白喉杆菌、葡萄球菌、链球菌、肺炎双球菌、炭疽杆菌等。

4. 极端环境中的细菌 一般生物难以生存而只有某些特殊生物或特殊微生物才能生存的环境称为极端环境。能在极端环境中生存的微生物称为极端环境微生物。常见的极端环境有高温环境、低温环境、高酸环境、高碱环境、高压环境、高盐环境、高辐射环境和厌氧环境等。

（二）细菌在正常人体的分布

1. 正常菌群 动物的皮肤、黏膜以及与外界相通的腔道，如呼吸道、消化道和泌尿生殖道等，都存在着很多微生物。在正常情况下，它们对宿主非但无害，而且有益，而且是必需的，所以这些微生物称为正常菌（微生物）群。

正常菌群是机体防止外袭菌侵入的生物屏障；刺激免疫应答，正常菌群释放的内毒素等物质可刺激机体免疫系统保持活跃状态，是非特异免疫功能的一个不可缺少的组成部分；合成维生素，有些微生物能合成维生素，如核黄素、生物素、叶酸、吡哆醇及维生素K等，供机体吸收利用；降解食物残渣，肠道中正常菌群可互相配合，降解未被人体消化的食物残渣，便于机体进一步吸收。

2. 条件致病菌 有些微生物，在机体因受外界环境不良因素影响而防御功能减弱时，或当寄居部位改变，或由于某种原因破坏了正常生物群之间的生态平衡时，都可能引起疾病，这些细菌称为条件致病菌。

3. 菌群失调 生物体内多数组织器官都是无菌的，正常菌群中的细菌偶尔少量侵入这些部位是能被机体的自身免疫所应付的。但如果正常菌群与宿主间或正常菌群各菌种间的平衡被打破，就会出现菌群失调，致病作用就会显著，严重者引起二重感染。这种状况往往是由于长期大量使用抗生素、免疫抑制剂等外来因素引起的。

4. 细菌在人体的分布

（1）体表的微生物 动物的体表由于与外界环境密切接触，常附着有各种各样的微生物，如细菌、放线菌和真菌等。

（2）呼吸道的微生物 呼吸道上部，特别是在鼻黏膜上，经常存在着由于吸气随空气进入的细菌。呼吸道下段，细菌逐渐减少。支气管末梢及肺泡内是无菌的。寄生在动物上呼吸道中的细菌有葡萄球菌、链球菌、双球菌、巴氏杆菌及其他革兰阴性菌等。

（3）消化道的微生物 胚胎期和新分娩的个体，其消化道是无菌的。在出生后数小时消化道中即能发现细菌。正常情况下胃内的胃酸有杀菌作用，因而胃内微生物含量极少。但反刍动物瘤胃中微生物的区系却十分复杂，主要有厌氧性细菌和纤毛虫两大类。小肠中由于胆汁及消化液作用，细菌数量较少。

（4）泌尿生殖道的微生物 健康动物的子宫、卵巢、睾丸等是无菌的。但在泌尿生殖道上发现有葡萄球菌、链球菌、抗酸性细菌、大肠埃希菌和非病原性螺旋菌等。

二、细菌生长繁殖的条件

（一）细菌生长的营养物质

充足的营养物质是细菌新陈代谢及生长繁殖的物质基础，为细菌生长繁殖提供原料和能量。营养物质主要包括水分、碳源、氮源、无机盐等。某些细菌还需要生长因子，是细菌生长繁殖所必需而细菌自身又不能合成的有机化合物，包括维生素、特殊氨基酸和嘌呤、嘧啶等。

（二）细菌生长的适宜温度

各类细菌对温度的要求不同，可分为嗜冷菌、嗜温菌和嗜热菌三种，一般病原菌最适宜的生长温度与人体正常体温一致，为37℃，故实验室一般采用37℃培养细菌。

（三）细菌生长的适宜pH值

每种细菌都有一个可生长的pH范围，大多数病原菌最适宜的pH为7.2～7.6。个别细菌如霍乱弧菌在pH8.4～9.2碱性条件下生长最适宜，而结核分枝杆菌则在pH6.5～6.8弱酸性条件下生长最好。

（四）细菌生长的气体环境

细菌生长繁殖需要的气体主要是氧气和二氧化碳。一般细菌在代谢过程中产生的二氧化碳即可满足自身需要。根据细菌对氧的需求不同，可将细菌分为四类：①专性需氧菌：必须在有氧的环境中才能生长，如结核分枝杆菌、霍乱弧菌。②微需氧菌：需在低氧压（5% ~6%）的环境中生长，如空肠弯曲菌、幽门螺杆菌。③专性厌氧菌：必须在无氧的环境中才能生长，如破伤风梭菌、脆弱类杆菌。④兼性厌氧菌：在有氧或无氧条件下均能生长繁殖，但在有氧时生长较好，大多数病原菌属于此类，如葡萄球菌、伤寒沙门菌等。

三、细菌繁殖的方式与速度

（一）细菌的繁殖方式与速度

细菌通常以无性二分裂的方式进行繁殖，一般细菌每 20 分钟繁殖一代，培养 4 ~5 天所形成的大肠埃希菌的重量将和地球相仿。但受环境、营养等条件限制，实际上是不可能实现的。

（二）细菌生长曲线

细菌生长曲线是专指单细胞微生物的。它是将少量的单细胞微生物接种到一定容积的液体培养基后，在适宜的条件下培养，定时取样测定细胞数量。以细胞增长数目的对数做纵坐标，以培养时间做横坐标，绘制一条如图所示的曲线，我们称这条曲线为细菌的生长曲线。细菌生长曲线包含以下四个时期：

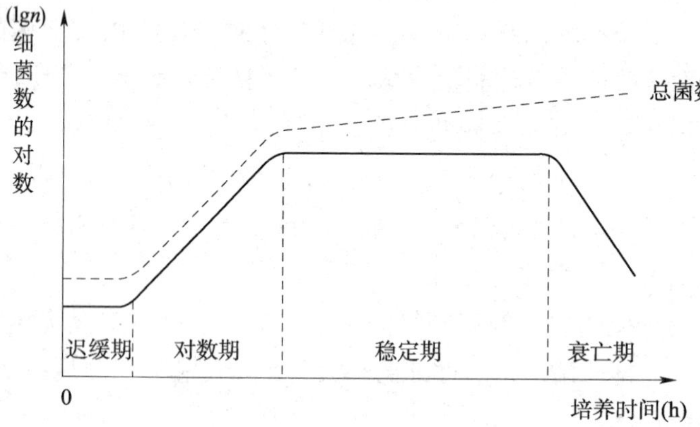

图 11 －16　细菌生长曲线图

1. 迟缓期　又称调整期。细菌接种至培养基后，对新环境有一个短暂适应过程。此期曲线平坦稳定，因为细菌繁殖几乎为零。迟缓期长短因菌种、接种菌量、菌龄以及营养物质等不同而异，一般为 1 ~4 小时。此期细菌体积增大，代谢活跃，为细菌的分裂、增生合成储备充足的酶、能量及中间代谢产物。生物制药中常通过加入酶激活剂如镁离子等缩短迟缓期。

2. 对数生长期　又称指数期。此期生长曲线上活菌数直线上升。细菌以几何级数快速增长，可持续几小时至几天不等（视培养条件及细菌代时而异）。此期细菌形态、染色、生物活性都很典型，对外界环境因素的作用敏感，因此研究细菌性状以此期细菌最好；抗生素作用对该时期的细菌效果最佳；是发酵生产用作种子及药敏试验的最佳时期。

3. 稳定期　稳定期的生长菌群总数处于平坦阶段，但细菌群体活力变化较大。由于培养基中营养物质消耗、毒性产物积累 pH 下降等不利因素的影响，细菌繁殖速度渐趋下降，相对细菌死亡数开始逐渐增加，此期细菌增殖数与死亡数渐趋平衡。细菌形态、染色、生物活性可出现改变，并产生相应的代谢产物如外毒素、内毒素、抗生素等。细菌的芽胞多在此期形成。

4. 衰亡期 随着稳定期发展，细菌繁殖越来越慢，死亡菌数明显增多。活菌数与培养时间呈反比关系，此期细菌变长肿胀或畸形衰变，甚至菌体自溶，难以辨认其形。生理代谢活动趋于停滞。故陈旧培养物上难以鉴别细菌。

体内及自然界细菌的生长繁殖受机体免疫因素和环境因素的多方面影响，不会出现培养基中那样典型的生长曲线。掌握细菌生长规律，可有目的地研究控制病原菌的生长，发现和培养对人类有用的细菌。

四、细菌的人工培养

（一）细菌生长的培养基

在实验室中配制的适合微生物生长繁殖或累积代谢产物的任何营养基质，都称为培养基（Media）。由于各类微生物对营养的要求不同，培养目的和检测需要不同，因而培养基的种类很多。我们可根据某种标准，将种类繁多的培养基划分为若干类型。

1. 根据对组成物质的了解来区分 根据对培养基组成物质的化学成分是否完全了解来区分，可以将培养基分为天然培养基、合成培养基和半合成培养基。①天然培养基：是指利用各种动、植物或微生物的原料，其成分难以确切知道。②合成培养基：是一类化学成分和数量完全知道的培养基，它是用已知化学成分的化学药品配制而成。③半合成培养基：是在合成培养基中，加入某种或几种天然成分；或者在天然培养基中，加入一种或几种已知成分的化学药品即成半合成培养基。

2. 根据物理状态来区分 可以分为固体培养基、液体培养基和半固体培养基。①液体培养基：所配制的培养基是液态的，其中的成分基本上溶于水，没有明显的固形物。②固体培养基：是在液体培养基中加入适量的凝固剂即成固体培养基，常用作凝固剂的物质有琼脂、明胶、硅胶等，以琼脂最为常用。③半固体培养基：是把少量的凝固剂加入到液体培养基中，以琼脂为例，它的用量在0.2%～1%之间。这种培养基有时可用来观察微生物的动力，有时用来保藏菌种。

3. 根据培养基的用途来区分 可分为基础培养基、营养培养基、鉴别培养基、选择培养基、增殖培养基、厌氧培养基等。①选择培养基：是在培养基中加入某种物质以杀死或抑制不需要的菌种生长的培养基，称为选择培养基。②增殖培养基：是在普通培养基中加入一些某种微生物特别喜欢的营养物质，以增加这种微生物的繁殖速度，逐渐淘汰其他微生物。在某种程度上讲，增殖培养基也是一种选择培养基。③鉴别培养基：是在培养基中加入某种试剂或化学药品，使难以区分的微生物经培养后呈现出明显差别，因而有助于快速鉴别某种微生物。

（二）细菌的生长现象

1. 细菌在液体培养基中的生长现象 有菌膜生长、沉淀生长、浑浊生长三种形式。①浑浊生长：大多数细菌，如大肠埃希菌、志贺菌等。②沉淀生长：少数链状排列的细菌，如链球菌、炭疽芽胞杆菌等。③菌膜生长：专性需氧菌，如枯草芽胞杆菌、结核分枝杆菌和铜绿假单胞菌等。

2. 细菌在半固体培养基中的生长现象 细菌在半固体培养基主要用于细菌动力试验，有鞭毛的细菌除了沿着穿刺线生长外，在穿刺线两侧也可见羽毛状或雾状浑浊生长。无鞭毛的细菌只能沿着穿刺线呈明显的线状生长，穿刺线两边的培养基仍然澄清透明，为动力试验阴性。

3. 细菌在固体培养基中的生长现象 一个细菌不断分裂繁殖而形成的单克隆叫菌落。菌落是单个细菌在固体培养基上生长繁殖后形成肉眼可见的细菌集团，是纯种细菌。菌落的各种特征包括大小、形状、突起、边缘、颜色、表面、透明度和黏度等，可作为微生物菌种鉴定的重要依据。根据细菌菌落表面特征不同，可将菌落分为三型：光滑型（S 型）菌落、粗糙型（R 型）菌落、黏液型（M 型）菌落。多个菌落连成一片形成菌苔。

五、细菌的代谢产物

（一）细菌的合成代谢产物

包括热原质、毒素、抗生素、细菌素、维生素、色素和酶类。

1. 热原质 又称致热原，是细菌在代谢过程中合成的能引起人体或动物体发热反应的物质。产生热原质的细菌主要是 G^- 菌，主要成分是 G^- 菌细胞壁的脂多糖（LPS），但某些 G^+ 菌所分泌的外毒素及部分 G^- 菌的其他外膜组分也具有致热活性。

2. 毒素 细菌产生外毒素和内毒素两类毒素。外毒素是多数革兰阳性菌和少数革兰阴性菌在生长繁殖过程中释放到菌体外的蛋白质；内毒素是革兰阴性菌细胞壁的脂多糖，当菌体死亡崩解后游离出来。

3. 抗生素 是生物（包括微生物、植物和动物）在其生命活动过程中所产生的（或由其他方法获得的），能在低微浓度下有选择性地抑制或影响其他生物功能的有机化合物。抗生素的作用不仅仅是抗菌作用，还包括抗肿瘤、抗病毒、杀虫等作用，实际应用过程中有许多抗生素是由细菌产生的。

4. 细菌素 是某些细菌在代谢过程中通过核糖体合成机制产生的一类具有抑菌活性的多肽或前体多肽。对同种近缘菌株呈现狭窄的抑制谱，通过在靶细胞上穿孔、抑制肽聚糖合成，与核糖体或 tRNA 相互作用抑制蛋白质合成，直接降解靶细胞 DNA，从而起到抑菌效果。

5. 维生素 是人和动物维持生命活动所必需的一类营养物质，也是一类重要的药物，与抗生素、激素一起合称三素，在医疗方面有着众多的用途。维生素也是某些细菌的重要代谢产物，如人或动物肠道中的大肠埃希菌能合成 B 族维生素和维生素 K 等，供人体或动物体利用，对维持肠道生理环境起着重要作用。

6. 色素 某些细菌能产生不同颜色的色素，有助于鉴别细菌。细菌的色素有两类，一类为水溶性，如铜绿假单胞菌；另一类为脂溶性，不溶于水，只存在于菌体，使菌落显色而培养基颜色不变，如金黄色葡萄球菌的色素。

7. 酶类 某些细菌可产生具有侵袭性的酶，能损伤机体组织，促使细菌的侵袭和扩散，是细菌重要的致病物质。如产气荚膜梭菌的磷脂酰胆碱酶、链球菌的透明质酸酶等。

（二）分解代谢产物和相关的生化反应

1. 糖发酵试验 细菌含有分解不同糖类的酶，因而分解各种糖类的能力也不一样。有些细菌分解某些糖产酸（符号：+）、产气（符号：○），培养基由紫变黄，并有气泡；有些产酸，仅培养基变黄；有些不分解糖类（符号：-），培养基仍为紫色。

2. V-P 试验 某些细菌如产气杆菌能从葡萄糖→丙酮酸→乙酰甲基甲醇（Acetymethyl carbinol）→2，3-丁烯二醇，在有碱存在时氧化成二乙酰，后者和培养基中的精氨酸等含胍基的物质起反应，产生粉红色的化合物，为 V-P 试验阳性。大肠埃希菌不能生成乙酰甲基甲醇，不能生成红色产物，为 V－P 试验阴性。

3. 甲基红（MR）试验 某些细菌在糖代谢过程中生成丙酮酸，有的甚至进一步被分解为甲酸、乙酸、乳酸等，而不是生成 V－P 试验中的二乙酰，从而使培养基的 pH 下降至 4.5 或以下（V－P 试验的培养物 pH 常在 4.5 以上），故加入甲基红试剂呈红色。如果细菌分解的葡萄糖产酸量少，或产生的酸进一步转化为其他物质（如醇、醛、酮、气体和水），则 pH 常在 5.4 以上，故加入甲基红试剂呈橘黄色。

4. 吲哚试验 大肠埃希菌分解蛋白胨中的色氨酸，生成无色吲哚（靛基质），经与试剂中的对位二甲基氨基苯甲醛作用，生成红色的玫瑰吲哚，为吲哚试验阳性。产气杆菌无色氨酸酶，不能形成吲哚，故吲哚试验为阴性。

5. 硫化氢试验 有些细菌能分解含硫氨基酸，产生硫化氢（H_2S），H_2S 会使培养基中的醋酸铅或氯化铁形成黑色的硫化铅或硫化铁。

6. 枸橼酸盐利用试验 当细菌利用铵盐作为唯一氮源，并利用枸橼酸盐作为唯一碳源时，可在枸橼酸盐培养基上生长，生成碳酸钠，并同时利用铵盐生成氨，使培养基呈碱性。加入指示剂溴麝香草酚蓝，变蓝即为枸橼酸盐利用试验阳性。

细菌的生化反应是鉴别细菌的重要方法之一。其中 IMViC 最常用。IMViC 是吲哚试验、甲基红试验（简称 MR 试验）、V－P 试验和枸橼酸盐试验 4 个试验的缩写（i 是在英文中为了发音方便而加上去的）。这四个试验主要用来快速鉴别大肠埃希菌和产气肠杆菌等肠道杆菌科的细菌，多用于食品和饮用水的细菌学检验。

表 11－2 常见的肠杆菌属 IMViC 主要生化特性

试验或培养基	埃希菌属	志贺菌属	沙门菌属	克雷伯菌属	肠杆菌属	变形菌属	耶尔森菌属
吲哚	+	V	－	－	－	V	V
甲基红	+	+	+	V	－	+	+
VP	－	－	－	V	+	V	－
枸橼酸盐利用（西蒙氏）	－	－	+	V	+	V	－

注：+：90%～100% 阳性；－：0～10% 阴性；V：种间有不同反应

六、细菌的遗传变异

（一）微生物遗传与变异的物质基础

细菌遗传变异的物质基础包括菌体内的染色体和质粒。

1. 染色体 细菌染色体是单一的环状双螺旋 DNA 长链，不含组蛋白。细菌染色体 DNA 的复制也是通过半保留复制按碱基配对原则进行，复制过程中子代 DNA 碱基若发生改变，就会使子代发生变异而出现新的性状。

2. 质粒 是细菌染色体外的遗传物质，为环状闭合的双链 DNA。质粒上所含的基因数比染色体少得多，大质粒可含几百个基因，小质粒仅含 20～30 个基因。

质粒不是细菌生命活动所必需的，可以自行丢失或经紫外线等理化因素处理后消除，随着质粒的丢失与消除，质粒所赋予细菌的性状亦随之消失，但其生命活动不受影响；质粒具有自我复制的能力；质粒可通过接合、转化和转导等方式在细菌间转移；几种不同的质粒同时共存于一个细菌内，称相容性，有些质粒则不能共存，称不相容性。

（二）微生物变异的现象

1. 形态与结构的变异

（1）细菌的L型变异　许多细菌在某些因素的影响下，细胞壁肽聚糖受损或合成受抑制，可形成细胞壁缺陷菌，称为L型细菌。L型细菌在高渗低琼脂含血清的培养基中缓慢生长，形成中间厚周围薄的油煎蛋状细小菌落。

（2）荚膜变异　从患者体内分离的肺炎链球菌有较厚的荚膜，致病性强，但在普通培养基中培养传代后荚膜逐渐变薄或消失，毒力也随之减弱。

（3）芽胞变异　将能形成芽胞、毒力强的炭疽杆菌置42℃培养10～20天后，可失去形成芽胞的能力，毒力也随之减弱。

（4）鞭毛变异　将有鞭毛的普通变形杆菌接种在普通固体培养基表面，由于鞭毛的动力作用，细菌呈弥散生长，形似薄膜状，称为H菌落。若将此变形杆菌接种于含1%苯酚的培养基中培养，细菌失去鞭毛，生长仅限于接种部位，形成孤立的单个菌落，非薄膜状，称为O菌落。故将细菌失去鞭毛的变异称为H－O变异。

2. 毒力的变异　细菌的毒力变异表现为毒力减弱和增强。无毒力的白喉杆菌被β－棒状杆菌噬菌体感染成为溶原性细菌时，则获得产生白喉毒素的能力，感染人体和引起白喉。有毒菌株长期在人工培养基上传代培养，可使细菌的毒力减弱或消失。如用于预防结核病的卡介苗（BCG）即是将有毒力的牛型结核分枝杆菌培养在含甘油、胆汁和马铃薯的培养基中，经过13年，连续传代230次而获得的一株毒力减弱但仍保持免疫原性的变异株。

3. 菌落变异　细菌的菌落可分为光滑型（smooth S）和粗糙型（rough R）两种。S型菌落表面光滑湿润、边缘整齐，细菌经人工培养多次传代后菌落表面变为粗糙、干皱、边缘不整齐，这种光滑型与粗糙型之间的变异称为S－R型变异。S－R型变异时，不仅菌落的形态发生改变，而且细菌的理化性状、抗原性及毒力等也发生改变。一般而言，S型菌的致病性强，故从标本中分离致病菌时应挑取S型菌落做纯培养，但也有少数细菌例外，如结核分枝杆菌和炭疽芽胞杆菌等，R型菌的致病性强。

4. 耐药性变异　细菌对某种抗菌药物由敏感变成耐药的变异称为耐药性变异。从抗生素广泛应用以来，耐药菌株逐年增多，如金黄色葡萄球菌对青霉素的耐药菌株已由1946年的14%上升至目前的80%以上。有些还表现为同时耐受多种抗菌药物，即多重耐药性，甚至有的细菌从耐药菌株变异成赖药菌株，如志贺菌赖链霉素株离开链霉素则不能生长。细菌耐药菌变异给临床感染性疾病的治疗带来很大困难。

（三）微生物变异的原因

遗传性变异是由基因结构发生改变所致，而非遗传性变异则是由环境因素的变化所引起。细菌遗传性变异主要是通过基因突变、基因转移与重组来实现的。

1. 基因突变　突变是细菌遗传基因的结构发生突然而稳定的变化，由于DNA上核苷酸序列的改变，导致细菌性状的遗传性变异。突变包括自发突变和诱发突变，但自发突变率极低，一般在10^{-9}～10^{-6}。诱发突变是指用高温、紫外线、X射线、亚硝酸盐等理化因素去诱导细菌突变，可使突变率达到10^{-6}～10^{-4}。

2. 基因转移与重组　两个不同性状的细菌间遗传物质可以发生转移和重组，在基因转移中，提供DNA的细菌为供体菌，接受DNA的细菌为受体菌。基因转移与重组的方式有转化、转导、接合和溶原性转换等。

（1）转化　受体菌直接摄取供体菌游离的DNA片断，并与自身DNA进行整合重组，使受体菌获得供体菌部分遗传性状的过程称为转化。

（2）转导　以温和噬菌体为载体，将供体菌的一段DNA转移到受体菌中去，使受体菌获得新的遗传性状称为转导。根据转导基因片断的范围，分为普遍性转导与局限性转导。

（3）接合　接合是供体菌通过性菌毛与受体菌相互连接沟通并将遗传物质（质粒）传递给受体菌的过程。能通过接合方式转移的质粒称为接合性质粒，接合性质粒主要包括F质粒、R质粒、Col质粒和毒力质粒等。

（4）溶原性转换　当噬菌体感染细菌时，宿主菌染色体获得了噬菌体的DNA片段并整合到宿主菌的染色体上，使其成为溶原状态，细菌的基因型发生改变，从而获得新的遗传性状，称为溶原性转换。如β－棒状杆菌噬菌体感染不产毒素的白喉杆菌后，形成溶原性白喉杆菌即可产生白喉毒素。

（四）微生物变异的应用

1. 在疾病诊断方面的应用　由于细菌在形态、结构、染色性、生化特性、抗原性和毒力等方面都可发生变异，因此在临床标本细菌学检查时不仅要熟悉细菌的典型特性，还要了解细菌的变异规律，只有这样才能对疾病做出正确的诊断。如在有些使用抗生素的患者体内可分离到L型细菌。从而必须了解L型细菌培养的特点以及如何使其返祖而恢复其典型形态与菌落，做出正确的诊断。

2. 在疾病治疗方面的应用　随着抗生素的广泛使用，目前临床分离的细菌耐药菌株日益增多，特别是多重耐药菌株的出现给临床上治疗疾病带来很大的困难。因此，对于临床分离的致病菌必须做药物敏感试验，给临床医生提供用药参考，不能滥用抗生素，对于某些慢性传染病需要长期用药者，应考虑合理联合用药原则。

3. 在预防疾病方面的应用　细菌遗传变异的研究对传染性疾病的预防具有重要的意义。比如用人工方法诱导细菌发生毒力变异，制备预防疾病的各种减毒活菌苗，已成功用于某些传染病的预防。在菌苗的研究进展中，应用细菌变异的原理，应用遗传工程技术还可生产具有抗原性的无毒性的疫苗，这是预防传染病的一种新的途径。

4. 在测定致癌物质方面的作用　正常细胞发生遗传信息的改变可致肿瘤，因此导致突变的条件因素均被认为是可疑的致癌因素。目前已经以细菌作为诱变对象，以待测的化学因子作为诱变剂，将待测的化学物质作用于鼠伤寒沙门杆菌的组氨酸营养缺陷型细菌后，将此菌接种于无组氨酸的培养基中。如果该化学物质有促变作用，则有少数细菌可回复突变而获得在无组氨酸培养基上生长的能力。比较含有被检物的试验平板与无被检物的对照平板，计数培养基上的菌落数，凡能提高突变率、诱导菌落生长较多者，证明被检物有致癌的可能。

5. 在基因工程方面的应用　基因工程是根据细菌基因转移与重组而获得新的遗传性状的原理来设计的。基因工程的简要步骤是：首先从供体细胞（细菌或其他生物细胞）的DNA上切取一段目的基因，再将此目的基因结合在一个载体（质粒或噬菌体）上，然后通过载体将目的基因转入受体菌，使受体菌表达目的基因的性状。随着细菌的大量繁殖，可表达出大量所需的基因产物。目前通过基因工程已能使工程菌大量生产胰岛素、干扰素、生长激素、凝血因子、乙肝疫苗等制品，并已探索用基因工程的方法治疗基因缺陷性疾病。

扫码“学一学”

第三节 细菌与人类的疾病

一、细菌的致病性

细菌的致病性是指细菌在人体内寄居并增殖从而引起疾病的能力。细菌中只有一小部分种类能引起动物和人类致病。能引起人体或动物疾病的细菌称为致病菌或病原菌。感染又称传染，是指病原菌在一定条件下突破机体的防御屏障，进入机体后在一定的部位生长繁殖，并表现出一定的临床症状。病原菌进入机体能否引起感染，取决于病原菌和机体两方面的因素。病原菌的致病能力与其毒力、侵入数量和侵入途径以及机体的免疫状态密切相关。

（一）细菌的毒力

细菌的毒力是指细菌致病性的强弱程度，通常以半数致死量表示，具有菌株或型的差异。半数致死量是指在一定时间内，采用一定途径感染实验动物使其半数死亡所需要的最少细菌量或毒素量。病原菌的毒力与其侵袭力和毒素有关。病原菌首先借助其表面结构如荚膜、鞭毛、菌毛等黏附于宿主细胞表面并侵入宿主细胞内。一些病原菌可以合成某些侵袭性酶类，如血浆凝固酶、链激酶、胶原酶、透明质酸酶等，借助于这些酶类物质感染宿主，大量繁殖并产生毒性物质，对机体产生致病作用。

1. 侵袭力 是指细菌突破机体的防御功能而在体内定居、繁殖和扩散蔓延的能力。主要包括细菌的吸附与侵入能力、繁殖与扩散能力和对宿主细胞防御功能的抵抗能力三个方面。

（1）吸附与侵入能力 细菌可借助黏附因子吸附于宿主细胞表面。革兰阴性细菌通常借助于菌毛吸附宿主细胞，革兰阳性细菌则借助于细胞表面的突出物进行吸附。细菌的吸附具有组织特异性，主要与宿主细胞表面病原菌的特异性受体有关，如A族链球菌吸附于咽喉部，痢疾杆菌吸附于结肠黏膜上。

（2）繁殖与扩散能力 机体具有自我保护作用，细菌侵入机体后要向周围和深层组织扩散必须首先破坏机体的屏障，这可以通过细菌合成的一些侵袭性酶来实现，常见的侵袭性酶有以下几种。①血浆凝固酶：金黄色葡萄球菌产生的血浆凝固酶能使血浆中液态的纤维蛋白原转变为固态的纤维蛋白，加速血液凝固成纤维蛋白屏障，保护病原菌不被吞噬。②链激酶：多数引起人类感染的链球菌能合成该酶，链激酶能激活血浆中的纤维蛋白酶原使之成为纤维蛋白酶，使血浆中的纤维蛋白凝块溶解，利于病原菌在机体内扩散。③透明质酸酶：又称扩散因子，可溶解机体结缔组织中的透明质酸使结缔组织疏松，通透性增加，有利于病原菌在组织中迅速扩散，造成全身性感染。产气荚膜梭菌和乙型溶血性链球菌均可合成该酶。④胶原酶：此酶能水解肌肉和皮下组织中的胶原蛋白，利于病原菌在组织中的扩散。产气荚膜梭菌能产生该酶。

（3）对宿主细胞防御功能的抵抗能力 细菌借助于表面结构或产生的毒性物质等对抗宿主细胞的吞噬作用。如肺炎链球菌表面的荚膜、金黄色葡萄球菌的A蛋白、链球菌的M蛋白等均可抵抗吞噬细胞的吞噬作用。

2. 毒素 细菌的毒素根据来源、性质和作用的不同，可以分为外毒素和内毒素两大类。

（1）外毒素　细菌的外毒素是细菌在其生长繁殖过程中分泌到胞外的蛋白质。主要由革兰阳性细菌产生，如白喉杆菌产生的白喉毒素、破伤风梭菌产生的破伤风毒素等；少数革兰阴性细菌也能产生外毒素，如痢疾杆菌产生的神经毒素、霍乱弧菌产生的肠毒素等。外毒素毒性很强。如纯化的肉毒梭菌外毒素是目前已知的毒性最强的物质，1 mg 可杀死 2 亿只小白鼠。将细菌外毒素用 0.3% ~0.4% 甲醛处理脱去其毒性，保存其免疫原性即为类毒素。如向人体注射白喉类毒素后可以预防白喉。其他的还有破伤风类毒素、葡萄球菌类毒素、霍乱类毒素等。

拓展阅读

肉毒素美容

肉毒素是肉毒杆菌产生的毒素，是一种神经毒素，原先用于治疗面部肌肉痉挛和其他肌肉运动紊乱症，用它来麻痹肌肉神经，以达到停止肌肉痉挛的目的，后来被应用于医学美容。肉毒素可以阻断神经与肌肉间的神经冲动，使过度收缩的小肌肉放松，进而达到除皱的效果。或者是利用其可以暂时麻痹肌肉的特性，使肌肉因失去功能而萎缩，来达到雕塑线条的目的，也就是通常所说的去皱和瘦脸。

（2）内毒素　是革兰阴性细菌细胞壁中的脂多糖成分，存在于菌体中，细菌自溶或人工裂解后释放出来，故称内毒素，其毒性成分主要为类脂 A。内毒素的毒性相对较弱，无组织和细胞特异性。可引起发热反应、白细胞反应、内毒素休克等临床症状。

表 11-3　细菌外毒素和内毒素的比较

项目	外毒素	内毒素
来源	革兰阳性菌和部分革兰阴性菌	革兰阴性菌细胞壁成分
存在部位	活菌分泌到胞外	菌体自溶
化学成分	蛋白质	脂多糖
热稳定性	稳定	不稳定
毒性	强	弱
抗原性	强，可刺激机体形成抗毒素。甲醛处理后脱毒形成类毒素	弱，甲醛处理后不能形成类毒素

（二）细菌的侵入数量

侵入的病原菌数量足够多时才可能使机体致病，致病所需的数量与毒力成反比，毒力越强则致病所需的菌数越少。有的病原菌毒力极强，如鼠疫杆菌，只需数个病菌侵入便可感染致病。多数病原菌需要达到一定的数量才能引起感染，如伤寒沙门菌需要侵入几亿至几十亿才能致病。

（三）细菌的侵入途径

病原菌感染宿主需通过适当的感染途径并定居于特定的部位才能引起感染，与细菌的种类有关。如痢疾杆菌必须经口侵入，定居于结肠内才能引发痢疾；破伤风梭菌只有经伤口侵入并定居于伤口深部才能致病，随食物进人体内则不引起疾病。病原菌的这种特性是在长期进化过程中，与机体的免疫系统之间相互作用、相互适应的结果。

细菌侵入机体的途径主要包括消化道，如伤寒沙门菌、痢疾杆菌；呼吸道，如结核分枝杆菌、肺炎链球菌；皮肤伤口，如破伤风梭菌；接触感染，如淋病奈瑟球菌、布氏短杆菌；有的病原菌可通过多种途径感染，炭疽杆菌和结核分枝杆菌可通过呼吸道、消化道和皮肤伤口引起感染。

二、常见的致病性细菌

（一）金黄色葡萄球菌

葡萄球菌在自然界分布广泛，人和动物的体表以及体内与外界相通的腔道中也存在、是最常见的化脓性球菌。代表菌株为金黄色葡萄球菌。

1. 生物学性状 典型的金黄色葡萄球菌呈球形，染色后在显微镜下可看到葡萄串样的排列方式。革兰染色阳性，无鞭毛和芽胞。对营养要求不高，在普通培养基上生长良好，需氧或兼性厌氧，最适培养温度为37℃，最适 pH 7.4。葡萄球菌的耐盐性很强，能在含10% ~15% NaCl 的培养基中生长，因而可用于菌种筛选。

2. 致病性 金黄色葡萄球菌产生的毒素和酶主要有肠毒素和杀白细胞素、葡萄球菌溶血素等，所致疾病有以下几种。

（1）化脓性感染 局部化脓性感染有疖、痈、毛囊炎、脓疱疮等，脓汁黄且黏稠，与周围组织界限明显。内脏器官也可感染导致肺炎、脓胸、中耳炎、心内膜炎等疾病。全身性感染包括败血症、脓毒血症等，葡萄球菌引起的败血症在各种败血症中占首位。

（2）食物中毒 金黄色葡萄球菌在含淀粉及水分较多的食品中生长繁殖 8 ~10 小时后易产生耐热的肠毒素。食用了肠毒素污染过的食品，会出现恶心、呕吐、腹泻等胃肠道症状，患者发病较急，通常 1 ~6 小时内发作。

（3）假膜性肠炎 健康人肠道中有少量金黄色葡萄球菌寄居，使用广谱抗生素后使肠内正常菌群失调，耐药的葡萄球菌则乘机大量繁殖产生肠毒素，引起急性胃肠炎。

3. 防治方法 注意个人卫生，及时处理伤口，避免感染，同时应防止医源性交叉感染。治疗上，对脓肿应及时切开排脓，并根据药敏试验选用合适的抗生素治疗。人对葡萄球菌有一定的天然免疫力，患病后也可获得一定的免疫力，但难以防止再次感染。

（二）大肠埃希菌

1. 生物学特性 大肠埃希菌是革兰阴性杆菌，无芽胞，有鞭毛，能运动。在普通琼脂培养基上生长良好，其生化反应活跃，能发酵葡萄糖、乳糖等多种糖类，最适培养温度为37℃，最适 pH7.4 左右。

2. 致病性 大肠埃希菌一般不致病，某些菌株还能产生大肠菌素，抑制肠道致病菌和腐生菌的繁殖。但在机体比较衰弱或外伤等条件下，该菌寄居部位改变，如侵入肠外组织或器官，可引起化脓性炎症，如胆囊炎、腹膜炎、尿道炎、肾盂肾炎和手术后感染等。某些致病性大肠埃希菌可引起婴儿腹泻或急性胃肠炎等肠道感染。

3. 卫生学检查 大肠埃希菌不断随粪便排出体外，污染土壤、水源、食品等。大肠埃希菌被许多国家药典列为控制菌之一，国际上也广泛将大肠杆菌作为卫生细菌学检查的指示菌，常用“大肠菌群数”和“细菌总数”两项指标。

（三）伤寒沙门菌

1. 生物学性状 伤寒沙门菌又称伤寒杆菌，革兰染色阴性，有周生鞭毛，无芽胞，一般无荚膜。营养要求不高，在普通培养基上即能生长，需氧或兼性厌氧，最适温度为37℃，最适 pH 为7.4 左右。对理化因素抵抗力不强，60℃ 15 分钟即可被杀死。

2. 致病性 伤寒沙门菌有一定的侵袭力、内毒素和肠毒素，能够引起肠热症，包括伤寒和副伤寒、急性肠胃炎和败血症。

3. 防治方法 做好饮食卫生，加强饮水、食品等的卫生监督以切断传染源。对食品加工和饮食服务人员进行定期健康检查，及早发现带菌者并及时治疗。

（四）破伤风梭菌

破伤风梭菌是破伤风的病原菌，广泛存在于自然界。当机体受到创伤，或伤口被污染形成厌氧环境时，均有可能感染该菌。

1. 生物学性状 周身鞭毛，有芽胞，无荚膜。成熟的芽胞呈正圆形，位于菌体顶端，成鼓槌状。革兰染色阳性。营养要求不高，专性厌氧菌。破伤风梭菌繁殖体的抵抗力与一般细菌相似，但其芽胞的抵抗力极强。

2. 致病性 破伤风梭菌产生的主要毒素是破伤风痉挛毒素，它是毒性强烈的外毒素，具有极强的神经毒性，对人的致死量小于1μg，是引起破伤风的主要致病物质。破伤风潜伏期平均为6～10天，临床表现为毒素所致局部肌肉痉挛症状，如牙关紧闭、苦笑面容等。

3. 防治方法 彻底清创是预防破伤风感染的有效方法。人工自动免疫注射类毒素使机体产生破伤风抗毒素而获得免疫力。人工被动免疫直接注射从牛或马等动物血清中精制所得的破伤风抗毒素而获得免疫力，但要注意超敏反应的发生。青霉素可抑制破伤风梭菌，并有助于其他感染的预防，可及早使用。

（五）结核分枝杆菌

结核分枝杆菌是人和动物结核病的病原菌。据统计，全球已有1/3人口约20亿人感染结核分枝杆菌，每年有约300万人死于结核病。结核病已成为传染病的头号杀手，对人类的身体健康是一个重大威胁。

1. 生物学性状 结核分枝杆菌的典型形态是细长略弯曲，有时呈分枝状排列。无芽胞、鞭毛，电子显微镜下可见荚膜。用抗酸染色法进行染色，结核分枝杆菌被染成红色，为抗酸菌，其他非抗酸菌染成蓝色。结核分枝杆菌营养要求高，专性需氧，生长缓慢，接种后2～4周才出现肉眼可见的菌落。菌落干燥、坚硬，表面颗粒状，呈乳酪色或黄色，形似菜花样。对某些理化因子的抵抗力较强，耐干燥，对酸有较强抵抗力，对湿热、紫外线、70%～75%酒精敏感。对异烟肼、利福平等药物敏感，易产生耐药性。

卡介苗是典型的结核分枝杆菌毒力变异株。将有毒的牛型结核分枝杆菌培养于含有胆汁、甘油、马铃薯的培养基中，经13年230次传代后，其毒力发生变异，成为对人无致病性的减毒活菌株，现广泛用于人类结核病的预防。

2. 致病性 结核分枝杆菌可通过呼吸道、消化道和破损的皮肤黏膜等多种途径进人机体，侵犯多种组织器官。以肺部感染最为多见，有两种类型。①原发感染：即初次感染结核分枝杆菌，在肺内形成病灶，多见于儿童。②继发感染：又称原发后感染，多数为内源性感染，多见于成年人。

3. 防治方法 预防接种卡介苗是预防结核病的有效措施之一，接种成功后所产生的特异性免疫力可维持6～10年。

（六）志贺痢疾杆菌

1. 生物学性状 志贺痢疾杆菌是细菌性痢疾的病原菌，俗称痢疾杆菌。革兰染色阴性，无芽胞、荚膜和鞭毛，多数有菌毛。兼性厌氧菌，抵抗力弱，一般 56～60℃、10 分钟即被杀死。

2. 致病性 痢疾杆菌的致病物质包括具有黏附作用的菌毛、内毒素和外毒素。细菌性痢疾是最常见的肠道传染病，夏秋两季患者最多。传染源主要为患者及带菌者，通过污染了痢疾杆菌的食物、饮水等经粪－口途径传播。引起的疾病主要有：①急性细菌性痢疾：发病急，畏寒，发热，常伴随着腹痛、腹泻出现，白细胞总数升高，左下腹压痛，脓血便，一般 1～2 周内痊愈。②慢性细菌性痢疾：急性细菌性痢疾治疗不彻底，或机体抵抗力差、营养不良或伴有其他慢性病时，易转为慢性痢疾。病程多在 2 个月以上。部分患者可成为带菌者。③中毒性痢疾：多见于 2～7 岁的儿童，无明显消化道症状，但表现出明显的全身中毒症状，患儿出现高热、休克等症状，病死率高。

3. 防治方法 痢疾杆菌主要通过粪－口途径传播，日常生活中要注意保护水源，不食用被污染的食物，加强食品卫生管理。发现患者和带菌者及时隔离，切断传染源。特异性防御主要采用口服减毒活菌苗。治疗用庆大霉素等药物。

重点小结

1. 认识细菌 细菌结构简单，个体微小；细菌三种基本形态为球形、杆形和螺形；细菌的基本结构包括细胞壁、细胞膜、细胞质和核质；特殊结构包括荚膜、鞭毛、菌毛和芽胞。

2. 细菌的生活 细菌的分布非常广泛，在自然界和正常人体中均有分布；细菌生长繁殖的条件包括营养物质、适宜温度、适宜 pH 值、气体环境等；细菌的代谢产物包括合成代谢产物和分解代谢产物。

3. 细菌与人类的疾病 细菌的致病性包括细菌的毒力、侵入数量和侵入途径等方面；常见的致病性细菌有金黄色葡萄球菌、大肠埃希菌、伤寒沙门菌、破伤风梭菌等。

扫码"练一练"

目标检测

一、单项选择题

1. 细菌革兰染色性的不同主要是由于
   A. 细胞壁结构不同　B. 核物质结构不同　C. 细胞质结构不同
   D. 细胞膜结构不同　E. 质粒的有无
2. 有关鞭毛的叙述错误的是
   A. 化学成分是蛋白质　B. 是细菌的运动器官
   C. 光学显微镜下可直接看到　D. 伸出细胞表面呈波曲状
   E. 电镜下可以直接看到
3. 外毒素与类毒素的区别在于后者
   A. 有抗原性，但无毒性　B. 无抗原性，但有毒性
   C. 无抗原性，也无毒性　D. 有抗原性，也有毒性

E. 化学成分变化大

4. 关于菌毛的说法错误的是

A. 是细菌的运动器官　B. 有普通菌毛与性菌毛之分

C. 普通菌毛与细菌致病性有关　D. 性菌毛可传递遗传物质

E. 普通菌毛数量较多

5. 革兰染色中所用的试剂不包括

A. 结晶紫　B. 亚甲基蓝　C. 苯酚复红　D. 碘液　E. 95%酒精

6. 荚膜的化学组分主要是

A. 多糖和多肽　B. 脂类和核酸　C. 蛋白质和核酸

D. 多糖和脂类　E. 蛋白质和脂类

7. 关于细胞壁的功能不包括

A. 维持细菌固有形态　B. 保护细菌抵抗低渗环境　C. 具有抗吞噬作用

D. 参与细胞内外物质交换　E. 抵抗外界伤害

8. 革兰染色最关键的操作步骤是

A. 乙醇脱色　B. 结晶紫初染　C. 碘液媒染　D. 复红复染　E. 水洗

9. 革兰阳性细菌和阴性菌细胞壁共有的成分是

A. 肽聚糖　B. 外膜　C. 脂蛋白　D. 磷壁酸　E. 脂多糖

10. 细菌的特殊结构不包括

A. 质粒　B. 荚膜　C. 鞭毛　D. 菌毛　E. 芽胞

二、多项选择题

1. 细菌细胞壁的功能包括

A. 维持菌体固有的外形　B. 保护细菌抵抗低渗

C. 决定细菌菌体的抗原性　D. 参与菌体内外的物质交换

E. 与细菌的致病性有关

2. 细菌的遗传物质包括

A. 中介体　B. 质粒　C. 核糖体　D. 核质　E. 性菌毛

3. 与细菌致病性有关的结构是

A. 普通菌毛　B. 性菌毛　C. 荚膜　D. 芽胞　E. 鞭毛

4. 属于细菌侵袭性物质的是

A. 荚膜　B. 细菌素　C. 菌毛　D. 热原质　E. 透明质酸酶

5. 在光学显微镜下可看见的细菌特殊结构包括

A. 普通菌毛　B. 性菌毛　C. 荚膜　D. 芽胞　E. 鞭毛

6. 芽胞具有强大抵抗力的原因可能是

A. 芽胞具有多层致密的厚膜，理化因素不易透入

B. 芽胞含水量少，蛋白质受热不易变性

C. 芽胞内含有耐热的核糖核酸酶

D. 芽胞内含有高浓度的镁盐，可与酶结合而获得对热的抗性

E. 芽胞内含有吡啶二羧酸，可使酶的稳定性提高

7. 荚膜的化学组成可能有

A. 多糖　B. 多肽　C. 透明质酸　D. 脂类　E. 脂蛋白

三、判断题

1. 细菌的异常形态是细菌的固有特征 （　　）
2. 外膜是革兰阳性细菌特有的成分 （　　）
3. 所有细菌的细胞壁中都含有肽聚糖 （　　）
4. 条件致病菌对人体或动物体一定具有致病性 （　　）
5. 只要病原微生物进入机体就会引起疾病 （　　）
6. 细菌是一类结构简单、细胞壁坚韧、以二分裂繁殖的真核微生物 （　　）
7. 芽胞有极强的抗热、抗辐射和抗干燥的能力，同时具有繁殖功能 （　　）
8. 只要病原菌有较强的毒力，就一定能引起机体致病 （　　）
9. 鞭毛是细菌的运动器官 （　　）
10. 外毒素可以脱毒制成类毒素 （　　）
11. 青霉素对动物细胞有毒害作用 （　　）
12. 细菌的细胞壁中含有 D 型氨基酸 （　　）
13. 革兰染色染成紫色的都是革兰阳性细菌 （　　）
14. 磷壁酸是革兰阳性细菌特有的化学成分 （　　）
15. 病原菌入血但不能大量繁殖的是菌血症 （　　）
16. 测量细菌大小的单位是纳米（nm） （　　）
17. 单染色法可以观察细菌的形态 （　　）
18. 质粒是染色体外的遗传物质 （　　）
19. 判断灭菌是否彻底的标准是细菌菌体是否被杀死 （　　）
20. 溶菌酶可以破坏 $\beta-1$，4 糖苷键 （　　）

四、简答题

1. 列表指出革兰阳性菌和革兰阴性菌细胞壁之间的不同。
2. 细菌的基本结构和特殊结构有哪些？

（张小蒙）

第十二章

病　毒

学习目标

知识要求　**1. 掌握**　病毒的概念、特点、化学结构及其组成；病毒的复制周期及干扰现象；病毒的传播方式和感染类型。

2. 熟悉　常见病毒的生物学特性、致病性及防治原则。

3. 了解　病毒的异常增殖；理化因素对病毒的影响。

技能要求　1. 学会使用电子显微镜观察病毒的结构。

2. 学会观察常见致病性病毒的形态结构特点。

案例导入

案例：2002 年 12 月 5 日左右，在深圳一家酒楼里当大厨的黄杏初开始觉得不舒服，发热、畏寒、全身无力，后病情加重，出现呼吸困难。为其治疗的 9 位医护人员先后出现同样的症状。常驻河内的世界卫生组织医生卡尔娄·武尔班尼首先向世界卫生组织，通报了非典病情，并将该病命名为 SARS，是由 SARS 病毒感染引起的。

讨论：1. 病毒的基本性质有哪些？

2. 病毒与细菌有哪些区别？

第一节　认识病毒

扫码“学一学”

病毒是一类体积微小，结构简单，专性活细胞内寄生，只含有一种类型的核酸（DNA 或 RNA），以复制方式增殖的非细胞型微生物。病毒在自然界分布广泛，可以感染动植物，也可以寄生在细菌、真菌、放线菌和支原体中。在微生物引起的疾病中，约 75% 的疾病由病毒引起。病毒所引起的疾病，传染性强、流行范围广、流行时间长、传播迅速，而针对病毒的特效药少，一直危害着人类的健康与生命。病毒具有下列特征：①体积微小，需借助电子显微镜观察，可以通过滤菌器。②不具有完整的细胞结构，只含有一种类型的核酸。③专性活细胞内寄生，以复制的方式增殖。④对抗生素不敏感。

一、病毒的大小与形态

病毒个体微小，其大小的测量单位为纳米（nm），故必须使用电子显微镜放大数千至数万倍才能观察到。各种病毒相差甚大，最大的可达到 300nm，如痘病毒；最小的只有 20 ~

30nm，如脊髓灰质炎病毒。

病毒的形态各异，多数病毒呈球形或者近似球形如疱疹病毒、冠状病毒等。少数病毒呈杆状、丝状、弹头状、砖块状、蝌蚪状等（12－1）。

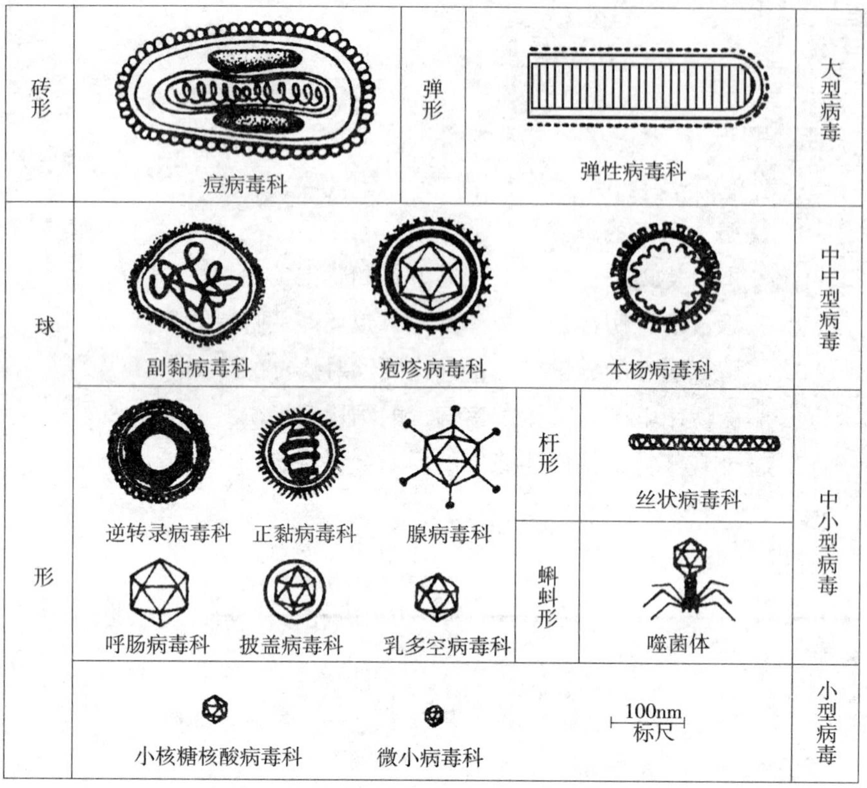

图 12－1　病毒大小与形态示意图

二、病毒的化学结构与化学组成

病毒组成结构简单，其基本结构由核心与衣壳组成，二者称为核衣壳。仅有核衣壳组成的简单病毒称为裸露病毒。部分病毒的核衣壳外还有一层包膜，称为包膜病毒。核衣壳和包膜病毒都是结构完整的病毒颗粒，具有感染性，称为病毒体（图 12－2）。

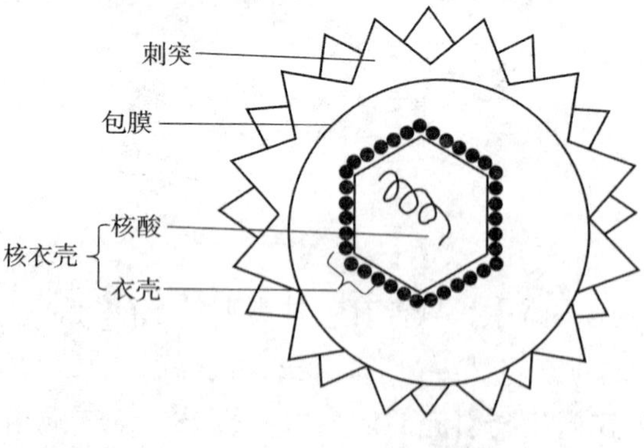

图 12－2　病毒结构示意图

（一）核心

核心是病毒体的中心结构，主要有单一的核酸构成（DNA 或 RNA），构成病毒的基因组，包含了病毒的所有遗传信息，控制了病毒的形态、感染、复制、遗传和变异等性状。有些病毒的核心除核酸外还有少量的功能蛋白，主要是一些酶，如反转录酶、转录酶和核酸多聚酶。

根据核酸组成不同，又将病毒分为 DNA 病毒与 RNA 病毒。病毒所携带核酸的形式具有多样性，形状上有环形或线性，结构上有单链和双链或分节段。有些除去衣壳的病毒，其核酸仍然可以进入宿主细胞增殖，称为感染性核酸。病毒核酸大小差异悬殊，微小病毒仅由 5000 个核苷酸组成，而最大的痘类病毒则由约 4000000 个核苷酸组成。

（二）衣壳

衣壳是包绕在核酸外的蛋白质外壳，由一定数量的壳粒组成。根据壳粒构型不同，可分为20面体立体对称型、螺旋对称型和复合对称型三种。

衣壳的主要功能有：①保护病毒核酸：使病毒核酸免受酶或者其他理化因素的破坏。②参与病毒感染：可以与宿主细胞膜上的受体特异性结合，病毒对宿主细胞具有亲嗜性。③具有免疫原性：可诱导机体产生免疫应答。

（三）包膜

部分病毒在其核衣壳外还包有一层脂质双层膜，称为包膜，为某些病毒在成熟过程中以出芽方式穿过宿主细胞膜或核膜时获得，所以其包膜上有宿主细胞的脂类和多糖成分，而且还含有由病毒基因组编码的糖蛋白，其可以在包膜表面形成钉状突起，称为刺突或包膜子粒，是病毒鉴定、分型的依据。

包膜的主要功能有：①保护核衣壳：使其免受理化因素或酶的破坏。②参与病毒感染，协助病毒与细胞膜结合，使其具有亲嗜性。③具有免疫原性，刺激机体产生免疫反应。

拓展阅读

病毒的由来

1886年，在荷兰工作的德国人麦尔（Mayer）把患有花叶病的烟草植株的叶片加水研碎，取其汁液注射到健康烟草的叶脉中，能引起花叶病，证明这种病是可以传染的。通过对叶子和土壤的分析，麦尔指出烟草花叶病是由细菌引起的。1892年，俄国的伊万诺夫斯基重复了麦尔的试验，证实了麦尔所看到的现象，而且进一步发现患病烟草植株的叶片汁液，通过细菌过滤器后，还能引发健康的烟草植株发生花叶病。这种现象起码可以说明，致病的病原体不是细菌。1898年，荷兰细菌学家贝杰林克同样证实了麦尔的观察结果，并同伊万诺夫斯基一样，发现烟草花叶病病原能够通过细菌过滤器。但贝杰林克想得更深入。他把烟草花叶病株的汁液置于琼脂凝胶块的表面，发现感染烟草花叶病的物质在凝胶中以适度的速度扩散，而细菌仍滞留于琼脂的表面。从这些实验结果，贝杰林克指出这种致病因子不是细菌，而是一种新的物质，称为“有感染性的活的流质”，并取名为病毒，拉丁名叫“Virus”。

第二节　病毒的生活

一、病毒的增殖

病毒不具有酶系统，不能够独立地进行代谢，必须借助宿主细胞提供的原料、酶、能量才能够进行增殖。病毒增殖的方式是自我复制，以自身核酸为模板，合成子代病毒所需要的核酸。病毒的核酸经过转录、翻译、组装合成子代病毒结构蛋白。经过核酸与蛋白组装合成子代病毒，释放到宿主细胞外。

（一）复制周期

从病毒进入宿主细胞开始，到最后复制并释放出许多子代病毒，称为一个复制周期。

病毒的复制周期包括吸附、穿入、脱壳、生物合成、组装成熟与释放五个阶段。

1. 吸附 病毒表面的蛋白与易感细胞膜上特定的病毒受体结合，称为吸附。这种结合是特异性的，不可逆的。这种吸附的特异性决定了病毒嗜细胞的特征。如脊髓灰质炎病毒可与灵长类动物细胞特异性吸附，但不吸附家兔和小鼠的细胞。

2. 穿入 病毒吸附易感细胞后，穿过细胞膜进入细胞内的过程称为穿入。此过程有吞饮、融合、直接穿入三种形式。无包膜的病毒通过细胞内陷形成类似吞噬泡的结构，病毒被细胞膜包裹，再释放到细胞质中。有包膜的病毒则与易感细胞膜融合，再将病毒释放到细胞质中。少数无包膜病毒则通过与易感细胞膜上特定的受体结合，直接穿入到细胞质中。

3. 脱壳 进入到细胞质中的核衣壳脱去蛋白质衣壳，使核酸暴露的过程称为脱壳。此过程是决定病毒能否复制的关键。多数病毒衣壳可被宿主细胞的溶酶体酶水解从而暴露核酸，少数病毒需要溶酶体酶及脱壳酶才能完全暴露核酸。

4. 生物合成 是复制周期中最复杂、最重要的阶段。以病毒核酸为模板，利用宿主细胞提供的原料复制子代核酸及合成子代结构蛋白质的过程称为生物合成。一般包括以下过程：①病毒早期蛋白的合成。②以核酸为模板，进行 mRNA 转录，复制子代病毒核酸。③以核酸为模板，mRNA 翻译子代病毒结构蛋白。由于此过程用电镜或血清学方法检查均找不到病毒颗粒，故称为隐蔽期。

5. 组装成熟与释放 新合成的子代核酸与子代结构蛋白在宿主细胞内合成子代病毒的过程称为组装。不同类型的病毒，组装部位也不同。DNA 病毒多在细胞核内进行组装，而 RNA 病毒多在细胞质中进行组装。子代病毒组装后，需发育成具有感染性的病毒，此过程称为成熟。包膜病毒需在核衣壳外获得包膜后才能成为完整的具有感染性的病毒。成熟病毒从细胞质内释放到细胞外的过程称为释放。不同的病毒种类释放方式不同，无包膜的病毒通过破坏细胞膜将子代病毒释放到细胞外，具有杀细胞效应；有包膜的病毒则以出芽的方式释放到细胞外，此种方式不会使宿主细胞死亡；少数病毒通过细胞间桥或细胞融合方式释放到细胞外。

（二）异常增殖

病毒在宿主细胞内进行复制时，并非所有的病毒成分能够组装成完整的子代病毒。有时可因病毒自身基因或胞内环境因素不利于其复制，使之出现异常增殖。

1. 顿挫感染 病毒进入宿主细胞后，如果宿主细胞缺乏病毒复制所需要的酶或者能量等必要条件，病毒就不能合成子代病毒所需成分，或者虽然合成部分或全部病毒成分，但不能组装和释放完整的子代病毒，称为顿挫感染。这种不能为病毒复制提供条件的细胞称为非容纳细胞。相反，能够为病毒复制提供条件，可产生完整子代病毒的细胞称为容纳细胞。

2. 缺陷病毒 因病毒基因组不完整或发生突变，导致病毒不能复制出完整的子代病毒，称为缺陷病毒。如果另一种病毒能够为其复制提供完整的物质条件，能够使缺陷病毒正常增殖，这种病毒称为辅助病毒。如丁型肝炎病毒必须在乙型肝炎病毒或其他嗜肝 DNA 病毒等辅助病毒的作用下才能完成增殖。

拓展阅读

糖丸的由来

顾方舟，1926 年于浙江宁波出生，医学博士学位，他研究脊髓灰质炎的预防及控制 42 年，是我国组织培养口服活疫苗开拓者之一，为我国消灭“脊灰”的伟大工程作出了重要贡献。1958 年，顾方舟在我国首次分离出“脊灰”病毒，为免疫方案的制定提供了科学依据。20 世纪 60 年代初，他研制成功液体和糖丸两种活疫苗，使数十万儿童免于致残，同时提出采用活疫苗技术消灭“脊灰”的建议及适合于我国地域条件的免疫方案和免疫策略。后加入奶粉、奶油、葡萄糖等材料作辅剂，将液体疫苗滚入糖中，即糖丸疫苗。

二、干扰现象与干扰素

（一）干扰现象

两种病毒感染同一细胞时，可发生一种病毒抑制另一种病毒增殖的现象，称为病毒的干扰现象。干扰现象可发生在异种、同种、同型及同株病毒之间，还可发生在灭活病毒与活病毒之间。病毒干扰现象有两个途径：①病毒作用与宿主细胞，诱导细胞产生干扰素来抑制另一种病毒的增殖。②一种病毒与易感细胞吸附时破坏了宿主细胞表面受体或改变了宿主细胞的代谢途径，或竞争性抑制另一种病毒，影响病毒的复制。

（二）干扰素

是由病毒或其他干扰素诱生剂刺激人或动物细胞产生的一类具有抗病毒、抗肿瘤和免疫调节等多种生物学活性的糖蛋白。它具有高度的种属特异性，故动物的干扰素对人无效，干扰素具有抗病毒、抑制细胞增殖、调节免疫及抗肿瘤作用。人类干扰素有 α、β、γ 三种类型，其中 α、β 型干扰素抗病毒作用强，抗肿瘤和免疫调节作用弱，又称为Ⅰ型干扰素。γ 型干扰素抗肿瘤和免疫调节作用强，抗病毒作用弱，又称为Ⅱ型干扰素。

第三节 病毒与人类的疾病

扫码“学一学”

一、病毒的致病性

（一）病毒的感染

1. 病毒感染的途径 主要有垂直传播和水平传播两种类型。

（1）垂直传播 是指病毒经胎盘、产道或哺乳的途径，由亲代传给子代的方式称为垂直传播。这种传播方式是病毒感染的特点之一，其他微生物较为少见。常见的病毒有乙型肝炎病毒、HIV 病毒、巨细胞病毒等。

（2）水平传播 病毒在人群中不同个体间的传播方式称为水平传播，其中也包括从动物到人的传播。常见的传播途径有呼吸道传播、消化道传播、血液传播、性传播、伤口传播及昆虫叮咬传播。如流感病毒、麻疹病毒、单纯疱疹病毒等。

2. 病毒感染的类型 病毒入侵宿主机体后，因其种类、毒力和机体免疫力等不同，可表现出不同的感染类型。根据宿主机体是否有临床症状，可分为隐性感染和显性感染。

（1）隐性感染　病毒入侵宿主机体后不引起明显的临床症状称为隐性感染。隐性感染虽无临床症状，但病毒可在宿主机体内增殖并不断向体外排出病毒，成为重要的传染源。如脊髓灰质炎病毒感染。

（2）显性感染　病毒入侵宿主机体后引起明显的临床症状称为显性感染。根据临床症状出现的早晚、病情急缓程度以及病毒持续时间长短，又将其分为急性感染与持续性感染。①急性感染：病毒入侵宿主机体后，在体内迅速增殖，故发病潜伏期短，发病急，病程短至数日或数周，病愈后病毒在体内消失并获得特异性免疫。如甲型肝炎病毒、流行性感冒病毒。②持续性感染：病毒在宿主机体内持续时间长，可达数月、数年甚至终生，可出现明显的临床症状或无明显的临床症状的病毒携带者，成为重要的传染源。根据病程长短、临床症状及发病机制又分为3种不同的类型：慢性感染、潜伏感染与慢发感染。慢性感染：病毒在感染后未能完全从宿主体内清除，持续增殖，宿主可出现临床症状或无症状，称为慢性感染，如乙型肝炎病毒；潜伏感染：病毒在感染后，未能完全从宿主体内清除，但不会增殖，寄居在特定的组织细胞中，与机体免疫系统保持平衡，不引起相应的临床症状。当机体一旦免疫力低下，潜伏的病毒就会被激活发生增殖，出现相应的临床症状，如单纯疱疹病毒；慢发感染：也称为迟发感染，病毒感染后，经过很长一段潜伏期后，出现相应的临床症状且症状呈进行性加重，最终会导致宿主机体死亡，如HIV病毒。

（二）病毒的致病机制

1. 病毒对宿主细胞的致病作用

（1）杀细胞效应　病毒在宿主细胞内大量增殖，造成宿主细胞裂解释放子代病毒，从而导致宿主细胞死亡，这种作用称为杀细胞效应。

（2）稳定状态感染　病毒在增殖过程中，以出芽的方式释放子代病毒，不会使宿主细胞立即裂解死亡。这类不具有杀细胞效应的病毒所引起的感染称为稳定状态感染。

（3）基因整合与细胞转化　有些病毒在感染宿主细胞后，可将自身基因插入到宿主细胞的DNA上，称为基因整合。宿主细胞其基因整合后，因失去细胞间接触抑制而快速、大量的增殖称为细胞转化。因转化后的细胞其细胞表面会发生改变，出现新的抗原。

（4）形成包涵体　一些病毒感染宿主细胞后，在细胞质或细胞核内形成圆形或椭圆形、嗜酸性或嗜碱性的团块状结构，称为包涵体。它是由病毒颗粒或未组装病毒成分组成，是病毒感染的标志，故检查包涵体可协助诊断病毒感染。包涵体可以破坏宿主细胞的结构和功能，最终导致宿主细胞的死亡。

2. 免疫病理作用　病毒具有较强的免疫原性，能够刺激机体产生特异性免疫应答反应，从而表现为抗病毒感染免疫。但也可导致免疫病理损伤，这是病毒较为重要的致病机制之一。

（1）体液免疫作用　有些病毒特别是包膜病毒在释放子代病毒时能够引起宿主细胞膜的改变成为抗原，刺激机体发生特异性免疫，产生特异性抗体，抗原抗体结合形成免疫复合物激活补体引起宿主细胞溶解，也可以通过ADCC作用损伤宿主细胞。有些病毒形成的免疫复合物沉积在血管基底膜，激活补体，造成组织损伤，如肾小球肾炎、关节炎等。

（2）细胞免疫作用　病毒感染宿主细胞后，由病毒抗原致敏T细胞与宿主细胞表面的抗原结合可直接杀伤细胞，还可通过释放细胞因子，经Ⅳ型超敏反应引起免疫病理损伤。

（3）直接损伤和免疫抑制 有些病毒感染宿主细胞后，直接破坏机体的免疫细胞，如人类免疫缺陷病毒可直接杀伤 $CD4^+$ T 细胞，使感染机体的免疫系统逐渐瘫痪，处于免疫缺陷状态。也有些病毒感染机体后，引起机体免疫系统处于抑制状态，如麻疹病毒、巨细胞病毒、风疹病毒等均可在淋巴细胞中增殖，可引起暂时性的免疫抑制。

二、常见的致病性病毒

（一）流行性感冒病毒

流行性感冒病毒，简称流感病毒，是流行性感冒的病原体。

1. 生物学性状

（1）形态与结构 流感病毒形态多为球形，直径为 80～120nm，其核酸为单链分节段的 RNA，核衣壳呈螺旋对称，有包膜。病毒体分为核心和包膜两部分。①核心：病毒体核心为核衣壳，含有病毒核酸、核蛋白及 RNA 多聚酶。其核酸分节段，在复制过程中容易发生变异，导致新病毒株的出现。②包膜：有两层组成，内层为基质蛋白，外层为脂蛋白。基质蛋白具有保护核心、维持病毒形态的作用，脂蛋白利于病毒的脱壳及血凝素的产生。包膜表面有突出于表面呈放射状的刺突，即为血凝素（HA）和神经氨酸酶（NA）。血凝素能够引起红细胞凝集，可以用来检测流感病毒的增殖，与病毒的吸附、穿入有关，神经氨酸酶能够促进病毒的扩散。这两种刺突有免疫原性，具有特异性，是流感病毒划分亚型的依据（图 12－3）。

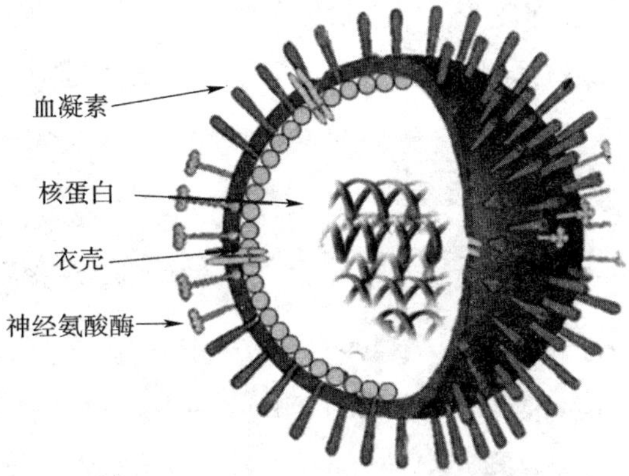

图 12－3 流感病毒示意图

（2）分型与变异 根据核蛋白和基质蛋白的免疫原性不同，分为甲、乙、丙三型。其中甲型根据 HA 与 NA 的抗原性不同又分为若干亚型。流感病毒的抗原变异主要包括抗原性漂移和抗原性转变两种。抗原性漂移是指抗原变异幅度小，属于量变，会引起小规模的流行。抗原性转变是指抗原变异幅度大，属于质变，会引起大规模的流行。

（3）抵抗力 流感病毒抵抗力较弱，不耐热，56℃30 分钟即被灭活，对干燥、日光、紫外线、乙醚敏感，低温条件下可存活数周或长期存活。

2. 致病性与免疫性 流感病毒的主要传染源是急性期患者或隐性感染者，传播途径主要通过飞沫经呼吸道传播，在呼吸道上皮细胞增殖，一般不引起毒血症，但其代谢产物会进入血液引起流感症状，其临床表现主要有鼻塞、流涕、咳嗽、畏寒、发热、头痛及全身肌肉酸痛。流感具有自限性，通常 5～7 天即可恢复。如体质及免疫力较差，发生继发感染或出现并发症如肺炎，可导致症状加重，严重者可死亡。

流感病毒可刺激机体产生特异性细胞免疫和体液免疫，人体可对同型病毒具有牢固免疫，对其他亚型之间无交叉保护作用，免疫力不持久。

3. 防治原则 流感病毒多呈季节性流行，北方以冬季为主，南方四季均可发生，及早发现和隔离治疗流感患者、公共场所及时消毒、避免到人群聚集的地方都是防治流感的重要措施。盐酸金刚烷胺可有效减轻全身中毒症状，干扰素及中草药如板蓝根、大青叶在减轻症状、缩短病程、防止并发症的发生上有一定的效果。

（二）冠状病毒

冠状病毒是普通感冒的主要病原体，也可引起腹泻或胃肠炎。2002 年 11 月至 2003 年 6 月在世界 33 个国家和地区流行的急性呼吸窘迫综合征的病原体是一种新的冠状病毒，被称为 SARS 冠状病毒。

1. 生物学性状 冠状病毒呈圆形或类圆形，直径为 60 ~ 220nm，核酸为单股正链 RNA，衣壳呈螺旋对称。包膜上有间隔较宽向四周伸出的突起，使病毒形如日冕，故命名为冠状病毒。

冠状病毒对理化因素耐受力较差，37℃数小时便失去感染性，对乙醚、氯仿等脂溶剂及紫外线敏感，但 SARS 冠状病毒对热的抵抗力比普通冠状病毒强。

2. 致病性及免疫性 冠状病毒对普遍人群有易感性，传播途径主要经过飞沫传播，主要侵犯上呼吸道感染，临床表现为普通感冒及咽喉炎，甚至引起肺炎。有些新型毒株可导致免疫力较弱的老人和儿童发生严重的下呼吸道感染，某些冠状病毒还可引起人的腹泻或胃肠炎。病后免疫力不强，可发生再感染。

3. 防治原则 将患者隔离治疗，切断传播途径，少去人多的公共场所，保持屋内通风，勿过度疲劳，增强机体免疫力等可以有效预防冠状病毒的感染。目前尚无有效的疫苗，解决病毒繁殖问题是一个尚未攻克的难题。

拓展阅读

SARS 冠状病毒

SARS 病毒是冠状病毒的一个变种，是引起非典型肺炎的病原体。2002 年冬到 2003 年春袭击全球的严重急性呼吸窘迫综合征（SARS、传染性非典型肺炎）的元凶就是这种冠状病毒。SARS 病毒通过呼吸道分泌物排出体外，经口液、喷嚏、接触传染，并通过空气飞沫传播，感染高峰在秋冬和早春。SARS 起病急，潜伏期短，传染性强，死亡率极高。临床表现最初以发热为主，随后引起休克、心律紊乱或心功能不全、肾功能损害、肝功能损害、DIC、败血症、消化道出血等及多脏器衰竭，甚至死亡。

（三）脊髓灰质炎病毒

脊髓灰质炎病毒是脊髓灰质炎的病原体，主要侵犯脊髓前角和脑干的运动神经细胞，导致迟缓性麻痹，多见于儿童，故又称为小儿麻痹症。

1. 生物学性状 脊髓灰质炎病毒呈球形，直径为 27 ~ 30nm，核心为单股正链 RNA，核衣壳为二十面立体对称，无包膜。脊髓灰质炎病毒仅能够在灵长类动物细胞中增殖。脊髓灰质炎根据抗原免疫原性不同，可分为三个血清型，三型间无交叉免疫反应。

脊髓灰质炎病毒对理化因素抵抗力较弱，对紫外线、干燥、热和化学消毒剂敏感，56℃30 分钟可被灭活。但脊髓灰质炎病毒对外界环境的抵抗力较强，在污水和粪便中可存活数月，在胃肠道耐受胃酸、蛋白酶和胆汁的作用。

2. 致病性与免疫性 脊髓灰质炎病毒传染源主要为患者、隐性感染者和无症状病毒携带者，传播途径主要经过粪 - 口途径传播，多发于夏秋季节，儿童多见。脊髓灰质炎病毒侵入人体后，90% 患者病毒只局限于肠道，不进入血液，遂不出现临床症状或仅有轻微发热、乏力、头痛伴有腹痛、腹泻等消化道症状。5%患者由于机体抵抗力下降，病毒在肠道局部淋巴结内增殖，随后进入血液形成第一次病毒血症，临床表现为发热、头痛、恶心等全身症状，随后病毒扩散至单核－吞噬细胞系统增殖，病毒再次进入血液形成第二次病毒血症。若机体缺乏免疫力，则病毒随血液通过血－脑屏障进入中枢神经系统，侵犯脊髓前角运动神经元，导致肌肉瘫痪。极少数患者会发生延髓麻痹，导致呼吸、心脏功能衰竭死亡。

病后患者对同型病毒可获得牢固的免疫力，因三型脊髓灰质炎病毒有部分共同抗原，故对异型也有低滴度免疫力。

3. 防治原则 预防脊髓灰质炎病毒感染包括隔离患者、消毒排泄物、加强食品卫生等，对易感儿童最有效的措施是接种脊髓灰质炎病毒疫苗，我国采用的是口服脊髓灰质炎减毒活疫苗，即三价混合糖丸疫苗进行计划免疫，免疫后可获得三个血清型脊髓灰质炎感染的免疫力。

（四）肝炎病毒

肝炎病毒是指以侵害肝脏为主并引起病毒性肝炎的一组不同种属的病毒。目前已被证实的人类肝炎病毒有五种，分别是甲型肝炎病毒（HAV）、乙型肝炎病毒（HBV）、丙型肝炎病毒（HCV）、丁型肝炎病毒（HDV）和戊型肝炎病毒（HEV）。其中HAV与HEV经消化道传播，HBV、HCV和HDV主要经血液传播，其中HDV是一种缺陷病毒，必须在辅助病毒的作用下才能增殖。

1. 甲型肝炎病毒（HAV） 是引起甲型肝炎的病原体，分布广泛，常因患者粪便污染食物或水源引起流行，儿童和青少年为易感人群。

（1）生物学性状 甲型肝炎病毒（HAV）直径约为27nm，呈球形，无包膜。衣壳为二十面体立体对称。抗原性稳定，只有一个血清型。HAV抵抗力较强，对酸（pH3）和有机溶剂均有较强的抵抗力，在水源、海水及土壤中可存活数天至数月。常用的消毒方法为高压蒸汽灭菌、煮沸（100℃ 5分钟）、干热（180℃ 1小时）及常用消毒剂（乙醇、甲醛）。

（2）致病性与免疫性 甲型肝炎的传染源主要是患者和隐性传染者，主要通过粪－口途径传播，潜伏期后期及甲型肝炎急性期患者粪便更具有传染性，病毒可通过粪便污染食物、水源及其他物品直接或间接经口感染。HAV侵入人体后，在口咽部或唾液腺中初步增殖，然后在肠黏膜和局部淋巴结中大量增殖，随后入血引起病毒血症，经血侵害肝组织。潜伏期一般为15～50天，临床表现多以无黄疸型多见，仅有乏力、食欲缺乏、肝区隐痛、腹胀、恶心、呕吐、尿色素加深及肝功能异常。

HAV的隐性感染和显性感染均可诱导机体产生特异性的抗体IgM、IgG，故用免疫法检测机体特异性HAV－IgM抗体作为甲型肝炎早期诊断最可靠的指标。特异性抗体对HAV的再感染有保护作用，产生持久的免疫力。

（3）防治原则 预防甲型肝炎主要是控制传染源，切断传播途径。做好卫生宣教工作，加强食品、水源和粪便管理，严格消毒食具、用具，注意饮食卫生，防止病从口入。目前特异性预防接种已经用于临床预防，主要为减毒活疫苗。临床尚无有效的抗病毒药物，治疗一般以对症治疗为主。

2. 乙型肝炎病毒（HBV） 是乙型肝炎的病原体，在全世界范围内传播广泛，估计全世界HBV携带者高达3.7亿，其中我国超过1亿人携带HBV，是乙型肝炎的高流行区。

（1）生物学性状　HBV 感染者血清中可见三种不同形态的病毒颗粒，即大球形颗粒、小球形颗粒和管形颗粒。①大球形颗粒：又称 Dane 颗粒，是有感染性的完整成熟的 HBV 颗粒，呈球形，直径为 42nm，有双层衣壳。外衣壳相当于包膜，由脂质双层与蛋白质构成，含有 HBV 表面抗原（HBsAg）。内衣壳是病毒的核衣壳，为 HBV 的核心抗原（HBcAg）。②小球形颗粒：直径为 22nm，不含 DNA 与 DNA 多聚酶，不具有传染性，主要含有 HBsAg，是病毒体复制组装过程中过剩的衣壳成分。③管形颗粒：由小球形颗粒串联聚合而成，直径为 22nm，长 100～500nm。

乙型肝炎病毒主要有三种抗原，即表面抗原、核心抗原与 e 抗原。①表面抗原（HBsAg）：具有免疫原性，可刺激机体产生特异性的抗体，是制备乙肝疫苗的主要成分。HBsAg 是诊断 HBV 感染的主要指标。抗－HBs 为中和抗体，对机体有保护作用，患者血清中出现抗－HBs 是乙型肝炎恢复的标志。②核心抗原（HBcAg）：在血液中不易被检测到，因此不用于 HBV 标志物的常规检查。HBcAg 可刺激机体产生特异性的抗体抗－HBc，是一种非保护性抗体，抗－HBc IgM 产生较早，故其阳性提示 HBV 正在肝细胞内增殖。③e 抗原（HBeAg）：为可溶性蛋白质，游离存在于血液中，消长与 Dane 颗粒及 DNA 多聚酶基本一致，故 HBeAg 阳性可作为 HBV 复制及血液具有强传染性的一个指标。HBeAg 可刺激机体产生特异性的抗体抗－HBe，该抗体对 HBV 感染具有一定的保护作用。

HBV 对外界抵抗力较强，对低温、干燥、紫外线及一般消毒剂均有抵抗性。常用的消毒方法有高压蒸汽灭菌（121.3℃ 20 分钟）、加热 100℃、干热 160℃ 1 小时，碘伏、环氧乙烷等。

（2）致病性与免疫性　HBV 传染源主要是患者及无症状的 HBV 携带者，传播途径主要是经过血液传播、垂直传播、性传播及密切接触传播。乙型肝炎的临床表现呈多样性，其致病机制尚未完全清楚，目前认为与免疫病理有关。

乙型肝炎的临床表现包括隐性感染、无症状 HBsAg 携带者、急性肝炎、重症肝炎或慢性肝炎，主要取决于病毒与机体的免疫状态。临床上以食欲缺乏、恶心、上腹部不适、肝区痛、乏力为主要表现。部分患者可有黄疸发热和肝大伴有肝功能损害。有些患者可慢性化，甚至发展成肝硬化，少数可发展为肝癌。

（3）实验室检查　目前主要用血清学方法检测 HBsAg、抗－HBs、HBeAg、抗－HBe 及抗－HBc（俗称“乙肝两对半”）。尤其 HBsAg 的检测最为重要，可以发现无症状携带者，是献血员筛选的必检指标（表 12－1）。

表 12－1　乙肝三系统检测结果分析

HBsAg	HBeAg	抗－HBs	抗－HBe	抗－HBc	结果分析
+	－	－	－	－	HBV 感染或无症状携带者
+	+	－	－	－	急、慢性乙型肝炎或无症状携带者
+	+	－	－	+	急、慢性肝炎（传染性强，“大三阳”）
+	－	－	+	+	急性肝炎趋于恢复（“小三阳”）
－	－	+	+	+/－	既往感染恢复期
－	－	－	－	+	既然感染或“窗口期”
－	－	+	－	－	既然感染或接种过疫苗

（4）防治原则　严格筛选献血员、输血、手术器械及患者用具要进行严格的消毒，防止乙型肝炎病毒的传播。接种乙型肝炎疫苗是最有效的预防措施，目前临床使用的主要是

第二代疫苗，接种对象主要为易感人群与高危人群，含高效价的抗－HBs的人血清免疫球蛋白可用于乙型肝炎的紧急预防。

3. 丙型肝炎病毒（HCV）　是丙型肝炎的病原体，呈全球性分布，丙型肝炎易于慢性化，可进一步发展为肝硬化或肝癌。

（1）生物学性状　丙型肝炎病毒呈球形，有包膜，直径为50～60nm，基因组为单股正链RNA。黑猩猩为敏感动物，体外培养困难。对理化因素抵抗力较弱，对氯仿、乙醚等有机溶剂敏感，紫外线照射、100℃ 5分钟、20%次氯酸钠可灭活病毒。

（2）致病性与免疫性　丙型肝炎的传染源主要是丙型肝炎患者、隐性感染者及含有HCV的血液、血制品，传播途径主要是经输血或血制品、注射、肾移植、共用牙刷和剃须刀、性传播、垂直传播等途径传播。临床表现多数为急性无黄疸型肝炎，ALT升高为主，少数为急性黄疸型肝炎，黄疸为轻度或中度升高。可出现恶心、食欲缺乏、全身无力、尿黄眼黄等表现。

4. 丁型肝炎病毒（HDV）　是丁型肝炎的病原体，是一种缺陷病毒，必须依赖于HBV或其他嗜肝DNA病毒才能复制。

（1）生物学性状　丁型肝炎病毒（HDV）是有包膜的球形病毒，直径35～37nm，基因组为单股负链环状RNA。常用土拨鼠、肝细胞或猴肾传代细胞培养HDV。高压蒸汽灭菌法（121.3℃ 20分钟）、加热100℃ 10分钟灭活HDV。

（2）致病性与免疫性　HDV的传染源主要是患者和携带者，传播途径主要是经过输血或注射传播，垂直传播较为少见。HDV感染主要有两种形式，共同感染和重叠感染。共同感染是指同时感染HDV与HBV，重叠感染是指在已经感染HBV的基础上或HBV携带者再次感染HDV。重叠感染会导致患者病情加重甚至引起爆发型肝炎。HDV致病机制尚不明确，可刺激机体产生特异性抗体，但无保护作用，注射乙肝疫苗可预防HDV的感染。

5. 戊型肝炎病毒（HEV）　是戊型肝炎的病原体，被称为胃肠道传播的非甲非乙型肝炎病毒，现已归类于杯状病毒。

（1）生物学性状　HEV呈球形，无包膜，直径27～34nm，其核酸为单正链RNA。目前HEV不能在体外细胞培养，黑猩猩、猕猴、食蟹猴等灵长类动物为易感动物。HEV对理化因素较为敏感，4～20℃易被破坏，加热100℃ 5分钟，紫外线照射均可灭活病毒，对高盐、氯仿、20%次氯酸钠较为敏感。

（2）致病性与免疫性　HEV传染源主要是潜伏期末期和急性期早期的戊型肝炎患者，主要经粪－口途径或输血传播，常因患者的粪便污染水源和食物所致。HEV感染后，潜伏期为10～60天，临床表现多为乏力、食欲缺乏或其他消化道症状、肝大，伴有叩击痛。HEV有自限性，多数病人于4～6周内恢复，不转为慢性。孕妇感染HEV后，易引起流产和死胎。HEV可刺激机体产生特异性抗体，但维持时间较短，故尚未特异性预防措施。

（五）人类免疫缺陷病毒

人类免疫缺陷病毒（HIV）是获得性免疫缺陷综合征（AIDS）即艾滋病的病原体，是一种逆转录病毒。HIV主要有HIV－1和HIV－2型，HIV－1全球流行，HIV－2主要在西非和西欧呈地区性流行，全球感染者达数千万人。

1. 生物学性状　HIV呈球形，有包膜，直径为80～120nm。核心为两条单股正链RNA，与衣壳蛋白、核衣壳蛋白、逆转录酶共同形成圆锥状核衣壳。HIV复制过程较为复杂，HIV

扫码"看一看"

先与易感细胞上受体结合，病毒包膜与细胞膜融合，核衣壳进入细胞内，释放出 RNA 进行复制。RNA 在逆转录酶的作用下转录为 DNA，形成 DNA 复制中间体。在整合酶的作用下，形成前病毒 DNA，然后在细胞 RNA 聚合酶的作用下转录为病毒 RNA。HIV 易感细胞为表面分子为 CD4 的 T 细胞、巨噬细胞，故常用 T 细胞培养病毒。

HIV 病毒对热敏感，56℃30 分钟即被灭活。对消毒剂和去污剂较为敏感，0.5% 次氯酸钠、35% 异丙醇、70% 乙醇均可灭活病毒。HIV 对紫外线、γ 射线有较强的抵抗力。

2. 致病性与免疫性 AIDS 的传染源主要是患者或 HIV 无症状携带者，传播途径主要是性传播、血液传播与垂直传播三种途径。HIV 选择性地侵犯 $CD4^+$ T 细胞，病毒包膜与细胞膜融合，随后病毒进入细胞内造成细胞破坏。感染早期，HIV 在细胞内慢性或持续性感染，此时血液中一般检测不到 HIV 病毒，称为窗口期。随着感染时间的延长，病毒大量增殖，以出芽的形式释放感染其他靶细胞，导致大量 T 细胞死亡，从而引起免疫功能紊乱甚至丧失免疫功能，导致诱发机会感染、恶性肿瘤等 AIDS 综合征。AIDS 潜伏期较长，一般为 5～10 年时间，临床 HIV 感染过程分为四个时期。

（1）急性感染期　HIV 在细胞内大量增殖，临床表现为发热、头痛、全身不适、关节疼痛、淋巴结肿大，皮疹等，1～2 周症状自行消退，进入潜伏期。

（2）潜伏期　可持续 6 个月至 10 年或更长时间。多数无临床症状，外周血中很少或不能检测到 HIV 病毒。当机体收到刺激后，潜伏病毒大量增殖，导致大量 T 细胞死亡，造成免疫损伤，从而进入 AIDS 相关综合征期。

（3）AIDS 相关综合征期　随着感染期的延长，免疫系统进行性损伤，临床表现为发热、盗汗、腹泻、淋巴结肿大、鹅口疮、血小板减少性紫癜等临床症状。

（4）免疫缺陷期　为典型的 AIDS 期，免疫功能严重受损，合并严重的机会感染，诱发恶性肿瘤。AIDS 五年死亡率约为 90%，死亡多发生在临床症状出现后两年内。

HIV 感染可刺激机体产生包膜蛋白抗体和核心蛋白抗体，有一定的保护作用。由于抗体不能与病毒接触且包膜蛋白容易发生变异，所以抗体不能发挥应有的保护作用。

3. 防治原则 目前无有效 HIV 疫苗，主要是采取综合预防措施：广泛开展宣教工作；建立 HIV 检测网；杜绝吸毒和滥交；对血液、血液制品、器官捐献等严格检测确保安全。临床治疗方法多用逆转录酶抑制剂与蛋白酶抑制剂，从而推迟病情发展，延长患者寿命，但不能根治。

拓展阅读

世界艾滋病日

为提高人们对艾滋病的认识，世界卫生组织于 1988 年 1 月将每年的 12 月 1 日定为世界艾滋病日，号召世界各国和国际组织在这一天举办相关活动，宣传和普及预防艾滋病的知识。节日设立的目的：

第一，能够更加更好地预防和控制艾滋病的传播；

第二，了解艾滋病的危害从而远离吸毒和滥交；

第三，唤起人们对艾滋病病毒感染者的同情和理解。

（六）狂犬病病毒

狂犬病病毒是狂犬病的病原体，该病是一种人畜共患病，呈世界性分布，已经成为一种危害人类健康且致人死亡的传染病。

1. 生物学性状　狂犬病病毒形态呈子弹状，大小约为75nm×180nm。核衣壳呈螺旋对称，核心是单负链RNA和核蛋白，外层为包膜，包膜上有许多糖蛋白刺突，与病毒的感染性和毒力有关。狂犬病病毒不耐热，50℃ 1小时，100℃ 2分钟可灭活；对酸、碱、甲醛等消毒液敏感；70%乙醇、0.01%碘液和1%～2%的肥皂水能使病毒灭活。

扫码“看一看”

2. 致病性与免疫性　狂犬病的传染源主要是病犬，其次是猫和狼，主要通过被动物咬伤，唾液中的病毒感染人体所致。病毒从伤口侵入机体后，先在局部伤口的肌细胞内增殖，然后随血液或感觉神经纤维上行至中枢神经系统，在神经细胞中增殖，侵犯脊髓、脑干、小脑等部位的神经元，随后沿传出神经到达各组织与器官。潜伏期一般为1～3个月，也可短至1周或长达数年才出现症状，临床表现首先是伤口处有蚁行感，随后出现头痛、乏力、流涎、流泪、恶心呕吐等症状，继而出现兴奋性增高，吞咽或饮水喉肌痉挛，遇水后痉挛加重，故又称为“恐水症”。发病3～5天，患者出现肌肉麻痹，最终因昏迷、呼吸肌麻痹和循环衰竭死亡，病死率高达100%。

3. 防治原则　注射犬用疫苗是主要的预防措施。当被动物咬伤后，应及时对伤口进行清洗消毒，伤口不易包扎、缝合，尽可能地暴露伤口，用20%肥皂水或0.1%苯扎溴铵或清水充分洗涤。伤口较深者，应用注射器进行灌注洗涤。再用70%乙醇消毒，继而用浓碘酊涂擦。应用高效价狂犬病病毒血清在伤口周围注射，随后及时注射疫苗预防发病。

重点小结

1. 病毒的概念　一类体积微小，结构简单，专性活细胞内寄生，只含有一种类型的核酸（DNA或RNA），以复制方式增殖的非细胞型微生物。

2. 病毒的化学组成　最简单的病毒由核心和衣壳构成核衣壳，核心为核酸（DNA或RNA），衣壳为蛋白质。还有部分病毒在核衣壳外包绕一层包膜，称为包膜病毒。包膜的化学成分为脂类、蛋白质和糖类。

3. 病毒的复制周期　病毒的复制周期包括吸附、穿入、脱壳、生物合成、组装成熟与释放五个阶段。

4. 病毒的干扰现象　两种病毒感染同一细胞时，可发生一种病毒抑制另一种病毒增殖的现象，称为病毒的干扰现象。

5. 病毒的致病性　病毒感染的途径有水平传播和垂直传播，病毒感染的类型有隐性感染和显性感染。

6. 常见的致病性病毒　常见的致病性病毒有流行性感冒病毒、冠状病毒、脊髓灰质炎病毒、肝炎病毒、人类免疫缺陷病毒、狂犬病病毒等。

扫码“练一练”

目标检测

一、单项选择题

1. 不属于病毒体特征的是
A. 非细胞结构　B. 只含有一种类型的核酸
C. 可在任何活细胞内增殖　D. 对抗生素不敏感
E. 对干扰素敏感

2. 构成病毒核心的化学成分是
A. 磷酸　B. 蛋白质　C. 类脂　D. 肽聚糖　E. 核酸

3. 决定病毒体感染细胞的关键物质是
A. 衣壳　B. 包膜　C. 核酸　D. 刺突　E. 核蛋白

4. 病毒的致病物质是
A. 内毒素　B. 外毒素　C. 热原质
D. 蛋白质和核酸　E. 侵袭性酶

5. 下列病毒中属于逆转录病毒的是
A. 流感病毒　B. 人类免疫缺陷病毒
C. 脊髓灰质炎病毒　D. 乙型肝炎病毒
E. 风疹病毒

6. 脊髓灰质炎患者的传染性排泄物主要是
A. 鼻咽分泌物　B. 血液　C. 粪便　D. 尿液　E. 唾液

7. HIV 感染者可传播 HIV 的物质除外
A. 血液　B. 精液　C. 唾液　D. 羊水　E. 器官

8. 诊断乙型肝炎病毒感染的血清学诊断指标中不包括
A. HBsAg　B. HBcAg　C. HBeAg　D. HBcAb　E. HBeAb

9. 引起胎儿畸形的最常见病毒是
A. 风疹病毒　B. 麻疹病毒
C. 水痘带状疱疹病毒　D. 人类免疫缺陷病毒
E. 乙型肝炎病毒

10. 通过神经播散感染中枢神经系统的病毒是
A. 麻疹病毒　B. 狂犬病毒
C. 人类免疫缺陷病毒　D. 乙型脑炎病毒
E. 脊髓灰质炎病毒

二、多项选择题

1. 病毒的复制周期包括
A. 吸附　B. 穿入　C. 脱壳
D. 生物合成　E. 组装、成熟与释放

2. 病毒的化学结构组成有
A. 核心　B. 衣壳　C. 包膜　D. 刺突　E. 干扰素

3. 属于呼吸道感染病毒的有

A. 流行性感冒病毒　　B. 麻疹病毒
C. HIV　　D. 柯萨奇病毒　　E. 腮腺炎病毒

4. 乙肝两对半包括
A. HBsAg　　B. 抗 - HBs　　C. HBeAg　　D. 抗 - HBe　　E. 抗 - HBc

5. 临床 HIV 感染过程分为
A. 急性感染期　　B. 慢性感染期　　C. 潜伏期
D. AIDS 相关综合征期　　E. 免疫缺陷期

三、简答题

1. 病毒感染的类型主要有哪些？
2. 乙肝两对半各项指标的临床意义？
3. HIV 通过哪些途径传播？怎样预防 HIV 感染？

（张如意）

第十三章

真　菌

学习目标

知识要求　**1. 掌握**　真菌的培养特性与抵抗力。
　　　　　2. 熟悉　真菌的形态与结构。
　　　　　3. 了解　真菌的致病性。

技能要求　1. 熟练掌握真菌的形态和生活。
　　　　　2. 学会辨别真菌引起的人类疾病。

案例导入

案例：有一种热带真菌会寄生在蚂蚁体内，吃蚂蚁的身体来获取营养。等它生长到一定程度，会操纵蚂蚁离开蚁巢，寻找一片草叶，爬到正好25cm高度，并挂在那里。真菌的孢子将从这里散落，感染其他蚂蚁。这就是偏侧蛇虫草菌。它的生活史是自然界最可怕的恐怖故事之一。

讨论：1. 你还知道哪些真菌感染的例子？
　　　2. 常见的由真菌感染引起的人类疾病有哪些？

扫码“学一学”

第一节　认识真菌

真菌是一类真核细胞型微生物，具有典型的细胞核和完整的细胞器，不含叶绿素，无根、茎、叶的分化。真菌广泛分布于自然界，多数对人类有益，少数能引起疾病，称为病原性真菌。真菌以寄生或腐生方式摄取营养，进行无性和有性繁殖。

一、形态与结构

真菌比细菌大几倍甚至几十倍，结构比细菌复杂。细胞壁主要由多糖组成，多糖主要为几丁质，不含肽聚糖，故青霉素或头孢霉素对真菌无效。真菌按形态结构可分为单细胞真菌、多细胞真菌和大型真菌。

单细胞真菌：单细胞真菌呈圆形或卵圆形，如酵母菌或类酵母菌，以出芽方式繁殖，其芽生孢子成熟后脱离母细胞又成为一个新的独立个体。对人致病的主要有新型隐球菌和白假丝酵母菌。多细胞真菌又称霉菌或丝状菌。

二、菌丝和孢子

多细胞真菌由菌丝和孢子组成，其形态随真菌种类不同而异，是鉴别真菌的重要标志

1. 菌丝　在环境适宜的情况下由孢子长出芽管并逐渐延长呈丝状，称菌丝。菌丝可长出许多分枝并交织成团，称菌丝体。一部分菌丝深入培养基内部或蔓延在表面以吸取营养，称营养菌丝；部分菌丝向空气中生长，称气生菌丝；气生菌丝体中有部分菌丝发育到一定阶段能产生孢子，称生殖菌丝。

大部分真菌的菌丝内能形成横隔，将菌丝分隔成多个细胞，称有隔菌丝。有些真菌菌丝无横隔，整条菌丝为一个细胞，但有多个细胞核，是一个多核单细胞，称无隔菌丝。

菌丝可有多种形态，如螺旋状、球拍状、结节状、鹿角状和梳状等。不同种类的真菌菌丝形态不同，故菌丝形态有助于鉴别真菌。

2. 孢子　是真菌的繁殖结构，它与细菌芽胞不同，其抵抗力不强，加热 60～70℃ 短时间即可死亡。真菌的一条菌丝上可长出多个孢子，在适宜条件下，孢子可发芽长出芽管，发育成菌丝。

孢子分有性孢子（两个细胞融合经减数分裂形成）和无性孢子（直接由菌丝上的细胞分化或出芽生成）两种。病原性真菌多形成无性孢子，无性孢子有芽生孢子、厚膜孢子、关节孢子、分生孢子和孢子囊孢子五种。有性孢子有接合孢子、子囊孢子和担孢子三种。

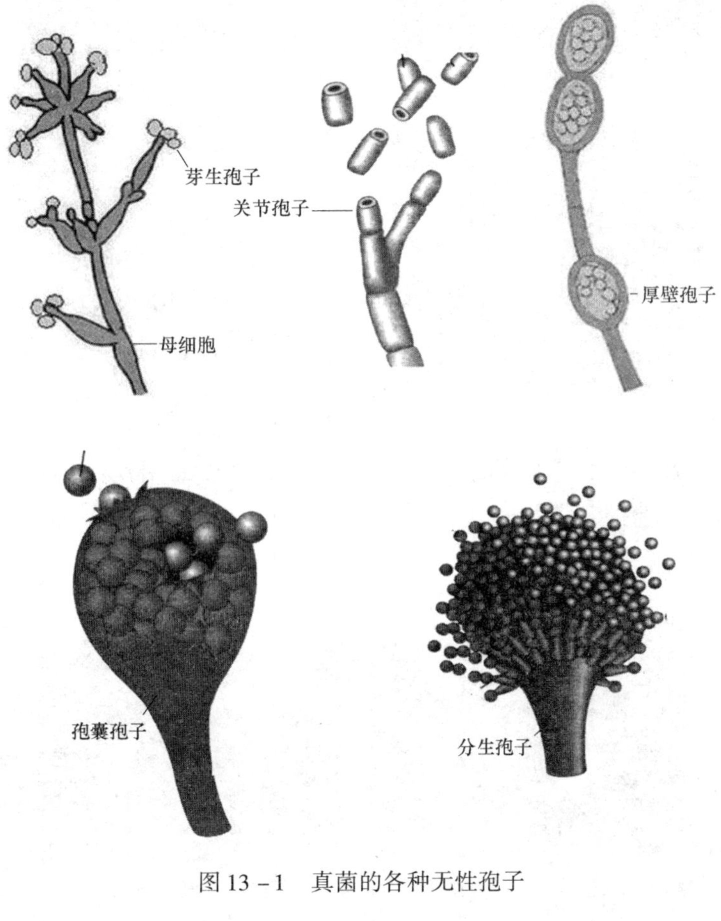

图 13－1　真菌的各种无性孢子

第二节 真菌的生活

一、培养特性

真菌的营养要求不高，常用沙保培养基培养，其主要成分是蛋白胨、葡萄糖和琼脂。培养真菌最适宜 pH4.0～6.0，高湿高氧环境易生长。浅部病原性真菌最适温度为 22～28℃，生长缓慢，1～4 周才出现典型菌落，但深部致病性真菌一般在 37 ℃ 生长最好，生长较快，经 3～4 天即可长出菌落。真菌以出芽、形成菌丝、产生孢子及菌丝断裂等方式进行繁殖，繁殖能力强。真菌的菌落有两类。

1. 酵母型菌落 是单细胞真菌的菌落形式，形态与一般细菌菌落相似，表面光滑湿润，柔软而致密，菌落偏大，如隐球菌菌落。有些单细胞真菌在出芽后，芽管延长，但不与母细胞脱离而形成假菌丝，并伸入培养基中，这种菌落称类酵母菌落，如假丝酵母菌。

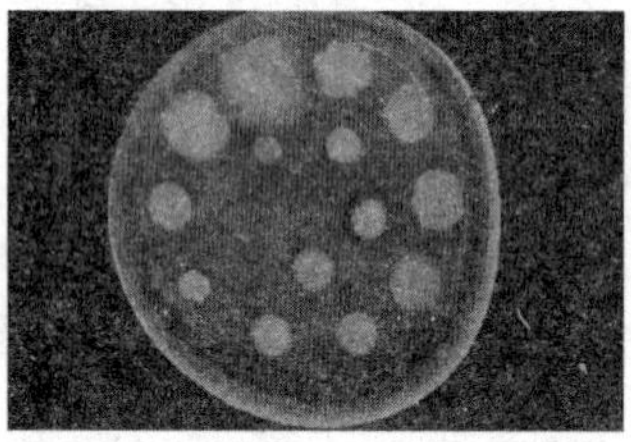
各种酵母菌菌落

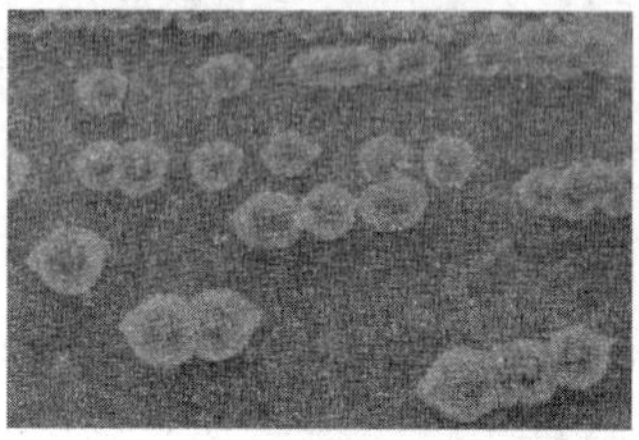
光滑假丝酵母

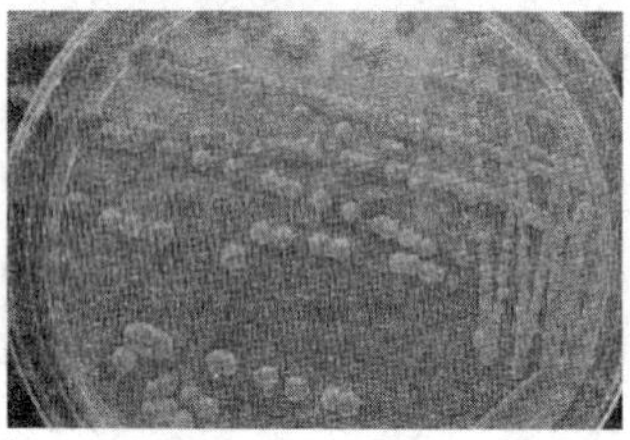
红酵母

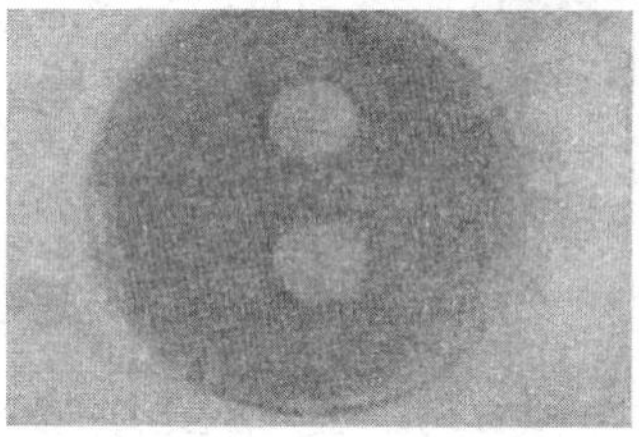
啤酒酵母

图 13－2 酵母型菌落

2. 丝状菌落 是多细胞真菌的菌落形式，由许多疏松的菌丝体形成。菌落呈棉絮状、绒毛状或粉末状，菌落正背面呈现不同的颜色。丝状菌落的这些特征常作为鉴别真菌的依据。

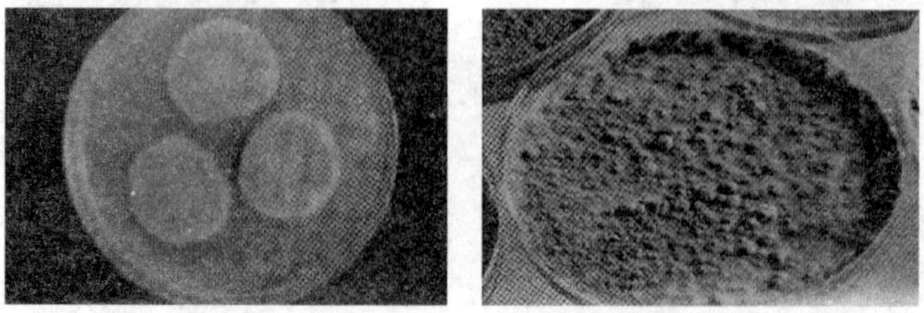

图 13－3 丝状菌落

二、抵抗力

真菌对干燥、紫外线和一般消毒剂抵抗力较强。但不耐热，60～70℃ 加热 1 小时可被杀死。对2.5%碘酊、2%苯酚、2%结晶紫、0.1%升汞、10%甲醛溶液较敏感，对抗细菌感染的抗生素不敏感。克霉素、两性霉素B、制霉菌素、酮康唑等对多种真菌有抑制作用。

第三节 真菌与人类的疾病

病原性真菌可引起机体浅部真菌感染、深部真菌感染以及真菌毒素中毒。

一、浅部真菌感染

皮肤癣真菌是一类主要引起皮肤浅部感染的真菌，具有嗜角质蛋白的特性，只侵犯角化的表皮、毛发和指（趾）甲，由真菌增殖及代谢产物刺激宿主引起一系列病理反应。包括毛癣菌属、表皮癣菌属和小孢子菌属。可引起手癣、足癣、股癣等，以及甲癣（“灰指甲”），还可引起头癣、黄癣等。

二、深部真菌感染

1. 新型隐球菌 广泛分布于自然界，主要传染源是鸽子，人因吸入鸽粪污染的空气而感染，主要引起肺和脑的急性、亚急性或慢性感染。

新型隐球菌在组织液或培养物中呈较大球形，直径可达5~20μm，菌体周围有肥厚的荚膜，折光性强，一般染料不易着色难以发现，称隐球菌，用墨汁阴性显影法镜检，可见到透明荚膜包裹着菌细胞，菌细胞常有出芽，但不生成假菌丝。

新型隐球菌大多由呼吸道传入，在肺部引起轻度炎症，或隐性传染。亦可由破损皮肤及肠道传入。当机体免疫功能下降时可向全身播散，主要侵犯中枢神经系统，引起亚急性或慢性脑膜炎，此外可侵入骨骼、肌肉、淋巴结、皮肤黏膜引起慢性炎症和脓肿。

2. 白色念珠菌 白假丝酵母菌类似酵母菌，有假菌丝。主要引起皮肤、黏膜和内脏的急、慢性炎症，常见当正常菌群失调或人体免疫力下降时致病，为条件致病菌。

白假丝酵母菌可侵犯人体许多部位，可引起：①皮肤念珠菌病：好发于皮肤皱褶处如腋窝、腹股沟、乳房下、肛门周围、甲沟和指间等部位，皮肤潮红、潮湿、发亮，有时盖上一层白色或呈破裂状物，病变周围有小水泡。②黏膜念珠菌病：以鹅口疮、口角炎、阴道炎最多见，在黏膜表面盖有凝乳大小不等的白色薄膜，剥除后，留下潮红基底，并产生裂隙及浅表溃疡。③内脏及中枢神经念珠菌病：可由皮肤黏膜等处病菌播散引起，有肺炎、肠胃炎、心内膜炎、脑膜炎、脑炎等，偶尔也可发生败血症。

三、真菌毒素中毒

真菌毒素系真菌产生的毒性代谢产物，一般产毒素的真菌在粮食、食物、饲料等物品上繁殖后产生的。目前发现的真菌毒素可分为肝脏毒素、肾脏毒素、神经毒素、造血组织毒素等。

黄曲霉菌产生的黄曲霉毒素是毒性最强的真菌毒素，可使人和动物的肝脏变性坏死，甚至诱发肝癌，且理化性质稳定。

拓展阅读

黄曲霉毒素 B_1

黄曲霉毒素 B_1(AFB1)是迄今为止发现的毒性最强的致癌物质，常发现于玉米、坚果等粮油类食品及其制品中，其毒力相当于氰化钾的10倍、砒霜的68倍。在动物体内，其主要靶器官是肝脏，可引起肝脏出血、肝脏脂肪变性、胆管增生等疾病，并可导致肝癌的发生。人如果食用了AFBI污染的食品，会出现发热、腹痛、呕吐等症状，严重的可在3天内出现肝脾大、肝区疼痛、下肢水肿等症状。因此，几乎每个国家和地区都规定了农产品、食品和饲料中AFB1的最大允许含量，并进行非常严格的检测。

重点小结

1. 真菌的形态 真菌分为单细胞真菌和多细胞真菌；多细胞真菌由菌丝和孢子组成；

2. 真菌的生活 真菌的营养要求不高；抵抗力视不同情况而定。

3. 真菌与人类的疾病 引起人类疾病的真菌分为浅部感染的真菌和深部感染的真菌。

目标检测

扫码“练一练”

一、单项选择题

1. 下列微生物中，大多由呼吸道传入，在肺部引起轻度炎症的是
   A. 铜绿假单胞菌　B. 新型隐球菌　C. 金黄色葡萄球菌
   D. 大肠埃希菌　E. 白色念珠菌
2. 下列微生物中，能引起口角炎的是
   A. 铜绿假单胞菌　B. 新型隐球菌　C. 金黄色葡萄球菌
   D. 大肠埃希菌　E. 白色念珠菌
3. 下列哪种微生物广泛分布于自然界，主要传染源是鸽子
   A. 铜绿假单胞菌　B. 新型隐球菌　C. 金黄色葡萄球菌
   D. 大肠埃希菌　E. 白色念珠菌
4. 真菌细胞壁主要由（　）组成
   A. 多糖　B. 蛋白质　C. 脂类　D. 核酸　E. 糖蛋白
5. 适宜条件下，孢子可发芽长出芽管，最后发育成
   A. 菌丝体　B. 菌丝　C. 实体　D. 菌落　E. 菌苔
6. 下列微生物中，能引起鹅口疮的是
   A. 铜绿假单胞菌　B. 新型隐球菌　C. 金黄色葡萄球菌

D. 大肠埃希菌　　E. 白色念珠菌

7. 下列微生物中，能用于生产青霉素是

A. 衣氏放线菌　　B. 新型隐球菌　　C. 白假丝酵母菌

D. 黄曲霉　　E. 产黄青霉

8. 皮肤癣是由于什么侵染机体浅部角化组织引起的

A. 酵母菌　　B. 真菌毒素　　C. 浅部感染真菌

D. 深部感染真菌　　E. 大型真菌

9. 毒性最强的真菌毒素是

A. 赭曲毒素　　B. 伏马毒素　　C. 黄曲霉毒素

D. 呕吐毒素　　E. T2 毒素

10. 浅部病原性真菌最适生长温度为

A. 15～21℃　B. 30～37℃　C. 22～28℃　D. 37～42℃　E. 45～52℃

二、多项选择题

1. 酵母菌细胞壁的主要成分有

A. 肽聚糖　B. 蛋白质　C. 葡聚糖　D. 甘露聚糖　E. 几丁质

2. 下列微生物中，具有真正菌丝的有

A. 放线菌　B. 酵母菌　C. 真菌　D. 支原体　E. 大型真菌

3. 下列微生物中，菌落不易被挑起的有

A. 细菌　B. 支原体　C. 放线菌　D. 根霉菌　E. 毛霉菌

4. 菌丝的形态有哪些

A. 螺旋状　B. 球拍状　C. 结节状　D. 鹿角状　E. 梳状

5. 真菌的菌落形态有

A. 致密菌落　　B. 酵母型菌落　　C. 丝状菌落

D. 单菌落　　E. 菌苔

三、简答题

1. 简述多细胞真菌和单细胞真菌的区别。

2. 简述真菌和人类的关系。

（张小蒙）

第十四章

其他微生物

学习目标

知识要求　**1. 掌握**　钩端螺旋体和梅毒螺旋体的主要生物学性状、致病性、传播方式和防治原则。

2. 熟悉　支原体的生物学特点和致病性；立克次体的传播媒介，致病性和传播方式；衣原体的发育周期，致病性和传播方式。

3. 了解　其他螺旋体的主要生物学性状、致病性；放线菌的致病性。

技能要求　学会显微镜下辨认各种螺旋体、支原体、立克次体、衣原体和放线菌形态。

案例导入

案例：患儿，男，10 岁。发热 14 天，咳嗽 10 天，活动后气促 2 天入院。入院体检：T37℃，P 89 次/分，R21 次/分，BP100/70mmHg，体重 30 kg，左下肺触觉语颤减低，叩诊呈浊音，听诊右肺及左上肺呼吸音粗，左下肺呼吸音低，双肺未闻及干湿性啰音。实验室检查：血常规：WBC 15. 2 × 109/L，RBC 2. 30 × 1012/L，Hb 105 g/L，N 0. 83%，L 0. 17%；血清支原体抗体 IgM 阳性；胸腔 B 超：左侧肩胛线第 7 肋以下胸腔内探及前后径 24 mm 液暗区；PPD 皮试（+）。诊断：重症肺炎、支原体肺炎。

讨论：1. 何谓肺炎支原体？如何确诊支原体感染？

2. 能够引起肺炎的病原体有哪些？

扫码“学一学”

第一节　放线菌

放线菌是一类呈分枝生长，主要以孢子方式繁殖，革兰染色多为阳性的单细胞原核细胞型微生物，因在固体培养基上菌落呈辐射状生长而得名。

一、生物学性状

放线菌是一类呈分枝状生长的原核细胞型微生物，细胞结构简单，具有细胞壁、细胞膜、细胞质、核质，无核膜，无完整的细胞核，无线粒体，细胞壁中含有肽聚糖和二氨基庚二酸。以孢子方式繁殖，常形成分枝状无隔营养菌丝。革兰染色阳性。对青霉素、磺胺类抗菌药物敏感，对抗真菌药物不敏感。

放线菌由菌丝和孢子组成，多数具有发育良好的菌丝体。

（一）菌丝

放线菌的细胞呈丝状分枝，称为菌丝，直径为0.5～1μm，粗细与杆菌相似。不同发育阶段的菌丝分化程度不同。根据着生部位和功能的不同可分为基内菌丝、气生菌丝和孢子丝。

1. 基内菌丝 是放线菌孢子在适宜条件下，吸收水分和营养，像植物的根一样，萌发出芽，向基质的四周伸展形成的菌丝，其主要生理功能是吸收营养，也称初级菌丝或营养菌丝。基内菌丝的颜色及色素的种类是放线菌分类鉴定的重要依据。

2. 气生菌丝 基内菌丝发育到一定阶段，会长出培养基外并伸向空中，称为气生菌丝或二级菌丝。不同种类的放线菌的气生菌丝不同，有的发育良好，有的发育不良，有的基本不形成气生菌丝。

3. 孢子丝 气生菌丝发育到一定程度，顶端分化形成孢子，这种形成孢子的菌丝称为孢子丝，其主要功能是产生孢子，进行繁殖，又称繁殖菌丝。孢子丝的形态、着生方式、螺旋的方向、数目及疏密程度随菌种不同而异，可作为放线菌鉴定的重要依据。

（二）孢子

孢子丝发育到一定阶段即分化形成孢子，属于无性孢子放线菌的繁殖器官。放线菌孢子的颜色、表面特征和排列方式因菌种的不同而异，可以作为放线菌分类、鉴定的依据。

二、放线菌的繁殖

1. 放线菌的培养条件 放线菌多为需氧菌，生长最适温度为28～30℃，最适pH为7.2～7.6。放线菌的营养要求不高，多数放线菌分解淀粉的能力较强。常用葡萄糖、麦芽糖、淀粉和糊精作为碳源，用鱼粉、蛋白胨、玉米浆和一些氨基酸作为氮源，硝酸盐、铵盐、尿素可作为速效氮源被利用。放线菌常用高氏一号培养基和淀粉铵琼脂等培养基培养。放线菌生长缓慢，培养3～7天才能长成典型菌落。

2. 放线菌的繁殖方式 放线菌通过无性孢子和菌丝断裂两种方式进行繁殖，其中无性孢子为主要繁殖方式。放线菌的生活周期为孢子成熟、萌发，形成基内菌丝，基内菌丝向培养基外生长形成气生菌丝，随后发育成熟形成孢子丝，孢子丝分化产生孢子。

三、放线菌与人类的关系

放线菌是一类极其重要的微生物资源。放线菌是抗生素的主要产生菌。自20世纪40年代从放线菌中发现了链霉素以来，放线菌生物学的研究开发就蓬勃展开。迄今发现的抗生素上万种，其中有半数以上都是放线菌产生的。除产生抗生素最多的链霉菌属外，小单孢菌属、诺卡菌属、游动放线菌属等也可以产生不同种类的抗生素。

其次，酶也是放线菌开发筛选的重要对象，由游动放线菌和链霉菌生产的葡萄糖异构酶得到了广泛应用。酶抑制剂也是放线菌开发的一个重要领域，目前已经开发出了多种酶抑制剂。放线菌还是除草剂、抗寄生虫剂及其他药物的重要来源。此外，放线菌还可用于甾体转化、烃类发酵、石油脱蜡和污水处理等方面。

少数放线菌对人和动植物有致病性。病原性放线菌主要有厌氧放线菌属和需氧诺卡菌属中的少数放线菌。

厌氧放线菌属中对人致病的有衣氏放线菌、内氏放线菌和牛型放线菌等，对人致病性较强的主要为衣氏放线菌。衣氏放线菌存在于正常人口腔、牙垢、牙龈、扁桃体与咽部，属正常菌群。在机体抵抗力减弱、口腔卫生不良、拔牙或外伤时可引起内源性感染，导致软组织慢性或亚急性化脓性炎症，常伴有多发性瘘管形成。在脓液中可查见“硫磺颗粒”。本菌引起的放线菌病，常侵犯面部、颈部、胸部、盆腔和中枢神经系统等。最常见的为面颈部感染，另外，放线菌与龋齿和牙周炎有关。

需氧诺卡菌属中对人致病的有星形诺卡菌、豚鼠诺卡菌和巴西诺卡菌。在我国以星形诺卡菌多见。星形诺卡菌的形态与衣氏放线菌相似，其“硫磺颗粒”压片检查菌丝末端不膨大，革兰染色阳性，且为抗酸性，此点可与衣氏放线菌相区别。诺卡菌病多为外源性感染，通过呼吸道或创口入侵引起化脓性感染。

第二节　支原体

扫码“学一学”

支原体是一类缺乏细胞壁、呈高度多形性、可通过滤菌器、并能在无生命培养基中生长繁殖的最小的原核细胞型微生物。主要以二分裂方式繁殖。有 DNA 和 RNA 两类核酸。对抗生素敏感，对干扰素不敏感。支原体广泛分布于自然界，大多不致病。对人致病的主要有肺炎支原体、溶脲脲原体、人型支原体和生殖道支原体等。

一、生物学性状

支原体是最小的原核细胞型微生物，大小一般在 0.2 ~ 0.3μm，无细胞壁，呈高度多形性，常呈球形、杆状、丝状、分枝状等形态。革兰染色阴性，但不易着色，用 Giemsa 染色法染色着色很浅，呈淡紫色。细胞膜中胆固醇含量较多，故对作用于胆固醇的抗菌物质如二性霉素 B 等敏感。有的支原体细胞膜外有一层多聚糖组成的荚膜，具有毒性，与支原体致病有关。

支原体主要以二分裂法繁殖，在含有 10% ~ 20% 血清、酵母浸膏及胆固醇的培养基中 37℃需经 1 周左右培养形成油煎荷包蛋样微小菌落，需用低倍镜观察，菌落中央部分较厚，向下长入培养基，四周为一薄层透明颗粒区。

支原体因无细胞壁，对理化因素比细菌敏感，加热 55℃5 ~ 15 分钟即死亡。对青霉素、头孢霉素等作用于细胞壁的抗生素不敏感。对阻碍蛋白质合成的抗生素，如多西环素、氯霉素、红霉素及螺旋霉素等敏感，对交沙霉素高度敏感。

二、致病性与免疫性

支原体多数对人不致病。对人致病的主要有肺炎支原体、人型支原体、生殖器支原体和溶脲脲原体等。支原体一般只能在黏膜细胞表面感染，一般不侵入血液。它黏附在呼吸道或泌尿生殖道的上皮细胞表面，这种黏附是通过支原体与宿主细胞上相应受体结合而实现的，故而具有选择性。黏附于细胞表面的支原体从细胞膜获取脂质与胆固醇，细胞损伤。有的支原体可产生外毒素或过氧化氢等，也能引起细胞损伤。

支原体感染后的免疫机制比较复杂。支原体感染后可诱导体液免疫和细胞免疫。黏膜组织产生的 SIgA 有局部抗感染作用，IgG 抗体有调理作用。肺炎支原体可作为超抗原，吸引炎症细胞浸润，同时释放细胞因子进一步清除病原体。

（一）肺炎支原体

肺炎支原体主要引起人类原发性非典型肺炎，占非细菌性肺炎的 50% 左右，主要通过呼吸道传播，常发生于夏秋季，青少年多见。临床症状一般较轻，可出现咳嗽、发热、头痛等呼吸道症状，X线检查肺部有明显浸润。

原发性非典型性肺炎的治疗，首选红霉素，螺旋霉素疗效也好。肺炎支原体灭活或减毒活疫苗的应用效果尚不理想。

（二）泌尿生殖道感染支原体

引起泌尿生殖道感染的支原体主要有解脲脲原体、人型支原体和生殖器支原体，现已被列为性传播疾病的病原体。

1. 解脲脲原体 解脲脲原体和沙眼衣原体为人类非淋球菌性尿道炎的病原体，主要通过性接触传播，潜伏期为1～3周，典型症状为尿道内瘙痒、伴有尿急和排尿不畅、轻微尿痛；还可引起不育症和慢性前列腺炎；女性可引起泌尿生殖道炎症、不孕症、流产等。

2. 人型支原体 除引起人类非淋球菌性尿道炎外，还可引起慢性前列腺炎、宫颈炎、盆腔炎、卵巢脓肿和产褥热。

3. 生殖器支原体 生殖器支原体感染可能与持续性、复发性非淋菌性尿道炎、急性盆腔炎、阴道炎和慢性前列腺炎等有关，衣原体阳性尿中生殖器支原体检出率明显升高。正常人泌尿生殖道可有支原体存在，但与患者相比均有显著差异。

除上述支原体外，尚有唾液支原体和口腔支原体，是上呼吸道的正常菌群，偶尔可引起牙周炎；发酵支原体与类风湿关节炎有关；穿透支原体感染是艾滋病的辅助致病因素。

三、防治原则

支原体肺炎有传染性，故应注意隔离消毒，治疗可选用红霉素和喹诺酮类抗生素。泌尿生殖道感染支原体的预防主要是防止不洁性交，治疗可选用阿奇霉素、多西环素、红霉素等。

知识拓展

支原体与不孕不育

与人类疾病密切相关的支原体有肺炎支原体、人型支原体（MH）、生殖道支原体和解脲脲原体（UU）；衣原体有沙眼衣原体（CT）和肺炎衣原体。 大多数种类可以寄生于泌尿生殖道，引起泌尿生殖道感染，其中以UU、MH和CT感染最为多见，其引起的生殖道炎症与不孕不育有一定关联。

UU、MH和CT感染导致不孕不育的主要原因有：①破坏生殖道固有免疫的天然屏障：UU、MH和（或）CT病原体可黏附于生殖道黏膜上皮细胞，导致黏膜上皮受损，破坏了完整的黏膜屏障。②介导免疫应答：生殖道炎症可刺激感染部位发生单核-巨噬细胞聚集，促使其进一步释放IL-6、TNF-α等细胞因子，发生免疫反应。 ③支原体的吸附作用：UU和MH可与精子表面的特异性受体发生紧密吸附与结合，使结合处发生卷曲，并破坏精子内部结构，造成精子形态异常，影响受孕。同时，还可附着在精子的尾部，降低其运动速度，从而导致精子的活动力和活动率均明显下降，并影响精子对卵子的穿透能力。④CT细胞壁中的脂多糖可与宿主生殖道上皮细胞膜发生融合，并成为其组成部分，可抑制宿主细胞代谢致细胞溶解破裂，其胞质中溶酶体释放出来发挥作用。

第三节 衣原体

衣原体是一类有独特发育周期、专性活细胞内寄生、且能通过细菌滤器的原核细胞型微生物。衣原体广泛寄生于人类、哺乳动物及禽类，仅少数能致病，能引起人类疾病的衣原体主要有沙眼衣原体、肺炎衣原体、鹦鹉热衣原体等。目前由沙眼衣原体感染所致的性传播疾病增长很快，生殖道感染的发病率已超过淋病奈瑟菌感染，成为最常见的性传播疾病之一。

衣原体的主要特征是：①革兰染色阴性，圆形或椭圆形。②含有 DNA 和 RNA 两类核酸。③具有细胞壁，其组成成分与革兰阴性菌相似。④专性细胞内寄生，有独特的发育周期，二分裂方式繁殖。⑤有核糖体和较复杂的酶系统，能进行一定的代谢活动，但缺乏代谢所需的能量来源，必须依赖细胞提供。⑥对多种抗生素敏感。

一、生物学性状

（一）发育周期与形态染色

衣原体在宿主细胞内生长增殖，有独特的发育周期。可观察到两种不同的颗粒结构，即原体和始体。

1. 原体 直径为0.2～0.4μm，呈球形、椭圆形或梨形，小而致密，普通光学显微镜下勉强可见，电镜下观察中央有致密的类核结构，有细胞壁。Giemsa 染色呈紫色。原体是发育成熟的衣原体，无繁殖能力，具有高度的感染性，能吸附于易感细胞表面，经宿主细胞的吞饮作用进入胞内形成空泡，原体在空泡内发育，增大成为始体。

2. 始体 又称网状体（RB），直径为0.5～1.0μm，呈圆形或椭圆形，体大而疏松。普通光学显微镜下可见，无细胞壁。Giemsa 染色呈红色。它是原体在宿主细胞内逐渐发育、增大而形成的。始体无感染性，为衣原体发育周期中的繁殖型，以二分裂方式繁殖并发育成许多子代原体，子代原体成熟后即从感染细胞中释放出来，再感染新的易感细胞，开始新的发育周期，每个发育周期为48～72小时（图14－1）。

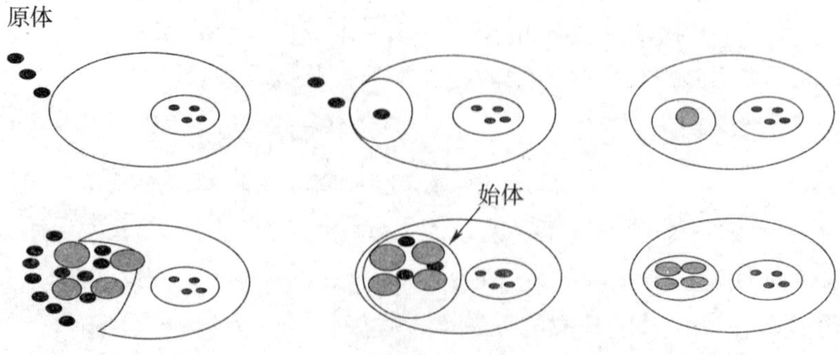

图14－1 衣原体的发育周期示意图

衣原体在易感细胞内增殖后所形成的网状体和子代原体的空泡，经染色后在光学显微镜下可观察到，称之为衣原体的包涵体。由于发育时期不同，包涵体的形态和大小都有差别，成熟包涵体含有大量的原体，有助于衣原体的鉴别。

（二）培养特性

衣原体为专性细胞内寄生的原核细胞型微生物，不能在无生命培养基上生长，可用鸡胚卵黄囊接种培养。绝大多数能在 6～8 日龄鸡胚卵黄囊中生长繁殖，也可用 Hela－299、BHK－21 等细胞株做细胞培养。

（三）抵抗力

衣原体对理化因素抵抗力不强，耐冷怕热，56～60℃仅存活 5～10 分钟，－70℃可保存数年。衣原体对消毒剂敏感，75%乙醇半分钟或2%来苏尔液 5 分钟可将其杀死，对红霉素、利福平、氯霉素等药物敏感。

二、致病性与免疫性

（一）主要致病性衣原体

1. 沙眼衣原体 可引起多种疾病，不仅能引起眼科感染性疾病，还可引起泌尿生殖道、呼吸道感染等，其中以沙眼最常见。我国学者汤飞凡于 1955 年采用鸡胚卵黄囊接种法在世界上首次分离培养出沙眼衣原体，为沙眼衣原体的研究工作做出了卓越的贡献。对人致病的沙眼衣原体主要有沙眼生物亚种和性病淋巴肉芽肿亚种，主要引起以下疾病。

（1）沙眼 由沙眼亚种 A、B、Ba 和 C 血清型引起。主要通过眼－眼或眼－手－眼途径接触传播。沙眼衣原体感染眼结膜上皮细胞并在其中繁殖，在细胞质中形成包涵体，引起局部炎症。早期症状是流泪、有黏液脓性分泌物、结膜充血及滤泡增生。后期出现结膜瘢痕、眼睑内翻、倒睫以及角膜血管翳引起的角膜损伤，影响视力或致盲，是目前世界上致盲的首要病因。

（2）包涵体结膜炎 由沙眼亚种 B、Ba、D、Da、E、F、G、H、I、Ia、J 及 K 血清型引起。成人可经性接触、手－眼或间接接触感染，引起滤泡性结膜炎；新生儿可经产道感染，引起急性化脓性结膜炎（也称包涵体性脓漏眼），不侵犯角膜，一般经数周及数月可痊愈，无后遗症。

（3）泌尿生殖道感染 可引起泌尿生殖道感染的衣原体的血清型与包涵体结膜炎的相同。经性接触传播引起的非淋菌性泌尿生殖道感染中，50%～60%由沙眼衣原体引起。衣原体是男性尿道炎的常见病原体。未经治疗者多数转为慢性，呈周期性加重，或可合并附睾炎、前列腺炎等。女性感染可引起尿道炎、宫颈炎、输卵管炎等。

（4）性病淋巴肉芽肿 由沙眼衣原体 LGV 生物亚种引起。主要通过性接触传播，在男性主要侵犯腹股沟淋巴结，可引起化脓性淋巴结炎和慢性淋巴肉芽肿，常形成瘘管。在女性多侵犯会阴、肛门和直肠，可形成肠－皮肤瘘管，也可引起会阴－肛门－直肠狭窄和梗阻。

2. 肺炎衣原体 只有一个血清型。在电镜下呈梨形，有时呈多形性。肺炎衣原体寄生于人类，无动物储存宿主，是人类重要的呼吸道病原体，通过飞沫或呼吸道分泌物传播，引起急性呼吸道疾病，特别是肺炎，也可引起支气管炎、咽炎等，临床表现有咽痛、声音嘶哑等症状，还可引起心包炎、心肌炎和心内膜炎。近年来还发现肺炎衣原体慢性感染与冠状动脉硬化和心脏病的发生有关。

3. 鹦鹉热衣原体 因首先从鹦鹉体内分离而得名，其自然宿主为鹦鹉、鸟类、家禽以及低等哺乳动物，人类多因接触这些动物经呼吸道而感染引起鹦鹉热，临床表现与病毒性肺炎或支原体肺炎相似，故称非典型肺炎。有时可侵犯心肌、心包、脑膜及肝脏等部位引起感染，严重者可发展成败血症，老年患者病死率高。

（二）免疫性

机体的天然防御功能在抗衣原体免疫中具有一定作用。衣原体感染机体后可诱导产生特异性的细胞免疫和体液免疫，但保护性不强，维持时间也短，故常造成持续感染、反复感染和隐性感染。同时，免疫应答还可能造成免疫病理损伤。

三、防治原则

预防沙眼尚无特异性免疫方法，主要靠加强卫生宣传，做好个人保护，不使用公共毛巾、浴巾和脸盆、避免直接或间接接触传染源；鹦鹉热的预防主要是避免与病鸟和病禽的接触；泌尿生殖道感染的预防应广泛开展性病知识的宣传，提倡健康的性行为，积极治愈患者和带菌者。衣原体感染的治疗常选用利福平、红霉素、诺氟沙星、复方磺胺类药物等。

知识拓展

沙眼患者能戴隐形眼镜吗?

沙眼是一种慢性传染性结膜炎，由沙眼衣原体感染引起，会出现双眼痒痛，怕光易流泪，眼睑内有红色颗粒，眼睛里有白色黏稠物等症状。

不是所有感染沙眼的人都不能戴隐形眼镜，只有程度特别严重的不能戴。因为隐形眼镜会接触到角膜，沙眼会伴有角膜血管翳，如果症状很严重，隐形眼镜会加倍损伤角膜。除了严重的沙眼之外，有其他类型角膜病变或者卫生习惯很差的人都不适合戴隐形眼镜，容易引起损伤或者感染。

第四节　立克次体

立克次体是一类严格细胞内寄生的原核细胞型微生物，大小介于细菌和病毒之间，具有细胞壁，有较复杂的酶系统，以二分裂方式繁殖，对多种抗生素敏感，以节肢动物作为储存宿主或传播媒介。立克次体是引起斑疹伤寒、恙虫病、Q 热等传染病的病原体，首先由美国青年医师 Howard Taylor Ricketts 发现，为纪念他在研究斑疹伤寒时不幸感染而献身，故以他的名字命名。我国主要致病性立克次体有：普氏立克次体、莫氏立克次体及恙虫病立克次体等。

立克次体的共同特点是：①专性活细胞内寄生，二分裂方式繁殖。②大小介于病毒和细菌之间，有明显的多形态，多为球杆状，革兰染色阴性。③含有 DNA 和 RNA 两种核酸。④大多为人畜共患病原体，以节肢动物为传播媒介或储存宿主。⑤对多种抗生素敏感。

一、生物学性状

立克次体有明显的多形态，多呈球杆状或杆状，大小为（0.3～0.6）μm×（0.8～2）μm。革兰染色阴性，但着色不明显，常用 Giemsa 染色呈紫色。

绝大多数立克次体只能在活的真核细胞内生长繁殖。常用的培养方法有动物接种、鸡胚卵黄囊接种和细胞培养。动物接种是最常用的方法，采用豚鼠、小鼠可对多种立克次体进行繁殖。立克次体在宿主细胞内以二分裂方式繁殖，6～10小时分裂一次，孵育温度为32～35℃最适宜。

立克次体对理化因素抵抗力不强，56℃经30分钟即死亡。常用消毒剂如次氯酸盐、过氧化氢、苯酚、来苏尔和75%乙醇等数分钟即可杀死。对低温和干燥抵抗力较强，在干燥的虱粪中立克次体可存活半年以上。对氯霉素、多西环素等抗生素敏感。

立克次体与变形杆菌的某些菌株（如 X_2、X_{19}、X_K）有共同的耐热多糖抗原，临床上常用这些变形杆菌代替相应的立克次体抗原进行定量的非特异性凝集反应，以检测相应的立克次体抗体，这种交叉凝集试验称为外-斐反应，可作为某些立克次体病的辅助诊断。

二、致病性与免疫性

立克次体的致病物质主要是内毒素和磷脂酶A。人类感染立克次体主要通过虱、蚤、蜱、螨的叮咬或其粪便经伤口等途径进入人体。立克次体能直接破坏其所寄生的血管内皮细胞，使细胞肿胀破裂、血管腔阻塞造成组织缺血坏死、凝血机制障碍、DIC等病变。

立克次体是严格细胞内寄生的病原体，故体内抗感染免疫以细胞免疫为主，体液免疫仅有部分保护作用，患者病后可获得较强的免疫力。

（一）普氏立克次体

普氏立克次体是流行性斑疹伤寒的病原体。患者是唯一的传染源，体虱是主要传播媒介，传播方式为虱-人-虱。虱叮咬患者后，立克次体在虱肠管上皮细胞内繁殖并随粪便排出。当虱再叮咬人时，由于抓痒使虱粪中的立克次体从抓破的皮肤破损处侵入人体内。此外，立克次体在干虱粪中能保持感染性达2个月左右，可经呼吸道或眼结膜使人感染。该病流行于冬春季节，人被感染后，经两周左右的潜伏期，骤然发病，出现高热、头痛、肌痛，4～5天出现皮疹等，有时伴有神经系统、心血管系统及其他器官损害。

病后免疫力持久，与斑疹伤寒立克次体感染有交叉免疫。

（二）莫氏立克次体

莫氏立克次体是地方性斑疹伤寒的病原体。鼠是天然贮存宿主，主要通过鼠蚤或鼠虱在鼠间传播。受染鼠蚤叮咬人后，可将立克次体传染给人，同时蚤粪中的立克次体可经破损的皮肤或经口、鼻、眼结膜进入人体而致病。人受感染后，其临床症状与流行性斑疹伤寒相似，但发病缓慢，病情较轻，很少累及中枢神经系统和心血管系统。

（三）恙虫病立克次体

恙虫病立克次体是恙虫病的病原体。恙虫病主要流行于啮齿动物，属于自然疫源性疾病。恙虫病立克次体借助恙螨的叮咬在鼠间传播，野鼠和家鼠为主要传染源。恙螨既是传播媒介，又是储存宿主，恙虫病立克次体寄居于恙螨体内，可经卵传代。人通过受感染恙螨幼虫叮咬后而感染。临床表现主要为高热、叮咬处有红色丘疹、形成水疱、中央溃疡形成黑色焦痂、全身淋巴结肿大及各内脏器官病变。病后获得较持久的免疫力。

三、防治原则

立克次体病的主要预防措施是灭虱、灭蚤、灭螨、灭鼠，做好个人防护及注意个人卫生，防止蚤、蜱及恙螨叮咬。特异性预防主要用灭活疫苗接种。常用氯霉素及多西环素等抗生素治疗。应注意磺胺类药物不能抑制立克次体生长，反而会促进其生长繁殖。

第五节 螺旋体

螺旋体是一类细长、柔软、弯曲呈螺旋状、运动活泼的原核细胞型微生物。其基本结构与细菌类似，如有细胞壁和原始核质、以二分裂方式增殖、对抗生素敏感等。

螺旋体广泛存在于自然界和动物体内，种类很多，对人和动物有致病性的主要有 3 个属：

1. 疏螺旋体属 有 3 ~ 10 个稀疏而不规则的螺旋。对人致病的主要有回归热螺旋体、伯氏螺旋体和奋森螺旋体。

2. 密螺旋体属 有 8 ~ 14 个细密而规则的螺旋，两端尖。对人致病的主要有梅毒螺旋体。

3. 钩端螺旋体属 螺旋细密而规则，菌体一端或两端弯曲呈钩状。对人致病的有黄疸出血型钩端螺旋体和流感伤寒型钩端螺旋体。

一、钩端螺旋体

钩端螺旋体（简称钩体）种类较多，可分为致病性与非致病性两大类。致病性钩体有多个型别，对人和动物可引起钩体病。该病属人畜共患性疾病，也是一种自然疫源性传染病，呈世界性分布，我国以南方各省多见。

（一）生物学性状

1. 形态与染色 钩体电镜下为圆柱形，长短不等，一般长 6 ~ 20μm，直径 0.1 ~ 0.2μm。螺旋细密，规则，在暗视野显微镜下观察，形似细小珍珠排列的细链，一端或两端弯曲呈钩状，常呈 S、C 或 8 字形，无鞭毛，但运动活泼。

革兰染色阴性，但不易着色。常用 Fontana 镀银染色法，背景为淡棕色，钩体染成棕褐色。

2. 培养特性 钩体是可人工培养的螺旋体，营养要求不高，在含有 8% ~ 10% 兔血清的柯氏（Korthof）培养基中生长良好。钩体为需氧菌，最适 pH 为 7.2 ~ 7.4，最适生长温度为 28 ~ 30℃。生长缓慢，接种后 7 ~ 14 天，可见液体培养基呈半透明云雾状生长。在 1% 琼脂固体培养基上，经 28℃孵育 1 ~ 3 周，可形成透明、不规则的扁平细小菌落。

3. 抵抗力 钩体对干燥、日光、热、酸的抵抗力弱，56℃ 10 分钟或 60℃ 1 分钟即死亡；0.2% 来苏尔、1:2000 升汞、1% 苯酚在 10 ~ 30 分钟被杀灭。对青霉素等敏感。在水和湿土中可存活数月，这对本菌的传播有重要意义。

4. 抗原构造与分类 致病性钩体有表面抗原和菌体抗原。前者具有型特异性，后者具有属特异性，分别是钩体分型和分群的依据。目前，全世界已发现有 25 个血清群、273 个血清型。我国已发现的致病性钩体至少有 19 个血清群、74 个血清型。

（二）致病性

钩体病为人兽共患传染病，已从 50 多种动物中检出了钩体，其中以鼠类和猪为主要传染源和储存宿主。动物感染钩体后，大多呈隐性感染，钩体在动物肾脏繁殖，随尿液排出污染水和土壤，人与污染的水或土壤接触时，钩体经黏膜或皮肤破损处侵入人体，在局部迅速生长繁殖，并经淋巴系统或直接进入血液循环引起败血症。临床上表现为全身中毒症状，有寒战、发热、头痛与全身酸痛、疲乏无力、眼结膜充血、局部淋巴结肿大、腓肠肌压痛等典型表现。重者可有明显的肝、肾、中枢神经系统损害，肺大出血，甚至死亡。临床类型有流感伤寒型、黄疸出血型、脑膜脑炎型、肺出血型及肾衰竭型。孕妇感染钩体后可致流产。

（三）免疫性

在感染早期，机体可通过非特异性免疫杀灭钩体但作用不强。发病1～2周血中出现特异性抗体，具有调理、凝集和溶解钩体的作用。但对肾脏中的钩体作用较弱，尿中带钩体一般持续半年左右。隐性感染或病后的免疫以体液免疫为主，可获得对同型菌株持久性免疫力，但对异型钩体仅有部分或无免疫力。

（四）防治原则

钩体病的预防主要是防鼠、灭鼠，圈养家畜，加强对带菌家畜的管理。注意保护水源，避免与疫水接触。对流行疫区易感人群接种多价钩体疫苗或钩体外膜疫苗。多种抗生素对钩体病治疗有效，但首选青霉素，也可用庆大霉素、多西环素等。

二、梅毒螺旋体

梅毒螺旋体是引起人类梅毒的病原体，梅毒是性传播疾病中危害性较严重的一种，人是其唯一宿主。

（一）生物学性状

1. 形态与染色 梅毒螺旋体有8～14个致密而规则的小螺旋，长7～8μm，直径0.1～0.15μm，两端尖直，运动活泼。革兰染色阴性，但不易着色，Fontana镀银染色将菌体染成棕褐色。新鲜标本可直接在暗视野显微镜下观察其形态和运动方式。

2. 培养特性 梅毒螺旋体不能在无活细胞的人工培养基中生长繁殖。在家兔上皮细胞培养中能有限生长，繁殖慢，仅能维持数代。

3. 抵抗力 梅毒螺旋体抵抗力极弱。对温度和干燥特别敏感，离体后干燥1～2小时死亡，加热41.5℃1小时即死亡，4℃放置3天可死亡，故血库4℃冷藏3天以上的血液无传染梅毒的危险。对常用化学消毒剂敏感，1%～2%苯酚数分钟即死亡。对青霉素、红霉素或砷剂敏感。

扫码“看一看”

（二）致病性

1. 致病因素 梅毒螺旋体的致病因素不详，目前尚未证明有内毒素和外毒素。其致病性可能与外膜中的外膜蛋白、透明质酸酶、抗吞噬等有关。有毒菌株能产生可与宿主细胞表面发生黏附作用的外膜蛋白；产生透明质酸酶，利于螺旋体扩散到血管周围组织。有毒菌株能以宿主细胞的纤维粘连蛋白覆盖于其表面，以保护菌体免遭宿主吞噬细胞的攻击。梅毒中出现的组织破坏和病灶，主要是免疫病理损伤所致。

2. 所致疾病 在自然情况下，梅毒螺旋体只感染人类，人是唯一传染源。梅毒分先天性和获得性两种，前者为垂直感染，后者主要经性接触感染。

后天性梅毒分为三期，以反复、潜伏和再发为特点。

（1）Ⅰ期（初期）梅毒 约感染后3周局部出现无痛性硬性下疳，多见于外生殖器，其溃疡渗出液中有大量梅毒螺旋体，传染性极强。经1个月左右，硬性下疳自然愈合。进入血液中的螺旋体则潜伏于体内，经2～3个月无症状的潜伏期后进入Ⅱ期。

（2）Ⅱ期梅毒 发生于硬性下疳出现后2～8周，主要表现为全身皮肤黏膜出现梅毒疹，全身淋巴结肿大，也可累及骨、关节、眼及其他脏器。梅毒疹及淋巴结中有大量梅毒螺旋体，有较强传染性。如不治疗，一般在3周~3个月后症状可消退，但常反复发作。经2年左右或更长时间隐伏，部分患者又可发作进入Ⅲ期。

（3）Ⅲ期（晚期）梅毒　发生于感染2年以后，亦可长达10~15年的。病变累及全身组织和器官，基本病理性损害为慢性肉芽肿，局部因动脉内膜炎所引起的缺血而使组织坏死。主要表现为皮肤黏膜出现溃疡性坏死灶或内脏器官肉芽肿样病变（梅毒瘤）。严重者经10~15年后，引起心血管及中枢神经系统病变，导致动脉瘤、脊髓痨或全身麻痹等。此期病灶中不易找到梅毒螺旋体，传染性小，病程长，破坏性大，可危及生命。

先天性梅毒，又称胎传梅毒，多发生于妊娠4个月，系母体梅毒螺旋体通过胎盘进入胎儿体内，可致胎儿全身感染，引起流产、早产或死胎；或先天性梅毒患儿出生，呈现锯齿形牙、马鞍鼻、间质性角膜炎和先天性耳聋等特殊体征。

（三）免疫性

梅毒的免疫属感染性免疫，即有梅毒螺旋体感染时才有免疫力，一旦螺旋体被杀灭，其免疫力亦随之消失。机体对梅毒螺旋体感染可产生细胞免疫和体液免疫。梅毒螺旋体侵入机体后，在特异性抗体和补体的参与下，可被吞噬细胞吞噬并杀死。近来研究表明，在梅毒免疫中，细胞免疫比体液免疫更重要。

（四）防治原则

梅毒是一种性病，应加强性卫生宣传教育，严格社会管理。对患者早期诊断，梅毒确诊后，宜用青霉素等药物及早彻底治疗。

三、其他螺旋体

（一）伯氏疏螺旋体

伯氏疏螺旋体是莱姆病的病原体，该病是1977年在美国康涅狄格州的莱姆镇首次发现，故名。伯氏疏螺旋体菌体细长，螺旋不规则，两端直而尖，在暗视野显微镜下可见扭曲、翻转、运动活泼。微需氧，适宜生长温度为35℃，在含牛血清、兔血清的复合培养基中生长良好。我国已在10多个省区分离到伯氏疏螺旋体。

莱姆病是一种自然疫源性疾病，以人类慢性游走性红斑及心脏、神经和关节等多系统受累为主要特征。主要传播媒介是硬蜱。螺旋体随感染的蜱叮咬人，由唾液侵入皮肤，引起全身中毒症状如头痛、寒战、发热和乏力，并可使神经系统、心血管系统和关节等损害。疾病常反复发作，最后可导致软骨或骨骼损害。

伯氏螺旋体的抗原性较稳定，在体内形成的特异性抗体是清除它们的主要免疫机制。

实验室诊断主要是血清学试验和分子生物学技术，如广泛应用的免疫荧光法和ELISA。

（二）回归热螺旋体

回归热是一种由节肢动物传播的，周期性反复发作的急性传染病。其临床特点为急起急退的高热，全身肌肉酸痛，周期性反复发作，肝脾大，重症者可出现黄疸和出血倾向。引起该病的疏螺旋体有二种，一是回归热螺旋体，以虱为传播媒介，引起流行性回归热；另一种是赫姆疏螺旋体，以软蜱为传播媒介，引起地方性回归热。我国流行的回归热主要是虱传型。

流行性回归热主要通过人体虱在人类中传播，人被虱叮咬后，因抓痒将虱压碎，螺旋体经皮肤伤口进入人体。地方性回归热是一种自然疫源性疾病，人被感染的蜱叮咬时，螺旋体随蜱类的唾液经皮肤伤口侵入人体。螺旋体在血中大量繁殖，患者高热持续 3 ~ 4 天后，热退，隔一周左右，又出现高热，如此反复发作 3 ~ 10 次。其机制与螺旋体外膜蛋白易发生变异有关。

回归热的免疫性主要是以特异性抗体为主的体液免疫，但并不持久，这与抗原易变异有关。

回归热的微生物学检查主要是采取发热期血液，直接涂片后进行 Giemsa 染色，在光镜下检查螺旋体。

重点小结

1. 螺旋体 是一群细长、柔软，呈螺旋状弯曲的原核细胞型微生物。鼠和猪是钩端螺旋体的主要储存宿主，它们排出的含钩体的尿液污染水源与土壤，经皮肤感染人体，引起钩体病。梅毒螺旋体是梅毒的病原体，通过性接触和母婴传播分别引起获得性梅毒和先天性梅毒。

2. 立克次体 是一类严格细胞内寄生的原核细胞型微生物，主要通过媒介昆虫传播，是引起斑疹伤寒、恙虫病、Q 热等传染病的病原体。

3. 衣原体 是一类能通过细菌滤器，有独特发育周期，严格细胞内寄生的原核细胞型微生物，仅少数对人致病，最常见的是沙眼衣原体生物变种和性病淋巴肉芽肿生物变种，可分别引起沙眼、泌尿生殖道感染和性病淋巴肉芽肿。

4. 支原体 是能在无生命培养基中生长繁殖的最小的原核细胞型微生物，因无细胞壁而具多形性，仅少数可致病，常见的有肺炎支原体，可引起原发性非典型性肺炎，溶脲脲原体则可引起非淋病性尿道炎、输卵管炎等泌尿生殖系统感染。

5. 放线菌 是抗生素主要产生菌，产生抗生素最多的是链霉菌属。对人致病的主要有衣氏放线菌和星型诺卡菌。

目标检测

扫码“练一练”

一、单项选择题

1. 与钩端螺旋体不相符合的叙述是
   A. 暗视野显微镜观察形似细小珍珠排列的细链，一端或两端呈钩状，有鞭毛
   B. 电镜观察最外层为细胞壁构成
   C. 用 FONTANA 镀银染色法染成棕褐色
   D. 制备疫苗时可用无蛋白的培养基培养
   E. 抵抗力强，可在湿土或水中存活数月
2. 人畜共患的螺旋体病是
   A. 钩端螺旋体病　　B. 回归热　　C. 梅毒
   D. 雅司病　　E. 奋森咽喉炎
3. 关于梅毒螺旋体致病性与免疫性的描述，错误的是
   A. 人是梅毒的唯一传染源

B. 梅毒螺旋体是通过内毒素和外毒素致病
C. 一、二期梅毒传染性强，而对机体的破坏性小
D. 三期梅毒传染性小，而对机体的破坏性大
E. 梅毒的免疫力为感染性免疫

4. 钩端螺旋体主要的传染源是
A. 患者　B. 带菌者　C. 鸟类　D. 鼠类和猪　E. 犬

5. 衣原体与病毒的相同点是
A. 繁殖方式　B. 细胞内寄生　C. 细胞结构
D. 核酸类型　E. 抗生素敏感性

6. 具有感染性的衣原体形式是
A. 原体　B. Dane 颗粒　C. 网状体　D. 内基小体　E. 病毒体

7. 沙眼患者进行病原学检查应采集的标本是
A. 眼脓性分泌物　B. 泪液　C. 血液
D. 结膜刮片　E. 眼房水

8. 关于支原体的生物学性状，下述错误的是
A. 无细胞壁　B. 能通过滤菌器　C. 呈多形性
D. 有独特生活周期　E. 细胞膜中胆固醇含量高

9. 由立克次体引起的疾病是
A. 梅毒　B. 沙眼　C. 莱姆病
D. 性病淋巴肉芽肿　E. 恙虫病

10. 支原体与病毒的相同点是
A. 能在无生命培养基上生长繁殖　B. 个体微小，能通过滤菌器
C. 胞膜中含大量胆固醇　D. 对抗生素敏感　E. 有两种核酸

二、多项选择题

1. 原核细胞型微生物包括
A. 放线菌　B. 支原体　C. 衣原体　D. 立克次体　E. 螺旋体

2. 放线菌的用途有哪些
A. 生产抗生素　B. 生产干扰素　C. 污水处理
D. 生产酶　E. 土壤增肥

3. 衣原体的主要特征有
A. 含有 DNA 和 RNA 两类核酸
B. 专性细胞内寄生，有独特的发育周期，二分裂方式繁殖
C. 缺乏代谢所需的能量来源，必须依赖细胞提供
D. 对多种抗生素敏感
E. 对干扰素敏感

4. 衣原体在发育过程中可见
A. 原体　B. 网状体　C. 内基小体　D. 病毒体　E. 始体

5. 立克次体的特征是
A. 专性活细胞内寄生，二分裂方式繁殖
B. 大小介于病毒和细菌之间，革兰染色阴性

C. 含有 DNA 和 RNA 两种核酸

D. 大多为人畜共患病原体，以节肢动物为传播媒介或储存宿主

E. 对多种抗生素敏感

三、简单题

1. 立克次体有哪些重要特点？
2. 简述外斐反应的原理及意义。
3. 试比较原体与始体生物学性状。

（龚艳红）

第十五章

消毒与灭菌

学习目标

知识要求　**1. 掌握**　消毒与灭菌的概念。

　　　　　2. 熟悉　常见的消毒灭菌的方法。

　　　　　3. 了解　常见的消毒灭菌方法的原理。

技能要求　1. 熟练掌握常见的化学消毒的方法。

　　　　　2. 学会使用常见的物理灭菌方法。

案例导入

案例：卫生监督员在对某医院进行监督检查时，发现该院口腔科采用戊二醛浸泡消毒灭菌的扩大针未完全浸没在消毒剂中，口腔科使用的压力灭菌生物监测指示剂未当场提供消毒剂生产企业卫生许可证和产品卫生许可批件等索证资料；该院清创室 2 个灭菌包内已消毒灭菌待使用的剪刀和血管钳轴节完全锁扣，灭菌包内均未放置包内化学指示物且包布中间均有缝线。

讨论：1. 该医院利用了哪些消毒灭菌的方法？

　　　2. 该医院利用的消毒灭菌方法存在哪些问题？

扫码“学一学”

第一节　消毒与灭菌的概念

一、消毒

是指杀死物体上病原微生物的方法。用以消毒的药品称为消毒剂。

二、灭菌

是指杀灭物体上所有微生物的方法。灭菌比消毒要求高，包括病原菌、非病原菌的繁殖体和芽胞。

三、抑菌

抑制体内或体外细菌的生长繁殖。常用的抑菌剂为各种抗生素。

四、防腐

防止或抑制体外细菌生长繁殖的方法。细菌一般不死亡。

五、无菌

不存在活菌，多是灭菌的结果。

六、无菌操作

防止微生物进入人体或物体的操作技术。

第二节 消毒与灭菌的方法

消毒与灭菌的方法主要有物理消毒灭菌法、化学消毒灭菌法和生物消毒灭菌法，本教材主要讲述物理消毒灭菌法和化学消毒灭菌法。

一、化学消毒灭菌法

利用化学药物渗透细菌的体内，使菌体蛋白凝固变性，干扰细菌酶的活性，抑制细菌代谢和生长或损害细胞膜的结构，改变其渗透性，破坏其生理功能等，从而起到消毒灭菌作用。所用的药物称化学消毒剂。有的药物杀灭微生物的能力较强，可以达到灭菌，又称为灭菌剂。

凡不适于物理消毒灭菌或耐潮湿的物品，如锐利的金属、刀、剪、缝针和光学仪器（胃镜、膀胱镜等）及皮肤、黏膜，患者的分泌物、排泄物、病室空气等均可采用此法。

（一）杀菌机制

①使菌体蛋白变性或凝固。②干扰微生物酶系统和影响其代谢。③损伤细胞膜，提高其通透性。

（二）常用消毒剂的种类

1. 酚类 见表 15－1。

表 15－1 酚类化学消毒剂

作用机制	常用消毒剂	用途
使蛋白质变性，损伤细胞膜，灭活相关酶类	3%～5%苯酚	地面、器具表面消毒
	2%来苏尔	皮肤消毒
	0.01%～0.05%洗必泰	术前洗手、阴道冲洗

2. 醇类 见表 15－2。

表 15－2 醇类化学消毒剂

作用机制	常用消毒剂	用途
使蛋白质变性凝固，干扰细胞代谢	70%～75%乙醇	皮肤消毒
	50%～70%异丙醇	体温计消毒
	2%苯氧乙醇	伤口及烧伤感染

3. 重金属盐类 见表 15－3。

表 15 – 3　重金属盐类化学消毒剂

作用机制	常用消毒剂	用　途
使蛋白质变性凝固，具有氧化作用，灭活相关酶类	0.05% ~0.1% 升汞（氯化汞）	非金属器皿的消毒
	2%红汞（2，7 – 二溴 – 4 – 羟汞基荧光红双钠盐）	皮肤、黏膜、小创伤消毒
	0.1%硫柳汞（乙汞硫水杨酸钠）	皮肤消毒、手术部位消毒
	1%硝酸银	新生儿滴眼，预防淋球菌感染

4. 氧化剂类　见表 15 – 4。

表 15 – 4　氧化剂类化学消毒剂

作用机制	常用消毒剂	用　途
具有氧化作用；使蛋白质沉淀	0.01% ~0.1% 高锰酸钾	皮肤、尿道消毒
	3%过氧化氢	创口消毒
	0.2%过氧乙酸	创口、皮肤、黏膜消毒
	2%碘伏	器材消毒、广谱杀菌
	碘酒	皮肤消毒
	0.5ppm 氯	饮用水消毒
	10% ~20%漂白粉	地面、厕所、排泄物消毒

5. 表面活性剂类　见表 15 – 5。

表 15 – 5　表面活性剂类化学消毒剂

作用机制	常用消毒剂	用　途
损伤细胞膜，灭活相关酶类，使蛋白质沉淀	0.1%新洁尔灭	外科手术洗手，皮肤、黏膜消毒，浸泡手术器械
	0.1%杜灭芬	皮肤创伤冲洗，金属器械、棉织品、塑料、橡皮类消毒

6. 烷化剂类　见表 15 – 6。

表 15 – 6　烷化剂类化学消毒剂

作用机制	常用消毒剂	用　途
使菌体蛋白沉淀，使核酸烷基化	10%甲醛	浸泡消毒，空气消毒
	福尔马林	保存动植物标本
	1% ~5% 环氧乙烷	手术器械、敷料消毒
	2%戊二醛	精密仪器、内镜消毒

7. 染料类　见表 15 – 7。

表 15 – 7　染料类化学消毒剂

作用机制	常用消毒剂	用　途
对核酸有亲和力，影响繁殖以及干扰氧化过程	2%甲紫	浅表创伤消毒

8. 酸碱类 见表15－8。

表15－8 酸碱类化学消毒剂

作用机制	常用消毒剂	用途
破坏细胞膜、细胞壁，凝固蛋白	醋酸熏蒸	空气消毒
	1:4 生石灰	地面、排泄物消毒

9. 其他 见表15－9。

表15－9 其他化学消毒剂

作用机制	常用消毒剂	用途
使蛋白质变性，干扰酶系统	苯酚:乳酸（1:1）	熏蒸无菌室
	乳酸	空气消毒
	苯扎溴铵	作用于革兰阳性菌

二、物理消毒灭菌法

（一）干热灭菌法

物理因素影响着微生物的化学合成和新陈代谢，因此可用改变环境中物理因素的方法进行灭菌、消毒和防腐。

1. 焚烧 是直接利用火焰将微生物杀死的一种灭菌方法，又称火焰灭菌法，污染纸张、垃圾等废弃物、动物尸体等可通过焚烧灭菌。

2. 灼烧 直接用火焰灭菌，适用于实验室的金属器械（镊子、剪刀、接种环等）、玻璃试管口和瓶口等的灭菌。

3. 干烤 应用烤箱高温灭菌，160℃，2小时，可达到灭菌目的。主要用于玻璃器皿、瓷器等的灭菌。

4. 红外线灭菌 红外线是波长为770nm～1000μm的电磁波，以1～10μm波长的热效应最强。红外线的热效应只能在照射到的表面产生，不能使物体均匀加热，常用于碗、筷等食具的灭菌。

5. 微波 波长为1～1000mm的电磁波统称为微波，可穿透玻璃、塑料薄膜与陶瓷等物质，但不能穿透金属表面，微波炉的热效应分布不均匀，灭菌效果不可靠，用于非金属器械及食具消毒。

（二）湿热灭菌法

湿热灭菌法是指用饱和水蒸汽、沸水或流通蒸汽进行灭菌的方法，湿热法可在较低的温度下达到与干热法相同的灭菌效果，因为蛋白质凝固所需的温度与其含水量有关，含水量愈大，发生凝固所需的温度愈低。温热灭菌过程中蒸汽放出大量潜热，加速提高湿度。因而湿热灭菌比干热所要温度低。湿热的穿透力比干热大，使深部也能达到灭菌温度，故湿热比干热收效好。

所以该法的灭菌效率比干热灭菌法高，是药物制剂生产过程中最常用的灭菌方法。

1. 流通蒸汽消毒法 是利用蒸笼或阿诺蒸锅进行消毒的一种方法。流通蒸汽法温度不超过100℃，经15～30分钟可杀灭细菌繁殖体。消毒物品的包装不宜过大、过紧，以利于蒸汽穿透。可杀死细菌的繁殖体，达到消毒的效果。

2. 间歇蒸汽灭菌法 又称分段灭菌法或丁达尔灭菌法，适用于不耐高温的培养基、药液、酶制剂、血清等。具体做法是将物品放在 80 ~ 100 ℃下蒸煮 15 ~ 60 分钟，以杀灭其中所有微生物营养体，再搁置室温（28 ~ 37 ℃）下过夜，诱导其中残存的芽胞发芽，连续重复该过程 3 次以上，这种方法可以在较低的灭菌温度下达到灭菌的良好效果。

3. 高压蒸汽灭菌法 可杀灭包括芽胞在内的所有微生物，是灭菌效果最好、应用最广的灭菌方法。方法是将需灭菌的物品放在高压锅内，加热时蒸汽不外溢，高压锅内温度随着蒸汽压的增加而升高，在 103. 4kPa 的蒸汽压力，容器内温度可达 121. 3℃，维持 15 ~ 30 分钟，即可达到灭菌目的。适用于普通培养基、生理盐水、手术器械、玻璃容器及注射器、敷料等物品的灭菌。

4. 巴氏消毒法 亦称低温消毒法、冷杀菌法，是一种利用较低的温度既可杀死病菌，又能保持物品中营养物质风味不变的消毒法。

（1）主要原理 在一定温度范围内，温度越低细菌繁殖越慢温度越高繁殖越快。但温度太高，细菌就会死亡，不同的细菌有不同的最适生长温度和耐热、耐冷能力。

巴氏消毒其实就是利用病原体不是很耐热的特点，用适当的温度和保温时间处理，将其全部杀灭，但经巴氏消毒后，仍保留了小部分无害或有益，较耐热的细菌或细菌芽胞。因此巴氏消毒牛奶要在 4℃左右的温度下保存，且只能保存 3 ~ 10 天，最多 16 天。

（2）现行方法 一种是将牛奶加热到 62 ~ 65℃，保持 30 分钟。第二种方法将牛奶加热到 75 ~ 90℃，保温 15 ~ 16 秒。

拓展阅读

巴斯德与巴氏消毒法

巴斯德时期法国的酒业闻名欧洲，只是有一个问题让酿造厂很头疼：酿造好的酒放置一段时间后会变酸。巴斯德发现在酒变质的过程中，有一个生物化学过程起着关键作用——发酵现象。搞清楚了酒为什么会变酸之后，巴斯德便开始着手解决问题。既然酒变酸是由乳酸杆菌引起的，那么只要杀死乳酸杆菌，不就可以保证酒的风味了吗？想要杀菌最简单的办法就是煮沸，这是一种历史悠久的食物处理法，但如果把酒给煮沸，酒精早就挥发干净了，连酒都不存在的话，还谈什么风味。不过巴斯德没有放弃，他进行了一系列的测试，使用各种方法加热酒液，又想出了很多方法来冷却酒液。1862 年，他第一次通过加热再冷却的方法成功杀死了乳酸杆菌，他的实验迎来重大进展！就在这个时候，巴斯德又收到了来自拿破仑三世新的委托——解决葡萄酒变酸的麻烦，挽救因这一问题而濒临破产的英法葡萄酒贸易。后来反复的实验中，巴斯德终于发现杀死乳酸杆菌的办法，其实酒并不需要煮沸，只要加热到 50 ~ 60℃就行了，此时酒既不会蒸发，酸味也消失了，甚至口感还会变得更加柔和。虽然人类早就学会了通过加热来更安全地享用食物，但巴斯德是第一个对发酵现象及其解决方案做出科学解释的人。1874 年，巴斯德因对发酵现象的研究而获得了科普利奖。

5. 煮沸法 煮沸 100℃，5 分钟，能杀死一般细菌的繁殖体。许多芽胞需煮沸 1 ~ 2 小时才被杀灭。水中加入 2% 碳酸钠，可使沸点达 105℃。既可促进芽胞的杀灭，又能防止金属器皿生锈。煮沸法可用于饮水和一般器械（刀剪、注射器等）的消毒。

（三）其他灭菌技术

1. 低温抑菌法 低温法抑菌在食品工业中采用最多，因为在低温下（4℃左右）大多数病原菌都不能生长，在微生物学实验和微生物工业中，这种方法不能起到灭菌的作用，一般在－20℃微生物就不会生长了。因为此时没有液态的水供微生物活动之用，也有些微生物可以被冰杀死，因为冰会破坏微生物细胞膜。

2. 辐射法

（1）紫外线杀菌 其中265～266nm波长的紫外线对微生物最具杀伤力。不同的微生物对紫外线的抵抗力不同。

紫外线的穿透力很弱，易被固形物吸收，不能穿过普通玻璃和纸张。因此，只适用于表面消毒和空气、水的消毒。紫外线灭菌广泛应用于微生物化验室、医院、公共场所的空气消毒。

当空气中湿度超过55%～60%时，紫外线的杀菌效果迅速下降，必须防止紫外线对人体的直接照射，以免损伤皮肤和眼结膜。

（2）钴－60灭菌 被灭菌的物质一般仅升温5℃，又称“冷灭菌”。灭菌的主要物品有医疗器械、医用塑料制品、抗生素等。钴－60的使用需要专门的辐射源和相应的防护安全设备。

3. 渗透压法 是利用高渗透压溶液进行灭菌的方法。大多数微生物突然进入高渗透压溶液会发生细胞脱水、质壁分离，生长受到抑制甚至死亡。

4. 机械除菌法 对于加热会改变其理化性质的溶液，适用于过滤法除菌。将待除菌的液体通过某种多孔材料，如烧结陶瓷板、多孔玻璃和石棉丝等。目前通常使用的是膜滤器。

应用：用于对热敏感液体的灭菌；主要用于一些不耐热的血清、抗生素、药液以及空气等除菌。不能除去病毒、支原体和L型细菌。发酵工业上应用的大量无菌空气，也是采用此法获得，还可替代巴斯德消毒用于啤酒的生产。

重点小结

1. 消毒灭菌的概念 消毒是指杀死物体上病原微生物的方法。灭菌是指杀灭物体上所有微生物的方法。

2. 消毒与灭菌的方法 常用的消毒与灭菌方法有化学消毒灭菌法、物理灭菌法等。

3. 湿热灭菌技术 湿热灭菌技术有流通蒸汽消毒法、间歇蒸汽灭菌法、高压蒸汽灭菌法、巴氏消毒法和煮沸法。

目标检测

扫码“练一练”

一、单项选择题

1. 常用的高压蒸汽灭菌的温度是

A. 121℃　　B. 200℃　　C. 63℃　　D. 100℃　　E. 72℃

2. 用高压蒸汽灭菌器时，加热初期，打开排气阀的目的

A. 防止锅内压力过高破坏培养基成分

B. 排尽锅内有害气体

C. 排尽锅内冷空气

D. 防止锅内压力过高造成灭菌器爆炸

E. 以上都不是

3. 巴氏消毒法可用于消毒

A. 啤酒　B. 葡萄酒　C. 牛奶　D. 酱油　E. 以上都是

4. 关于化学消毒剂杀菌描述不正确的是

A. 乙醇杀菌力强，但对芽胞的作用不大

B. 34% ~38% 的甲醛可用于尸体的保存

C. 氯气常用于消毒自来水和污水是因为遇水可生成杀菌力很强的次氯酸

D. 苯扎溴铵性质不稳定但无腐蚀性、无毒，故可用于皮肤、黏膜等的消毒

E. 0.1% 的高锰酸钾溶液可用于蔬菜、瓜果的消毒

5. 下列不适用于化学消毒的是

A. 锐利的金属　B. 患者的分泌物　C. 光学仪器

D. 培养基　E. 病室空气

6. 下列不属于重金属盐类消毒剂的是

A. 升汞　B. 红汞　C. 硫柳汞　D. 硝酸银　E. 高锰酸钾

7. 以下哪项可以用于饮用水消毒

A. 升汞　B. 氯　C. 过氧化氢　D. 硝酸银　E. 高锰酸钾

8. 当空气中湿度超过多少时，紫外线的杀菌效果迅速下降

A. 45% ~50%　B. 50% ~55%　C. 55% ~60%　D. 60% ~65%　E. 65% ~70%

9. 以下哪种方法被称为“冷灭菌”

A. 紫外线杀菌　B. 钴 -60 灭菌　C. 机械除菌

D. 高压蒸汽灭菌　E. 流通蒸汽灭菌

10. 以下不适用于机械除菌的是

A. 不耐热的血清　B. 抗生素　C. 药液

D. 空气　E. 培养皿

二、多项选择题

1. 能将细菌芽胞杀死的方法有

A. 流通蒸汽灭菌法　B. 间歇灭菌法　C. 煮沸 1 ~2 小时

D. 高压蒸汽灭菌法　E. 巴氏消毒法

2. 巴斯德消毒法是

A. 63℃维持 30 分钟　B. 72℃维持 15 秒　C. 63℃维持 15 秒

D. 72℃维持 30 分钟　E. 以上都不对

3. 相同温度下湿热灭菌比干热灭菌好的原因是

A. 湿热蒸汽穿透力比干热空气强

B. 湿热条件下菌体蛋白更易吸收水分而凝固变性

C. 湿热蒸汽有潜热，能提高物体温度，加速微生物死亡

D. 干热灭菌温度很难控制

E. 湿热蒸汽穿透力比干热空气弱

4. 下列关于高压蒸汽灭菌器常规操作步骤说法正确的是

A. 锅内物品应注意合理摆放，不要装得太挤

B. 加热初期应打开排气阀约 10 分钟，排尽锅内冷空气后

C. 关闭排气阀后，压力才开始上升

D. 让压力和温度分别达到 103kPa 和 121℃

E. 达到所需灭菌时间后，停止加热

5. 下列属于湿热灭菌法的是

A. 流通蒸汽消毒法　　B. 间歇蒸汽灭菌法

C. 高压蒸汽灭菌法　　D. 紫外线杀菌

E. 渗透压法

三、简答题

1. 高压蒸汽灭菌过程中的注意事项有哪些？

2. 常用的消毒灭菌方法有哪些？它们各有什么特征？

（张小蒙）

第十六章

免疫学概述

学习目标

知识要求 **1. 掌握** 免疫的概念；免疫的功能。
2. 熟悉 免疫学和医学免疫学的概念。
3. 了解 免疫学的发展简史。

技能要求 能说出免疫、免疫学与医学免疫学彼此间的关系，对免疫学形成初步认识。

案例导入

案例：患者，李某，男，48 岁，汉族，已婚，农民。因反复多关节疼痛 20 年，加重 1 个月就诊。患者近 20 年反复出现四肢多关节疼痛，以双膝及左踝关节明显，活动时症状加剧，偶有发热，体温 37.2 ~37.8℃不等，伴晨僵，无其他不适。

体格检查：T 36.2℃，R 18 次/分，P 70 次/分，BP 130/70mmHg。营养良好，神清合作，颈软，未见颈静脉怒张，气管居中，双侧甲状腺无肿大。双肺呼吸音清，心律齐，无杂音。腹软，无压痛及反跳痛。双手指间关节畸形，伴右膝关节活动受限。

实验室检查：类风湿因子（PF，以变性 IgG 为靶抗原的自身抗体）阳性，抗 CCP（瓜氨酸肽，为产生自身免疫应答的主要靶抗原）抗体阳性。

初步诊断：类风湿关节炎

讨论：1. 类风湿关节炎的免疫应答过程属于哪种免疫类型？

2. 类风湿关节炎的发生与机体免疫功能哪方面异常有关？

在免疫学学科兴起的早期，免疫学与微生物学是交织在一起的，起初主要研究机体对病原微生物的抵抗。到 20 世纪 60 年代，免疫学的理论和技术有了飞速发展，人们逐步地认识到免疫除保护机体免受病原体感染外，对许多其他异物（如异体移植物、自身衰老细胞、肿瘤细胞等）也可发生抗感染免疫反应相似的免疫现象，借助现代科技研究手段，人们对免疫系统的认识逐步全面，免疫学逐渐从微生物学中分离出来成为一门独立学科。

扫码“学一学”

第一节 免疫的概念

人类最初提出“免疫（immunity）”概念是在发现患过某种传染病而康复的人，对这种疾病的再次感染具有抵抗力时。随着人们对免疫现象的认识逐步深入，发现许多免疫现象不但与传染性病原体有关，并且与许多非传染性异物（如动物血清、移植器官等）也可发生与抗感染免疫反应相似的免疫现象，因此赋予了免疫新的含义，即指机体识别自身与“非己物质”（指病原微生物、体内突变细胞、衰老死亡的细胞、异体移植物等），并将“非己物质”清除的一种生理性功能，以维持机体内环境的稳定，此即现代免疫的概念。因此识别并清除“非己物质”的免疫系统也是机体维持生命活动必不可少的一个生理系统，将免疫系统结构与功能作为研究对象的免疫学也就应运而生。

免疫学是研究机体免疫系统的组成、功能、免疫应答机制及免疫相关疾病的一门科学。免疫的结果即可对机体有利，也可造成机体组织损伤，甚至可引起自身免疫性疾病。

医学免疫学就是以人体免疫系统内在结构、功能机制为研究对象，以发展有效的免疫学措施来实现预防与治疗疾病为目的的一门学科。

第二节　免疫的功能

免疫的本质是识别“自己”和“非己”成分，对“自己”成分保持耐受，对“非己”的抗原性异物进行清除，在调节机体内环境稳态中发挥重要作用。免疫系统具有如下三大基本功能。

一、免疫防御

免疫防御是指机体防止病原微生物侵入，对已侵入机体的病原微生物及其产物进行清除的过程。免疫防御功能低下，可发生反复感染，甚至发生免疫缺陷性疾病；若应答过强或持续时间长，则会引起超敏反应，造成自身组织损害。

二、免疫自稳

免疫自稳是指免疫系统能及时清除体内衰老或损伤的细胞，对自身组织细胞不产生免疫应答的能力。一旦此功能紊乱，会导致自身免疫性疾病的发生。

三、免疫监视

免疫监视发挥着随时发现和清除体内畸变或突变细胞的作用。免疫监视功能低下，可发生肿瘤或持续性病毒感染。

表 16－1　免疫系统的三大基本功能

功能	正常	不正常
免疫预防	防御病原微生物侵袭	超敏反应（过强）；免疫缺陷病（过弱）
免疫自稳	清除衰老或损伤细胞	自身免疫病
免疫监视	清除畸变或突变细胞	癌变、持续感染

上述功能特点决定了免疫系统的“与众不同”，因而免疫系统也被很多人形象地比喻为保护机体这个“国家”的“军队系统”。这个“军队”在行使自己的神圣保护职责时还可以做到“耐受”与“调节”交互配合。所谓“免疫耐受”即指免疫系统能在特定条件下对特定抗原产生无效应答，而表现为耐受，如免疫系统在正常情况下对自身组织抗原的先天耐受，这一特点保证了机体能够天然地做到区分“敌”我。所谓“免疫调节”即指免疫系统能够对自己的应答做到精准调控，同时，免疫系统与神经、内分泌系统一道共同构成神经－内分泌－免疫网络调节系统，参与机体整体生理功能的调节。

免疫系统由免疫组织与器官、免疫细胞及免疫分子三部分组成。这三个组成部分在机体内相互作用、相互协调、相互调控，系统精确地完成复杂的免疫保护功能。免疫系统中各组分及功能正常，是机体具有正常免疫功能的前提。任一组分或功能异常，均可能导致免疫功能不全，使机体丧失抗感染、抗肿瘤等免疫的能力，或形成各种类型的免疫疾病，如感染性疾病、过敏性疾病、自身免疫病、肿瘤等。

第三节　免疫学发展史

免疫学是一门古老又年轻的学科，其发展大致可分为经验免疫学时期、传统免疫学时期、近代免疫学时期和现代免疫学时期。

经验免疫学时期主要包括接种“人痘苗”的方法预防天花取得成功。传统免疫学时期主要包括人工主动免疫和人工被动免疫方法的建立；原始细胞免疫和体液免疫学说的提出及两者的统一；免疫病理概念的建立以及血清学技术的建立等。近代免疫学时期主要包括天然免疫耐受和人工诱导的免疫耐受的发现；克隆选择学说的建立；免疫球蛋白基本结构的阐明等。分子生物学和遗传学等学科的发展，促使免疫学进入到现代免疫学阶段，此期主要包括免疫系统的确立；特异性免疫应答及其相关免疫细胞表面膜分子的研究；免疫技术和其他相关技术的发展等。

纵观历史，免疫学发展至今，已经不仅仅是一门独立的生物学科，作为一门新兴的交叉学科，免疫学研究内容对阐明生命活动的本质起到了重要的作用；免疫学技术的独特优势有力地推动生物医学研究步伐。因此，免疫学在生物医学教育领域占有重要地位。

拓展阅读

免疫学之父与牛痘疫苗

在18世纪，欧洲的一些国家十分盛行天花，在英国，几乎每个人都会传染上这种病，在人的脸上或身上会留下难看的瘢痕，因此病致死的人也很多。爱德华·琴纳作为当地的医生，在一次医疗实践中发现牧场的挤奶工也会得天花，但是很快就能恢复，而且不会第二次得天花。琴纳想，是不是人得一次天花就不会再得天花了呢？牛痘与天花是不是有直接的关系？此后不久，琴纳家附近的潘金斯先生染上了天花，生命垂危，但是潘金斯太太无法照看，就去请了一位年轻的挤奶工，这位女工不但照顾好了潘金斯先生，自己依然无恙，美丽楚楚。后来，琴纳试着给5位曾得过牛痘的牧工做了天花脓液的接种，他们都没有感染上天花，于是，琴纳向医学界宣布：牛痘对天花确实具有某种免疫力！

此结论后来得到了事实的验证，由于村里出现了天花，并不断蔓延，村里很多的孩子因此夭折，自己的孩子也得了天花，为了拯救成千上万人的孩子，于是琴纳对自己孩子做了实验，最终，儿子身上起了脓包，而且伴有轻微发热。几天后，儿子退热了，并且像过去一样活泼可爱，此事进一步证实了接种牛痘可以获得免疫力。牛痘疫苗从此出现在了公众视野，并且因为爱德华·琴纳对免疫学的开创性贡献，被人们称为“免疫学之父”。

重点小结

1. 免疫学基本概念 现代免疫是指机体识别自身与“非己物质”，并将“非己物质”清除的一种生理性功能，以维持机体内环境的稳定。免疫学是研究机体免疫系统的组成、功能、免疫应答机制及免疫相关疾病的一门科学。医学免疫学就是以人体免疫系统内在结构、功能机制为研究对象，以发展有效的免疫学措施来实现预防与治疗疾病为目的的一门学科。

2. 免疫系统的功能 机体的免疫功能主要有免疫防御、免疫监视和免疫自稳。免疫防御对已侵入机体的病原微生物及其产物进行清除。免疫自稳是指免疫系统及时清除体内衰老或损伤的细胞，对自身组织细胞不产生免疫应答的能力。免疫监视指发现和清除体内畸变或突变细胞的能力。

3. 免疫学发展史 免疫学的发展大致可分为经验免疫学时期、传统免疫学时期、近代免疫学时期和现代免疫学时期。

目标检测

扫码“练一练”

一、单项选择题

1. 免疫是指
   A. 机体对病原体的防御
   B. 机体识别和排除抗原性异物的功能
   C. 机体清除和杀伤自身突变细胞的功能
   D. 机体清除自身衰老、死亡的组织细胞的功能
   E. 以上都不是
2. 机体抵抗病原微生物感染的功能称为
   A. 免疫监视　B. 免疫自稳　C. 免疫耐受
   D. 免疫防御　E. 免疫应答
3. 机体免疫系统对自身正常成分耐受，清除衰老、损伤细胞的功能称为
   A. 免疫监视　B. 免疫自稳　C. 免疫耐受
   D. 免疫防御　E. 免疫应答
4. 机体反复感染或发生超敏反应，反映机体什么功能失常
   A. 免疫防御　B. 免疫监视　C. 免疫稳定
   D. 抗肿瘤　E. 以上都不是
5. 免疫监视功能低下时机体易发生
   A. 免疫缺陷病　B. 自身免疫病　C. 肿瘤
   D. 超敏反应　E. 移植排斥反应

二、多项选择题

1. 免疫学的发展经历了哪几个时期
   A. 经验免疫学时期　B. 传统免疫学时期
   C. 近代免疫学时期　D. 现代免疫学时期

E. 科学免疫学时期

2. 免疫系统的基本功能包括

A. 免疫预防　　B. 免疫治疗　　C. 免疫监视

D. 免疫检测　　E. 免疫自稳

三、简答题

1. 简述免疫学发展经历的各时期的成就。

2. 免疫系统的三大功能？

（符　娟）

第十七章

抗　原

学习目标

知识要求　**1. 掌握**　抗原的概念、抗原的基本特性、TD－Ag、TI－Ag 的概念及其区别。

2. 熟悉　抗原表位的概念和分类；抗原的种类及医学上重要的抗原。

3. 了解　影响抗原免疫原性的因素。

技能要求　1. 能够进行关于抗原知识的健康教育。

2. 具有辨别抗原与非抗原的能力。

案例导入

案例：患者，女，16 岁，颜面水肿、少尿、全身乏力 3 天。患者述三个星期前因颜面部及全身皮疹，伴发热症状，当时医生诊断为“猩红热”，给予 7 天抗生素（头孢曲松钠）静滴治疗，不久即痊愈。3 天前感全身乏力，晨起颜面水肿，伴尿少，无其他不适。

体格检查：T 37.4℃，R 16 次/分，P 78 次/分，BP 150/90mmHg。眼睑水肿，扁桃体稍大，双下肢无水肿。实验室检查：尿蛋白（＋＋），尿沉渣可见多种管型，血清补体含量下降，血抗链球菌 O 试验（ASO）增高。

临床诊断：急性肾小球肾炎。

讨论：链球菌感染后为什么会诱发急性肾小球肾炎？

第一节　抗原的概念与性质

扫码“学一学”

一、抗原的概念

抗原（Ag）是指凡能刺激并诱导机体免疫系统产生免疫应答，且能与免疫应答产物（即抗体或致敏淋巴细胞）发生特异性结合，进而发挥免疫效应的物质，即通常所称的“非己物质”，它包括自然界的外源性物质，也包括自身物质。

二、抗原的基本特性

1. 免疫原性　免疫原性是指抗原能让宿主免疫系统中 T、B 淋巴细胞将其识别并结合，诱导致敏淋巴细胞和抗体产生的能力。

2. 抗原性 抗原性是指抗原与所诱导产生的致敏淋巴细胞或抗体结合的能力，又称免疫反应性。

通常所称的抗原，同时具免疫原性和抗原性，这类抗原又称为完全抗原，如各种微生物和异种蛋白等。而另外一类只有抗原性而无免疫原性的抗原被称为半抗原或不完全抗原，如某些多糖、类脂等小分子化合物和药物。半抗原能与相应的特异性抗体结合，但本身不能诱导产生免疫应答反应，只有与大分子蛋白质载体结合后，才获得免疫原性，诱导抗体产生，成为完全抗原。如青霉素降解产物青霉噻唑，本身无免疫原性，但与血清蛋白结合后可称为完全抗原，诱导机体产生 IgE 抗体，并介导Ⅰ型超敏反应。

三、抗原特异性

抗原的特异性，即专一性，抗原与其对应的抗体或致敏淋巴细胞之间存在一对一的关系。某一特定抗原只能刺激机体的免疫系统产生与其对应的致敏淋巴细胞或抗体，同时也只能与其对应的致敏淋巴细胞或抗体发生特异性结合。例如，伤寒杆菌诱导的免疫应答只能针对伤寒杆菌，其诱导产生的抗伤寒杆菌抗体不能与其他致病菌发生反应。

特异性是获得性免疫应答的重要特征，是目前免疫学检测、诊断和防治的基本依据。如乙型肝炎病毒表面抗原（HBsAg），诱导机体产生的 HBsAg 特异性抗体，只能与 HBsAg 结合，不会与其他病毒抗原（如疱疹病毒）结合，也不会与乙肝病毒的其他抗原（如核心抗原）发生结合。利用这个特性，研发了一种检测试剂，能检测人血清 HBsAg 的含量，用于判断是否感染了乙型肝炎病毒。

而决定抗原特异性的分子基础是抗原分子中的抗原表位。

（一）抗原表位的概念

抗原表位是抗原分子中能与 T、B 细胞抗原受体（TCR/BCR）或抗体发生特异性结合的特殊化学基团，是最小的结构和功能单位，通常存在于抗原分子表面，故称为抗原表位，又称为抗原决定基。通常由 5~15 个氨基酸残基构成。抗原可通过抗原表位与 B 细胞抗原受体（BCR）/T 细胞抗原受体（TCR）结合，以诱导免疫应答反应，亦可藉抗原表位与相应抗体或效应 T 细胞在体内外发生特异性结合，以发挥免疫效应清除抗原或用于辅助疾病诊断。

（二）抗原表位的类别

抗原表位的性质、数目和空间构象是决定抗原特异性的物质基础，据其结构、结合对象和存在部位不同，可分为以下几类。

1. 按结构特点分类 可分为构象表位和顺序表位（图 17-1）。构象表位是短肽和多糖残基在序列上不连续排列，在空间上形成特定的构象，又称非线性表位。一般位于抗原分子表面。

顺序表位是由连续线性排列的短肽构成，又称为线性表位。多存在于抗原分子的内部。B 细胞可识别构象表位或顺序表位，而 T 细胞只能够识别由抗原递呈细胞加工递呈的线性表位。

2. 按分布的部位分类 可分为功能性表位和隐蔽性表位。位于抗原分子表面、易与相应的淋巴细胞识别，直接启动免疫应答的构象表位，称为功能性抗原表位。位于抗原分子内部、不能直接引起免疫应答的构象表位，称为隐蔽性抗原表位。隐蔽性表位一旦暴露可成为新的功能性表位。

3. 按结合的抗原受体分类　可分为T细胞表位和B细胞表位（表17-1）。T细胞表位与T细胞抗原受体结合（TCR），可存在于抗原物质的任何部位。B细胞表位与B细胞抗原受体结合（BCR），一般位于抗原表面，可直接刺激B细胞。

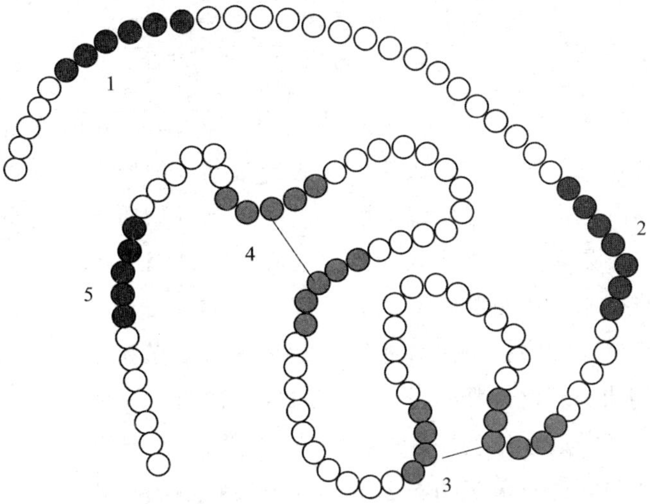

图17-1　抗原分子中的线性表位和构象表位

注：1、2、5为线性表位，3、4为构象表位

表17-1　T细胞表位和B细胞表位的特征比较

	T细胞表位	B细胞表位
识别受体	TCR	BCR
表位大小	8~10个氨基酸（$CD8^+$T细胞）	5~15个氨基酸、单糖、核苷酸
	12~18个氨基酸（$CD4^+$T细胞）	
表位类型	线性表位	构象表位或线性表位
表位位置	抗原分子任何部位	抗原分子表面
APC处理	需要	不需要
MHC限制	有	无

（三）抗原结合价

一个抗原分子上能与抗体分子特异性结合的功能性表位数目，称为该抗原分子的抗原结合价。如肺炎球菌荚膜多糖半抗原只有一个表位，只能与一个特异性抗体分子结合，为一价抗原；大多数天然抗原表面具多个相同或不相同的抗原表位，能与多个相应的抗体分子特异性结合，故为多价抗原。

（四）共同抗原与交叉反应

简单半抗原表面只有一个抗原表位，只能与一种抗体结合。天然抗原表面大多存在具不同特异性的多种抗原表位，可诱导产生多种抗体，而每一种表位只能与相应抗体特异性结合。两种不同抗原分子表面具有的相同抗原表位，称共同抗原。因为共同抗原的存在，某种抗原诱生的特异性抗体不仅可以与本身抗原表位结合，还可与具有相同抗原表位的其他抗原发生反应，这种抗原、抗体反应即称为交叉反应。

第二节 抗原的理化与结构性质

一、抗原的异物性

免疫的本质是机体的免疫系统识别“自我”与“非己”，并通过免疫应答排除抗原异物的功能。所谓异物是指化学结构组成与自身成分相异或免疫系统发育成熟前未接触过的物质。正常成熟机体的免疫系统之所以能够识别宿主自身物质与非自身物质，对自身物质一般不产生免疫应答，只对非自身物质产生免疫应答，是因为机体的免疫系统在发育过程中，通过淋巴细胞与抗原接触而形成了“非己即异”的免疫识别。也正因为如此，机体将一些在胚胎期从未与淋巴细胞接触过（被隔离组织或称隐蔽抗原，如晶状体蛋白、精子和脑组织等）的自身物质、理化性状已发生改变的自身物质，视为“异己”物质，这些自身物质对免疫系统而言，是具有免疫原性的抗原物质。因此，异物不是专指同种异体物质或异种物质，而是指胚胎期免疫系统的淋巴细胞未曾接触过的物质，包括异种物质、同种异体物质、被隔离的自身物质和已发生改变的自身物质。

异物性是指抗原来源的生物体与所刺激机体间的差异性，是某一物质能否成为抗原的首要条件。一般而言，抗原与机体的种属亲缘关系越远，其化学结构差别越大，免疫原性就越强，而亲缘关系越近，免疫原性越弱。例如，病原微生物对人而言，是异种生物，其免疫原性很强；鸭血清蛋白对鸡是弱抗原，而对家兔则是强抗原；又如在器官移植中，异种移植物排斥强烈，不能存活；同种移植物排斥相对较弱，可存活一定时间；而自身移植物不引起排斥反应，可长期存活。

二、抗原的理化性质

（一）分子量大小

一般而言，抗原的免疫原性亦受分子量大小的影响，分子量越大，免疫原性越强。分子量大于100kD为强抗原，小于10kD为弱抗原，甚至无免疫原性。但也有例外，如明胶分子量为10^5D，但因其为直链氨基酸结构，在体内易降解为低分子物质，所以免疫原性很弱，而胰岛素，其分子量仅为5734D，仍具免疫原性。

（二）分子构象和易接近性

抗原分子的构象决定抗原的免疫原性。分子构象是抗原分子上的特殊化学基团，能与淋巴细胞的抗原识别受体吻合，是决定抗原与淋巴细胞相结合的关键。其分子构象结构的改变可导致免疫原性发生变化。

易接近性是指抗原分子的特殊化学基团与相应淋巴细胞表面的抗原受体相互接触、结合的难易程度。它决定抗原免疫原性的强弱。它与抗原分子中氨基酸残基所处侧链位置及侧链之间间距有关。如图17－2，A与B相比，氨基酸所在侧链位置不同，其免疫原性则不同；B与C相比，氨基酸残基因侧链间距不同，免疫原性也就不同。

（三）化学性质与物理性状

大多数完全抗原分子是蛋白质，其中含有大量芳香族氨基酸，尤其是含有酪氨酸的蛋白质，其免疫原性更强；而以非芳香族氨基酸为主的蛋白质，其免疫原性较弱。结构复杂的多糖、脂多糖亦可具免疫原性，而脂类和核酸表现出很弱的免疫原性，但与蛋白质结合形成核蛋白则具有强的免疫原性。

而许多免疫原性较低的蛋白质，一经聚合或吸附在大的颗粒表面，就可使其免疫原性增强，因为聚合状态蛋白质和颗粒性抗原的免疫原性均较强。

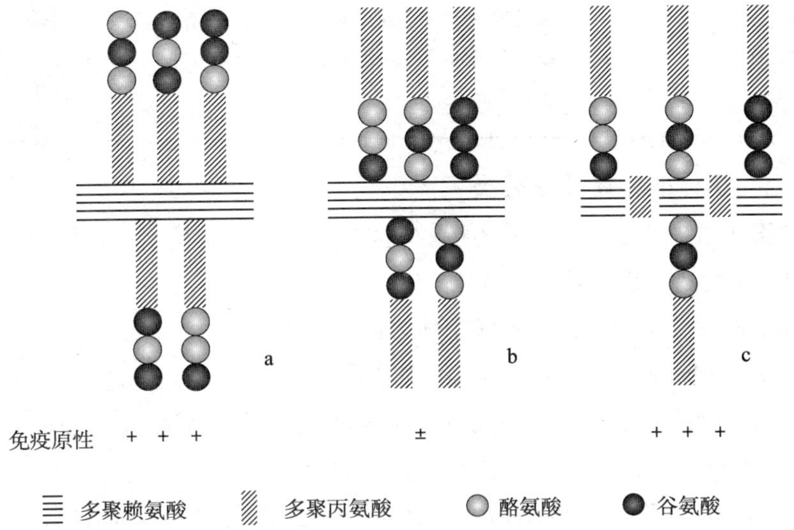

图 17-2 化学基团的位置和间距与免疫原性的关系

第三节 医学相关的抗原

一、抗原分类

抗原物质种类繁多，目前一般用以下几种抗原分类法。

（一）根据抗体产生时是否依赖 T 细胞的辅助分类

根据刺激 B 细胞产生抗体时是否需 T 细胞辅助，可将抗原分为胸腺依赖性抗原（TD－Ag）和非胸腺依赖性抗原（TI－Ag）两类。

①胸腺依赖性抗原（TD－Ag）：是需要 T 细胞辅助才能激活 B 细胞产生抗体的抗原，亦称 T 细胞依赖性抗原。绝大多数天然蛋白质抗原均为 TD－Ag，如各种组织细胞、病原微生物及血清蛋白成分等。TD－Ag 产生 IgG 类抗体，可诱导细胞免疫和体液免疫，并可引起再次应答。

②非胸腺依赖性抗原（TI－Ag）：是不需要 T 细胞辅助而直接激活 B 细胞产生抗体的抗原，亦称 T 细胞非依赖性抗原。TI－Ag 在自然界中较少，常见的有细菌脂多糖（LPS）、荚膜多糖和聚合鞭毛素等。TI－Ag 产生 IgM 类抗体，只能够诱导体液免疫应答，而不能诱导细胞免疫，也不能引起回忆性免疫应答。TD－Ag 和 TI－Ag 的区别见表 17－2。

表 17－2 TD－Ag 和 TI－Ag 的比较

	TD－Ag	TI－Ag
表位组成	T 细胞表位和 B 细胞表位	重复 B 细胞表位
T 细胞辅助	需要	无需

续表

	TD－Ag	TI－Ag
MHC 限制性	有	无
应答类型	体液免疫和细胞免疫	体液免疫
抗体类型	多种，IgG 为主	IgM 为主
免疫记忆	有	无

（二）根据与机体的亲缘关系分类

1. 异种抗原 指来源于另一物种的抗原性物质。对人而言，各种动物血清和组织，各种病原微生物及其代谢产物都是异种抗原。

2. 同种异型抗原 指同一种属不同个体之间存在的抗原。人类最主要的同种异型抗原有 ABO 血型抗原、Rh 血型抗原和人类白细胞分化抗原。

3. 自身抗原 指能引起自身免疫应答的自身成分。正常情况下，机体免疫系统对自身组织细胞不产生免疫应答而处于耐受状态。当隔离组织释放（隐蔽性自身抗原，如脑、晶状体），或自身成分发生改变及被修饰（修饰性自身抗原）均可构成抗原，引起自身免疫应答。

4. 异嗜性抗原 为一类存在于人、动物及微生物之间的共同抗原。异嗜性抗原具有广泛的交叉反应性。例如，A 族溶血性链球菌的表面成分与人肾小球基底膜及心肌组织之间具有共同抗原存在。大肠埃希菌 O_{14} 型脂多糖与人结肠黏膜有共同抗原存在。

（三）根据是否在抗原递呈细胞内合成分类

1. 外源性抗原 指由抗原递呈细胞从细胞外摄取的抗原，抗原被胞内溶酶体降解成短肽，再与 MHC－Ⅱ类分子结合递呈给 $CD4^+$T 细胞，包括细胞外感染性病原微生物等。

2. 内源性抗原 指在抗原递呈细胞内新合成的抗原，再经胞内蛋白酶体降解、加工为抗原短肽，与 MHC－Ⅰ类分子结合提呈给 $CD8^+$T 细胞，如自身抗原、肿瘤抗原等。

（四）其他分类

根据抗原产生方式的不同，可将抗原分为天然抗原和人工抗原；根据其物理性状的不同，分为颗粒性抗原和可溶性抗原；根据抗原的化学性质不同，分为蛋白质抗原、多糖抗原及多肽抗原等；根据抗原诱导的免疫应答，可分为移植抗原、肿瘤抗原、变应原及耐受原等。

二、医学上重要的抗原

（一）病原微生物及其代谢产物

病原微生物（如细菌、病毒、螺旋体及立克次体等）都是具有很强免疫原性的抗原，且抗原组成较为复杂。如细菌含有荚膜抗原、鞭毛抗原、菌毛抗原、菌体抗原等均能刺激机体产生相应抗体。这些抗原成分能独立制成疫苗，预防疾病，且在微生物的鉴定、分型、致病作用及临床诊断上均有很大意义。

细菌的代谢产物外毒素免疫原性特别强，医学中用 0.3% ～0.4% 甲醛使外毒素脱毒成为类毒素，如白喉类毒素和破伤风类毒素。脱毒消除了外毒素强大的毒性及其与细胞结合的能力，但保留了其免疫原性，因此，脱毒后的外毒素称为类毒素，类毒素可刺激机体产生特异性抗外毒素的抗体，可用于人工免疫预防和治疗。

（二）同种异型抗原

在同一种属不同个体之间，存在着组织成分的不同，不同的组织成分互为抗原，称为同种异型抗原。常见的人类同种异型抗原有红细胞血型抗原和主要组织相容性抗原（MHC），前者主要指 ABO 血型系统和 Rh 血型系统，后者又称为人类白细胞抗原（HLA）是分布于有核细胞表面的抗原性物质，代表个体特异性，能引起强烈的移植排斥反应。这些同种异型抗原与免疫应答、输血反应、移植排斥反应和某些超敏反应性疾病的发生密切相关。

拓展阅读

器官移植与 HLA

HLA 也称为人类主要组织相容性抗原。组织相容性是指不同个体间进行器官或组织移植时供者与受者相互接受的程度，如果供者和受者的 HLA 不相同，即组织不相容，那么移植物就会被排斥而死亡，器官移植也就失败。目前，限制器官移植发展的最大阻力是受、供体的 HLA 不同而导致的排异反应，而在人群中，除同卵双胎外，很难在无关群体中找到 HLA 完全相同的两个个体。 因此，HLA 就好似人类个体的条形码一样，反映出个体高度的特异性。

（三）自身抗原

在正常情况下，机体对自身组织细胞不产生免疫应答，即自身耐受。但在感染、外伤、服用某些药物等因素作用下，使体内隔离成分（如晶状体、脑组织、精子等）抗原释放进入血液循环，或改变和修饰了自身组织的抗原结构而成为自身抗原，这些自身抗原引发了自身免疫性疾病。

（四）动物免疫血清

动物免疫血清包括抗毒素血清、抗菌血清、抗病毒血清、抗 Rh 血清等，它们是用疫苗免疫马等动物后，使该动物血清中产生了大量抗毒素，再将其含有抗毒素的血清进行提取而获得。但动物免疫血清具有二重性，一方面血清中的抗毒素可中和相应的外毒素，达到防治疾病的目的；另一方面抗毒素对人而言是异种动物蛋白，具有抗原性，可能引发超敏反应，所以在使用前需进行皮试，且不宜反复多次或大量使用。

（五）肿瘤抗原

肿瘤抗原有肿瘤特异性抗原（TSA）和肿瘤相关抗原（TAA）两类。肿瘤特异性抗原只存在于某种癌变细胞表面；而肿瘤相关抗原并非肿瘤细胞所特有，在正常细胞上也可存在，但在细胞癌变时，含量明显增加。肿瘤抗原可用于某些肿瘤的辅助诊断。

（六）药物等其他变应原

某些药物（如青霉素、磺胺类）、油漆和塑料等化学物质可作为半抗原，进入机体与蛋白质结合成为完全抗原，可刺激机体发生超敏反应。另外植物花粉、某些中药也是重要的抗原，也可引起超敏反应。

重点小结

1. 抗原的概念 抗原（Ag）是指凡能刺激并诱导机体免疫系统产生免疫应答，且能与免疫应答产物（即抗体或致敏淋巴细胞）发生特异性结合，进而发挥免疫效应的物质。

2. 抗原的基本特性 抗原的两个基本特性是免疫原性和抗原性，因而抗原可分为完全抗原和半抗原。

3. 抗原表位 决定抗原特异性的基本结构是抗原表位，有顺序表位和构象表位；T细胞表位和B细胞表位等之分。

4. 抗原的分类 抗原可分为胸腺依赖性抗原（TD－Ag）和非胸腺依赖性抗原（TI－Ag）；外源性抗原与内源性抗原；异种抗原与同种异型抗原等。

5. 医学上重要的抗原 医学上重要的抗原有破伤风类毒素、白喉类毒素、动物免疫血清、红细胞血型抗原、人类白细胞抗原、自身抗原和肿瘤抗原等。

目标检测

扫码“练一练”

一、单项选择题

1. 抗原分子的免疫原性是指
   A. 抗原分子能与应答产物发生特异性反应的特性
   B. 抗原分子不能与应答产物发生特异性反应的特性
   C. 抗原分子能诱导免疫应答的特性
   D. 抗原分子不能诱导免疫应答的特性
   E. 抗原与载体结合后诱导免疫应答的特性
2. 抗原的抗原性是指
   A. 抗原与载体发生特异性反应的特性
   B. 抗原与表位发生特异性反应的特性
   C. 抗原引起自身反应淋巴细胞活化的特性
   D. 抗原对机体的反应性
   E. 抗原与相应的应答产物发生特异性反应的特性
3. 抗原的特异性取决于
   A. 抗原表位的位置　B. 抗原分子量的大小
   C. 抗原表位的性质、结构及空间构型　D. 抗原结构的复杂性
   E. 抗原的化学组成
4. 抗原与抗体结合发生交叉反应是因为
   A. 抗原和抗体性状相似　B. 不同抗原具有相同或相似的抗原决定基
   C. 抗原的分子量较大　D. 抗原和抗体的大小相近
   E. 抗体为多聚体
5. 必须与蛋白质载体结合才具有免疫原性的是

A. 半抗原 B. 免疫佐剂 C. 变应原
D. 耐受原 E. 超抗原

6. 异物是指
A. 异种物质 B. 同种异体物质
C. 结构发生改变的自身物质 D. 胚胎期未曾与机体免疫细胞接触过的物质
E. 以上均是

7. 马血清抗毒素属于
A. 异嗜性抗原 B. 异种抗原 C. 同种异型抗原
D. 自身抗原 E. 独特型抗原

8. 只具有与抗体结合的能力，而单独不能诱导抗体产生的物质为
A. 抗原 B. 免疫原 C. 完全抗原
D. 半抗原 E. 变应原

9. 一般认为分子量在多少以上才具有免疫原性
A. 1kD B. 10kD C. 50kD
D. 100kD E. 150kD

10. 引起人类不同个体间器官移植排斥反应的抗原是
A. 同种异型抗原 B. 交叉抗原 C. 异种抗原
D. 共同抗原 E. 异嗜性抗原

二、多项选择题

1. TD－Ag
A. 是指必须依赖 T 细胞辅助 B. 可直接激活 B 细胞产生抗体
C. 不能诱导产生免疫记忆 D. 只能诱导产生 IgM 类抗体
E. 能引起细胞免疫应答和体液免疫应答

2. 关于抗原决定基的叙述正确的有
A. 是抗原分子中特殊的化学基团 B. 又称为表位
C. 是与抗体结合的基本单位 D. 它的性质与抗原特异性有关
E. 它的空间结构与抗原特异性有关

3. 同种异型抗原包括
A. ABO 血型系统抗原 B. Rh 血型系统抗原 C. 人白细胞抗原
D. 抗毒素 E. TD－Ag

4. 下列关于线性表位的叙述正确的有
A. 是一段序列相连的氨基酸残基 B. 多存在于抗原分子的内部
C. 又称为顺序表位 D. 不能存在于分子表面
E. 可存在于分子表面

5. 下列哪些项是 B 细胞表位的特点
A. 识别受体为 BCR B. 可直接被 B 细胞受体识别
C. 有 MHC 限制性 D. 一般为线性表位
E. 无需 APC 加工处理

三、思考题

1. 简述 TD－Ag 和 TI－Ag 的区别。

2. 治疗用动物免疫血清为什么对人具有双重性作用？
3. 为什么溶血性链球菌可能对肾小球造成损伤？
4. 试述抗原的基本特性。

（符　娟）

扫码"学一学"

第十八章

免疫系统

学习目标

知识要求 **1. 掌握** 免疫器官的组成和功能；抗体与免疫球蛋白的概念及功能；免疫球蛋白的生物学活性。

2. 熟悉 T细胞、B细胞的表面分子及其作用；补体的生物学功能；细胞因子的分类及生物学功能。

3. 了解 补体、细胞因子概念；补体系统激活途径。

技能要求 1. 能够进行关于人体免疫系统组成知识的健康教育。

2. 能说出抗体在实际生活中的应用。

案例导入

案例：患儿，男，5岁。发热、声音嘶哑、喉痛伴咳嗽4天，急诊入院。体格检查体温38.5℃，面色苍白，唇稍紫，咽后壁、腭弓、腭垂等处有灰白色的膜状物，用灭菌棉拭子不易擦掉，心律不齐，每分钟130次。取材进行Albert染色后见到细长弯曲、一端或两端膨大呈棒状且有异染颗粒的杆菌。临床诊断为咽白喉。针对该患儿，应该采取特异性抗血清治疗。

讨论：抗血清中所含有效成分是什么呢？

人体免疫系统由免疫器官和组织、免疫细胞和免疫分子组成，其中免疫器官主要包括胸腺、骨髓、脾脏和淋巴结等；免疫组织有黏膜相关淋巴组织和皮肤相关淋巴组织；免疫细胞有淋巴细胞、单核-吞噬细胞、树突状细胞、粒细胞等；免疫分子包括有免疫球蛋白、补体、细胞因子、白细胞分化抗原等。由它们共同执行免疫功能。

第一节 免疫器官

免疫器官和组织是淋巴细胞发育、成熟及定居、接触抗原产生免疫应答的场所。免疫器官按其功能不同，可分为中枢免疫器官（骨髓和胸腺）和周围免疫器官（脾脏和淋巴结）。

一、中枢免疫器官

中枢免疫器官或称初级淋巴器官，为免疫细胞发生、分化、成熟的场所。人或其他哺乳动物中枢免疫器官是骨髓和胸腺。

（一）骨髓

骨髓存在于骨骼的骨松质腔隙中以及长骨骨髓腔内，分为红骨髓和黄骨髓，是人类的造血器官。骨髓中含有分化能力极强的多能造血干细胞（HSC），造血干细胞是具有多能分化潜能的造血前体细胞，最初可分化为髓系干细胞和淋巴系干细胞。髓系干细胞最终分化成为红细胞、粒细胞、单核细胞和血小板；淋巴系干细胞分化成成熟 B 细胞、有待进一步发育的祖 T 细胞及成熟 NK 细胞。

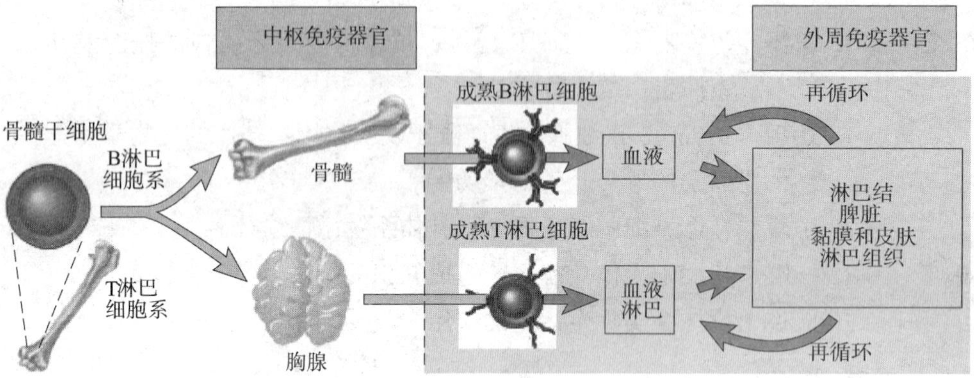

图 18－1　淋巴细胞的成熟示意图

骨髓也是发生再次体液免疫应答和产生抗体的主要部位，成熟浆细胞在骨髓内生成，且持久地产生大量抗体（主要是 IgG，其次为 IgA）并释放至血液循环，是血清抗体的主要来源。

拓展阅读

造血干细胞移植

骨髓移植即造血干细胞移植，是通过静脉输注造血干、祖细胞，重建患者正常造血与免疫系统，从而治疗一系列疾病的治疗方法。造血干细胞移植基本上替代了“骨髓移植”这一术语，这是因为造血干细胞不仅来源于骨髓，亦来源于可被造血因子动员的外周血中，还可以来源于脐带血，造血干细胞（Hematopoieticstemcells，HSCs）是血液系统中的成体干细胞，是一个异质性的群体，具有长期自我更新的能力和分化成各类成熟血细胞的潜能。现已证明人类骨髓中存在造血多能干细胞，数量不到骨髓总细胞数的百分之一，它们具有高度自我更新的能力，并且能分化为各血细胞系统的祖细胞（如淋巴系干细胞、粒系干细胞），再大量分化、增殖为各种原始和成熟血细胞，最后，这些成熟的血细胞通过骨髓进入血液中，发挥各自的生理作用。因此，这些造血干细胞均可用于重建造血与免疫系统。

（二）胸腺

胸腺位于胸骨柄的后面、心脏上方，是 T 淋巴细胞分化、发育、成熟的主要场所。从骨髓迁入到胸腺的 T 细胞前体（未成熟 T 细胞），约 90% 以上在胸腺内发生凋亡，少部分未成熟 T 细胞则发育成成熟的初始 T 细胞，然后离开胸腺经血液循环到达外周免疫器官。

胸腺发育不全或缺失，导致T细胞缺乏，极易反复发生病毒感染和真菌感染，甚至引起死亡。

二、外周免疫器官

外周免疫器官或称次级免疫器官，是成熟淋巴细胞定居场所、也是对外来抗原产生免疫应答的主要部位。包括淋巴结、脾脏和黏膜相关淋巴组织。

（一）淋巴结

淋巴结广泛分布于机体非黏膜部位的淋巴管道汇集处，是结构最完备的外周免疫器官。淋巴结为T淋巴细胞和B淋巴细胞定居场所。淋巴结是淋巴细胞接受抗原刺激、发生适应性免疫应答的场所之一。

此外，淋巴结是淋巴液的有效过滤器，淋巴结可杀灭进入淋巴液中的病原微生物，并清除毒素、抗原性异物，从而起到净化淋巴液、防止病原体扩散的作用。

（二）脾脏

脾脏在胚胎时期是造血器官，出生后演变成了人体最大的外周免疫器官。脾内含有大量T、B细胞、红细胞、浆细胞和巨噬细胞等。

脾脏是成熟淋巴细胞定居的场所，也是淋巴细胞接受抗原刺激并产生免疫应答的重要部位。此外，脾脏还具有过滤血液、清除血液中病原体、衰老死亡的血细胞、免疫复合物及其他异物的作用。

（三）黏膜相关淋巴组织

黏膜相关淋巴组织（MALT）主要指在呼吸道、消化道、泌尿生殖道黏膜及黏膜下存在的淋巴组织，以及含有生发中心的淋巴组织，主要有扁桃体、肠集合淋巴结和阑尾等，为局部适应性免疫应答的主要部位。这些淋巴组织能产生分泌型IgA（sIgA），构成了人体的重要防御屏障，是局部免疫应答的主要部位，在黏膜局部发挥抗感染免疫防御作用。

第二节　免疫细胞

免疫细胞泛指所有参与了免疫应答或与免疫应答有关的细胞及其前体细胞。免疫细胞种类繁多、分布广泛，大体分为淋巴细胞、抗原递呈细胞和其他免疫细胞三大类，其中淋巴细胞为重要的免疫细胞。

一、淋巴细胞

（一）T淋巴细胞

T淋巴细胞又称T细胞或胸腺依赖性淋巴细胞，来源于骨髓中淋巴样干细胞，在胸腺中发育成熟。T细胞占外周血淋巴细胞总数的65%～80%。

1. T细胞的表面分子　T细胞表面存在多种膜蛋白分子，它们是参与T细胞识别抗原、与其他细胞相互作用、接受信号刺激并产生免疫应答的物质基础，也是区分T细胞及T细胞亚群的重要标志。

（1）TCR－CD3复合物　T细胞抗原识别受体（TCR）为T细胞表面特异性识别和结合抗原的受体，也是T细胞的特征性表面标志。CD3分子是介导T细胞抗原识别信号转导的分子。TCR不能直接结合抗原表面的表位，只能结合或识别经抗原递呈细胞（APC）或靶细胞表面递呈的抗原肽－MHC 分子复合物（pMHC）。TCR 识别 pMHC 时，需同时识别抗原肽和自身 MHC 分子，此为自身 MHC 限制性。TCR 识别抗原所产生的活化信号由 CD3 转导至 T 细胞内。

（2）CD4 分子和 CD8 分子　成熟 T 细胞一般只表达 CD4 分子或 CD8 分子，因此，T 细胞分为 $CD4^+$ T 细胞和 $CD8^+$ T 细胞。CD4 分子与 CD8 分子分别与 MHC Ⅱ类分子、MHC Ⅰ类分子结合，可增强 T 细胞与抗原递呈细胞或靶细胞之间的相互作用以辅助 TCR 识别抗原，因此 CD4 分子和 CD8 分子为 T 细胞的辅助受体，又称为 TCR 的共受体。

（3）共刺激分子　初步活化的 T 细胞需在共刺激信号作用下才能完全活化，没有共刺激信号，T 细胞则不能活化而失能。共刺激信号由共刺激分子产生，常见共刺激分子有 CD28 分子与 CTLA－4 分子（细胞毒 T 细胞抗原 4，即 CD152）、CD40L 分子和 CD2 分子。

2. T 细胞的分类　根据不同分类方法，T 细胞可分为若干亚群：

（1）根据 T 细胞表面是否表达 CD4 和 CD8 分类分为 $CD4^+$ T 细胞和 $CD8^+$ T 细胞。$CD4^+$ T 细胞为 CD4 分子表达阳性的 T 细胞，这类细胞其抗原识别受 MHC Ⅱ类分子限制。$CD8^+$ T 细胞为 CD8 分子表达阳性的 T 细胞，这类细胞其抗原识别受 MHC Ⅰ类分子限制。多为细胞毒 T 细胞（CTL），能直接杀伤靶细胞。

（2）根据 TCR 种类不同分类　分为 αβT 细胞和 γδT 细胞。

（3）根据 T 细胞在免疫应答中的功能不同分类　分为辅助性 T 细胞（Th），初始 $CD4^+$ T 细胞接受抗原刺激后分化为 Th0，Th0 可向不同谱系（Th1、Th2、Th3、Treg 等）分化；以及能直接特异性杀伤靶细胞的细胞毒 T 细胞（CTL），即通常所称的 $CD8^+$ T 细胞，具有 MHC 限制性；还有发挥负调控免疫应答作用的调节性 T 细胞（Treg）。

（二）B 淋巴细胞

B 淋巴细胞简称 B 细胞，来源于淋巴样干细胞，在哺乳动物的骨髓或鸟类法氏囊中发育成熟，取其英文字头命名。成熟的 B 淋巴细胞主要定居于外周免疫器官的淋巴小结（淋巴滤泡）内，在外周血占外周血淋巴细胞总数的 15% ～20%。B 细胞在抗原刺激下分化成浆细胞并分泌特异性抗体，发挥其特异性体液免疫功能，同时也是重要的抗原递呈细胞。

1. B 细胞的表面分子　B 细胞表面存在多种膜蛋白分子，这些膜蛋白分子是 B 细胞识别抗原、与其他细胞相互作用、接受信号刺激并产生免疫应答的物质基础，也是鉴别或分离 B 细胞的重要依据。

（1）B 细胞抗原受体复合物　B 细胞抗原受体（BCR）复合物由识别和结合抗原的膜表面免疫球蛋白（mIg）和传递抗原刺激信号的 Igα/Igβ 异二聚体两部分构成。mIg 是 B 细胞的特征性表面标志，能特异性结合抗原。

（2）B 细胞共受体　共受体能增强 BCR 对抗原的识别及 B 细胞的活化，B 细胞表面的 CD19/CD21/CD81 非共价相联，形成 B 细胞的共受体。

2. B 细胞的分类　根据细胞表面是否表达 CD5 分子，B 细胞可分为 B1 细胞和 B2 细胞两个亚群。Bl 细胞表达 CD5，B1 主要识别多糖等抗原，参与固有免疫。B2 细胞不表达 CD5 分子，是机体特异性体液免疫的主要细胞，为通常所称的 B 细胞。

B 细胞除通过分泌特异性抗体介导体液免疫应答外，还是机体三大职业性抗原递呈细胞之一，递呈可溶性外源性抗原给 T 细胞。

（三）自然杀伤细胞

自然杀伤细胞（NK 细胞）是无需抗原预先致敏即可直接杀伤靶细胞的淋巴细胞，其对正常组织细胞一般无细胞毒作用，即具有识别正常自身组织细胞和体内异常组织细胞的能力（选择性杀伤效应）。其作用机制是释放穿孔素、颗粒酶，分泌肿瘤坏死因子溶解破坏靶细胞，在机体抗肿瘤和早期抗病毒或胞内菌感染中起重要作用。

二、抗原递呈细胞（APC）

T 细胞的 TCR 不能直接识别抗原，只能识别抗原经处理后与 MHC 结合在一起的抗原肽 - MHC 复合物。具有摄取抗原，并将其加工成抗原肽 - MHC 复合物，且表达在细胞表面，呈送给 T 细胞识别功能的细胞称为抗原递呈细胞（APC）。APC 包括处理外源性抗原、形成抗原肽 - MHC - Ⅱ复合物，表达于细胞表面递呈给 $CD4^+$ Th 细胞识别的单核 - 吞噬细胞、树突状细胞和 B 细胞；也包括处理内源性抗原、形成抗原肽 - MHC - Ⅰ复合物，表达于细胞表面递呈给 $CD8^+$ Th 细胞识别的靶细胞，如肿瘤细胞、病毒感染细胞。

此外，白细胞中的中性粒细胞、嗜碱性粒细胞、嗜酸性粒细胞也属于免疫细胞。

第三节　免疫分子

免疫分子主要由免疫细胞产生，包括细胞膜表面的免疫分子和体液中的免疫分子，前者主要包括组织相容性抗原、黏附分子等，后者主要包括免疫球蛋白、补体和细胞因子等。本节重点介绍体液中的免疫分子。

一、免疫球蛋白

（一）免疫球蛋白和抗体

通常把化学结构和抗体相似或者具有抗体活性的球蛋白统称为免疫球蛋白。而抗体（Ab）是指血液、组织液以及外分泌液中的一组具有活性的免疫球蛋白（Ig），是由 B 淋巴细胞在受到抗原刺激后，增生殖分化成浆细胞而产生的，能与相应抗原产生特异性的结合反应。

（二）免疫球蛋白的基本结构

免疫球蛋白的基本结构，是由两条完全相同的重链（H 链）和两条完全相同的轻链（L 链）通过二硫键连接，形成一个呈“Y”字形的四肽链，其中重链由 450 ~ 550 个氨基酸共同组成的，轻链由 214 左右氨基酸组成。

免疫球蛋白分子中重链和轻链靠近 N 端（游离氨基末端）的约 110 个氨基酸的序列变化很大，形成的结构区域称为可变区（V 区），是抗体分子和抗原表位发生特异性的结合部位；靠近 C 端（游离羧基末端）的氨基酸序列相对恒定的区域称为恒定区（C 区）。不同类别的抗体分子，恒定区的氨基酸构成以及排列顺序的差异较大，根据此差异，将抗体分为 5 类，分别是 IgG、IgM、IgA、IgD 和 IgE。

（三）免疫球蛋白的功能区

抗体分子的四肽链可以折叠为链内的二硫键所连接形成的若干个球形结构域。每个结构域都有其特定功能。IgA、IgD 和 IgG 的重链由 V_H、C_H1、C_H2 和 C_H3 这 4 个球形结构域组成；而 IgE 和 IgM 由 5 个球形结构域组成，多了一个 C_H4。现在以 IgG 为例，来说明各个结构域的功能：①V_H与 V_L是识别和结合抗原的区域。②C_H1 具有遗传标志。③C_H2 为补体结合位点。④C_H3 能和细胞表面 Fc 受体结合。

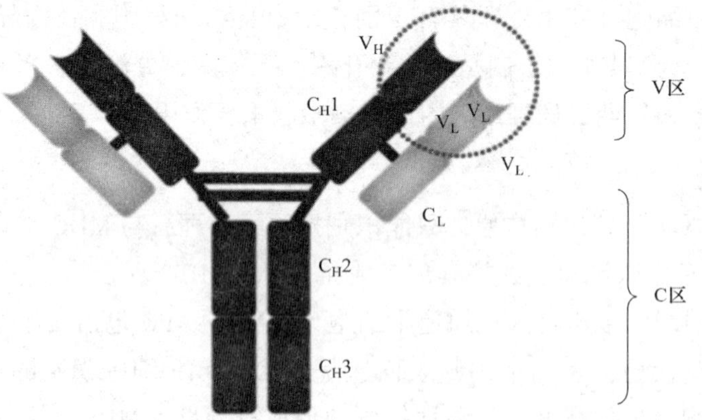

图 18－2 抗体单分子的基本结构示意图

（四）免疫球蛋白的分类

依据免疫球蛋白重链恒定区的氨基酸组成、排列顺序的不同，可以将免疫球蛋白分为5类，分别是IgG、IgM、IgA、IgD和IgE。其中IgG是血清中含量最多的免疫球蛋白，是唯一通过胎盘的抗体，为抗感染的主要抗体；IgM是分子量最大的免疫球蛋白，又称巨球蛋白，是个体发育过程中合成最早的抗体；IgA分为血清型和分泌型两种，血清型为单体，分泌型为双体（SIgA），SIgA主要分布在唾液、初乳及呼吸道、胃肠道和泌尿生殖道分泌液中，在黏膜局部抗感染中发挥主要作用；IgD在人血清中含量较少，IgE在血清中含量最少，主要参与Ⅰ型超敏反应。

（五）免疫球蛋白的功能

1. 特异性结合抗原 一种抗体只能和相应抗原发生特异性结合。

2. 激活补体 抗体与相应抗原结合后，其构型改变从而暴露补体结合位点，以经典途径激活补体发挥作用。

3. 结合Fc受体 免疫球蛋白的Fc段可以与一些细胞表面存在的Fc受体发生结合，产生不同的生物学效应。如与嗜碱性粒细胞以及肥大细胞结合，可引起脱颗粒、释放生物活性介质、诱导Ⅰ型超敏反应的发生；与吞噬细胞和NK细胞结合，分别引发调理作用和抗体依赖的细胞介导的细胞毒作用（ADCC）。

4. 通过胎盘和黏膜 在人类，IgG是唯一能够通过胎盘进入胎儿循环中的免疫球蛋白，因为胎盘母体一侧的滋养层细胞上只有IgG Fc受体（FcγR）。此外，分泌型IgA分布于吸道以及消化道的黏膜表面，参与黏膜局部的免疫应答。

二、补体

补体（C）是人和动物新鲜血清中存在的不耐热的具有酶活性的一组球蛋白，经活化后可辅助特异性抗体使细菌或红细胞溶解，因其作为抗体溶菌或溶细胞作用的补充条件，因而得名。补体并非单一成分，由30多种蛋白质组成，被称为补体系统。

（一）补体的组成与命名

1. 补体的固有成分 按其被发现顺序，依次命名为：C1～C9。其中C1含C1q、C1r、C1s三个亚单位，以及B因子、D因子和P因子等。

2. 补体调节蛋白 是指参与补体调节、控制补体活化强度和范围的蛋白分子。如C1抑制物、C4结合蛋白（C4bp）、促衰变因子（DAF）等。

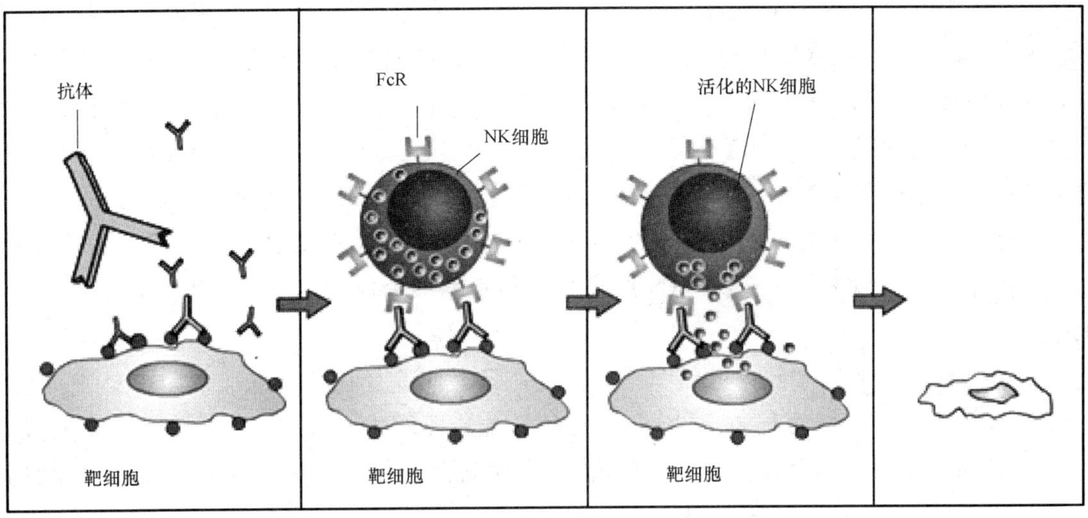

抗体与靶细胞表面相应的抗原决定簇发生特异性结合

NK细胞通过其表面FcR和与靶细胞连接在一起的抗体Fc段结合

活化的NK细胞可以释放穿孔素、颗粒酶等细胞毒性物质，来杀伤靶细胞

靶细胞凋亡

图 18－3　NK 细胞介导的 ADCC 作用示意图

3. 补体受体　补体受体（CR）是一类表达在细胞表面，能和补体激活后的活性片段或补体调节蛋白相结合，进而发挥免疫学作用的受体分子。包括 CR1～CR5 等。

补体活化过程中，补体分子裂解片段需用小写英文字母标注在其符号后，如 C2 其裂解片段表示为 C2a、C2b 等，通常 a 为小片段，b 为大片段。被灭活后的成分在其符号前加 i 表示，如 iC2b。具有酶活性的复合物在其符号上画一横线，如 $C\overline{1s}$。

（二）补体系统的激活

血清中的各种补体成分，通常以类似于酶原的非活性状态存在，只有在某些活化物的作用下，补体各成分才依次被激活。补体的激活过程可分为三条途径，即经典途径、MLB 途径（凝集素途径）和替代途经。

1. 经典途径　由免疫复合物（IC）依次激活补体 Cl、C4、C2、C3、C5 的途径被命名为经典途径。

经典途径的激活物主要是抗原抗体结合形成的免疫复合物（IC）。当 C1q 与免疫复合物中抗体暴露的补体 C1q 结合位点发生结合，出现一系列构型改变后，继而顺序活化 C1r、C1s，使 C1s 由酶原转变为具有丝氨酸蛋白酶活性的 C4/C2 转化酶（$C\overline{1s}$）。$C\overline{1s}$作用于其底物 C4、C2 分子，其中 C4 被裂解为 C4a 和 C4b 两个片段，在 Mg^{2+}存在下，C4b 结合 $C\overline{1s}$的另一个底物 C2 构成 C4b2，C4b2 又在 $C\overline{1s}$的作用下转变成能够裂解 C3 分子的 $C\overline{4b2b}$复合物，故称为 C3 转化酶。C3 转化酶作用于其底物 C3 形成两个片段（小片段 C3a 和 C3b），C3b 继续与细胞膜上的 C4b2b 结合，构成 $C\overline{4b2b3b}$的三分子复合物，即 C5 转化酶。C5 转化酶可裂解 C5 形成 C5a 和 C5b 两个片段，带领补体系统进入补体活化的“终末通路”。

2. MLB 途径　又称为凝集素途径，MLB 是一种糖蛋白（甘露糖结合凝集素），正常情况下血清中的含量很低，在感染急性期含量升高，其可与细菌的甘露糖等残基结合，再与丝氨酸蛋白酶结合，形成 MLB 相关的丝氨酸蛋白酶（MASP），该酶能以类似 Cls 的方式裂解 C4 和 C2，进而形成与经典途径中相同的 C3 转化酶与 C5 转化酶的级联酶促反应过程，由此进入“终末通路”。

3. 替代途径 又称为旁路途径，此途径激活物质是某些细菌、脂多糖和凝聚的 IgG 和 IgA 等，不需要抗原抗体复合物参与。即直接激活 C3 继而完成 C5 至 C9 各成分的级联反应。该反应发生在细菌性感染早期，尚未产生特异性抗体时，即可发挥重要的抗感染作用。补体活化的替代途径起始于 C3 分子，正常生理状态下血清中 C3 在蛋白酶作用下会缓慢、持续的分解产生少量的 C3b，继而被灭活，但是血清中一旦激活物出现，C3b 则不被灭活，而在 B 因子、D 因子参与下形成稳定的 $C\overline{3bBb}$复合物，即替代途径中的 C3 转化酶，继而形成 C5 转化酶。C5 转化酶继而裂解 C5 形成 C5a 和 C5b 两个片段，C5b 开启补体活化的“终末通路”。

4. 补体激活的共同“终末通路” 补体的三条激活途径在活化过程中均有交叉，尤其是自 C5 转化酶形成后，共同进入“终末通路”，此阶段的主要效应产物是由 C5、C6、C7、C8、C9 形成膜攻击复合物 $C\overline{5b6789}$，膜攻击复合物打通细胞膜，形成穿通胞膜的亲水性通道，水分子大量进入胞内，导致细胞崩解。

（三）补体系统的生物学功能

1. 细胞溶解作用 激活补体系统能形成 MAC，导致细胞裂解死亡。

2. 调理作用 C3b、C4b 称为调理素，它们与细菌及其他颗粒性物质结合，可促进吞噬细胞的吞噬，称为补体的调理作用。

3. 清除免疫复合物 抗原抗体在体内结合形成的循环免疫复合物可活化补体，造成组织损伤。而补体成分的存在，可减少免疫复合物的产生，溶解已生成的复合物。

4. 介导炎症反应 C3a、C4a 和 C5a 亦称为过敏素，可与肥大细胞、嗜碱性粒细胞表面上相应受体结合，促使其脱颗粒，释放组胺等血管活性介质，引起血管扩张，毛细血管通透性增加及平滑肌收缩等炎症反应。

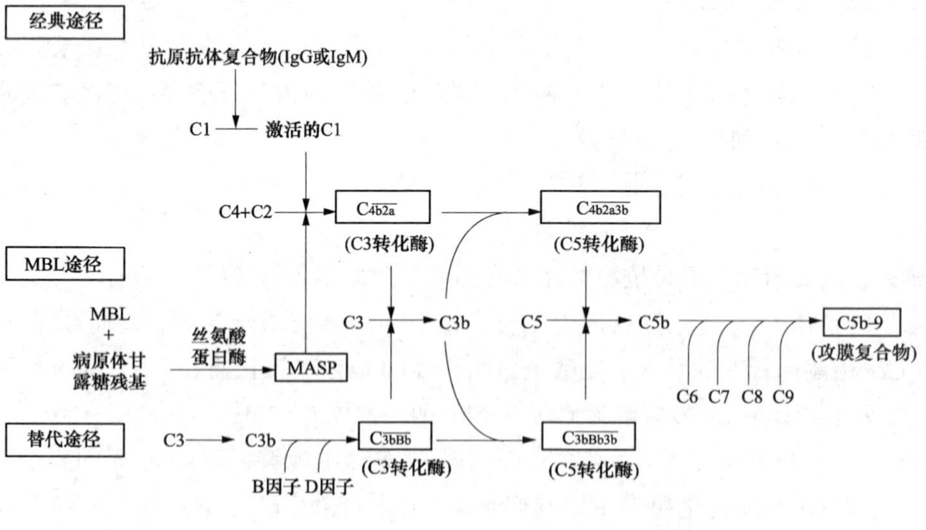

图 18－4 补体三条激活途径示意图

三、细胞因子

细胞因子（CK）是由免疫细胞或非免疫细胞（如成纤维细胞、血管内皮细胞等）分泌的一类具有多种生物学活性的小分子蛋白质。

细胞因子种类繁多，有介导细胞活化、增生并参与炎症反应的白细胞介素（IL）、有抗病毒抗肿瘤和免疫调节作用的干扰素（INF）、能使肿瘤发生出血坏死的肿瘤坏死因子（TNF）、能够刺激多能造血干细胞和造血前体细胞增生分化的集落刺激因子（CSF）以及可促进细胞生长和分化的生长因子（GF）等。

细胞因子在参与免疫细胞分化发育、调节机体免疫应答、诱导细胞凋亡或直接杀伤靶细胞，以及引发炎症病理损伤和组织修复等方面发挥着重要作用。因此，细胞因子或其拮抗剂治疗疾病已日渐受到人们的关注，目前，利用基因工程等技术研制开发的重组细胞因子、细胞因子抗体和细胞因子受体拮抗剂等蛋白生物制品已在临床应用于某些炎症性疾病、恶性肿瘤及感染性疾病的辅助治疗。

拓展阅读

细胞因子与肿瘤

细胞因子及其受体表达异常与某些肿瘤的发生发展密切相关，细胞因子对肿瘤的作用具有两重性，分别为抗肿瘤作用和促肿瘤作用。多种细胞因子能直接或间接发挥抗瘤作用，如 IFN－γ 促进肿瘤细胞表达 MHC－Ⅰ类分子，增强机体对肿瘤的识别能力；IFN 和 IL－4 可抑制多种肿瘤细胞的生长；TNF－α 能直接杀伤肿瘤细胞；IL－2、IL－1、IFN－α 增强 CTL 和 NK 细胞的杀瘤活性。

细胞因子的促肿瘤作用体现在：①通过促进肿瘤细胞增生抑制其凋亡。②通过调节肿瘤血管生成、控制肿瘤细胞迁移发挥促瘤作用。例如，IL－1、IL－6、CSF、EGF 等过度表达及其相应受体质量的改变和后续信号转导的异常，均能导致某些细胞增生失控、恶变，最终转化为肿瘤细胞。

重点小结

1. 免疫系统的组成 人体免疫系统由免疫器官和组织、免疫细胞和免疫分子组成。

2. 免疫器官的功能 免疫器官可分为中枢免疫器官和外周免疫器官。中枢免疫器官由骨髓和胸腺组成，是产生成熟免疫细胞的部位；外周免疫器官包括淋巴结、脾和黏膜相关淋巴组织等，是成熟 T、B 细胞等免疫细胞定居的场所，也是发生免疫应答的部位。

3. T 淋巴细胞、B 淋巴细胞表面分子及分类 T 细胞表面具有多种表面标志，其中 TCR－CD3 复合物为 T 细胞的特有标志。按不同分类方法，T 细胞可分为 $CD4^+$ T 细胞和 $CD8^+$ T 细胞，Th 细胞和 CTL 细胞等；成熟 B 细胞有 BCR 等表面分子，按 CD5 的表达，B 细胞可分成 B1 细胞和 B2 细胞。

4. 免疫球蛋白的分类及功能 免疫球蛋白分为 IgG、IgM、IgA、IgD 和 IgE 五类。免疫球蛋白具有识别并特异性结合抗原、激活补体、结合 Fc 受体（调理作用、ADCC 和参与Ⅰ型超敏反应等）和穿过胎盘等作用。

5. 补体系统激活途径及生物学功能 补体激活途径有经典途径、凝集素途径和旁路途径。补体具有细胞溶解作用和调理作用，以及清除免疫复合物、介导炎症反应等功能。

6. 细胞因子分类及生物学活性 细胞因子包括白细胞介素、肿瘤坏死因子、干扰素、集落刺激因子、生长因子等，细胞因子在参与免疫细胞分化发育、调节机体免疫应答、诱导细胞凋亡或直接杀伤靶细胞、以及引发炎症病理损伤和组织修复等方面发挥着重要作用。

目标检测

扫码“练一练”

一、单项选择题

1. 人类的中枢免疫器官是
   A. 骨髓和胸腺　B. 骨髓和黏膜相关淋巴组织
   C. 淋巴结和脾脏　D. 淋巴结和胸腺
   E. 淋巴结和黏膜相关淋巴组织
2. 成熟淋巴细胞定居的场所是
   A. 骨髓　B. 胸腺　C. 胰腺
   D. 脾脏　E. 黏膜相关淋巴组织
3. T 细胞的特征性表面标志是
   A. 细胞因子受体　B. 丝裂原受体　C. TCR
   D. MHC 分子　E. CD3 和 CD4
4. 关于 CD4 分子和 CD8 分子的叙述错误的是
   A. CD4 分子与靶细胞表面的 MHC Ⅱ类分子结合
   B. CD8 分子与靶细胞表面的 MHC Ⅰ类分子结合
   C. 都可增强 T 细胞与靶细胞之间的相互作用
   D. 均不能辅助 TCR 识别抗原
   E. 均为 TCR 的共受体
5. 关于细胞因子的叙述，下列哪项是错误的
   A. 由细胞合成和分泌的生物活性物质
   B. 能调节多种细胞生理功能
   C. 在免疫系统中起着非常重要的调控作用
   D. 无论什么情况下对机体都是有利的
   E. 细胞因子可由成纤维细胞合成
6. 唯一能够通过胎盘进入胎儿循环中的免疫球蛋白是
   A. IgM　B. IgG　C. IgD　D. IgE　E. IgA
7. 下列哪项不是替代途径激活物
   A. 脂多糖　B. 抗原抗体复合物　C. 细菌
   D. IgA　E. IgG
8. 补体激活经典途径的 C3 转化酶是
   A. $C_{\overline{4a2a}}$　B. $C_{\overline{4a2a}}$　C. $C_{\overline{4b2b}}$
   D. $C_{\overline{4b2a}}$　E. $C_{\overline{4a3a}}$
9. 补体激活经典途径的 C5 转化酶是
   A. $C_{\overline{4b2b3b}}$　B. $C_{\overline{4a2b3a}}$　C. $C_{\overline{3b2b4b}}$

D. $C\overline{2a3a}$　　E. $C\overline{4b3a}$

10. 能够刺激多能造血干细胞增殖分化的细胞因子是

A. 生长因子　　B. 白细胞介素　　C. 肿瘤坏死因子

D. 集落刺激因子　　E. 干扰素

二、多项选择题

1. 关于 $CD8^+$T 细胞叙述正确的有

A. 为 CD8 分子表达阳性的 T 细胞

B. 具有 MHC 限制性

C. 多为细胞毒 T 细胞

D. 这类细胞识别的抗原为抗原肽 – MHC Ⅱ分子复合物

E. 能直接杀伤靶细胞

2. 关于 B 细胞的叙述正确的有

A. B 细胞可分为 B1 和 B2 细胞两个亚群

B. B1 细胞即通常所称的 B 细胞

C. Bl 细胞表达 CD5 分子

D. B2 细胞不表达 CD5 分子

E. B 细胞是一种抗原递呈细胞

3. 下列关于免疫球蛋白的叙述错误的有

A. 由一条重链和一条轻链组成

B. 由两条重链和两条轻链组成

C. 恒定区是抗体分子和抗原表位发生特异性的结合部位

D. 恒定区靠近 C 端（游离羧基末端）

E. 可分为 IgG、IgM、IgA、IgB 和 IgE 五类

4. 下列说法正确的有

A. C2a、C2b 表示补体分子的裂解片段

B. C2a、C2b 中 a 为小片段，b 为大片段

C. C2a、C2b 中 b 为小片段，a 为大片段

D. 在符号前加 i 表示被灭活，如 iC2b

E. 具有酶活性的复合物在其符号上画一横线，如 $C\overline{1s}$

5. 能分泌细胞因子的细胞有

A. T、B 淋巴细胞　　B. NK 细胞　　C. 成纤维细胞

D. 单核 – 吞噬细胞　　E. 浆细胞

三、简答题

1. 简述中枢免疫器官和外周免疫器官的组成和功能。
2. 试述免疫球蛋白的结构和功能。
3. 简述 T 细胞表面分子及其作用。
4. 补体系统激活后发挥的生物学作用有哪些？
5. 例举几类细胞因子，各有何作用？

（符　娟）

第十九章

免疫应答和超敏反应

学习目标

知识要求 **1. 掌握** 固有免疫应答系统的组成；适应性免疫应答的类型；超敏反应的概念；各型超敏反应的特点。

2. 熟悉 各型超敏反应的常见疾病。

3. 了解 体液免疫应答、细胞免疫应答的效应。

技能要求 1. 能根据所学知识快速判断日常生活中常见超敏反应性疾病，并判断其类型。

2. 学会判断皮肤实验的结果。

案例导入

案例：患儿，女，6岁，因“腹泻半天余伴腹痛”就诊。发病前一小时曾进食基围虾，而后出现腹痛、腹泻，呈黄色水样便，约5次，腹痛以脐周为主，呈阵发性绞痛。无发热、呕吐。患儿既往有湿疹史，曾有进食基围虾史，母亲和外祖父有类似食物过敏史。

实验室检查：血常规：嗜酸性粒细胞百分比为10%（正常值0.5～5%），其他指标正常，血清IgE为1600IU/ml（正常值0～100IU/ml）。

诊断：过敏性胃肠炎

讨论： 1. 过敏性胃肠炎属于哪一类型超敏反应？为什么？

2. 嗜酸性粒细胞增多的原因是什么？还有哪些细胞参与此超敏反应？

第一节 免疫应答

扫码“学一学”

免疫应答是免疫系统识别和清除抗原的整个过程。根据免疫应答识别的特点、获得形式及效应机制，免疫应答分为固有免疫应答和适应性免疫应答。

一、固有免疫应答

固有免疫是生物体在进化过程中逐渐形成的天然免疫体系，是机体抵御病原体入侵的第一道防线，又称为非特异性免疫或天然免疫。当机体识别病原体及其产物或体内衰老、畸变、损伤细胞等抗原性异物后，体内免疫细胞和分子迅速活化并吞噬杀伤、清除病原体或体内“非己”抗原性异物的过程，称为固有免疫应答。

固有免疫的主要特点有：①无特异性，针对多种抗原。②反应迅速，接触抗原即发挥作用。③出生后即具有，能遗传给后代。④固有免疫是机体免疫应答的基础，适应性免疫是在固有免疫的基础上建立起来的。

固有免疫系统由固有免疫屏障、免疫细胞和免疫分子三部分组成。

（一）固有免疫屏障

1. 皮肤黏膜屏障 包括皮肤、呼吸道、消化道和泌尿生殖道等处黏膜。

皮肤黏膜表层的被覆上皮细胞排列紧密，起到隔离和保护作用，它们可以机械性地阻挡病原微生物及其他抗原异物的入侵。同时皮肤、黏膜分泌液中的杀/抑菌物质（如汗腺分泌的乳酸，胃液中的胃酸等）形成了防御有害因素的化学屏障。此外，寄居在皮肤、黏膜及机体与外界相通的腔道中的微生物群（正常菌群），与人体保持互相依存、互相制约的平衡状态。

2. 血–脑屏障 存在于血液和脑组织之间，这层结构可有效地阻挡病原微生物及其他抗原异物通过血流进入脑组织或脑脊液，从而保护机体的中枢神经系统。婴幼儿由于血–脑屏障尚未发育完善，易发生中枢神经系统感染，如脑膜炎等。

3. 血–胎屏障 又称为胎盘屏障，是由母体子宫内膜的基蜕膜和胎儿绒毛膜滋养层细胞共同组成，此屏障可防止母体内的病原微生物进入胎儿体内，使胎儿免受感染。在妊娠头3个月内，该屏障尚未发育完善，此阶段若母体感染风疹病毒等，病原体可通过此屏障进入胎儿体内，造成胎儿畸形、流产或死胎。

（二）固有免疫细胞

固有免疫细胞主要包括吞噬细胞、自然杀伤细胞、树突状细胞、NK细胞、肥大细胞、粒细胞等。

1. 单核–吞噬细胞 包括血液中的单核细胞和中性粒细胞以及组织器官的巨噬细胞。它们通过吞噬作用清除外来病原微生物，执行免疫防御作用；也可识别、杀伤并及时清除体内突变细胞，防止肿瘤的发生；此外此系统还具有递呈抗原、参与和促进炎症反应等功能。

2. 自然杀伤细胞（NK细胞） 是机体重要的固有免疫细胞，由于该细胞的杀伤活性无MHC限制，不依赖抗体，因此称为自然杀伤细胞。NK细胞识别靶细胞是非特异性的，无MHC限制性，其通过自然杀伤和抗体依赖的细胞介导的细胞毒作用（ADCC）两种方式发挥细胞毒作用，不仅具有重要的抗肿瘤、抗病毒感染和免疫调节作用，而且参与超敏反应和自身免疫性疾病的发生。

3. 树突状细胞 树突状细胞（DC）分布非常广泛，几乎所有的组织器官中都有分布，是功能最强的专职抗原递呈细胞，它能高效地摄取、加工处理和递呈抗原，激活初始T细胞启动适应性免疫应答。

4. 其他细胞 肥大细胞主要分布于皮肤、呼吸道、胃肠道黏膜下结缔组织和血管壁周围组织，其在免疫调节、抗感染和超敏反应性疾病中发挥着重要的作用。

（三）固有免疫分子

1. 补体分子 补体是存在于正常人和动物血清与组织液中的一组经活化后具有酶活性的蛋白质，是参与固有免疫应答的重要免疫效应分子。补体分子一旦受激活物作用，会有序地被激活（级联酶促反应），通过经典途径、MBL途径和替代途径非特异性杀伤微生物。

2. 溶菌酶 又称胞壁质酶或N－乙酰胞壁质聚糖水解酶，广泛存在于人体各种组织和分泌液中，如泪液、唾液等。溶菌酶作用于细菌细胞壁，裂解其肽聚糖聚糖骨架的β－1，4糖苷键，使细胞壁溶解。主要作用于革兰阳性菌。

3. 细胞因子 细胞因子（CK）是体内多种细胞经刺激后产生的具有高活性的低分子量可溶性蛋白质，是参与固有和适应性免疫应答的重要效应和调节因子。细胞因子对免疫细胞分化发育、免疫调节、血细胞生成、细胞生长以及伤口愈合等生理病理过程均发挥着重要的作用。

4. 其他分子 抗菌肽是一类具有广谱高效杀细菌活性的碱性多肽物质。广泛存在于生物界，具有广谱抗菌、抗病毒和抗肿瘤等作用。防御素是一类可杀死细菌、病毒、真菌等微生物并有抗肿瘤活性的多肽。

二、适应性免疫应答

扫码“看一看”

适应性免疫又称为获得性免疫或特异性免疫，是抗原特异性T/B淋巴细胞识别抗原后，活化、增生、分化为效应细胞，产生一系列生物学效应的过程，为后天获得的免疫，具有特异性和记忆性。且反应较慢，通常于感染96小时后启动免疫应答过程。

免疫应答分为三个阶段：①感应阶段，抗原递呈细胞（APC）对抗原的摄取、加工处理和递呈以及T、B淋巴细胞特异性识别抗原的过程。②反应阶段，T细胞、B细胞接受双信号刺激后活化、增生、分化，产生效应淋巴细胞。③效应阶段，利用免疫应答产物清除抗原异物，发挥免疫效应。

根据参与适应性免疫应答的细胞及效应机制的不同，适应性免疫应答分为T细胞介导的细胞免疫应答和B细胞介导的体液免疫应答。

（一）T细胞介导的细胞免疫应答

T细胞介导的细胞免疫应答是指T细胞特异性识别抗原后，活化、增生、分化为效应T淋巴细胞，从而发挥细胞免疫效应的过程。

1. 细胞免疫应答过程 T细胞通过其表面的抗原识别受体（TCR）与抗原递呈细胞（APC）表面的抗原肽－MHC分子复合物特异性结合的过程，完成对抗原的识别，这是T细胞活化的第一步。而T细胞的完全活化需要双信号和细胞因子的共同作用，第一信号来自抗原与TCR的特异性结合，第二信号来自于协同刺激分子。在双信号和细胞因子作用下，活化的T细胞迅速进入细胞周期，大量增生，在不同细胞因子的作用下分化为效应T细胞（Th细胞或CTL）和记忆性T细胞。

2. T细胞介导的细胞免疫应答效应

（1）抗感染作用 细胞免疫主要对胞内寄生性病原体（如结核分析杆菌、伤寒杆菌等细菌、病毒、真菌等）有杀死作用。

（2）抗肿瘤免疫 TC细胞可直接杀伤带有相应抗原的肿瘤细胞。

（3）免疫损伤 T细胞介导的免疫可参与迟发型超敏反应或造成自身免疫病而形成免疫性损伤。

（4）参与移植排斥反应 包括宿主抗移植物反应及移植物抗宿主反应。

（二）B细胞介导的体液免疫应答

B细胞介导的免疫应答是指B细胞在抗原刺激下，活化、增生、分化为浆细胞，浆细胞分泌抗体，发挥特异性免疫效应的过程。由于抗体存在于体液中，故此过程称为体液免疫应答。绝大多数抗原需通过T细胞的辅助，激活B细胞并分化为浆细胞和记忆细胞，浆细胞产生特异性抗体，抗体与抗原结合形成免疫复合物被机体清除，产生体液免疫效应，此过程为对T细胞依赖抗原（TD－Ag）的免疫应答。此外，少数抗原（多糖类）可直接诱导B细胞活化，分化为浆细胞，此过程为对T细胞非依赖抗原（TI－Ag）的免疫应答。

1. 体液免疫应答过程 B细胞通过BCR对抗原进行特异性识别与结合，接下来进入B细胞的活化。和T细胞类似，B细胞的活化同样需要双信号：第一信号由BCR复合物和共受体共同传递。第二信号由共同刺激分子传递。完全活化的B细胞将继续增生和分化，分化为浆细胞和记忆B细胞，发挥体液免疫功能。浆细胞又称抗体形成细胞（AFC），其特点是能分泌大量特异性抗体。浆细胞是B细胞分化的终末细胞，还有部分浆细胞可分化为记忆B细胞，其特点为，记忆B细胞在再次接触相同抗原时迅速活化，产生大量特异性Ig。

2. 抗体产生的一般规律 抗体是体液免疫应答的效应分子，B细胞介导的体液免疫应答分为初次应答和再次应答。初次应答为机体初次接受抗原刺激后所引发。其特点是需要的抗原浓度大，潜伏期长，产生抗体主要为IgM，后期为IgG，抗体的滴度低，维持时间短。再次应答也称为回忆应答，是机体再次受到同一抗原刺激后所产生的高效、快速、持久的应答。特点是潜伏期短，抗体滴度高，主要为IgG，持续时间长。

3. B细胞介导的体液免疫应答效应

（1）中和作用 抗原与抗体结合阻止病原体感染靶细胞。

（2）激活补体 通过激活补体发挥非特异性溶菌、溶细胞等效应，直接杀灭病原体。产生的炎症介质引起炎症和调理作用，促进吞噬细胞的吞噬作用。

（3）ADCC效应 有助于NK细胞杀伤肿瘤细胞和被病毒感染的靶细胞。

（4）免疫调理作用 增强吞噬细胞的吞噬活性。

（5）参与超敏反应 可导致病理性免疫损伤。

第二节 超敏反应

扫码“学一学”

超敏反应是指机体受到某种抗原物质再次刺激时，发生的以机体生理功能紊乱或组织损伤为主的病理性免疫应答。根据超敏反应发生的机制和临床特点将超敏反应分为Ⅰ型、Ⅱ型、Ⅲ型和Ⅳ型。Ⅰ～Ⅲ型超敏反应由抗体介导，而Ⅳ型超敏反应由T细胞介导。

一、Ⅰ型超敏反应

Ⅰ型超敏反应是临床上最常见的超敏反应，亦称变态反应或速发型超敏反应。Ⅰ型超敏反应的主要特点有：①大多发生快，消退快。②一般以生理功能紊乱为主，较少发生严重的组织细胞损伤。③由IgE型抗体介导，肥大细胞和嗜碱性粒细胞参与。④有明显的个体差异和遗传倾向。

（一）参与成分

1. 抗原 亦称变应原，指能诱导机体产生IgE抗体，引起Ⅰ型超敏反应的抗原物质。临床常见的变应原如表19－1所示。

表 19－1 临床常见的变应原

种类	常见变应原
吸入性变应原	花粉、尘螨、动物皮毛、真菌孢子等
食入性变应原	奶、蛋、虾、蟹、添加剂、调味剂等
注入性变应原	青霉素、磺胺、普鲁卡因、有机碘化合物等
接触性变应原	植物提取物、工业产品、金属等

2. IgE 亦称变应素，是引起Ⅰ型超敏反应的主要因素。变应原诱导特异性 B 细胞增生、分化成产生 IgE 的浆细胞。产生 IgE 的浆细胞，主要分布于呼吸道、胃肠道黏膜下固有层淋巴组织中，这些部位也是变应原易入侵引发变态反应的部位。IgE 为亲细胞抗体，可在不结合抗原的情况下，使机体处于致敏状态。

3. 参与细胞 参与Ⅰ型超敏反应的细胞主要有肥大细胞、嗜碱性粒细胞和嗜酸性粒细胞。

（二）发生机制

Ⅰ型超敏反应的发生可经历致敏阶段、发敏阶段和效应阶段三个阶段。

1. 致敏阶段 变应原初次进入机体，诱导特异性 B 细胞产生 IgE 抗体，与肥大细胞和嗜碱性粒细胞表面的受体结合，使机体处于致敏状态。结合了 IgE 抗体的肥大细胞和嗜碱性粒细胞，称为致敏靶细胞。通常致敏状态可持续存在数月甚至更长，若长期不再接触变应原，致敏状态将逐渐消失。

2. 发敏阶段 发敏阶段也称介质释放阶段，指当机体再次接触变应原，变应原与已经结合在致敏细胞上的 IgE 结合，使致敏细胞活化、脱颗粒、合成和释放生物活性介质，如组胺、激肽原酶、白三烯（LT）、前列腺素（PG）、血小板活化因子（PAF）等。

3. 效应阶段 指致敏阶段释放的生物活性介质作用于效应器官，导致局部或全身过敏症状出现的阶段。主要引发的生物学效应有：①毛细血管扩张，通透性增加。②刺激平滑肌收缩，甚至痉挛。③腺体分泌增加。④趋化炎症细胞，促进局部炎症反应。

（三）临床常见疾病

1. 过敏性休克 过敏性休克是最严重的Ⅰ型超敏反应性疾病。致敏患者通常在接触过敏原数分钟内即出现症状，表现为烦躁不安、胸闷气急、呕吐、腹痛、面色苍白、出冷汗、血压下降、意识障碍或昏迷等，若抢救不及时，可导致死亡。

（1）药物过敏性休克 以青霉素引发的过敏性休克最为常见。此外，链霉素、普鲁卡因等也可引起过敏性休克。青霉素的降解产物青霉烯酸或青霉噻唑酸与体内组织蛋白结合后，可获得免疫原性，刺激机体产生特异性 IgE 抗体，使机体致敏。当再次接触青霉素分子时，即可能发生过敏性休克。在少数情况下，初次注射青霉素也可发生过敏性休克，这可能与患者曾经接触过青霉素或青霉素样物质有关。

（2）血清过敏性休克 临床上应用动物免疫血清（如破伤风抗毒素和白喉抗毒素）进行治疗或紧急预防时，有些患者可因曾经注射过同种动物的血清制剂而发生过敏性休克。近年来由于免疫血清的纯化，血清过敏症的发生率已大大降低。

拓展阅读

青霉素过敏的预防

1. 使用前询问患者是否有青霉素过敏史。

2. 用药前需做过敏试验：①无过敏史者，使用前必须做过敏试验，已知过敏者忌做过敏试验。②对接受青霉素治疗停药三天以上者，必须重新做过敏试验。③青霉素使用过程中如药物批号更换，需重新做过敏试验。

3. 学会对青霉素皮试结果进行判断：如注射药物部位皮丘隆起，并出现红晕肿块，直径大于1cm，且伴有瘙痒，皮试结果即为阳性；若皮丘无改变，周围不红肿，无自觉症状，皮试结果即为阴性。

4. 青霉素水溶液必须现配现用。

5. 快速判断变态反应的发生：青霉素变态反应一般于用药后数秒钟或数分钟之内出现，也有于30分钟左右发生的情况。常以呼吸道症状或皮肤瘙痒最早出现，若出现症状应立即停药，并密切观察。若出现严重的过敏性休克，需就地抢救，必要时行心肺复苏。

2. 皮肤变态反应 可由药物、食物、花粉、油漆、肠道寄生虫或冷热刺激等引起。主要表现为皮肤荨麻疹、湿疹和血管神经性水肿等。

3. 呼吸道变态反应 反应可因吸入花粉、动物皮毛和尘螨等抗原物质后引起。主要表现为支气管哮喘和变应性鼻炎。

4. 消化道变态反应 有些人进食鱼、虾、蟹、蛋、奶等食物后，可发生过敏性胃肠炎，主要表现为恶心、呕吐、腹泻、腹痛等症状，严重者也可发生过敏性休克。

对于能明确检出变应原的患者应尽量避免接触变应原来阻止Ⅰ型超敏反应的发生；或者采用异种免疫血清、变应原本身来进行脱敏治疗，脱敏治疗原理是通过短时间反复注射变应原，逐步消耗体内的IgE抗体，使体内致敏靶细胞分批脱敏，最终解除致敏状态，再加上药物治疗。

二、Ⅱ型超敏反应

Ⅱ型超敏反应又称细胞溶解型或细胞毒型超敏反应，由靶细胞表面的抗原与相应抗体结合后，引起以细胞溶解或组织损伤为主的病理性免疫应答。Ⅱ型超敏反应的特点有：①主要由IgM和IgG型抗体介导。②在补体、吞噬细胞及NK细胞等的参与下，引起以细胞裂解死亡为主的病理损伤。

（一）参与成分

1. 抗原 引起Ⅱ型超敏反应的抗原主要有以下几类：同种异型抗原、自身抗原、异嗜性抗原。

2. 抗体 参与Ⅱ型超敏反应的抗体主要是IgG和IgM，多为自身抗体，是针对自身细胞或组织抗原的。

（二）临床常见疾病

1. 溶血性输血反应 输血反应通常发生于ABO血型不符的输血。供血者红细胞膜上的抗原和受血者血清中的抗体相遇，即激活补体，红细胞溶解引起溶血、血红蛋白尿等。

2. 新生儿溶血症 多见于母子 Rh 血型不合。血型为 Rh^- 的母亲由于输血、分娩或流产等原因接触了 Rh^+ 红细胞，体内产生了抗 Rh 的 IgG 类抗体。当该母体第二次妊娠且胎儿为 Rh^+ 血型时，则母亲的 Rh 抗体可通过胎盘进入胎儿体内，与胎儿的红细胞膜上 Rh 抗原结合，激活补体，导致胎儿红细胞溶解，引起流产或新生儿溶血症。为防止 Rh 溶血症发生，可于初产后 72 小时内，给母体注射抗 Rh 免疫球蛋白，以阻断 Rh^+ 红细胞对母亲的致敏。

母－胎 ABO 血型不符也可引起新生儿溶血症，但通常发生症状较轻。

3. 自身免疫性溶血性贫血 某些药物（如甲基多巴）或某些病毒（如流感病毒）进入机体后能使红细胞膜表面成分发生改变，从而刺激机体产生自身红细胞抗体。此种抗体与红细胞结合，激活补体，溶解红细胞，引起自身免疫性溶血性贫血。

4. 药物过敏性血细胞减少症 青霉素、磺胺、奎尼丁和非那西汀等药物能与血细胞膜蛋白或血浆蛋白结合获得免疫性，刺激机体产生针对药物的特异性抗体，抗体与药物或结合药物的血细胞结合，引起免疫应答，导致药物性溶血性贫血、粒细胞减少症或血小板减少性紫癜。

三、Ⅲ型超敏反应

Ⅲ型超敏反应又称免疫复合物型或血管炎型超敏反应。可溶性抗原与抗体结合成免疫复合物（IC），其中分子量大的 IC 被吞噬细胞清除，分子量小的 IC 则通过肾小球基底膜过滤至尿液，随尿液排出，而中等大小的 IC 沉积于毛细血管基底膜或组织间隙，激活补体，并在血小板、中性粒细胞等的参与作用下，引起以充血水肿、局部坏死、中性粒细胞浸润为主要特征的炎症反应和组织损伤，即为Ⅲ型超敏反应。

Ⅲ型超敏反应的特点有：①亦由 IgM 或 IgG 型抗体介导。②引起反应的变应原为可溶性变应原。③变应原与抗体形成的中等大小的可溶性免疫复合物沉积于血管、肾小球等组织的基底膜，并损伤基底膜及邻近组织。

（一）参与成分

1. 抗原 能引起Ⅲ型超敏反应的抗原有细菌、病毒、真菌、寄生虫、异种动物血清、药物等，此外，还有变性的 IgG、核抗原、肿瘤抗原等。

2. 抗体 参与Ⅲ型超敏反应的抗体主要是 IgG，也可以为 IgA 和 IgM。

（二）临床常见疾病

1. Arthus 反应 是实验性局部Ⅲ型超敏反应，用马血清皮下免疫家兔，多次注射后在注射局部可出现红肿、出血、坏死等炎症反应，称为 Arthus（阿瑟）反应。其机制是多次注射抗原刺激机体产生大量抗体，并与之结合形成可溶性免疫复合物（IC），沉积于注射部位的小动脉壁上，引起局部免疫复合物介导的血管炎。多次注射胰岛素后，注射局部出现红肿、出血、坏死等类似 Arthus 反应的临床表现。

2. 血清病 血清病是一种由免疫复合物引起的全身性疾病，见于初次注射大剂量异种抗毒素（如抗破伤风毒素）血清，7～14 天后患者出现发热、皮疹、淋巴结肿大、关节肿痛等症状，甚至可发生急性肾小球肾炎和心肌炎，称为血清病。这是由于患者体内产生了针对异种血清的抗体与循环中残留的异种血清结合，形成可溶性免疫复合物，随血流运行，沉积于组织而引起上述症状。血清病具有自限性，停止注射异种血清后症状可自行消退。

3. 免疫复合物型肾小球肾炎 一般发生于A型溶血性链球菌感染后2～3周，A型溶血性链球菌刺激机体产生相应抗体，并与之结合形成中等大小的可溶性免疫复合物，随血液循环沉积于肾小球基底膜，引起基底膜损伤。80%以上的肾炎属于Ⅲ型超敏反应。

4. 系统性红斑狼疮 系统性红斑狼疮（SLE）患者体内存在多种针对DNA和组蛋白的自身抗体，这些自身抗体与自身抗原形成可溶性免疫复合物，沉积于肾小球、关节、皮肤及其他部位的血管壁，从而引起肾小球肾炎、关节炎、皮肤红斑、脉管炎等多种病症。

四、Ⅳ型超敏反应

Ⅳ型超敏反应通常在再次接触变应原后48～72小时发生，故又称为迟发型超敏反应。是由致敏T细胞再次接触同一抗原所引起的以单个核细胞（单核细胞、淋巴细胞）浸润和组织损伤为主要特征的炎症反应，无抗体和补体参与。Ⅳ型超敏反应的特点有：①反应慢、消失也慢。②与效应T淋巴细胞有关，故又名细胞介导型超敏反应。③引起以单核细胞浸润和细胞变性坏死为主的病理改变。④抗体、补体不参与。

（一）参与成分

引起Ⅳ型超敏反应的抗原主要包括病毒、胞内寄生菌（如麻风杆菌、结核分析杆菌）、寄生虫、真菌、自身组织抗原或化学物质（如油漆、染料、苯）等。

（二）临床常见疾病

1. 传染性超敏反应 某些胞内寄生病原生物（如结核分析杆菌、白色念珠菌、血吸虫等）在传染过程中可引发Ⅳ型超敏反应，此为传染性超敏反应。传染性超敏反应是机体针对胞内病原体发生的过于强烈的细胞免疫应答过程，常常导致组织炎症损伤。结核菌素试验为典型的实验性传染性超敏反应。该试验是将结核菌素经皮内注入受试者，48小时后观察皮肤硬结情况。阳性结果提示受试者曾感染过结核分析杆菌或接种过卡介苗，对结核分析杆菌具有细胞免疫力。

2. 接触性皮炎 接触性皮炎是因机体与油漆、染料、农药、塑料、化妆品、某些药物等小分子化学物质接触所致，这些小分子半抗原物质渗入皮肤与组织蛋白结合形成完全抗原，诱导机体致敏T细胞。当机体再次接触相同抗原时，可激活特异性T细胞，导致局部皮肤出现红肿、硬结、水疱，严重者可发生剥脱性皮炎。是一种典型的皮肤局部Ⅳ型超敏反应。

综上所述，四种类型超敏反应主要依据其发生机制及参与反应的效应成分不同而划分。值得注意的是，超敏反应性疾病发生机制十分复杂，临床所见往往不是单一型，常表现为以某一型损伤机制为主的混合型，而同一种抗原也可能诱发不同类型的超敏反应。

重点小结

1. 固有免疫应答 固有免疫是生物体在进化过程中逐渐形成的天然免疫体系，是机体抵御病原体入侵的第一道防线，又称为非特异性免疫或天然免疫。由固有免疫屏障、免疫细胞和免疫分子三部分组成。

2. 适应性免疫应答 适应性免疫是抗原特异性T/B淋巴细胞识别抗原后，活化、增生、分化为效应细胞，产生一系列生物学效应的过程。为后天获得的免疫，具有特异性和记忆性。根据参与适应性免疫应答的细胞及效应机制的不同，适应性免疫应答分为T细胞介导的细胞免疫应答和B细胞介导的体液免疫应答。

3. 超敏反应的概念及分型 超敏反应是机体受某种抗原物质刺激后，所发生的以生理功能紊乱或组织细胞损伤为主的异常适应性免疫应答。根据发生机制和临床特点可将超敏反应分为四种类型：Ⅰ型、Ⅱ型、Ⅲ型、Ⅳ型超敏反应。Ⅰ～Ⅲ型超敏反应由抗体介导，而Ⅳ型超敏反应由T细胞介导。

4. 各型超敏反应的特点 Ⅰ型超敏反应，是介导肥大细胞和嗜碱性粒细胞释放生物活性介质所引发；Ⅱ型超敏反应，是由针对细胞表面抗原的IgG抗体与靶细胞结合所引发；Ⅲ型超敏反应，是IgG抗体与相应可溶性结合成免疫复合物，沉积于小血管壁而引发血管炎症反应；Ⅳ型超敏反应，是致敏的T细胞再次接触同一抗原后诱导细胞免疫应答所致炎症反应。

5. 各型超敏反应常见临床疾病 Ⅰ型超敏反应常见疾病有变应性鼻炎、过敏性哮喘、过敏性休克、过敏性胃肠炎等；Ⅱ型超敏反应常见疾病有输血反应、新生儿溶血症、药物过敏性血细胞减少症等；Ⅲ型超敏反应常见疾病是Aruths反应、血清病、类风湿关节炎等；Ⅳ型超敏反应常见疾病有接触性皮炎、结核菌素变态反应等。

目标检测

扫码“练一练”

一、单项选择题

1. 下列哪项不属于固有免疫的特点
   A. 无特异性，针对多种抗原　B. 吞噬细胞不参与固有免疫
   C. 出生后即具有，能遗传给后代　D. 反应迅速
   E. 特异性免疫是在固有免疫的基础上建立起来的
2. 组织屏障是指
   A. 皮肤屏障　B. 黏膜屏障　C. 血－脑屏障
   D. 胎盘屏障　E. 以上都是
3. NK细胞不具备的生物学功能是
   A. 杀伤病毒感染的靶细胞　B. 介导ADCC
   C. 通过释放组胺杀伤靶细胞　D. 主要通过释放穿孔素杀伤靶细胞
   E. 杀伤肿瘤靶细胞
4. 固有免疫效应分子中不包括
   A. 补体分子　B. 抗体　C. 溶菌酶
   D. 细胞因子　E. 抗菌肽
5. DC表示是
   A. 树突状细胞　B. 自然杀伤细胞　C. 吞噬细胞
   D. 单核细胞　E. 肥大细胞
6. 获得性免疫又称为
   A. 固有免疫　B. 非特异性免疫　C. 特异性免疫
   D. T细胞介导的免疫　E. B细胞介导的免疫
7. 介导Ⅰ型超敏反应的生物活性物质主要是由下列哪一种细胞释放

A. 巨噬细胞　B. 单核细胞　C. 肥大细胞
D. 浆细胞　E. T 淋巴细胞

8. 参与Ⅰ型超敏反应的抗体是
A. IgD　B. IgE　C. IgG　D. IgM　E. IgA

9. 下列哪一种属于Ⅱ型超敏反应
A. 过敏性休克　B. 新生儿溶血
C. 类风湿关节炎　D. 结核菌素皮肤实验阳性
E. 系统性红斑狼疮

10. 下列哪一种不属于Ⅰ型超敏反应
A. 变应性鼻炎　B. 过敏性休克
C. 过敏性胃肠炎　D. 系统性红斑狼疮　E. 过敏性哮喘

11. 抗体介导的超敏反应有
A. Ⅰ、Ⅱ、Ⅳ型超敏反应　B. Ⅰ、Ⅱ、Ⅲ型超敏反应
C. Ⅰ、Ⅲ、Ⅳ型超敏反应　D. Ⅱ、Ⅲ、Ⅳ型超敏反应
E. Ⅱ、Ⅳ型超敏反应

12. 与Ⅱ型超敏反应无关的成分是
A. 补体　B. 吞噬细胞　C. 肥大细胞
D. IgG　E. IgM

二、多项选择题

1. 固有免疫细胞包括
A. 浆细胞　B. 吞噬细胞　C. 树突状细胞
D. 肥大细胞　E. 粒细胞

2. 巨噬细胞所具有的作用是
A. 吞噬作用　B. 递呈抗原　C. 参与炎症反应
D. 免疫调节　E. 非特异性免疫监视

3. 关于Ⅰ型超敏反应叙述正确的有
A. 大多发生快，消退快　B. 多发生严重的组织细胞损伤
C. 由 IgE 型抗体介导　D. 有明显的个体差异和遗传倾向
E. 由 IgG 型抗体介导

4. 下列哪一些疾病属于Ⅲ型超敏反应
A. Arthus 反应　B. 接触性皮炎
C. 血清病　D. 类风湿关节炎
E. 变应性鼻炎

5. Ⅰ型超敏反应中肥大细胞释放的活性介质可引起
A. 毛细血管扩张　B. 平滑肌收缩
C. 腺体分泌增加　D. 血管通透性增加
E. 趋化炎症细胞

6. 由抗体介导的超敏反应包括
A. Ⅰ型超敏反应　B. Ⅱ型超敏反应
C. Ⅲ型超敏反应　D. Ⅳ型超敏反应

E. 以上都不是

7. Ⅳ型超敏反应的特点有

A. 由 IgG 介导　　B. 由致敏 T 细胞介导

C. 接触抗原 18～24 小时出现　　D. 以单个核细胞浸润为主

E. 常见于慢性感染

三、简答题

1. 试述 NK 细胞的生物学作用。
2. 什么是超敏反应？主要分几种类型？
3. Ⅰ型超敏反应的发生机制是什么？引起哪些代表性疾病？
4. 什么是 Arthus 反应，简述其机制。

（符　娟）

扫码“学一学”

第二十章

免疫学的应用

学习目标

知识要求 **1. 掌握** 免疫预防相关的重要概念（疫苗及各种类型疫苗、人工主动免疫、人工被动免疫等）；免疫预防的常用制剂。

2. 熟悉 免疫增强药物及免疫增强疗法，免疫抑制剂及免疫抑制疗法。

3. 了解 疫苗的应用。

技能要求 1. 能解释疫苗预防传染病的机制。

2. 具备使用疫苗的能力。

案例导入

案例：患儿，女，3岁，因发热、咳嗽、流清鼻涕2天就诊。患儿于两天前，无明显诱因出现体温升高，当时测量38.6℃，家长予以物理降温，未服药。第二天体温达39.2℃，且出现咳嗽、流清涕、食欲缺乏、精神欠佳等不适，遂来院就诊。

体格检查：T 39℃，R 20次/分，P 88次/分，BP 120/75mmHg。面色赤红，精神欠佳，全身淋巴结不大，咽红，扁桃体无肿大，胸前可见散在红色斑丘疹，其余正常。

实验室检查：血液检查（血清麻疹抗体阳性，血淋巴细胞增高）

临床诊断：麻疹（患儿按时接种了常规疫苗）

讨论：1. 为什么正规接种了麻疹疫苗，患儿仍感染了麻疹病毒？

2. 麻疹疫苗属于哪种类型疫苗？接种时应注意哪些事项？

第一节 免疫预防

免疫学防治主要是应用免疫学方法，借助生物制品的作用，增强机体的免疫功能，从而达到预防和治疗疾病的目的。生物制品是以微生物、寄生虫、动物毒素、生物组织为起始材料，采用生物学等技术制成的生物活性制剂，包括疫苗、菌苗、类毒素、免疫血清、变态反应原、细胞因子、免疫效应细胞以及用于免疫诊断的制剂（诊断菌液、诊断血清）等。

特异性免疫可以通过自然免疫和人工免疫两种途径获得。自然免疫指机体通过自然方式获得的免疫力，包括自然主动免疫和自然被动免疫。机体受到各种病原微生物的感染后所自主产生的特异性免疫称为自然主动免疫；机体在胚胎期和婴儿期通过胎盘和母乳获得的来自母体的免疫力称为自然被动免疫。人工免疫是机体通过人工接种疫苗、类毒素或注射抗毒素、免疫效应细胞等所获得特异性免疫力的方式。人工免疫包括人工主动免疫和人工被动免疫，通常用于免疫预防和免疫治疗。

拓展阅读

疫苗的发明

天花是最早被记录的烈性病毒性传染病，患者表现为全身疱疹，取名天花，其传染性强，病死率高，当时人类对这种疾病无法医治。 直到18世纪，英国乡村医生詹纳（E. Jenner）发现，挤奶女工在接触到感染牛痘的奶牛身上的疱疹后，手臂上也会长一些小的疱疹，而感染过牛痘的人不会感染天花。1796年，詹纳从一位感染牛痘的挤奶女工的皮肤疱疹中提取出一些液体，滴到一位8岁男孩的手臂刀口处，数月后，詹纳给这名儿童接种天花病毒，结果该儿童并没有感染天花，至此世界上第一种疫苗——牛痘疫苗正式诞生了。

一、人工主动免疫

人工主动免疫是将用人工方法制备的抗原物质（如疫苗、类毒素等）接种于机体后，机体产生的特异性免疫力。其特点是免疫力出现较慢，接种后需1～4周才能产生效果，但维持时间较长，可达半年至数年。常用于传染病的预防。

用细菌制成的可使机体产生免疫力的生物制品称为菌苗；用病毒、立克次体或螺旋体制成的可使机体产生免疫力的生物制品称为疫苗，广义上的疫苗也包括菌苗在内。人工主动免疫常用生物制品如下。

1. 死疫苗 又称灭活疫苗，是选用抗原性强的病原微生物，用物理或化学方法将其杀死后制成的，病原微生物失去毒力，但仍保留免疫原性。通常使用的死疫苗很多，如流感疫苗、百日咳疫苗、乙型脑炎疫苗、狂犬病疫苗、伤寒和副伤寒疫苗、霍乱疫苗等。

2. 减毒活疫苗 是用无毒或充分减毒，但仍保留免疫原性的活的病原微生物制成的。常用的减毒活疫苗有卡介苗（BCG）、脊髓灰质炎疫苗、麻疹活疫苗等。

表20－1 死疫苗与活疫苗的比较

区别点	死疫苗（灭活疫苗）	减毒活疫苗
制剂特点	毒力强，经理化方法灭活的死病原；微生物制备而成	无毒或毒力弱，活病原微；生物制备而成
接种量及次数	量较大，2～3次	量较小，1次
接种途径	多采用皮下注射	多采用自然感染途径
免疫效果	较差，免疫力维持半年～1年	较好，免疫力维持3～5年
不良反应	较重（局部或全身反应）	较轻
常用疫苗	霍乱、伤寒、百日咳、流行性脑膜炎、狂犬病、卡介苗、腮腺炎、麻疹	脊髓灰质炎、水痘等

3. 类毒素 用0.3%～0.4%的甲醛处理细菌产生的外毒素，可使其失去毒性而仍保留免疫原性，获得的生物制品称为类毒素。常用的有白喉类毒素、破伤风类毒素等。

4. 其他疫苗 此外还有将致病菌主要的保护性免疫原存在的组分制成的亚单位疫苗（如肺炎链球菌疫苗、脑膜炎奈瑟菌疫苗等）、合成肽疫苗（如霍乱肠毒素、大肠埃希菌肠毒素多肽疫苗）以及基因工程疫苗。

拓展阅读

基因疫苗

基因免疫技术是90年代发展起来的一种全新的免疫学技术。由于它具有常规疫苗无法比拟的优点，因此被誉为疫苗史上的一次革命。基因免疫，将编码有某一蛋白质抗原的基因的裸露DNA，利用物理手段将其转移到动物体内，通过目的基因在机体内表达所生成的蛋白质做抗原，诱导机体产生特异的免疫应答，相应的疫苗被称之为“基因疫苗”。同传统疫苗相比，基因疫苗有以下几方面的优点：安全性好、免疫效果好、适用于某些常规免疫忌用患者、适合于构造多价疫苗、免疫作用持久、方法简便及价格低廉。

二、人工被动免疫

人工被动免疫是给机体输入抗体制剂，使机体被动获得保护性免疫力。其特点是注射后立即发挥免疫效应，作用维持时间较短，多用于传染病的治疗和紧急预防。人工被动免疫常用生物制品如下。

1. 抗毒素 抗毒素是用毒素或类毒素免疫马，使之产生大量抗毒素性抗体，然后取其血清，从中分离纯化出抗体而成。抗毒素能中和相应外毒素的毒性，用于外毒素所致疾病的治疗和紧急预防，如白喉、破伤风、气性坏疽、肉毒和蛇毒中毒等。抗毒素应尽早使用，用量要大，因为毒素一旦与靶细胞结合，则抗毒素就不能起到中和毒素的作用。此外，在使用抗毒素前应做皮肤试验，以防血清过敏症的发生。

2. 正常人免疫球蛋白 正常人免疫球蛋白是从健康人血浆中提取获得，主要含IgG和IgM。主要用于麻疹、脊髓灰质炎和甲型肝炎等病毒性疾病的紧急预防（主要对象为体弱婴幼儿），也可用于体液免疫缺陷患者的治疗。

3. 人特异性免疫球蛋白 采集用类毒素或疫苗免疫的健康志愿者血浆，将血浆分离提取制备的免疫球蛋白制剂，含有针对相应外毒素或病原体的高效价特异性抗体。常用于针对某种疾病的特异性治疗和紧急预防。常用的有狂犬病人免疫球蛋白、破伤风人免疫球蛋白等。人工主动免疫与人工被动免疫的比较（表20－2）。

表20－2 人工主动免疫与人工被动免疫的比较

区别要点	人工主动免疫	人工被动免疫
输入物质	疫苗、类毒素等抗原	抗体等免疫效应物质
免疫力出现时间	慢，接种后1～4周后出现	快，注入后立即生效
免疫力维持时间	长，数月至数年	短，2～3周
临床应用	疾病的特异性预防	疾病治疗或紧急预防

第二节　免疫治疗

免疫治疗是根据免疫应答及疾病发生原理，应用免疫分子制剂、免疫细胞或其他免疫制剂干预或调整机体的免疫功能，从而达到治疗疾病的目的。目前免疫治疗方法有免疫增强疗法、免疫抑制疗法和免疫重建疗法，常用的制剂有多种细胞因子类药物、治疗性抗体制剂和免疫细胞等。

一、免疫增强疗法

免疫增强疗法是指给机体使用具有调节和促进免疫功能的生物应答调节剂（BRM），使机体免疫功能增强，主要用于治疗免疫缺陷病和慢性感染，也作为肿瘤的辅助治疗。主要包括免疫分子制剂、治疗性疫苗、微生物及其产物制剂、化学药物和多糖类制剂等。

1. 免疫分子制剂　包括有多克隆抗体（如抗毒素制剂）、治疗性单克隆抗体（如靶向治疗单克隆抗体）、细胞因子（如 IL－2 用于治疗肿瘤和免疫缺陷性疾病）、治疗性疫苗（如肿瘤抗原疫苗）等。

2. 微生物及其产物制剂　包括卡介苗（BCG）、短小棒状杆菌、丙酸杆菌、链球菌低毒菌株等，这些制剂具有非特异性免疫刺激和增强作用，可作为佐剂用于传染病、肿瘤的辅助治疗。

3. 化学合成药物　包括左旋咪唑、西咪替丁、胞壁酰二肽等药物，可非特异性激活和增强免疫功能，常用于慢性感染和肿瘤的辅助治疗。

4. 多糖类制剂　从某些细菌、真菌和中药中提取的多糖成分，如细菌脂多糖、酵母多糖、灵芝多糖等。多糖类制剂具有免疫刺激作用，可刺激巨噬细胞和淋巴细胞产生多种细胞因子，增强细胞免疫功能，也多用于慢性感染和肿瘤的辅助治疗。

二、免疫抑制疗法

免疫抑制剂是抑制或减低机体免疫应答能力的化学药物和生物制剂，用于治疗自身免疫性疾病、超敏反应以及防止和减轻器官移植排斥反应。常用免疫抑制剂有免疫分子制剂、微生物和中药制剂、化学药物等。

1. 免疫分子制剂　常用的有抗人淋巴细胞抗体、治疗性单克隆抗体（如抗 CD3 单克隆抗体、抗 IL－6 受体单克隆抗体）、细胞因子受体拮抗剂。抗人淋巴细胞抗体及抗 CD3 单克隆抗体多用于减轻移植排斥反应和自身免疫病的治疗。抗 IL－6 受体单克隆抗体可减轻炎症反应，用于治疗类风湿关节炎。

2. 化学合成药物　常用的有糖皮质激素（泼尼松、泼尼松龙等）和细胞毒类药物（包括烷化剂如环磷酰胺、抗代谢药如硫唑嘌呤等）。糖皮质激素减轻炎症反应和超敏反应的发生；环磷酰胺和硫唑嘌呤主要通过抑制 DNA 的复制或破坏 DNA 的结构来抑制肿瘤细胞分裂。

3. 微生物制剂　常用的有环孢素 A（CsA）、FK－506（他克莫司）、吗替麦考酚酯等。环孢素和 FK－506 作用机制均为抑制 IL－2 依赖的 T 细胞活化。可用于防治器官移植的排斥反应，环孢素为首选药物。

4. 中药制剂　许多中草药也有抑制免疫应答的作用。如活血化瘀类药物（甘草、当归、丹参、赤芍、川芎、红花等）能对抗体产生明显抑制作用；雷公藤对体液免疫和细胞免疫均有抑制作用。

三、免疫重建疗法

如造血干细胞移植，是指从自体或异体骨髓分离造血干细胞，回输给患者使其恢复造血功能而达到免疫重建。

重点小结

1. 免疫预防方法 人工免疫方法包括接种疫苗（人工主动免疫）和输注抗体类制剂（人工被动免疫），均可使机体获得特异性免疫保护力。

2. 免疫常用疫苗及制剂 传统疫苗包括灭活疫苗、减毒活疫苗和类毒素，新型疫苗有亚单位疫苗、结合疫苗、合成肽疫苗和基因工程疫苗。抗毒素、正常人免疫球蛋白及人特异性免疫球蛋白为人工被动免疫常用制剂。通过计划免疫对人群进行疫苗接种，可有效防控传染病的流行。

3. 免疫治疗方法及常用制剂 包括免疫增强疗法、免疫抑制疗法和免疫重建疗法。常用增强免疫的分子制剂有多克隆抗体、治疗性单克隆抗体（靶向治疗单克隆抗体）、细胞因子、卡介苗等；常用的免疫抑制分子制剂有抗人淋巴细胞抗体、治疗性单克隆抗体（抗 CD3 单克隆抗体）、环孢素 A 等。

目标检测

扫码“练一练”

一、单项选择题

1. 提取病原体中有效免疫原制成的抗原称为
   A. 灭活疫苗　B. 合成肽疫苗　C. 结合疫苗
   D. 亚单位疫苗　E. 重组抗原疫苗
2. 属于自然主动免疫的是
   A. 注射抗毒素获得的免疫　B. 患传染病后获得的免疫
   C. 新生儿从母乳中获得的免疫　D. 接种类毒素获得的免疫
   E. 注射细胞因子获得的免疫
3. 关于人免疫球蛋白制剂，下列哪项是错误的
   A. 从血浆或胎盘血中分离制成　B. 可用于病毒性疾病的预防
   C. 可用于免疫缺陷病的治疗　D. 只含 IgG 类抗体
   E. 一般为对价抗血清
4. 下列不属于免疫增强疗法的是
   A. 非特异性免疫增强剂　B. 胞壁酰二肽
   C. 细胞因子疗法　D. 非特异性免疫抑制剂
   E. 注射疫苗
5. 下列不属于免疫抑制分子制剂的是
   A. 靶向治疗单克隆抗体　B. 抗人淋巴细胞抗体

C. 环磷酰胺　　D. 环孢素 A

E. 抗 CD3 单克隆抗体

二、多项选择题

1. 人工被动免疫常用制剂包括

A. 类毒素　　B. 抗毒素

C. 正常人免疫球蛋白　　D. 人特异性免疫球蛋白

E. 灭活疫苗

2. 免疫抑制疗法常用于下列哪些情况

A. 免疫缺陷疾病　　B. 肿瘤辅助治疗

C. 减轻移植排斥反应　　D. 超敏反应

E. 自身免疫性疾病

3. 目前常用的减毒活疫苗有

A. BCG　　B. 脊髓灰质炎疫苗　　C. 流感疫苗

D. 麻疹疫苗　　E. 乙脑疫苗

三、简答题

1. 什么是疫苗？疫苗有哪些种类？用途是什么？

2. 人工主动免疫和人工被动免疫分别指什么？各包括哪些方法？

（符　娟）

第三篇　生物化学

第二十一章

蛋白质与生命

学习目标

知识要求　**1. 掌握**　蛋白质和氨基酸的基本结构和性质。

2. 熟悉　体内氨基酸的来源和去路，蛋白质对生物体的重要性和营养作用，氨基酸的脱氨基和脱羧基作用。

3. 了解　蛋白质的分类、氨的来源和去路、鸟氨酸循环，一碳单位的代谢。

技能要求　1. 熟练掌握电泳的原理和应用。

2. 学会醋酸纤维薄膜电泳的操作方法。

案例导入

案例：2005 年 8 月，著名演员傅彪因肝癌抢救无效去世。在其肝病严重时曾出现“肝昏迷”。“肝昏迷”又称为“肝性脑病”，是由于严重肝病引起的，以代谢紊乱为基础的中枢神经系统综合征，以意识障碍和昏迷为主要表现。

严重肝病患者之所以会出现肝昏迷，有一种原因是因为“氨中毒”。

讨论：1. 氨中毒为什么会引起意识障碍？

2. 高血氨患者为何要禁食蛋白？

扫码“学一学”

第一节　蛋白质的分子组成

一、蛋白质元素组成

各种不同来源的蛋白质经元素分析，其元素组成都很相似。均含有碳 50% ~55%、氢 6% ~8%、氧 19% ~24%、氮 13% ~19%。除此四种元素之外，大多数蛋白质含有少量硫

0% ~4%，有些蛋白质含有磷，少数含铁、铜、锰、锌、钴、钼等金属，个别还含碘。

各种蛋白质的含氮量较为恒定，一般为13% ~19%，平均为16%，即100g 蛋白质中约有16g 氮；反过来，1g 氮就相当于6.25g 蛋白质。因此，只要测出样品中的含氮量，就能算出其中蛋白质的含量。

蛋白质的含量 = 蛋白质含氮量 ×100/16 = 蛋白质含氮量 ×6.25

二、氨基酸

蛋白质受强酸、强碱或一些蛋白水解酶的作用而水解，水解的最终产物为氨基酸。因此，氨基酸是蛋白质的基本结构单位。

（一）氨基酸的结构

自然界的氨基酸约300多种，但组成蛋白质的氨基酸仅有20种，称为基本氨基酸。它们在分子结构上的共同特点是氨基都结合在α-碳原子上，称为α-氨基酸。除甘氨酸外，其他所有氨基酸的α-碳原子均为不对称碳原子，形成不同的构型，具有旋光性质。天然蛋白质中基本氨基酸皆为L型，故称为L-α-氨基酸，其化学结构见图21-1。

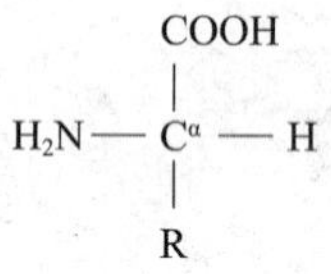

图21-1 氨基酸的结构通式

（二）氨基酸的分类

根据氨基酸侧链R基团的结构和性质大致分为以下四类。

1. 非极性疏水氨基酸 R基团为非极性疏水基团，这类氨基酸在水中的溶解度小，包括甘氨酸、丙氨酸、缬氨酸、亮氨酸、异亮氨酸、苯丙氨酸、脯氨酸。

2. 极性中性氨基酸 R基团为极性亲水基团，这类氨基酸在水中的溶解度大，在中性溶液中不解离，包括色氨酸、丝氨酸、苏氨酸、半胱氨酸、甲硫氨酸、酪氨酸、天冬酰胺、谷氨酰胺。

3. 酸性氨基酸 R基团含有羧基，在生理状态下解离释放出H^+而带负电荷，在水中溶解度很大，包括天冬氨酸和谷氨酸。

4. 碱性氨基酸 R基团含有可结合H^+的氨基等基团，在生理状态下带正电荷，在水中溶解度很大，包括赖氨酸、精氨酸和组氨酸（表21-1）。

表21-1 组成蛋白质的氨基酸分类

分类	名称	结构式	简写符号	等电点（pI）
非极性疏水性氨基酸	甘氨酸	$H_2C—COOH$ | NH_2	Gly（G）	5.97
	丙氨酸	$CH_3—CH—COOH$ | NH_2	Ala（A）	6.00
	缬氨酸	$(H_3C)_2CH—CH—COOH$ | NH_2	Val（V）	5.96
	亮氨酸	$(H_3C)_2CH—CH_2—CH—COOH$ | NH_2	Leu（L）	5.98

续表

分类	名称	结构式	简写符号	等电点（pI）
	异亮氨酸	$H_3CH_2C-CH(H_3C)-CH(NH_2)-COOH$	Ile (I)	6.02
	苯丙氨酸	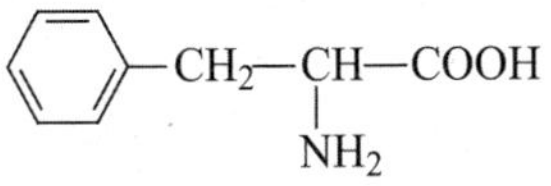	Phe（F）	5.48
	脯氨酸	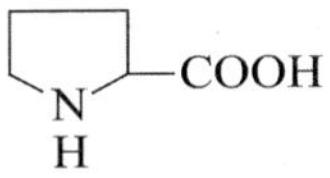	Pro（P）	6.30
极性中性氨基酸	色氨酸	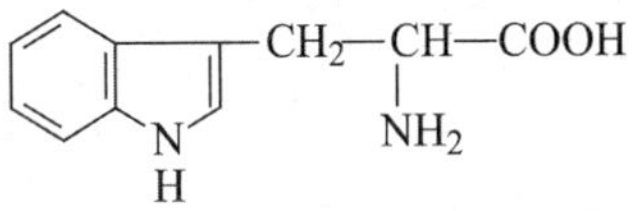	Trp（W）	5.89
	丝氨酸	$HO-CH_2-CH(NH_2)-COOH$	Ser (S)	5.68
	苏氨酸	$CH_3-CH(OH)-CH(NH_2)-COOH$	Thr（T）	5.60
	半胱氨酸	$HS-CH_2-CH(NH_2)-COOH$	Cys（C）	5.07
	甲硫氨酸（蛋氨酸）	$CH_3-S-CH_2-CH_2-CH(NH_2)-COOH$	Met（M）	5.74
	酪氨酸	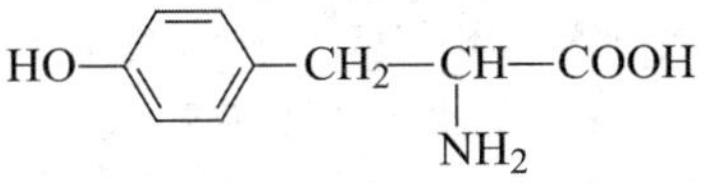	Tyr（Y）	5.66
	天冬酰胺	$H_2N-C(=O)-CH_2-CH(NH_2)-COOH$	Asn（N）	5.41
	谷氨酰胺	$H_2N-C(=O)-CH_2-CH_2-CH(NH_2)-COOH$	Gln（Q）	5.65

续表

分类	名称	结构式	简写符号	等电点（pI）
酸性氨基酸	天冬氨酸	$HOOC-CH_2-CH(NH_2)-COOH$	Asp（D）	2.77
	谷氨酸	$HOOC-CH_2-CH_2-CH(NH_2)COOH$	Glu（E）	3.22
碱性氨基酸	赖氨酸	$H_2NCH_2CH_2CH_2CH_2CH(NH_2)COOH$	Lys（K）	9.74
	精氨酸	$H_2N-C(=NH)-NHCH_2CH_2CH_2CH(NH_2)COOH$	Arg（R）	10.76
	组氨酸	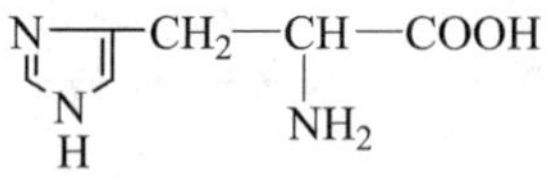	His（H）	7.59

（三）氨基酸的理化性质

天然氨基酸一般为无色的结晶物质，熔点高，一般在200～300℃之间，通常可溶于水、乙醇等极性溶剂，不溶于乙醚、氯仿、苯等非极性有机溶剂，易溶于稀酸、稀碱。其理化性质见表21－2。

表21－2　氨基酸的理化性质

氨基酸的理化性质	定义	特征	应用
两性电离和等电点	使氨基酸所带正负电荷相等，净电荷为零时溶液的pH称为该氨基酸的等电点，用pI表示	1. 净电荷为零 2. 不同氨基酸的等电点不同 3. 等电点时溶解度最小	可应用电泳、离子交换或等电沉淀技术进行氨基酸的分离制备或分析鉴定
紫外吸收性质	酪氨酸、色氨酸和苯丙氨酸等芳香族氨基酸具有明显的紫外光吸收能力，其中以色氨酸吸收能力最强	根据氨基酸的吸收光谱，含有共轭双键的色氨酸、酪氨酸的最大吸收峰在280nm波长附近	常利用此性质测定样品中蛋白质的含量
茚三酮反应	氨基酸与各种试剂作用，可产生特殊的呈色反应	α－氨基酸与茚三酮反应生成蓝紫色化合物，脯氨酸只有亚氨基，与茚三酮反应生成黄色化合物，天冬酰胺因有游离的酰胺基，与茚三酮反应生成棕色产物	可用于氨基酸的定性定量测定

第二节　蛋白质的分子结构

蛋白质分子结构分为一、二、三、四级结构，即基础结构（一级结构）和空间结构（包括二、三、四级结构）。蛋白质一级结构是基础，它决定蛋白质空间结构。并非所有蛋白质都有四级结构，由一条肽链形成的蛋白质只有一级、二级和三级结构，由两条或两条以上肽链形成的蛋白质才可能有四级结构。

一、蛋白质一级结构

（一）肽键和肽链

蛋白质的一级结构是指蛋白质多肽链中氨基酸的连接方式及排列顺序。氨基酸之间是通过肽键相连的。肽键是由一个氨基酸的 α－羧基与相邻的另一个氨基酸的 α－氨基脱水缩合而形成的共价键（图 21－2）。

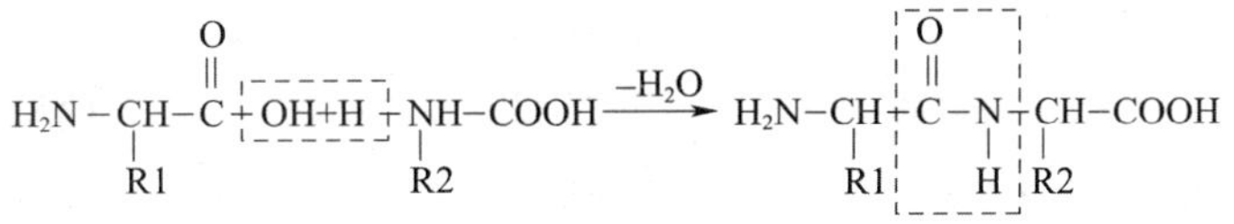

图 21－2　肽键

肽键中 C－N 键虽然是单键，但具有部分双键的性质，因此这个键是不能转动的。肽键中的碳及其连接的氧原子，氮及其连接的氢原子和两边相邻的两个 α－碳原子都处于一个平面上，该平面称为肽键平面（肽平面），见图 21－3。

氨基酸通过肽键连接起来的化合物称为肽。由两个氨基酸组成的肽叫二肽，三个氨基酸组成的肽称为三肽，依此类推。一般把十个以下氨基酸组成的肽称为寡肽，十个以上氨基酸组成的肽称为多肽或多肽链。

多肽链中的氨基酸，由于参与肽键的形成，已非原来完整的分子，称为氨基酸残基。多肽链中由肽键连成的长链，称为多肽链的骨架或主链；各氨基酸残基的 R 基团部分，称为侧链。

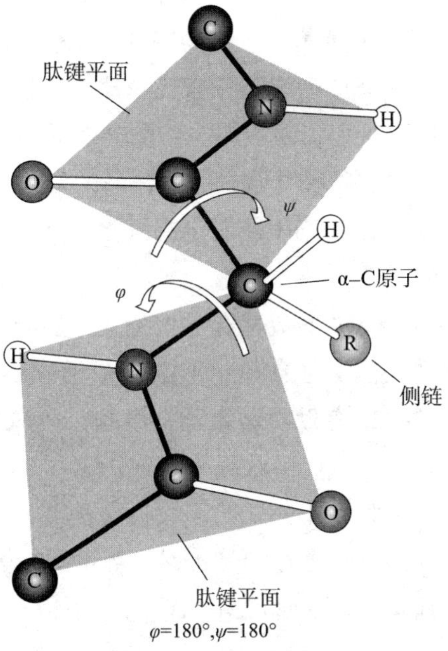

图 21－3　肽键平面

多肽链的结构具有方向性。一条多肽链有两个末端，含自由 α 氨基一端称为氨基末端或 N 末端；含自由 α 羧基一端称为羧基末端或 C 末端。在书写蛋白质或多肽链结构时，通常把 N 末端写在结构的最左端，C 末端写在最右端。

由两种氨基酸组成的二肽有两种连接方式，因而有两种异构体，两者的理化性质互不相同。如甘氨酸和丙氨酸组成的二肽有两种：H_2N－甘－丙－COOH 和 H_2N－丙－甘－COOH。而由三种不同的氨基酸组成的三肽，就有六种连接方式，形成六种三肽。五种不同的氨基酸可组成 120 种不同的五肽。参加的氨基酸种类和数量越多，其连接而成的多肽就越多。这也说明为什么仅 20 种氨基酸却构成了自然界多种多样的蛋白质。

蛋白质生物学作用的多样性，首先决定于蛋白质一级结构。胰岛素是首先被确定了一级结构的蛋白质，它是胰岛 B 细胞分泌的一种内分泌激素，含有 51 个氨基酸残基，由 A、B 两条多肽链构成，A 链含 21 个氨基酸残基，B 链含 30 个氨基酸残基，两链之间以两个二硫键相连（图 21－4）。

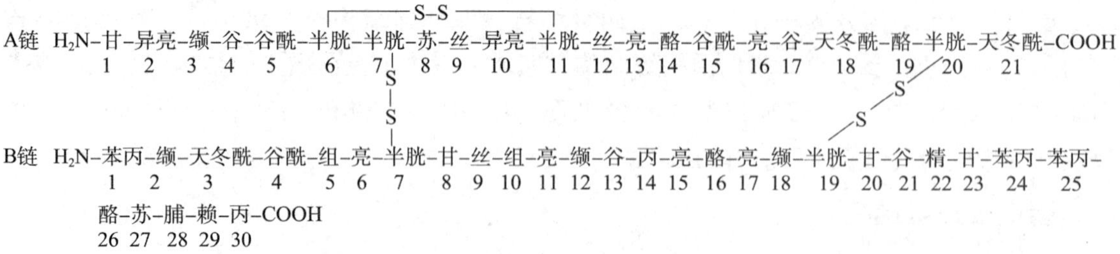

图 21－4　牛胰岛素的一级结构

由此可见，蛋白质一级结构中主要化学键是肽键，此外还含有少量的二硫键。它是由两分子半胱氨酸残基的巯基脱氢而生成的，可存在于肽链内，也可存在于肽链间。

（二）生物活性肽

人体内存在许多具有生物活性的低分子量的肽，在代谢调节、神经传导等方面起着重要的作用。随着肽类药物的发展，许多化学合成或重组 DNA 技术制备的肽类药物和疫苗已在疾病预防和治疗方面取得成效。

1. 谷胱甘肽（GSH）　是由谷氨酸、半胱氨酸和甘氨酸组成的三肽（γ－谷氨酰半胱氨酰甘氨酸）。分子中半胱氨酸的巯基是该化合物的主要功能基团。

GSH 的巯基具有还原性，可作为体内重要的还原剂、保护体内蛋白质或酶分子中巯基免遭氧化，使蛋白质或酶处在活性状态。

在谷胱甘肽过氧化物酶的催化下，GSH 可还原细胞内产生的 H_2O_2，使其变成 H_2O，与此同时，GSH 被氧化成氧化型谷胱甘肽（GSSG），后者在谷胱甘肽还原酶的催化下，再生成 GSH。

GSH 的巯基有噬核特性，能与外源的噬电子毒物如致癌剂或药物等结合，从而阻断这些化合物与 DNA、RNA 或蛋白质结合，以保护机体免遭毒物损害。

2. 多肽类激素及神经肽　体内有许多激素属于多肽，如催产素、加压素、促肾上腺皮质激素、促甲状腺素释放激素（TRH）等。TRH 是一个特殊结构的三肽，由下丘脑分泌，促进腺垂体分泌促甲状腺素。

有一类在神经传递过程中起信号转导作用的肽类称为信号肽。如脑啡肽、β－内啡肽、强啡肽、孤啡肽等，它们与中枢神经系统产生痛觉抑制有密切关系，被用于临床的镇痛治疗。

二、蛋白质的空间结构

蛋白质的空间结构或高级结构包括二、三、四级结构。它们是蛋白质特有性质和功能的结构基础。

（一）蛋白质的二级结构

蛋白质的二级结构是指多肽链中主链原子的空间排布，不涉及氨基酸残基侧链的构象。稳定二级结构的键是氢键。二级结构的主要形式有 α－螺旋、β－折叠、β－转角和无规卷曲。

α－螺旋是Pauling和Corey提出的第一个模型，外观似棒状的结构。一般为右手螺旋，螺旋每一圈包含3.6个氨基酸残基，螺距为0.54nm，螺旋圈之间通过氢键保持螺旋结构的稳定。影响α－螺旋形成的主要因素是氨基酸侧链的大小、形状及所带电荷的性质（图21－5）。

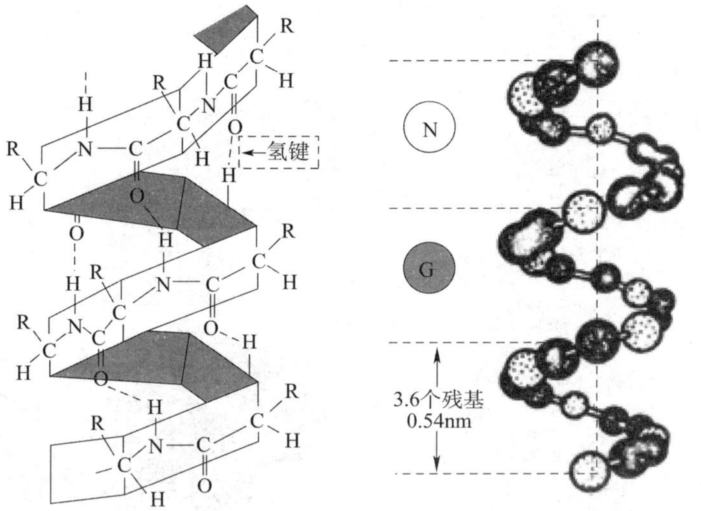

图21－5 蛋白质的α－螺旋结构

β－折叠也称β－片层，其形状与α－螺旋截然不同，呈折纸状，肽键平面之间折叠成锯齿状结构。能形成β－折叠的氨基酸残基一般不大，有利于多肽链的伸展。蚕丝蛋白几乎都是β－折叠结构（图21－6）。

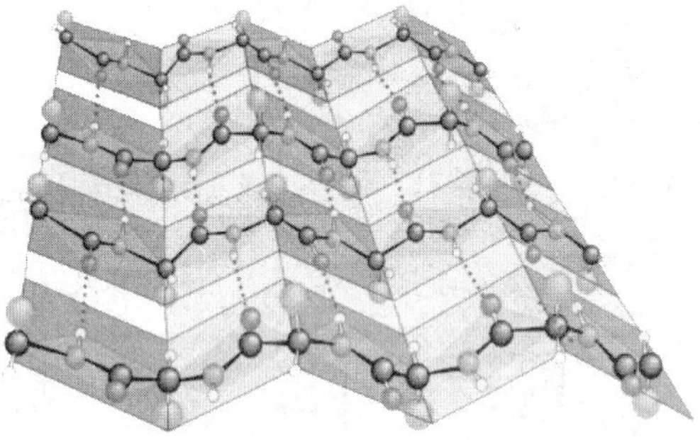

图21－6 蛋白质的β－折叠结构

β－转角是指伸展的多肽链形成180°的回折，以氢键维持其构象。脯氨酸的N原子在刚性的五元环中，它所形成的肽键N原子上没有H，所以不可能形成氢键。凡是肽键中出现脯氨酸残基的部位，肽键走向转折，形成β－转角（图21－7）。

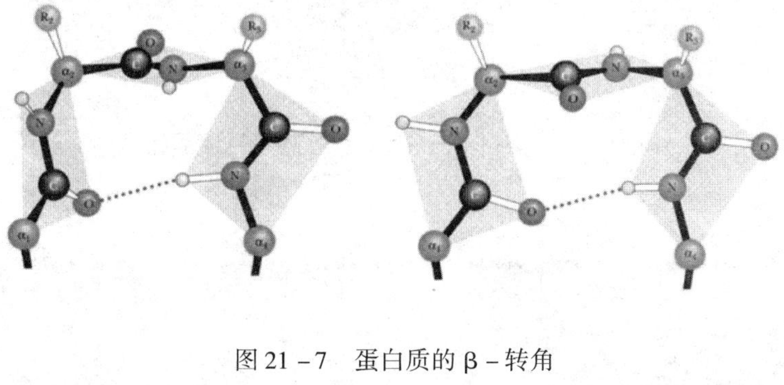

图21－7 蛋白质的β－转角

无规卷曲是指蛋白质多肽链中没有共同规律可遵循的空间构象。无规卷曲普通存在于各种蛋白质分子中，是蛋白质分子结构中的重要组成成分。

在许多蛋白质分子中可出现两个或两个以上具有二级结构的肽段，在空间上相互接近，形成一个规律的二级结构组合体，称为蛋白质的超二级结构，又称模体。常见的形式有三种：α 螺旋组合（αα），β 折叠组合（βββ）和 α 螺旋 - β 折叠组合（βαβ）。

（二）蛋白质的三级结构

蛋白质的三级结构是指整条肽链中全部氨基酸残基的相对空间位置，也就是整条肽链所有原子的三维结构。稳定三级结构的次级键主要是疏水键、盐键、氢键、二硫键等。蛋白质的功能与三级结构密切相关（图 21 - 8）。

（三）蛋白质的四级结构

蛋白质的四级结构是由两个或两个以上具有三级结构的多肽链以非共价键相互结合而形成的单位。四级结构中的每个三级结构单位称为一个亚基。各亚基间的结合力主要是氢键、离子键、疏水键等次级键。由两个以上亚基组成的蛋白质，只有当它的四级结构形成后才具备生物学活性（图 21 - 9）。

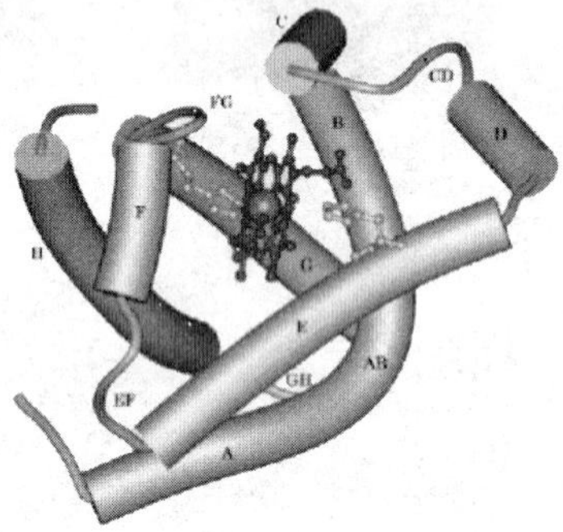

图 21 - 8　蛋白质的三级结构

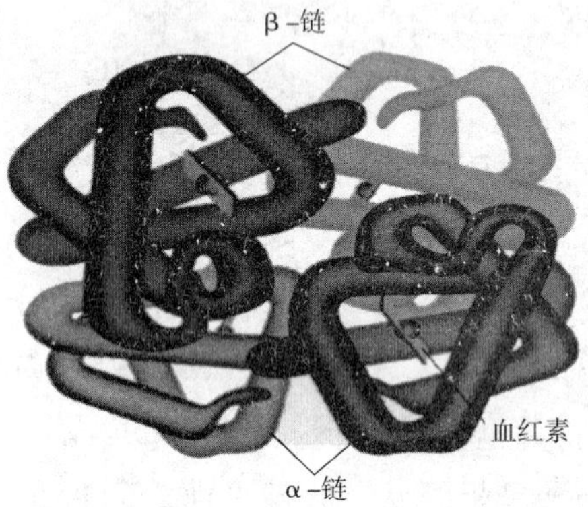

图 21 - 9　蛋白质的四级结构

蛋白质分子的一、二、三、四级结构可用简图示意（图 21 - 10）。

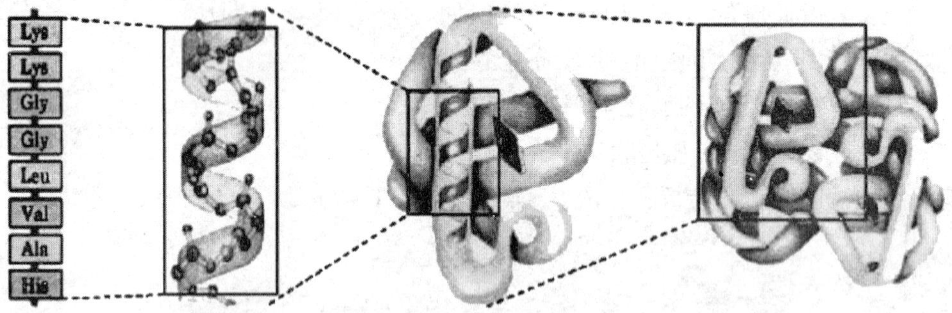

图 21 - 10　蛋白质一、二、三、四级结构示意图

拓展阅读

烫发的原理

烫发是一个生物氧化的过程。头发经含有能还原二硫键的试剂处理后，使原来的二硫键打开形成还原性的 - SH，再使用使半胱氨酸残基氧化的试剂处理，形成错接的新的二硫键，使头发弯曲成卷（图 21 - 11）。

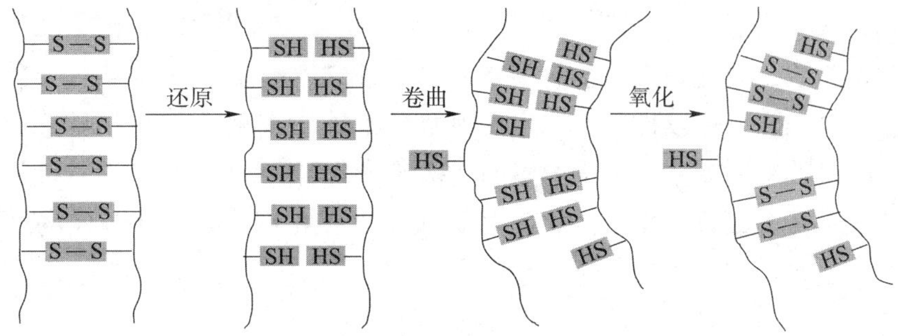

图 21－11　烫发的原理

三、蛋白质一级结构与功能的关系

1. 一级结构不同、生物学功能各异　不同蛋白质和多肽具有不同的功能，根本原因是它们的一级结构不同。如加压素与催产素都是由垂体后叶分泌的九肽激素，它们分子中仅两个氨基酸不同，但两者的生理功能却有根本的区别。催产素刺激妊娠子宫平滑肌收缩，有催产功能；加压素使血管收缩，促进肾小管对水的重吸收，升高血压。

2. 一级结构中“关键”部分相同，其功能相同　如不同动物来源的胰岛素其一级结构中“关键”部分相同，都具有相同的降血糖作用。

3. 一级结构“关键”部分变化，其生物活性也改变　如将胰岛素“关键”部分 A 链中 N－末端第一位甘氨酸残基去掉，其降血糖活性降低 90% 以上。但把 B 链中非“关键”部分的第 28～30 位的氨基酸残基去掉，对胰岛素降血糖活性毫无影响。

4. 一级结构重要部位改变可引起疾病　这种由遗传突变引起的、蛋白质分子结构改变而导致的疾病，称为分子病。如镰刀形红细胞贫血，正常人血红蛋白 β 亚基的第 6 位氨基酸是谷氨酸，而镰刀形贫血患者的血红蛋白中，谷氨酸变成了缬氨酸，仅此一个氨基酸之差，本是水溶性的血红蛋白，聚集成丝，相互粘着，导致红细胞变形成为镰刀形，产生贫血（图 21－12、图 21－13）。

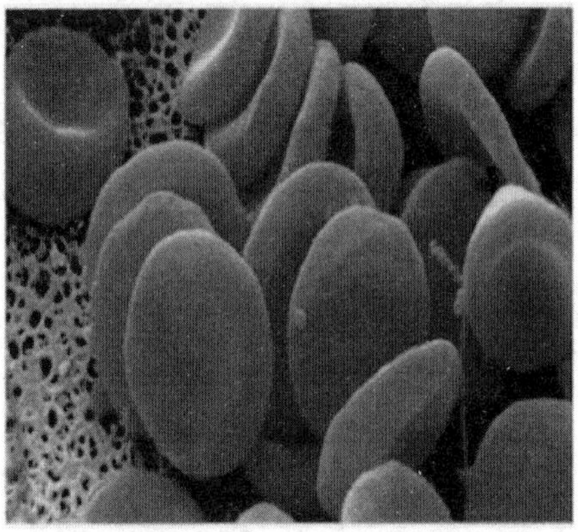

图 21－12　正常红细胞

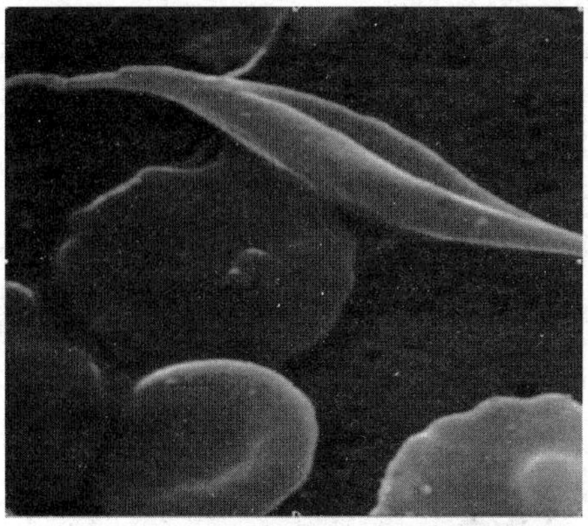

图 21－13　镰刀形红细胞

四、蛋白质的空间结构与功能的关系

蛋白质的空间结构与功能关系密切，空间结构破坏，蛋白质的功能丧失。如血红蛋白是由四个亚基组成的，亚基之间通过盐键紧密结合形成亲水的球状蛋白。血红蛋白主要的功能是运输氧和二氧化碳。血红蛋白每个亚基都含有一个辅基亚铁血红素，能与氧结合。

由于血红蛋白受到盐键的影响，其分子构象受到约束，导致与氧的亲和力很低，血红蛋白结构比较紧密，称为紧密型（T 型），但当第一个亚基与氧结合后，其构象发生改变，引起邻近亚基构象发生改变，这种变化易于氧的结合，并继续影响第三个和第四个亚基与氧的结合，血红蛋白结构变得比较松散，称为松弛型（R 型）。这种血红蛋白与氧的结合引起整个蛋白质分子构象改变的现象称为蛋白质的变构效应或别构效应。

在肺部毛细血管，氧分压高，血红蛋白由 T 型变为 R 型，有利于与氧的结合；在各组织的毛细血管，二氧化碳分压高，血红蛋白由 R 型变为 T 型，有利于氧的释放。

第三节 蛋白质的性质

扫码“学一学”

一、两性电离和等电点

蛋白质和氨基酸一样，也是两性电解质。因为蛋白质分子中既有能解离出 H^+ 的酸性基团，又有能结合 H^+ 的碱性基团。除两端有自由的 $\alpha-NH_2$ 和 $\alpha-COOH$ 外，还有侧链上的游离基团。

使某种蛋白质分子所带正负电荷相等，净电荷为零时溶液的 pH 值，称为该蛋白质的等电点，用 pI 表示。当溶液 pH 大于蛋白质等电点时，该蛋白质分子带负电荷；当溶液 pH 小于蛋白质等电点时，该蛋白质分子带正电荷（图 21－14），大多数蛋白质 pI 在 5～7 之间。

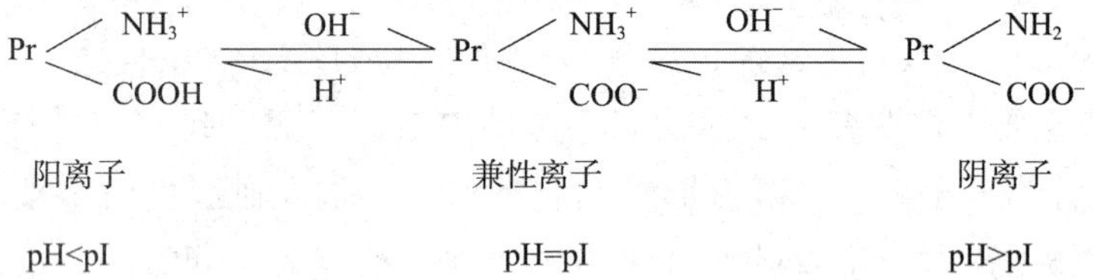

图 21－14 蛋白质的两性电离

蛋白质两性电离和等电点的特性，用于蛋白质的分离、纯化和分析鉴定等方面。如蛋白质的电泳、等电点沉淀和离子交换等。

二、蛋白质的胶体性质

蛋白质是生物大分子，分子量在 1 万至 100 万之间，其分子的直径可达 1～100nm，为胶体颗粒范围之内。

蛋白质颗粒表面的水化层和同性电荷是蛋白质亲水胶体两个稳定的因素，若破坏这两个因素，可使蛋白质颗粒互相聚集而沉淀。利用这一原理，可分离纯化蛋白质。

三、蛋白质的变性作用

（一）定义

受某些理化因素的作用，蛋白质分子次级键断裂，空间结构被破坏，导致蛋白质理化性质改变和生物学活性丧失，但不影响其一级结构，称为蛋白质的变性。

（二）变性因素

物理因素有高温、紫外线、辐射、超声波等；化学因素有强酸强碱、重金属、有机溶剂、尿素、去污剂等。

（三）变性特征

1. 生物学活性丧失 这是蛋白质变性的主要特征。蛋白质的生物活性是指蛋白质表现其生物学功能的能力，如酶的生物催化作用、蛋白质激素的代谢调节功能、抗体的免疫应答能力，血红蛋白运输氧和二氧化碳的能力等。这些功能是由各种蛋白质特定的空间构象所表现，一旦其空间构象遭受破坏，其生物学活性也随之丧失。因此，在提取、制备具有生物活性的蛋白质类化合物时，如何防止变性是关键问题。

2. 某些理化性质改变 天然蛋白质经过变性后，空间结构变得松散而无规则，由于一些疏水基团的暴露，亲水性减小，溶解度下降易于沉降；变性还可引起球状蛋白不对称性增加，黏度增加，结晶性能消失，易被蛋白酶水解等。

3. 变性本质 主要是发生二硫键和非共价键的破坏，是蛋白质空间构象的改变或破坏，其一级结构没有改变，即肽键没有破坏。

4. 变性应用 变性因素如酒精、紫外线、高温、高压等常被用来消毒和灭菌；中草药有效成分的提取或其注射液的制备可用变性的方法除去杂蛋白。此外，防止蛋白质变性也是有效保存蛋白质制剂如疫苗等的必要条件。

5. 复性 如果蛋白质变性程度较轻，影响蛋白质变性的理化因素消除后，可以使蛋白质空间结构恢复，活性也随之恢复，称为蛋白质的复性。如在核糖核酸酶溶液中加入尿素和β－巯基乙醇，可解除其分子中的四对二硫键和氢键，使空间构象遭到破坏，丧失生物活性。变性后经透析方法去除尿素和β－巯基乙醇，核糖核酸酶又恢复其原有的构象，生物学活性也几乎全部恢复。

许多蛋白质变性后，空间结构严重破坏，不能恢复，称为不可逆变性。

四、蛋白质的沉淀

除去蛋白质亲水胶体的稳定因素，可使蛋白质颗粒聚集，沉淀析出，称为蛋白质的沉淀作用。常用的方法有以下六种。

1. 等电点 破坏蛋白质表面同性电荷，使蛋白质颗粒聚集沉淀。这种方法不使蛋白质变性。

2. 盐析 蛋白质溶液中加入大量中性盐时，蛋白质便从溶液中沉淀出来，这个过程称为盐析。盐析的原因是破坏了蛋白质表面水化层和表面同性电荷，使蛋白质颗粒相互聚集而沉淀。盐析沉淀蛋白质一般不使蛋白质变性。盐析常用于分离纯化蛋白质。常用的盐类有硫酸铵、氯化钠、硫酸钠等。缺点是沉淀的蛋白质混有大量无机盐，需要用透析等方法除去盐。

3. 有机溶剂 能与水混溶的有机溶剂如酒精、丙酮、甲醇等，加入蛋白质溶液中后，可降低水的介电常数，并破坏蛋白质的水化层，使蛋白质相互聚集而沉淀。可利用有机溶剂分离纯化蛋白质。有机溶剂沉淀蛋白质能否变性取决于有机溶剂的浓度、时间和温度。所以用有机溶剂沉淀蛋白质前，先将其低温预处理，可防止蛋白质变性。

4. 加热 加热沉淀蛋白质可使蛋白质变性，但在强酸强碱条件下加热蛋白质，蛋白质变性但不沉淀。鸡蛋在水中煮沸则凝固；加热灭菌使细菌菌体蛋白变性凝固，失去生活能力。

5. 重金属离子 在大于等电点的碱性条件下，蛋白质呈负离子状态，能与重金属离子如 Pb^{2+}、Ag^{+}等结合成不溶性蛋白盐而沉淀。这种方法沉淀蛋白质可使蛋白质变性。

临床上抢救误服重金属盐的患者时，可迅速服用大量富含蛋白质的牛奶或鸡蛋清，服入的蛋白质与重金属盐在胃中形成不溶的变性蛋白质，再用催吐剂将结合的重金属盐呕出以解毒。

6. 生物碱试剂 在小于等电点的酸性条件下，蛋白质为正离子，可与某些生物碱试剂如苦味酸、鞣酸、三氯醋酸等结合生成不溶性蛋白盐而沉淀。这种方法也使蛋白质变性。

课堂互动

为什么不能空腹吃柿子？

蛋白质的变性和沉淀反应是两个不同的概念，两者密切相关但又不完全一致。蛋白质变性后不一定沉淀，如在强酸强碱条件下加热蛋白质，蛋白质变性但不沉淀；沉淀的蛋白质也不一定变性，如用等电点和盐析方法沉淀的蛋白质就没有变性。

五、蛋白质的呈色反应

1. 双缩脲反应 蛋白质在碱性溶液中与 Cu^{2+} 结合生成紫红色复合物，此反应也称肽键反应，肽键越多反应颜色越深。氨基酸和二肽无此反应。可用于蛋白质的定性或定量，以及测定蛋白质的水解程度，水解程度越深，颜色越浅。

2. 福林反应（酚试剂反应） 在碱性条件下，蛋白质分子中的酪氨酸、色氨酸可与酚试剂的磷钨酸－磷钼酸反应生成蓝色化合物。反应物颜色的深浅可作为蛋白质的定量测定的依据。此反应的灵敏度很高，可测定微克水平的蛋白质含量。

3. 乙醛酸反应 含有色氨酸残基的蛋白质溶液加入乙醛酸混匀后，缓慢加入浓硫酸，硫酸沉在底部，使液体分两层，在两层界面处呈现红、绿或紫色环，经摇动后混合为紫色。可用于蛋白质定量测定。

4. 茚三酮反应 在 pH 为 5～7 时，蛋白质与茚三酮溶液加热可产生蓝紫色化合物。可用于蛋白质的定性和定量测定。

六、蛋白质的紫外吸收性质

芳香族氨基酸残基含有共轭双键，使蛋白质具有紫外吸收性质。大多数蛋白质在波长 280nm 附近有一个最高吸收峰，故紫外测定蛋白质含量时，选用波长为 280nm。

第四节 蛋白质的代谢

扫码“学一学”

一、蛋白质的生理功能

（一）蛋白质是生物体的重要组成成分

蛋白质是最重要的一类生物大分子，它存在于所有的生物细胞中，是构成生物体最基本的结构和功能物质。在所有的生物细胞组织中，蛋白质是除水之外含量最大和最基本的成分，人体的蛋白质含量按总量干重计算占 45%，肌肉、内脏和血液等都以蛋白质为主要成分（表 21－3）；微生物中蛋白质含量亦高，细菌中一般含 50%～80%，干酵母含

46.6%，病毒中除含少量核酸外，其余几乎皆为蛋白质；高等植物细胞原生质和种子中也含有较多的蛋白质，如黄豆几乎达40%。

表21－3　人体部分组织器官中蛋白质含量（蛋白质 g/100g 干组织）

器官或组织	蛋白质含量	器官或组织	蛋白质含量
体液组织	85	心	60
脾	84	肝	57
肺	82	胰	47
横纹肌	80	神经组织	45
肾	72	骨骼	28
消化道	63	脂肪组织	14
皮肤	63		

拓展阅读

人造肉

人造肉分为两种，其中一种人造肉又称大豆蛋白肉，人造肉主要靠大豆蛋白制成，因为其富含大量的蛋白质和少量的脂肪，所以人造肉是一种健康的食品。另一种是利用动物干细胞制造出的人造肉。

大豆蛋白肉实际是一种对肉类形色和味道进行模仿的豆制品。利用动物干细胞制造出的人造肉，研究人员用糖、氨基酸、油脂、矿物质和多种营养物质“喂养”干细胞，让它不断“长大”。

2015年4月2日，荷兰马斯特里赫特大学的生理学教授 Mark Post 认为10年之内，人造牛肉除了和自然牛肉一样美味之外，在其他方面也将优于自然牛肉，从而解决当今牛肉生产面临的环境和动物保护问题。18个月前，他亲眼见证了首块牛肌肉干细胞制造的“人造牛肉”。

（二）蛋白质具有重要的生物学作用

没有蛋白质就没有生命。许多重要的生命现象和生理活动都是通过蛋白质来实现的。自然界蛋白质的种类繁多，不同的蛋白质，具有不同的生物学功能，它们决定不同生物体的代谢类型及各种生物学特性。蛋白质的重要性不仅在于它广泛、大量存在于生物界，更在于它在生命活动中起着重要的作用。

1. 生物催化作用　生命的基本特征是新陈代谢，而新陈代谢的全部化学反应，几乎都是在酶的催化下进行的。绝大多数酶的化学本质是蛋白质。

2. 调节功能　体内许多内分泌激素属于蛋白质，如胰岛素、胰高血糖素调节糖代谢，体内信号转导也常通过某些蛋白质。

3. 运输和储存功能　一些蛋白质在血液中起运载工具的作用，如血红蛋白运输氧和二氧化碳，血清清蛋白可以运输自由脂肪酸和胆红素等。合成后的甲状腺素以甲状腺球蛋白的形式储存在腺泡腔内，肝脏内的铁蛋白也是铁的一种储存形式。

4. 运动功能 某些蛋白质赋予细胞与器官收缩的能力，可以使其改变形状或运动。如骨骼肌收缩靠肌动蛋白和肌球蛋白。

5. 防御功能 如免疫球蛋白可抵御外来的有害物质，保护机体。机体内具有免疫功能的抗体都是蛋白质，如血浆中的 γ－球蛋白几乎都是抗体，临床上用 γ－球蛋白制品提高免疫力，预防和治疗许多疾病。

6. 凝血功能 机体的止血功能是由许多凝血因子协同完成的。凝血因子中除 Ca^{2+} 外，多属于蛋白质。

7. 基因的调控功能 核酸的合成、遗传信息的储存、传递及表达都会受到蛋白质的调节和控制。

二、蛋白质的营养作用

（一）氮平衡

氮平衡是指氮摄入量和氮排出量之间的关系。食物中的含氮物质绝大部分是蛋白质，而且蛋白质的含氮量基本恒定（约为 16%）。因此测定食物中氮的含量可以估算出其所含蛋白质的量。蛋白质在体内分解代谢所产生的含氮物质主要由尿、粪排出。测定尿与粪中的含氮量（排出氮）及摄入食物的含氮量（摄入氮）可以反映人体蛋白质的代谢概况。

1. 氮总平衡 氮摄入量等于氮排出量，它反映正常成人的蛋白质代谢情况，即氮的“收支”平衡。

2. 氮正平衡 氮摄入量大于氮排出量，它表明体内蛋白质的合成量大于分解量。如儿童、孕妇及恢复期的患者，部分摄入的氮用于合成体内蛋白质。

3. 氮负平衡 氮摄入量小于氮排出量，它表明体内蛋白质的合成量小于分解量。如营养不良及消耗性疾病，蛋白质摄入量减少，体内蛋白质合成受影响（表 21－4）。

表 21－4 体内氮平衡状况

氮平衡状况	进、出氮情况	常见人群
氮总平衡	摄入氮＝排出氮	健康成年人
氮正平衡	摄入氮＞排出氮	儿童、孕妇及恢复期患者
氮负平衡	摄入氮＜排出氮	营养不良及消耗性疾病患者

（二）必需氨基酸和非必需氨基酸

人体内有 8 种氨基酸不能合成。这些体内需要而又不能自身合成，必须由食物供应的氨基酸，称为营养必需氨基酸（essential aminoscid）。它们是缬氨酸、异亮氨酸、亮氨酸、苏氨酸、甲硫氨酸、赖氨酸、苯丙氨酸和色氨酸。其余 12 种氨基酸体内可以合成，不一定需要由食物供应，在营养上称为非必需氨基酸（non－essential amino acid）。组氨酸和精氨酸虽能在人体内合成，但合成量不多，若长期缺乏也能造成氮负平衡，因此有人将这两种氨基酸也归为营养必需氨基酸。一般来说，含有必需氨基酸种类多和数量足的蛋白质，其营养价值高，反之营养价值低。

拓展阅读

8 种人体必需氨基酸的记忆口诀：“笨蛋来宿舍，晾一晾鞋”，即笨(苯丙氨酸)蛋(蛋氨酸)来(赖氨酸)宿(苏氨酸)舍(色氨酸)，晾(亮氨酸)一晾(异亮氨酸)鞋(缬氨酸)。或“携来一两本淡色书”，即携(缬氨酸)来(赖氨酸)一(异亮氨酸)两(亮氨酸)本(苯丙氨酸)淡(蛋氨酸)色(色氨酸)书(苏氨酸)。

（三）蛋白质互补作用

营养价值较低的蛋白质混合食用，则必需氨基酸可以相互补充从而提高营养价值，称为食物蛋白质的互补作用。例如，谷类蛋白质含赖氨酸较少而含色氨酸较多，豆类蛋白质含赖氨酸较多而含色氨酸较少，两者混合食用即可提高营养价值。

三、氨基酸的一般代谢

食物蛋白质经消化而被吸收的氨基酸（外源性氨基酸）与体内组织蛋白质降解产生的氨基酸（内源性氨基酸）混在一起，分布于体内各处，参与代谢，称为氨基酸代谢库。正常情况下，库中氨基酸的来源和去路处于动态平衡状态。

（一）氨基酸的来源

1. 食物蛋白质经消化吸收进入体内的氨基酸。
2. 组织蛋白质分解产生的氨基酸。
3. 体内代谢合成的非必需氨基酸。

（二）氨基酸的去路

1. 合成组织蛋白质。
2. 合成其他含氮化合物（嘌呤和嘧啶等）。
3. 分解代谢（包括脱氨基作用与脱羧基作用）（图 21－15）。

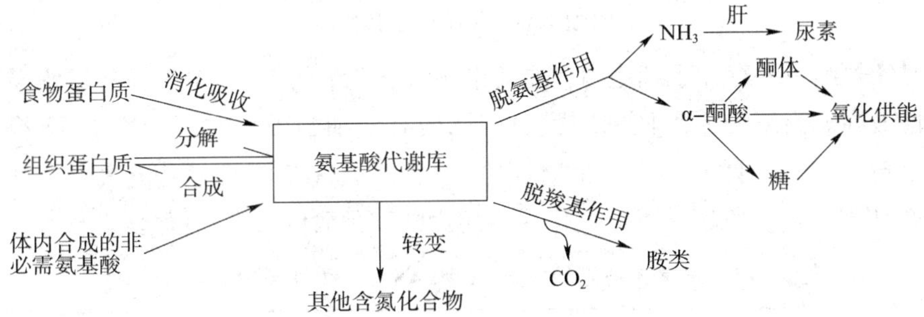

图 21－15　氨基酸的来源和去路示意图

（三）氨基酸脱氨基作用

氨基酸的分解代谢主要是通过脱氨基作用生成氨和相应的 α－酮酸。其主要方式有氧化脱氨基作用、转氨基作用和联合脱氨基作用等，其中以联合脱氨基为最重要。

1. 氧化脱氨基作用　氨基酸在酶的催化下，脱氢氧化伴有脱氨，生成 α－酮酸和氨的过程。催化的酶有多种，最重要的是 L－谷氨酸脱氢酶。它的辅酶是 NAD^+ 或 $NADP^+$（图 21－16）。

2. 转氨基作用　人体有活性很高的转氨酶，能催化氨基酸的氨基转移到 α－酮酸的酮基上，生成新的 α－酮酸和新的 α－氨基酸，这一过程称为转氨基作用。

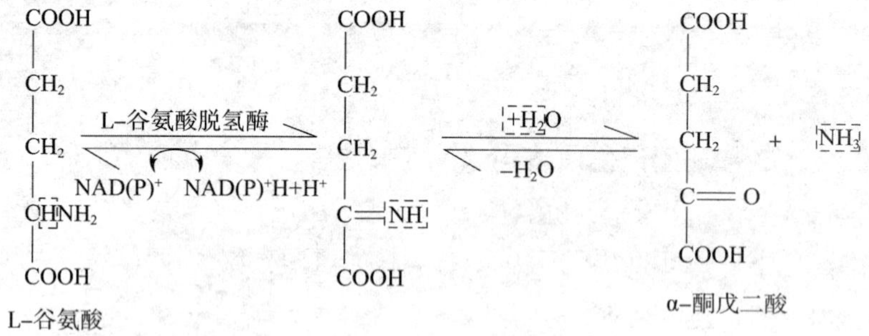

图 21－16　氧化脱氨基作用

人体中有多种转氨酶，其中活性最高的是丙氨酸氨基转移酶（ALT）和天冬氨酸氨基转移酶（AST）（图 21－17，图 21－18）。

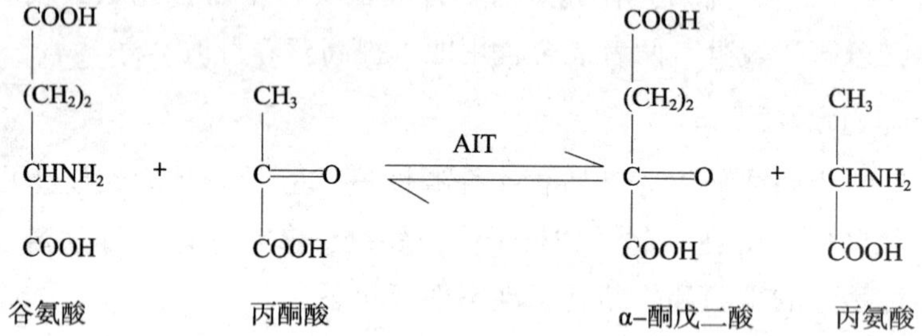

图 21－17　ALT 转氨基作用

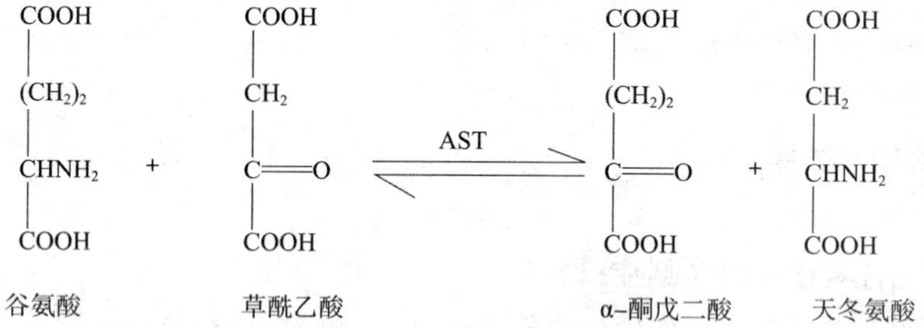

图 21－18　AST 转氨基作用

正常时转氨酶主要存在于细胞内，血清中活性很低；ALT 和 AST 在各组织器官中以心和肝的活性最高。当某种原因使细胞膜通透性增高或细胞破坏时，转氨酶大量释放入血，造成血清中转氨酶活性明显升高，如急性肝炎患者血清 ALT 活性显著升高；心肌梗死患者血清中 AST 明显升高。临床上可以此作为疾病诊断和预后的参考指标之一（表 21－5）。

表 21－5　正常人各组织中 ALT 和 AST 活性（单位/克湿组织）

组织	AST	ALT
心	156000	7100
肝	142000	44000
骨骼肌	99000	4800
肾	91000	19000
胰腺	28000	2000
脾	14000	1200
肺	10000	700
血清	20	16

3. 联合脱氨基作用 联合脱氨基作用是体内大多数氨基酸脱氨基的重要方式，也是体内合成非必需氨基酸的主要途径。生物体内脱氨基作用主要有两种方式，在肝、肾、脑组织中主要通过转氨基作用和氧化脱氨基作用偶联（图 21－19）；在骨骼肌和心肌中主要通过转氨基作用和嘌呤核苷酸循环偶联（图 21－20）。

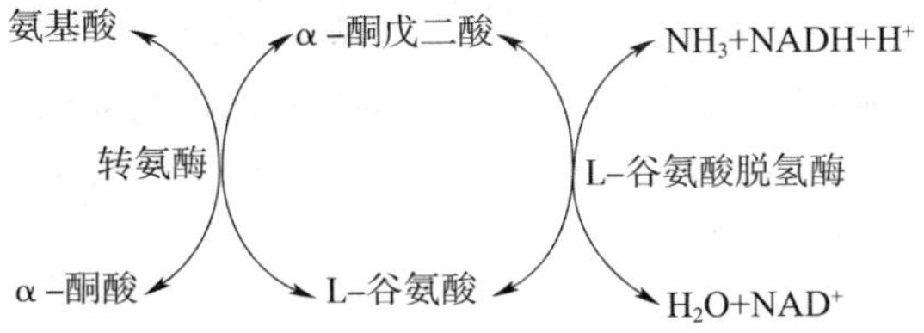

图 21－19 转氨基作用和氧化脱氨基作用偶联

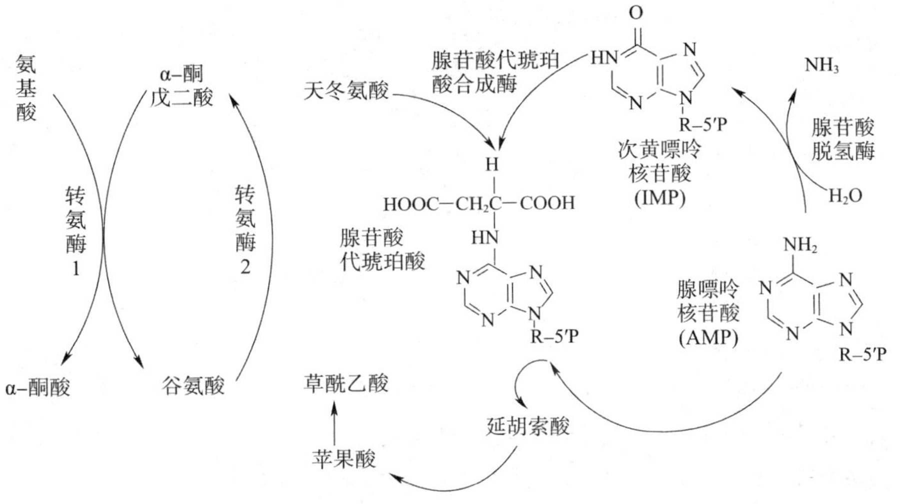

图 21－20 转氨基作用和嘌呤核苷酸循环偶联

（四）氨的代谢

氨是体内物质代谢产生的一种有毒物质。正常情况下氨的来源和去路保持相对平衡，血氨浓度较为恒定。正常人血氨浓度低于 58. 8μmol/L。

1. 氨的来源

（1）氨基酸脱氨基产生的氨 这是体内氨的主要来源。

（2）肠道吸收的氨 肠道内蛋白质和氨基酸由于细菌的腐败作用产生的氨；血中的尿素进入肠道，在细菌尿素酶的作用下分解生成氨。

拓展阅读

高血氨患者为何禁用碱性的肥皂水灌肠?

氨在肠道的吸收受肠道 pH 值影响，pH 值下降，NH_3与 H^+结合成 NH_4^+，不易被吸收而排出；pH 值升高，NH_4^+解离成 NH_3，NH_3比 NH_4^+易于透过细胞膜被吸收，肠道氨吸收增加。所以临床上对高血氨患者采用弱酸性透析液做结肠透析，而禁止用碱性肥皂水灌肠。

（3）肾脏产生的氨 肾小管上皮细胞中的谷氨酰胺酶催化谷氨酰胺水解产生的氨。大部分以铵盐形式随尿排出，小部分吸收入血（图 21－22）。

2. 氨的去路

（1）合成尿素　尿素主要在肝脏形成，然后通过血液运送到肾脏排出体外。人体中排出氮的 80%～90% 是通过形成尿素排出的。氨在肝脏中转变成尿素是通过“尿素循环”形成的。这条循环途径由克雷布斯（Hans Krebs）和他的学生在 1932 年发现的。

鸟氨酸循环也称尿素循环或 Krebs－Henseleit 循环（图 21－21）。鸟氨酸循环是体内解除氨毒的主要方式，也是体内氨的最主要去路。

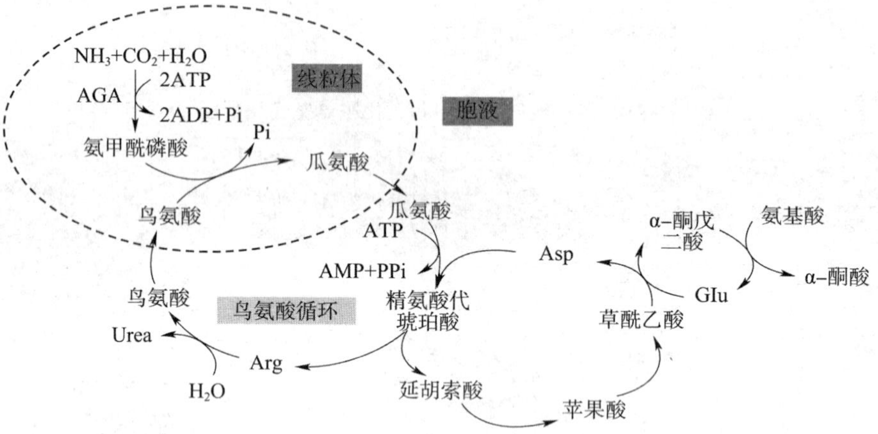

图 21－21　鸟氨酸循环

（2）合成谷氨酰胺　在动物肝脏、肌肉、脑等组织中存在着谷氨酰胺合成酶，催化氨和谷氨酸合成谷氨酰胺（Gln）（图 21－22）。

谷氨酰胺既是氨的一种解毒形式，也是氨的储存和运输形式。

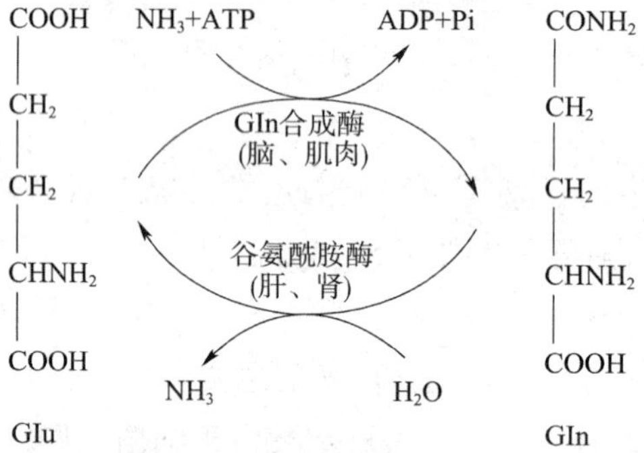

图 21－22　谷氨酰胺的合成

（3）合成非必需氨基酸和其他含氮物质（嘌呤、嘧啶等）

（五）α－酮酸的代谢

氨基酸经脱氨基生成的 α－酮酸主要有以下三条代谢途径。

1. 合成非必需氨基酸　α－酮酸可经转氨基作用合成相应的非必需氨基酸。这是机体合成非必需氨基酸的重要途径。

2. 转变成糖或脂肪　体内大多数氨基酸经脱氨基作用生成的 α－酮酸可以沿着糖异生途径转变成糖，称为生糖氨基酸，如丙氨酸、谷氨酸、蛋氨酸、天冬氨酸等。

有的氨基酸可转变成酮体，称为生酮氨基酸，如亮氨酸、赖氨酸。

既能转变成糖，又能生成酮体的氨基酸，称为生糖兼生酮氨基酸，如色氨酸、酪氨酸、异亮氨酸、苯丙氨酸等（表21－6）。

表21－6　氨基酸生糖及生酮性质的分类

类　别	氨　基　酸
生糖氨基酸	甘氨酸、丝氨酸、缬氨酸、组氨酸、精氨酸
	丙氨酸、谷氨酸、谷氨酰胺、蛋氨酸
	天冬氨酸、天冬酰胺、脯氨酸、半胱氨酸
生酮氨基酸	亮氨酸、赖氨酸
生糖兼生酮氨基酸	异亮氨酸、苯丙氨酸、酪氨酸、苏氨酸、色氨酸

3. 氧化供能　α－酮酸在体内可经三羧酸循环彻底氧化，生成二氧化碳和水，并释放能量，供机体生理活动需要。

四、个别氨基酸的代谢

（一）氨基酸的脱羧基作用

氨基酸经脱羧基后生成二氧化碳和胺，催化的酶为氨基酸脱羧酶，辅酶为磷酸吡哆醛。

1. 谷氨酸　在谷氨酸脱羧酶的催化下，生成γ－氨基丁酸（GABA）（图21－23）。

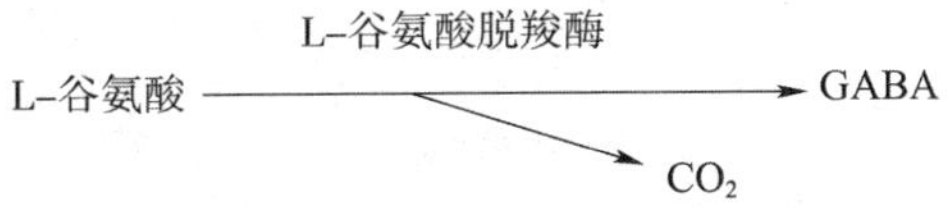

图21－23　谷氨酸脱羧作用

γ－氨基丁酸广泛存在于中枢神经系统，有抑制突触传导的作用，为抑制性神经递质。临床上应用维生素B_6可治疗妊娠呕吐和婴儿惊厥等，因为磷酸吡哆醛为谷氨酸脱羧酶的辅酶，可促进GABA的生成，从而导致中枢抑制作用而减轻症状。

2. 组氨酸　在组氨酸脱羧酶的催化下，生成组胺（图21－24）。

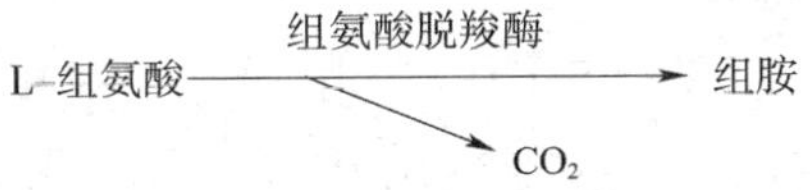

图21－24　组氨酸脱羧基作用

组胺分布广泛，乳腺、肺、肝、肌肉及胃黏膜中含量较高，主要存在于肥大细胞中。组胺是一种强烈的血管舒张剂，具有舒张血管、降低血压、促进平滑肌收缩及胃液分泌等作用。

3. 色氨酸　在羟化酶的催化下生成5－羟色氨酸，然后在5－羟色氨酸脱羧酶的作用下，生成5－羟色胺（5－HT）（图21－25）。

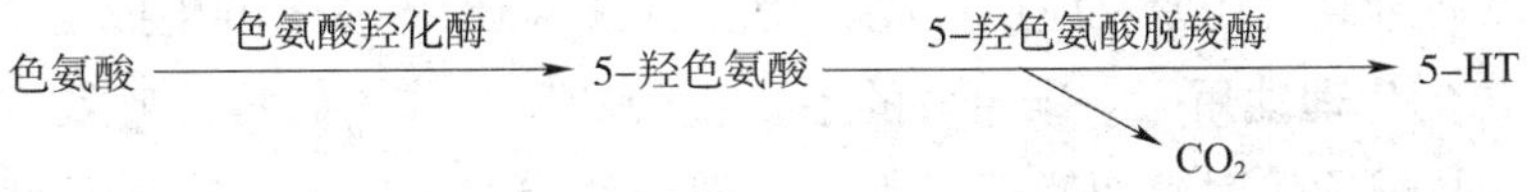

图21－25　色氨酸脱羧基作用

5－羟色胺是一种抑制性神经递质，存在于中枢神经系统；还能促进平滑肌和毛细血管收缩，升高血压，促进蠕动。

4. 鸟氨酸　脱羧生成腐胺，再与S－腺苷蛋氨酸反应生成精脒和精胺（图21－26）。

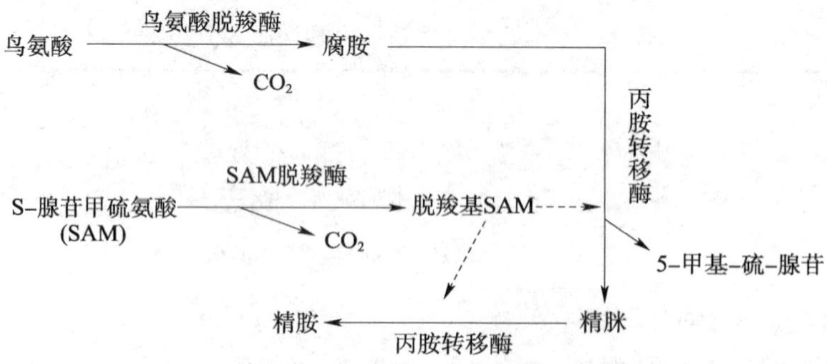

图 21－26　鸟氨酸脱羧基作用

精脒和精胺是多胺化合物，能促进细胞的生长和分裂。肿瘤细胞和胚胎组织中鸟氨酸脱羧酶活性较高，生成大量多胺，使细胞的生长和分裂加速。维生素 A 对鸟氨酸脱羧酶有抑制作用，故有一定的抗癌作用。

5. 半胱氨酸　体内牛磺酸主要由半胱氨酸脱羧生成。半胱氨酸先氧化生成磺酸丙氨酸，再由磺酸丙氨酸脱羧酶脱去羧基，生成牛磺酸。牛磺酸是结合胆汁酸的重要组成成分（图 21－27）。

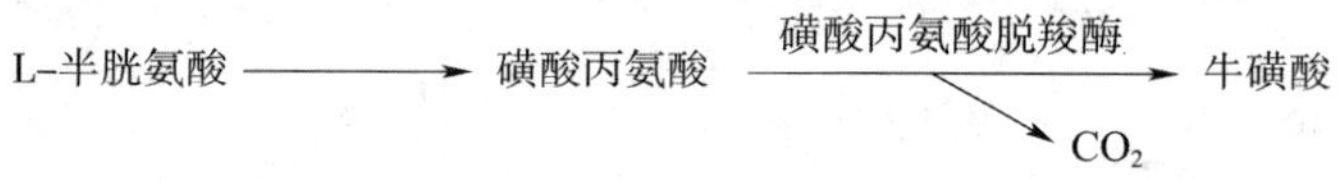

图 21－27　半胱氨酸脱羧基作用

（二）一碳单位代谢

1. 一碳单位的定义　某些氨基酸在代谢过程中能生成含有一个碳原子的基团，经过转移参与生物合成过程。这些含一个碳原子的基团称为一碳单位。一碳单位的生成、转移和代谢过程称为一碳单位的代谢。

体内重要的一碳单位有：甲基（$-CH_3$）、甲烯基（亚甲基，$-CH_2-$）、甲炔基（次甲基，$-CH=$）、甲酰基（$-CHO$）及亚胺甲基（$-CH=NH$）五种。一碳单位不能游离存在，常与四氢叶酸（FH_4）结合而转运和参加代谢。但是 CO、CO_2不属于一碳单位。

2. 一碳单位的载体　FH_4是一碳单位的运载体。哺乳类动物体内，FH_4由叶酸经二氢叶酸还原酶催化生成。

3. 一碳单位的来源　一碳单位来源于丝氨酸、甘氨酸、组氨酸及色氨酸的代谢。其中丝氨酸为主要来源。

4. 一碳单位的相互转变　各种不同形式一碳单位中碳原子的氧化状态不同。在适当条件下，它们可以通过氧化还原反应而彼此转变。但 $N^5-CH_3-FH_4$的生成是不可逆的。

5. 一碳单位的生理功用　一碳单位的主要生理功用是作为合成嘌呤及嘧啶的原料，一碳单位将氨基酸与核酸代谢密切联系起来。一碳单位代谢的障碍可造成某些病理情况，如巨幼细胞贫血等。磺胺药及某些抗恶性肿瘤药（甲氨蝶呤等）也正是分别通过干扰细菌及恶性肿瘤细胞的叶酸、FH_4的合成，进一步影响一碳单位代谢与核酸合成而发挥其药理作用。

重点小结

1. 蛋白质的分子组成 不同蛋白质的元素组成都很相似，均含有碳、氢、氧、氮。其中含氮量较为恒定，一般为13%～19%，平均为16%。

2. 蛋白质的基本结构单位 氨基酸氨基酸是蛋白质的基本结构单位。组成蛋白质的氨基酸有20种。除甘氨酸外，其余氨基酸均属于L－α－氨基酸。氨基酸的分类及理化性质。

3. 蛋白质的分子结构 蛋白质分子结构分为一、二、三、四级结构。

4. 蛋白质的性质 蛋白质的两性电离和等电点、蛋白质的胶体性质、蛋白质的变性作用、蛋白质的沉淀、蛋白质的呈色反应、蛋白质的紫外吸收性质。

5. 蛋白质的营养作用 氮平衡，营养必需氨基酸和营养非必需氨基酸，蛋白质的互补作用。

6. 氨基酸的一般代谢 氨基酸的来源和去路；氨基酸的脱氨基作用方式有氧化脱氨基作用、转氨基作用、联合脱氨基作用等，其中以联合脱氨基为最重要；氨的来源和去路。

7. 个别氨基酸的代谢 部分氨基酸脱羧基可以生成一些生物活性物质如γ－氨基丁酸（GABA）、组胺、5－羟色胺、多胺和牛磺酸等；一碳单位的代谢。

目标检测

扫码“练一练”

一、单项选择题

1. 蛋白质的基本结构单位是
   A. 肽　B. 氨基酸　C. 肽键平面　D. 核苷酸　E. 多肽
2. 维持蛋白质二级结构稳定的主要因素是
   A. 肽键　B. 氢键　C. 疏水键　D. 盐键　E. 离子键
3. 蛋白质变性是由于
   A. 一级结构改变　B. 空间构象破坏　C. 辅基脱落
   D. 蛋白质水解　E. 肽键断裂
4. 天然蛋白质中含有的20种氨基酸的结构
   A. 全部是L型　B. 全部是D型
   C. 部分是L型，部分是D型　D. 除甘氨酸外都是L型
   E. 除丙氨酸外都是L型
5. 测得某一蛋白质样品的含氮量为0.40g，此样品约含蛋白质
   A. 2.00g　B. 2.50g　C. 6.40g　D. 3.00g　E. 6.35g
6. 下面哪种方法沉淀出来的蛋白质具有生物学活性
   A. 重金属盐　B. 盐析　C. 苦味酸
   D. 常温下有机溶剂　E. 强酸强碱
7. 属于酸性氨基酸的是
   A. 精氨酸　B. 赖氨酸　C. 天冬氨酸　D. 半胱氨酸　E. 组氨酸

8. 生物体内脱氨基作用的主要方式是
A. 氧化脱氨基 B. 还原脱氨基 C. 直接脱氨基
D. 转氨基 E. 联合脱氨基
9. 蛋白质紫外吸收的最大吸收峰是
A. 260nm B. 280nm C. 240nm D. 680nm E. 400nm
10. 哺乳类动物体内氨的主要去路是
A. 在肝中合成尿素 B. 经肾泌氨随尿排出 C. 生成谷氨酰胺
D. 合成非必需氨基酸 E. 合成其他含氮化合物
11. 氨在血中的主要运输形式是
A. 天冬酰胺 B. 谷氨酸 C. 谷氨酰胺
D. 苯丙氨酸 E. 甲硫氨酸
12. 转氨酶的辅酶是
A. 焦磷酸硫氨素 B. 磷酸吡哆醛 C. 硫辛酸
D. 四氢叶酸 E. 黄素单核苷酸
13. 体内肾上腺素来自下列哪种氨基酸
A. 色氨酸 B. 酪氨酸 C. 苯丙氨酸
D. 谷氨酸 E. 组氨酸
14. 经脱酸作用后生成 γ – 氨基丁酸的是
A. 酪氨酸 B. 天冬氨酸 C. 谷氨酸
D. 半胱氨酸 E. 苯丙氨酸
15. 5 – 羟色胺是由下列哪种物质转变而来
A. 色氨酸 B. 谷氨酸 C. 组氨酸
D. 酪氨酸 E. 苯丙氨酸
16. 变性蛋白质的主要特点是
A. 黏度下降 B. 溶解度增加
C. 不易被蛋白酶水解 D. 生物学活性丧失 E. 肽键断裂
17. 蛋白质形成 α – 螺旋的过程中，遇到下列哪个氨基酸则螺旋中断
A. 精氨酸 B. 脯氨酸 C. 谷氨酸
D. 苯丙氨酸 E. 赖氨酸
18. 不出现于蛋白质中的氨基酸是
A. 半胱氨酸 B. 胱氨酸 C. 瓜氨酸 D. 精氨酸 E. 赖氨酸
19. ALT 活性最高的组织是
A. 心肌 B. 脑 C. 骨骼肌 D. 肝 E. 肾
20. 合成尿素的器官是
A. 心肌 B. 脑 C. 胰腺 D. 肝 E. 肾

二、多项选择题

1. 蛋白质的空间结构包括
A. 一级结构 B. 二级结构 C. 三级结构 D. 四级结构 E. 五级结构
2. 属于碱性氨基酸的是
A. 赖氨酸 B. 谷氨酸胺 C. 精氨酸

D. 组氨酸　　E. 缬氨酸

3. 下列属于营养必需氨基酸的是

A. 缬氨酸　　B. 苏氨酸　　C. 赖氨酸

D. 苯丙氨酸　　E. 色氨酸

4. 氨基酸的脱氨基作用包括

A. 氧化脱氨基作用　　B. 转氨基作用

C. 联合脱氨基作用　　D. 非氧化脱氨基作用

E. 嘌呤核苷酸循环

5. 一碳单位的来源有

A. 丝氨酸　　B. 甘氨酸　　C. 组氨酸

D. 色氨酸　　E. 天冬氨酸

6. 含硫氨基酸包括

A. 丝氨酸　　B. 甘氨酸　　C. 半胱氨酸

D. 蛋氨酸　　E. 天冬氨酸

7. 蛋白质的二级结构包括

A. α－螺旋　　B. β－折叠　　C. β－转角

D. 无规卷曲　　E. 倒 L 型

8. 使蛋白质沉淀但不变性的方法有

A. 重金属盐　　B. 盐析　　C. 苦味酸

D. 低温下有机溶剂　　E. 强酸强碱

9. 变性作用改变蛋白质哪些结构

A. 一级结构　　B. 二级结构　　C. 三级结构

D. 四级结构　　E. 五级结构

10. 易造成蛋白质变性的因素有

A. 加热　　B. 紫外线　　C. 尿素　　D. 强酸　　E. 强碱

三、简答题

1. 蛋白质在生命活动中有何重要意义？
2. 血液中氨的浓度过高，动物会中毒，为什么喂牛尿素牛不会中毒，且能正常生长？

（梁碧涛）

扫码“学一学”

第二十二章

核酸与蛋白质的合成

学习目标

知识要求 **1. 掌握** 核酸的基本结构单位、DNA 的结构和功能及 DNA 的生物合成。

2. 熟悉 核酸的元素组成、RNA 的结构和功能、RNA 及蛋白质的生物合成。

3. 了解 核苷酸、蛋白质代谢在医药领域的应用。

技能要求 1. 熟练掌握各种抗生素抗菌机制。

2. 认识常见的核酸和蛋白质类生物制药。

案例导入

案例：人类基因组含有约 31.6 亿个 DNA 碱基对，组成了 20000 ~ 25000 个基因。在这些基因序列中，人类不同个体间有着 99.9% 的相似度，只有大约 0.1% 是独有的。在动物王国中，人和动物基因的相似度也远超过想象：譬如黑猩猩与人类相似度达到了 98%；阿比西尼亚家猫与人类有 90% 的相似性；即使是果蝇，与人类基因的相似性也居然有 60%。研究基因组，利用基因，人们可以改良果蔬品种，提高农作物的品质，更多的转基因植物和动物食品将问世，人类可能在新世纪里培育出超级作物。通过控制人体的生化特性，人类将能够恢复或修复人体细胞和器官的功能，甚至改变人类的进化过程。

讨论：1. 决定不同物种遗传特性的物质基础是什么？不同个体或物种间基因差别不大，为什么表型差异如此之大？

2. 研究基因和蛋白，可有望解决医药学中的哪些问题？

第一节 概述

核酸是生物遗传的物质基础，承载了生物体代代相传的生命信息。因该物质最初从细胞核分离获得，呈酸性，故称为核酸。核酸可分为两大类，包括脱氧核糖核酸（DNA）和核糖核酸（RNA）。

一、核酸的元素组成

组成核酸的元素有 C、H、O、N、P 等，与蛋白质比较，其组成上有两个特点：一是核酸一般不含元素 S，二是核酸中 P 元素的含量较多并且恒定，占 9% ~10%。因此，测定生物样品中的 P 含量可用来推算其中的核酸含量。

二、核酸的基本结构单位——单核苷酸

核苷酸为核酸的基本结构单位。在核酸酶的作用下，核酸可水解为核苷酸；核苷酸又可继续分解为碱基、戊糖和磷酸。核酸水解过程见图 22－1。

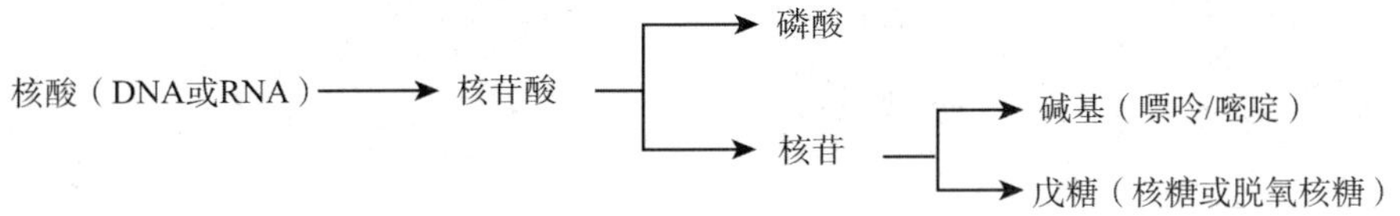

图 22－1　核酸的水解

（一）碱基

碱基是含氮的杂环化合物，可分为嘌呤和嘧啶两类。参与核苷酸组成的碱基主要有五种：腺嘌呤（A）、鸟嘌呤（G）、胞嘧啶（C）、胸腺嘧啶（T）和尿嘧啶（U）（图 22－2）。其中 DNA 和 RNA 都有的碱基有腺嘌呤（A）、鸟嘌呤（G）、胞嘧啶（C），尿嘧啶（U）只存在于 RNA 中，胸腺嘧啶（T）只存在于 DNA 中。

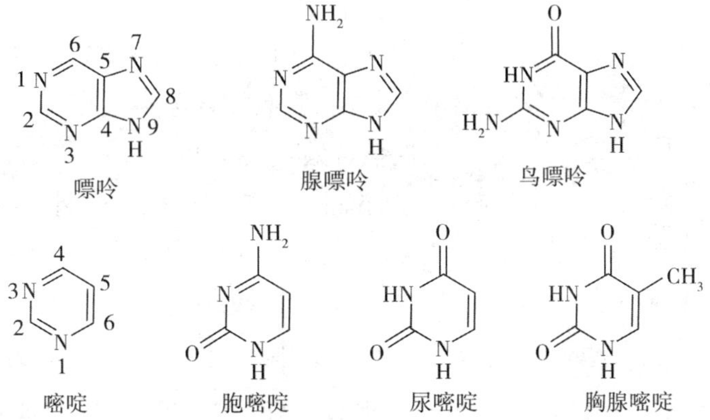

图 22－2　嘌呤和嘧啶碱基

除了常见碱基之外，生物体内还存在其他嘌呤或嘧啶碱的衍生物，这些碱基少见，称为稀有碱基，如次黄嘌呤、黄嘌呤等。因嘌呤环和嘧啶环中含有共轭双键，在 260nm 紫外光下有最大吸收峰，在研究核酸、核苷酸、核苷及碱基时，可被用作定性及定量分析。

（二）戊糖

构成核苷酸的戊糖有两种：β－D－2′－脱氧核糖和 β－D－核糖，脱氧核糖参与构成 DNA，核糖参与构成 RNA。这两种核糖均为呋喃糖，两者的区别仅在于第二位 C 原子连接的基团不同：在核糖 C－2′上连羟基，而脱氧核糖 C－2′上只有氢原子。脱氧核糖的性质比核糖稳定，这也是 DNA 成为遗传信息主要载体的原因。

（三）核苷

嘌呤碱的 N－1 或嘧啶碱的 N－9 与戊糖 C－1′上的羟基通过缩合反应形成 β－N－糖苷键，生成了核糖核苷和脱氧核糖核苷（图 22－3）。各种碱基和戊糖一起，可生成 8 种核苷，分别为腺（嘌呤核）苷、脱氧腺（嘌呤核）苷、鸟（嘌呤核）苷、脱氧鸟（嘌呤核）苷、胞（嘧啶核）苷、脱氧胞（嘧啶核）苷、胸（腺嘧啶脱氧核）苷和尿（嘧啶核）苷。

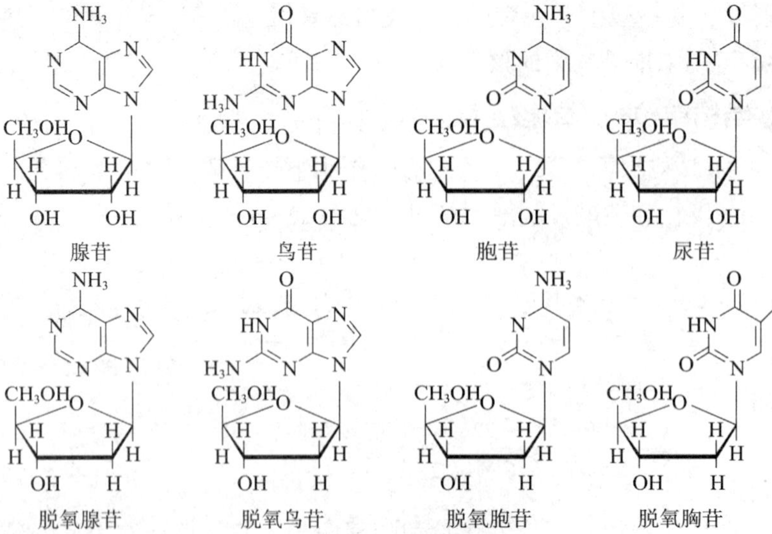

图 22－3　核苷与脱氧核苷

（四）核苷酸

核苷或脱氧核苷 C－5′上的羟基可以与磷酸反应，脱水缩合后形成磷脂键，生成核苷酸或脱氧核苷酸。根据连接的磷酸基团数目不同，核苷酸可分为核苷一磷酸（NMP）、核苷二磷酸（NDP）、核苷三磷酸（NTP），如腺嘌呤核糖核苷酸：AMP，ADP，ATP；脱氧核苷酸在前面加小写 d，如腺嘌呤脱氧核糖核苷酸：dAMP，dADP，dATP（图 22－4）。

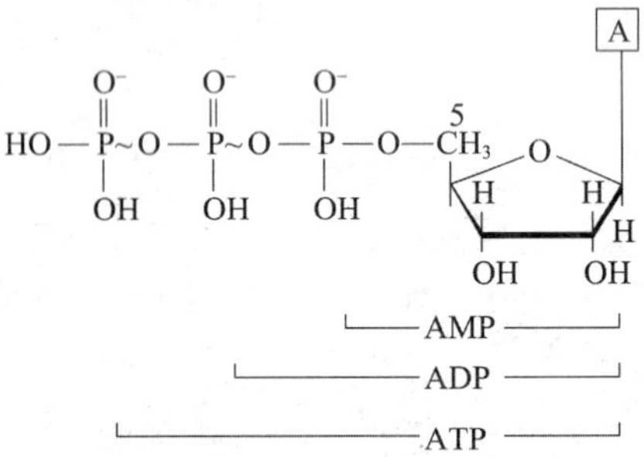

图 22－4　多磷酸腺苷

核苷酸除了参与构成核酸外，还可以参加各种物质代谢的调控和多种蛋白质功能的调节。例如 ATP 不仅是合成 RNA 的重要原料，也是体内细胞能量利用的直接形式，此外 ATP 和 GTP 的环化核苷酸——环腺苷酸（cAMP）和环鸟苷酸（cGMP），为细胞信号转导中的第二信使，具有重要的调控作用。此外，在参与细胞物质代谢的一些重要酶分子辅酶结构中也含有腺苷酸，如烟酰胺腺嘌呤二核苷酸（NAD^+）、黄素腺嘌呤二核苷酸（FAD）等。

拓展阅读

核酸的发现历史

1868 年瑞士医学博士米歇尔（F. Miescher）首次从脓细胞的细胞核中提取到一种含氮和磷特别丰富的沉淀物质，当时称为核素(nuclein)。1889 年，阿尔特曼(R. Altmann)发现核质具有酸性，定名为核酸。1928 年 Griffith 等研究肺炎双球菌的转化实验中提出“转化因子”这一物质。1944 年艾弗里（Avery O. T）提取出"转化因子”，并证实它就是 DNA，从此核酸是遗传物质的重要地位才被确立。1952 年赫希尔（Hershey A. D）等人用放射性同位素标记技术进一步证明了 DNA 就是遗传物质基础。1953 年 Watson 和 Crick 提出了 DNA 的双螺旋结构，为遗传学进入分子水平奠定了基础，是现代分子生物学的里程碑。

第二节 核酸的分子结构

DNA 主要存在于细胞核，少量存在于细胞质，作为遗传信息的载体。RNA 主要分布在细胞质，少量存在于细胞核，在遗传信息的表达中起重要作用，在某些病毒中也可作为遗传信息的载体。

一、DNA 的结构和功能

（一）DNA 的一级结构

DNA 的一级结构是指 DNA 分子中脱氧核苷酸的排列顺序。由于不同脱氧核苷酸：脱氧腺苷酸（dAMP）、脱氧鸟苷酸（dGMP）、脱氧胞苷酸（dCMP）和脱氧胸苷酸（dTMP）之间的差异仅在于碱基，因此也称为碱基序列。碱基序列贮存不同生物遗传信息，并决定 DNA 的二级结构和高级结构。

在 DNA 分子中，四种脱氧核苷酸按照一定的顺序排列，由前一位核苷酸的 3′OH 与下一位核苷酸的 5′磷酸基之间形成 3′，5′－磷酸二酯键，形成多聚脱氧核苷酸链。这些脱氧核苷酸的连接具有严格的方向性，具有游离的 5′－磷酸基的一端称为 5′磷酸末端，简称为 5′端；具有游离羟基的一端称为 3′羟基末端，简称为 3′端。核苷酸链的排列顺序和书写规则应从 5′端到 3′端（图 22－5）。

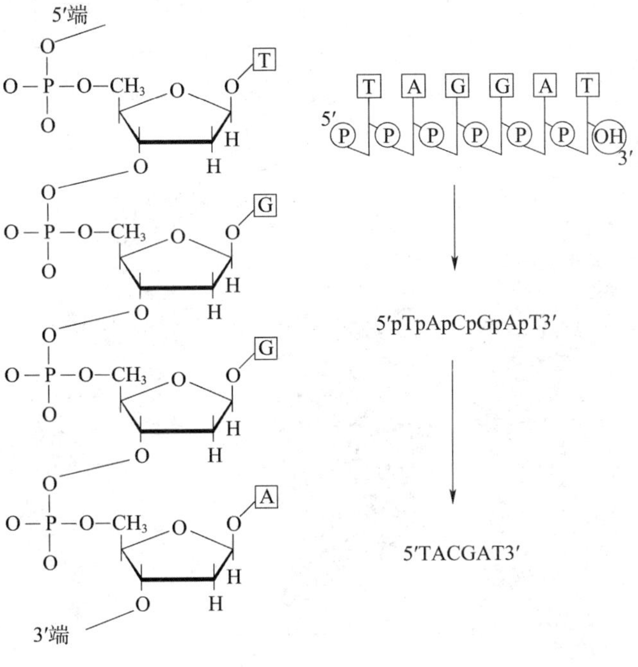

图 22－5 DNA 的一级结构及其书写方式

（二）DNA 的空间结构

1. DNA 的二级结构 1953 年 J. Watson 和 R. Crick 总结前人的研究成果，提出了著名的 DNA 双螺旋结构模型（图 22－6），并于 1962 年获得了 Nobel 生理学或医学奖。这一发现揭示了生物界遗传性状得以世代延传的分子基础，不仅阐明了 DNA 的理化性质，还将 DNA 结构与功能联系起来，为现代生命科学奠定了基础。

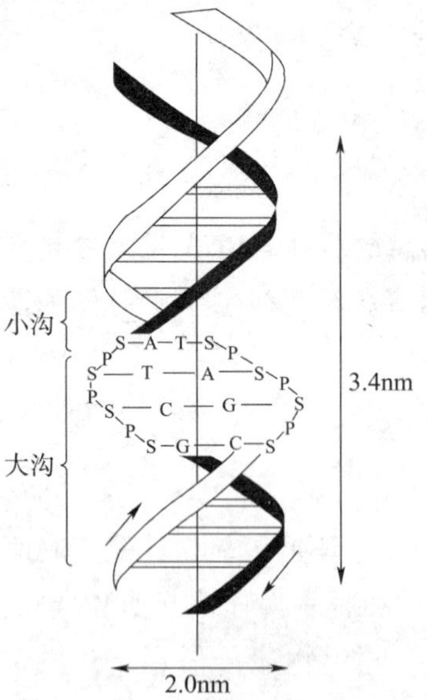

图 22－6　DNA 双螺旋结构示意图

Watson 和 Crick 提出的 DNA 双螺旋结构模型要点如下：

(1) DNA 由两条平行互补反向的多聚脱氧核苷酸链组成　两条 DNA 单链围绕一个螺旋轴形成右手螺旋结构：螺旋直径为 2nm，螺旋一周包含了 10 个碱基对，螺距为 3.4nm，因此每相邻两碱基对平面之间的距离为 0.34nm。其中一条链的走向是 5′→3′，另一条链的走向是 3′→5′。

(2) DNA 核心疏水，外侧亲水　在 DNA 双链结构中，外侧是由亲水的脱氧核糖和磷酸基构成的骨架，内侧是疏水的碱基对。

(3) 双链碱基之间以氢键互补配对结合而成　A 与 T 以两个氢键配对，C 与 G 用三个氢键配对，这种配对关系称为碱基互补配对。两个配对的碱基结构几乎在一个平面上，并与双螺旋的螺旋轴垂直。

(4) 维持 DNA 二级结构的作用力主要靠疏水力和氢键　DNA 中每相邻的两个碱基对平面在旋进中彼此重叠，产生了疏水性的碱基堆积力。双螺旋结构的稳定性在横向是靠两条链间互补碱基形成的氢键维系，纵向则靠碱基平面间的疏水性堆积力维持，并以后者更为重要。

值得注意的是，Watson 和 Crick 提出的 DNA 双螺旋结构模型是 DNA 分子在水性环境下和生理条件下最稳定的结构。如果改变溶液的离子强度或相对湿度，DNA 双螺旋结构的螺距、沟槽、旋转角度等特征都会发生变化。通常人们将 Watson 和 Crick 提出的 DNA 双螺旋模型称为 B－DNA 或 B 型 DNA 构象。后来发现自然界存在的 DNA 另有 A－DNA 和 Z－DNA（左手螺旋）（图 22－7）。

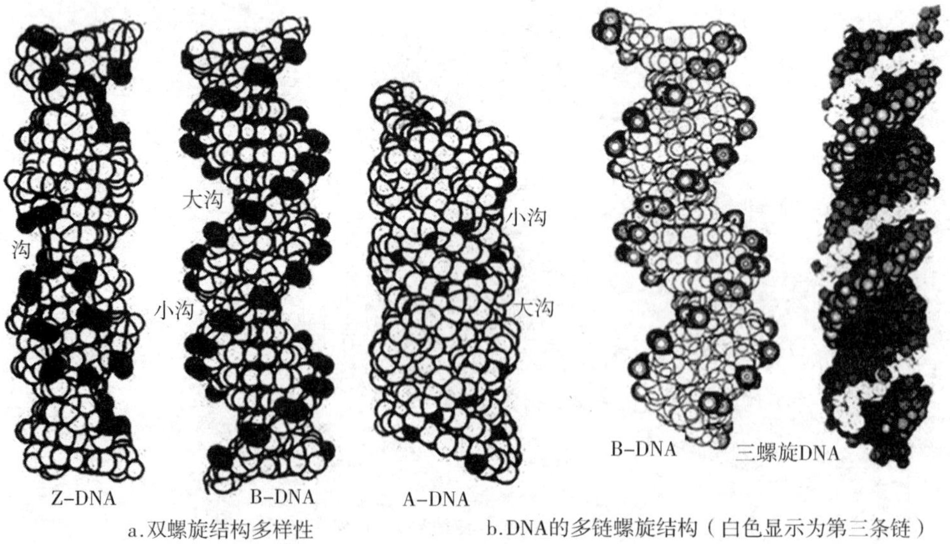

图 22－7　DNA 二级结构的多样性

2. DNA 的超级结构　在双螺旋基础上，DNA 经历一系列的盘旋压缩，形成致密的结构，称之为 DNA 的超级结构。真核生物 DNA 将形成以核小体为基本单位，折叠成致密的染色体结构，组装在细胞核内。原核生物 DNA 则盘绕形成超螺旋结构。

绝大部分原核生物的 DNA 都是闭合环状双螺旋结构，裸露而不与蛋白质结合。这种

DNA 双螺旋再盘绕的结构称为超螺旋结构（图 22 – 8）。

在真核细胞内，由于 DNA 分子较原核细胞大得多，所以真核细胞的 DNA 压缩得更为致密。真核细胞的 DNA 与蛋白质结合，以染色质的形式存在于细胞核内。染色质的基本组成单位被称为核小体（图 22 – 9），电镜下观察呈现串珠样结构。

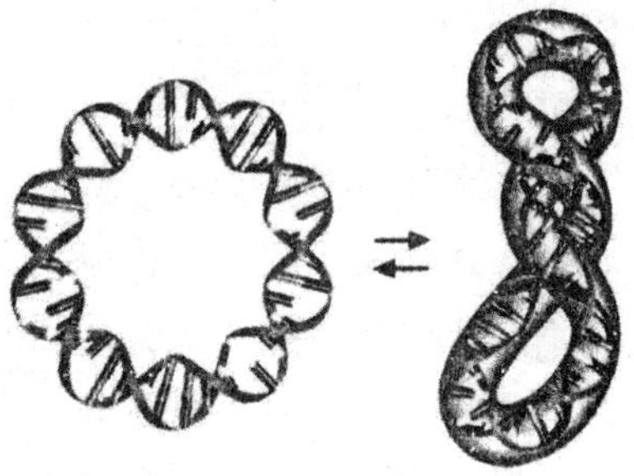

图 22 – 8　DNA 的超螺旋结构

核小体由 DNA 和 5 种组蛋白共同构成，形成串珠样的染色质细丝结构。在此过程中，DNA 长度被压缩了 6 ~ 7 倍。染色质细丝进一步盘绕、折叠形成中空螺线管。中空螺线管进一步卷曲形成超螺旋管，此时染色质长度已压缩了近 240 倍。之后，染色质纤维进一步压缩成染色单体，在核内组装为染色体，此期间 DNA 被压缩了 8000 ~ 10000 倍，从而将约 2 米长的 DNA 分子压缩，可容纳于直径只有数微米的细胞核中（图 22 – 10）。

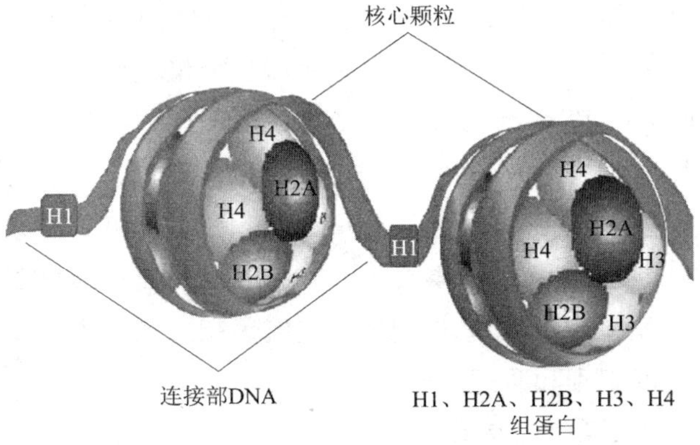

图 22 – 9　核小体示意图

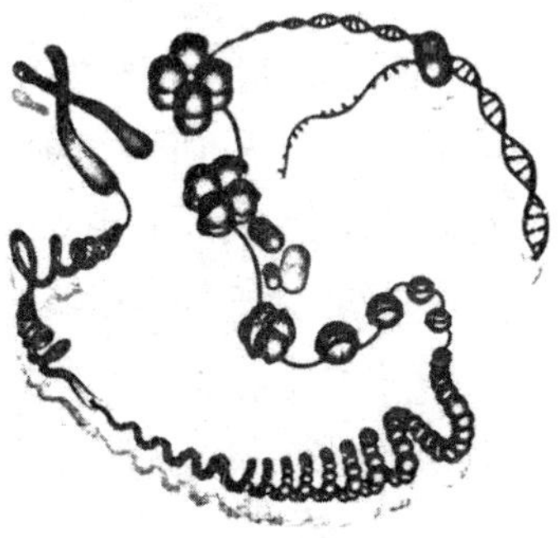

图 22 – 10　染色体的组装过程

（三）DNA 的功能

在真核细胞中，95% ~98% 的 DNA 分布于细胞核内，在原核细胞中，DNA 存在于细胞质中的核质区。不论分布空间如何，DNA 都作为生物遗传信息的载体存在，并作为基因复制和转录的模板。它是生命遗传的物质基础，也是个体生命活动的信息基础。

二、RNA 的结构和功能

同 DNA 一样，RNA 也是大分子核酸，在生命活动中同样起重要作用。目前已知 RNA 和蛋白质共同担负着基因的表达调控功能。在低等生物如某些 RNA 病毒中，RNA 还担任着承载遗传信息的功能。

（一）RNA 的一级结构

RNA 的一级结构是指 RNA 分子中从 5′端到 3′端核糖核苷酸通过 3′，5′ – 磷酸二酯键连接的排列顺序。与 DNA 相比，RNA 在碱基组成上、核糖类别上、碱基含量及分子量大小上均有一定差异。

（二）RNA 的空间结构和功能

同 DNA 的双螺旋结构不同，RNA 常以单链形式存在，但在空间中可局部互补配对形成特殊结构，如局部双螺旋结构和三级结构。虽然 RNA 比 DNA 小得多，但是它在种类、结构上却远比 DNA 复杂，这与它的功能多样化密切相关。真核细胞内主要的 RNA 包括信使

RNA（mRNA）、转运 RNA（tRNA）和核糖体 RNA（rRNA），此外还有不均一核 RNA（hnRNA）、核内小 RNA（snRNA）、核仁小 RNA（snoRNA）等。

1. 信使 RNA（mRNA） 把 DNA 所携带碱基排列顺序的遗传信息，按碱基互补配对原则，将存在于细胞核内基因的遗传信息转移到细胞质中，作为模板指导蛋白质的合成。mRNA 的种类多但含量少，仅占 RNA 总量的 2%～5%。mRNA 的长短差异很大，半衰期最短，由几分钟到数小时不等。真核生物细胞核内合成的 mRNA 初级产物为 hnRNA，比成熟的 mRNA 分子大得多，需要经过剪接才能成为成熟的 mRNA 并移位至细胞质发挥翻译模板的作用；而原核生物的 mRNA 则不需要加工就可直接参与蛋白质的生物合成。真核生物 mRNA 大多具有 5′端的帽子结构和 3′端的尾巴结构，这些结构与 mRNA 从核内向胞质的转位、维系 mRNA 的稳定性以及翻译起始调控等相关。

2. 转运 RNA（tRNA） 占细胞中 RNA 总量的 10%～15%，是细胞内分子量最小的一类核酸，稳定性较好，含有稀有碱基。tRNA 的功能是转运氨基酸，它按照 mRNA 上遗传密码的顺序将特定的氨基酸运到核糖体进行蛋白质的合成。组成 tRNA 的几十个核苷酸中存在着一些能局部互补配对的区域，可以形成局部的双链。这些局部双链呈茎状，中间不能配对的部分则膨出形成环或襻状结构，称为茎环结构或发夹结构。由于这些茎环结构的存在，使得 tRNA 分子的形状类似于三叶草，故称为三叶草结构（图 22－11a）。在三叶草结构中，比较重要的结构有氨基酸臂、胸苷假尿苷（TΨC）环、反密码子环和二氢尿嘧啶（DHU）环。氨基酸臂为 tRNA 的 3′端的最后 3 个核苷酸序列，均为 CCA，是氨基酸的结合部位。反密码子环内含有 3 个碱基，为反密码子，能与 mRNA 上编码相应氨基酸的密码子反向互补，配对结合，从而进行氨基酸的识别和装配。

tRNA 的三级结构呈倒 L 型，其中 3′末端的氨基酸臂位于“L”的一端，另一端为反密码子环（图 22－11b）。

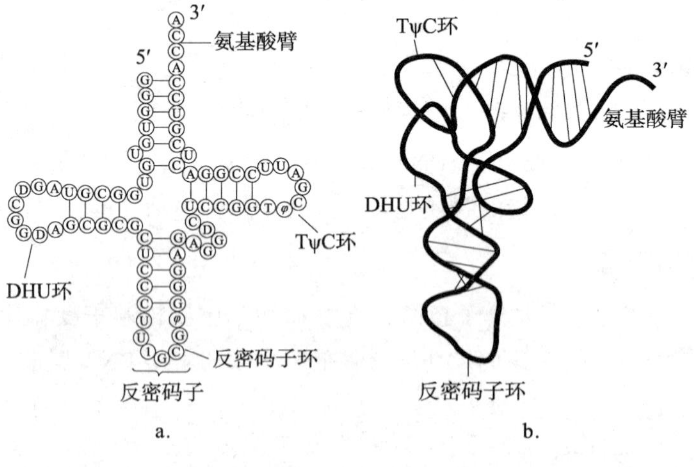

图 22－11 tRNA 的二级结构与三级结构

3. 核糖体 RNA（rRNA） 是细胞内含量最多的 RNA，占 RNA 总量的 75%～80%。rRNA 与核糖体蛋白共同构成的核蛋白体称为核糖体，是细胞内蛋白质生物合成的场所。原核生物的 rRNA 共有 5S、16S、23S（S 是大分子物质在超速离心沉降中的沉降系数）三种，真核生物的 rRNA 有 18S、5S、5. 8S、28S 四种，它们分别与不同的核糖体蛋白质一起组成大亚基和小亚基，大小亚基共同构成核糖体完成其生物学功能。真核生物的 18S rRNA 的二级结构含众多的环茎结构，呈花型（图 22－12），众多的结合位点为核糖体蛋白的结合和蛋白质的组装提供了结构基础。

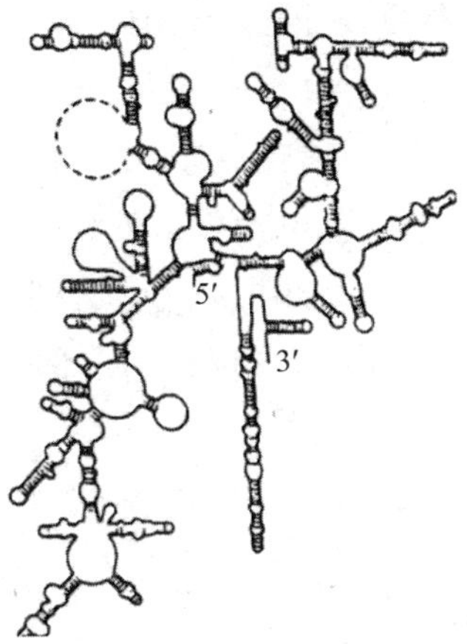

图 22－12 真核生物 18S rRNA 的二级结构

除了上述三种 RNA 外，细胞的不同部位还存在着许多其他种类的小分子 RNA，这些小 RNA 被统称为非编码小 RNA。另外，某些小 RNA 分子具有催化特定 RNA 降解的活性，在 RNA 合成后的剪接修饰中具有重要作用。这种具有催化作用的小 RNA 亦被称为核酶或催化性 RNA。

第三节 核酸的理化性质

一、核酸的一般性质

核酸是生物大分子。不同生物、不同种类的 DNA 相对分子质量差异较大，可用凝胶过滤方法进行分离。

核酸属于极性化合物，微溶于水，不溶于乙醇等有机溶剂，且 DNA 易溶于高浓度盐溶液（1mol/L NaCl），RNA 易溶于低浓度盐溶液（0.14mol/L NaCl），该性质可用于核酸的分离提纯。

核酸分子中既有酸性的磷酸基，又有碱性的含氮碱基，所以核酸是两性电解质。由于磷酸基团酸性更强，所以核酸具有较强的酸性，解离后带负电荷，可利用其带电性质将不同分子大小的核酸进行电泳分离。在碱性溶液中，DNA 稳定而 RNA 不稳定并容易水解，可用这一特质来清除 DNA 溶液中的 RNA 杂质。

二、核酸的紫外吸收

核苷酸中的嘌呤碱基及嘧啶碱基都含有共轭双键，在波长 260nm 的紫外光处有强烈的吸收（图 22－13）。利用这一特性，可用紫外分光光度法对核酸进行定性、定量和纯度分析。

三、核酸的变性、复性和分子杂交

（一）核酸的变性

在某些理化因素的作用下，导致 DNA 双链结构中的氢键断裂、碱基堆积力遭到破坏，双螺旋的双链分开形成单链的现象称为核酸的变性。能够引起核酸变性的理化因素主要有过量酸、碱、加热、有机溶剂和尿素等。

DNA 双链解离，更多分子内部的碱基共轭双键得以暴露，在波长 260nm 处的紫外吸收会明显增高，称为增色效应，是监测 DNA 是否发生变性及变性程度评价的最常用指标。

实验室中常用的 DNA 变性方法为加热，称为热变性。以温度对 A_{260nm} 值作图，所得曲线称为 DNA 的解链曲线。从曲线可以看出，DNA 热变性的过程实际上是在一个很小的临界温度范围内突然进行并快速完成的。通常把 A_{260nm} 达到最大值一半时所对应的温度称为 DNA 的解链温度或融解温度（Tm）（图 22－14）。Tm 值与 DNA 的长度及 GC 碱基的含量呈正相关。

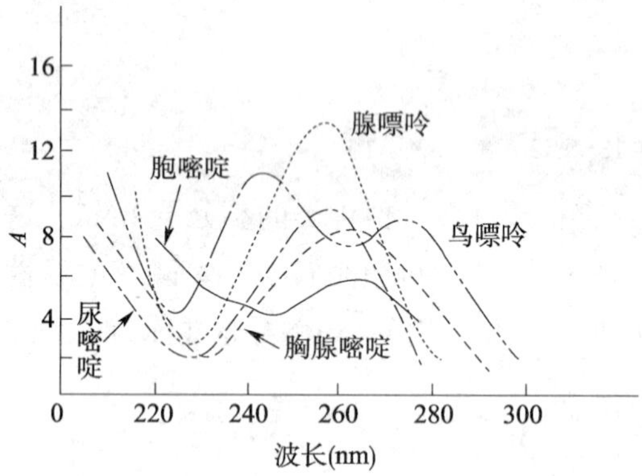

图 22－13　五种碱基的紫外吸收光谱

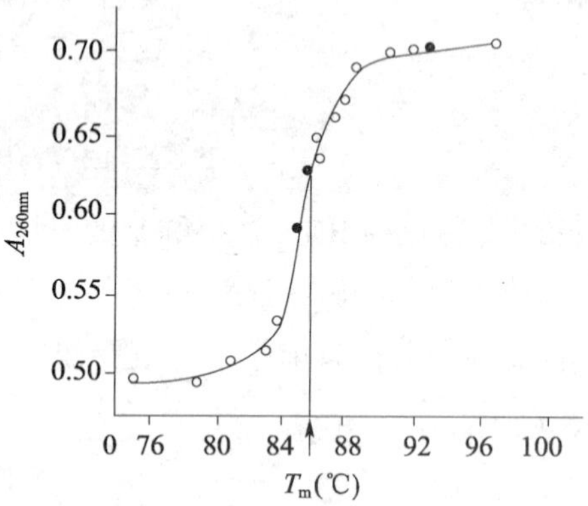

图 22－14　DNA 的解链曲线

（二）核酸的复性

在适当条件下，变性 DNA 的两条互补单链可重新配对恢复双螺旋结构，这一过程称为复性。热变性的 DNA 在温度缓慢下降时能复性，称为退火；但快速冷却降至低温时却不会复性而保持单链状态。

（三）核酸的分子杂交

变性的 DNA 在复性时，不同来源的单链 DNA 与 DNA 之间、DNA 与 RNA 之间或 RNA 与 RNA 之间结合形成杂化的双链核酸分子的过程称为分子杂交。杂交的基础是异源的核酸单链在某些区域存在互补的碱基序列，在这些区域就会形成杂交的核酸分子。核酸杂交已广泛应用于分子生物学和医学等领域，在基因研究、疾病的基因诊断、恶性肿瘤的基因分析等方面发挥着重要的作用。

第四节　核酸代谢与蛋白质的生物合成

生命体的遗传信息主要以特定的核苷酸排列顺序储存在 DNA 分子中，通过 DNA 复制、RNA 转录和蛋白质翻译，把遗传信息由亲代传递给子代，使后代表现出与亲代相似的遗传性状。这种遗传信息从 DNA 传递给 RNA，再传递给蛋白质的过程称为中心法则。之后发现某些病毒能以 RNA 为模板合成 DNA，称为逆转录，逆转录的发现补充了中心法则（图 22－15）。再后来发现导致疯牛病的朊病毒，结构中仅有蛋白质，提示蛋白质本身也可能成为承担生物信息的遗传物质，但研究尚未明确。

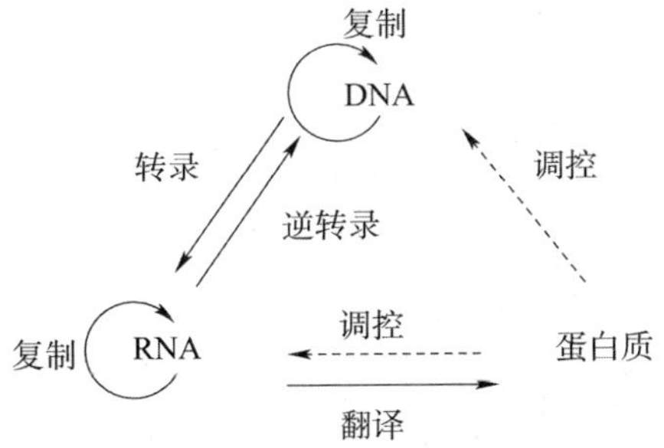

图 22－15　遗传信息传递的中心法则

一、核苷酸代谢

（一）核苷酸的合成代谢

体内核苷酸的合成代谢有两条途径，即从头合成途径和补救合成途径。从头合成途径是指利用简单的小分子物质，如磷酸核糖、氨基酸、一碳单位及 CO_2 为原料，经过一系列酶促反应合成嘌呤核苷酸的过程。补救合成途径是利用体内现成的碱基或核苷作为原料，经过简单的反应合成核苷酸的过程。其中，从头合成途径是体内大多数组织合成核苷酸的主要途径。

1. 嘌呤核苷酸的从头合成　嘌呤碱的各元素来源见图 22－16。

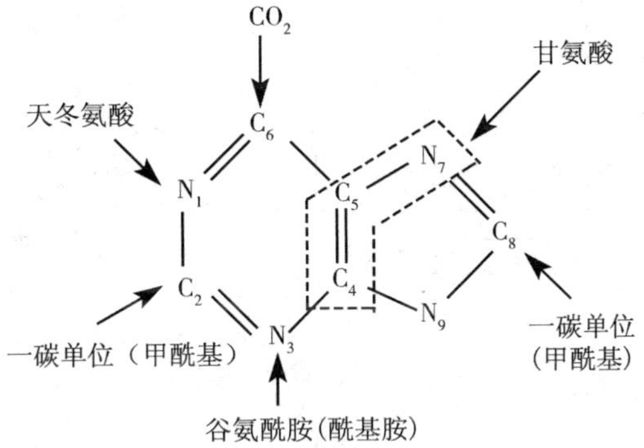

图 22－16　嘌呤碱合成的元素来源

反应分为两个阶段，首先以 5－磷酸核糖为起始物，生成 5－磷酸核糖焦磷酸（PRPP），然后在一系列酶促反应下生成次黄嘌呤核苷酸（IMP）（图 22－17）；第二阶段由 IMP 转变为 AMP 和 GMP（图 22－18）。AMP 和 GMP 则可在激酶作用下，磷酸化生成 ATP 和 GTP。

2. 嘌呤核苷酸的补救合成　嘌呤核苷酸的补救合成有两种方式，过程简单，且消耗较少的能量及原材料。

（1）经磷酸核糖转移酶催化生成核苷酸　由腺嘌呤磷酸核糖转移酶（APRT）和次黄嘌呤鸟嘌呤磷酸核糖转移酶（HGPRT）催化嘌呤碱和磷酸核糖结合生成核苷酸。

$$\text{腺嘌呤} + \text{PRPP} \xrightarrow{\text{APRT}} \text{AMP} + \text{PPi}$$

$$\text{次黄嘌呤} + \text{PRPP} \xrightarrow{\text{HGPRT}} \text{IMP} + \text{PPi}$$

$$\text{鸟嘌呤} + \text{PRPP} \xrightarrow{\text{HGPRT}} \text{GMP} + \text{PPi}$$

（2）由腺嘌呤核苷消耗 ATP 能量，经腺苷激酶催化作用生成 AMP。

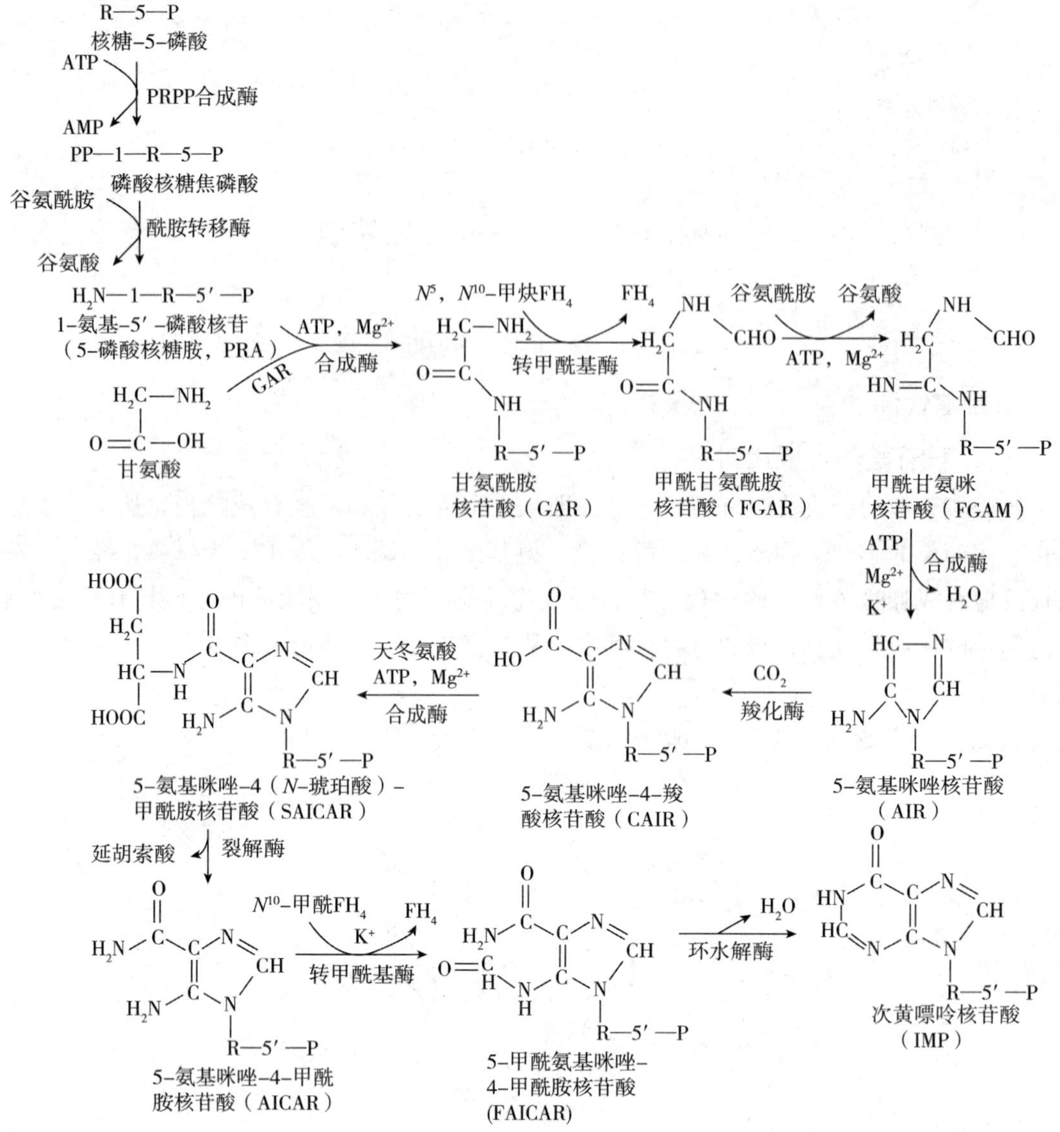

图 22－17 IMP 的合成

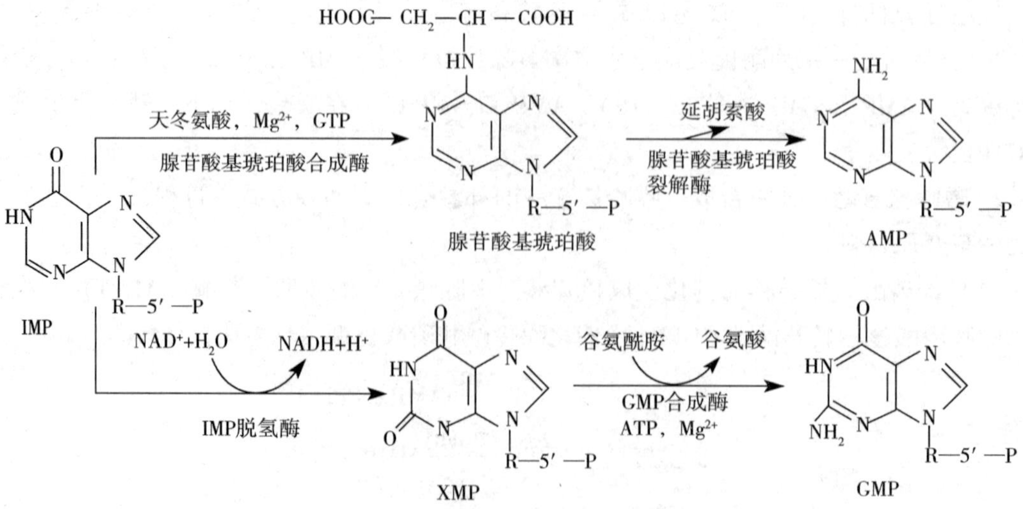

图 22－18 IMP 转化生成 AMP 和 GMP

$$\text{腺嘌呤核苷}\xrightarrow{\text{腺苷激酶}}\text{AMP}$$

在某些组织器官，如脑、骨髓等，缺乏从头合成嘌呤核苷酸的酶系，只能用补救合成途径。有一种 LeschNyhan 综合征，又称自毁容貌征，为先天基因缺陷，导致 HGPRT 缺乏，是一种导致痉挛和智力障碍的遗传代谢病。

3. 嘧啶核苷酸的从头合成 嘧啶核苷酸从头合成途径的合成原料有核糖－5－磷酸、谷氨酰胺、天冬氨酸和 CO_2。嘧啶碱的各元素来源见图 22－19。

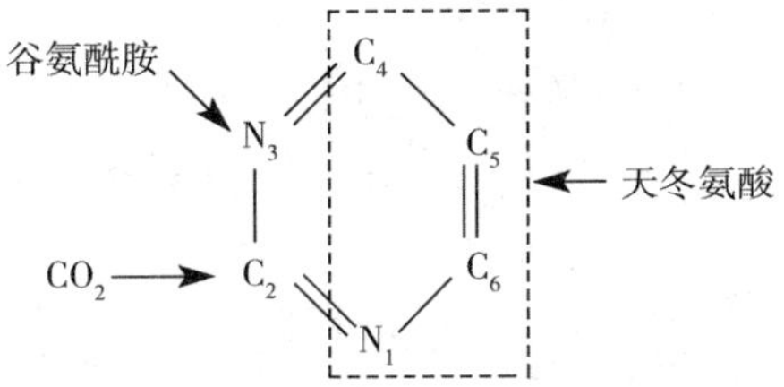

图 22－19 嘧啶碱合成的元素来源

反应分为两个阶段，首先合成嘧啶环与磷酸核糖相连生成 UMP，UMP 再转变成 CTP 和 dTMP（图 22－20）。

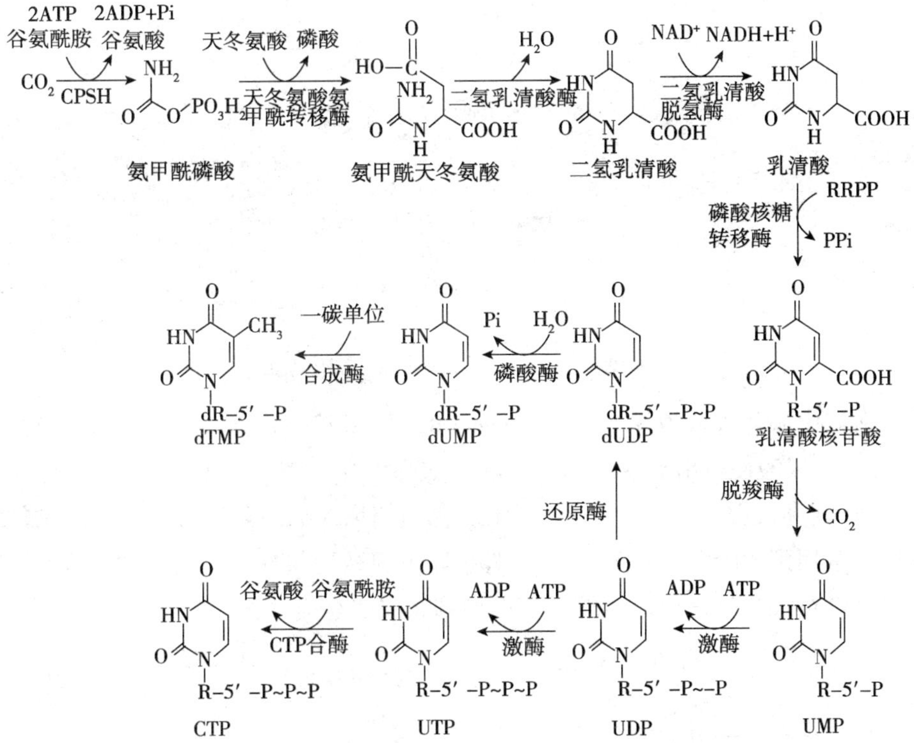

图 22－20 嘧啶核苷酸的从头合成

4. 嘧啶核苷酸的补救合成 嘧啶核苷酸的补救合成与嘌呤核苷酸的补救合成相似，主要酶为嘧啶磷酸核糖转移酶以及尿苷激酶和胸苷激酶。

$$\text{尿嘧啶}+\text{PRPP}\xrightarrow{\text{嘧啶磷酸核糖转移酶}}\text{UMP}+\text{PPi}$$

$$\text{尿嘧啶核苷}+\text{ATP}\xrightarrow{\text{尿酐激酶}}\text{UMP}+\text{ADP}$$

$$\text{脱氧胸腺嘧啶核苷}+\text{ATP}\xrightarrow{\text{胸苷激酶}}\text{dTMP}+\text{ADP}$$

5. 脱氧核苷酸的生成 脱氧核苷酸（dNTP，N 代表 A、U、C、G）是在核苷二磷酸

（NDP）基础上，通过核糖核苷酸还原酶催化还原而成相应的脱氧核苷二磷酸（dNDP），再经过激酶的作用，由 dNDP 磷酸化生成 dNTP。

（二）核苷酸的分解代谢

1. 嘌呤核苷酸的分解代谢 在核苷酸酶催化下，各种核苷酸水解成核苷，核苷酶解生成游离的碱基及核糖－1－磷酸。核糖－1－磷酸可变为核糖－5－磷酸，成为 PRPP 的原料，用于合成新的核苷酸。游离的嘌呤碱既可参加核苷酸的补救合成，也可分解为可随尿排出的尿酸（图 22－21）。

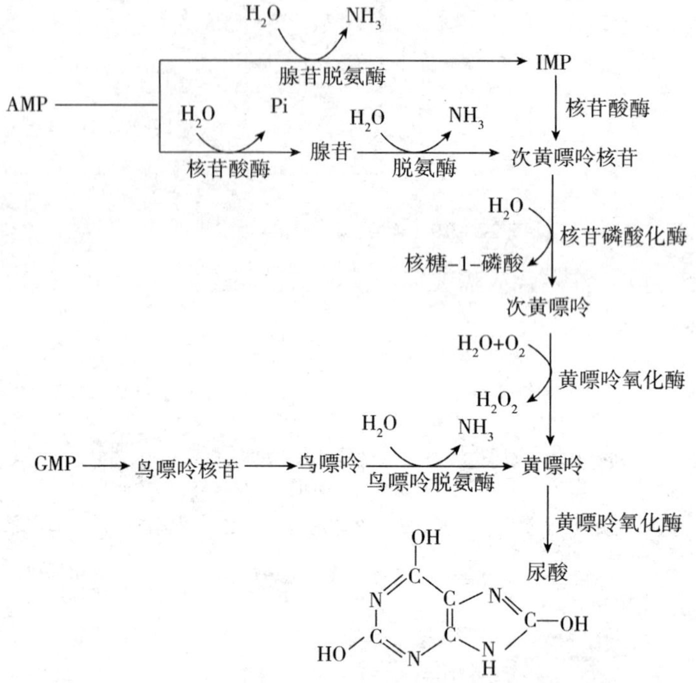

图 22－21 嘌呤核苷酸的分解代谢

正常人血浆中尿酸含量为 0.12～0.36mmol/L，尿酸溶解度较低，当血中尿酸含量超过 0.48mmol/L 时，尿酸便析出形成结晶，尿酸盐结晶可在关节、软组织、软骨及肾等部位沉积，引起关节炎、尿路结石及肾病等，临床上称为痛风。痛风最重要的生化基础是高尿酸血症。临床上常用别嘌呤醇治疗痛风症，别嘌呤醇的结构与次黄嘌呤结构相似，通过竞争性抑制可以降低黄嘌呤氧化酶的活性，从而抑制尿酸的合成（图 22－22）。

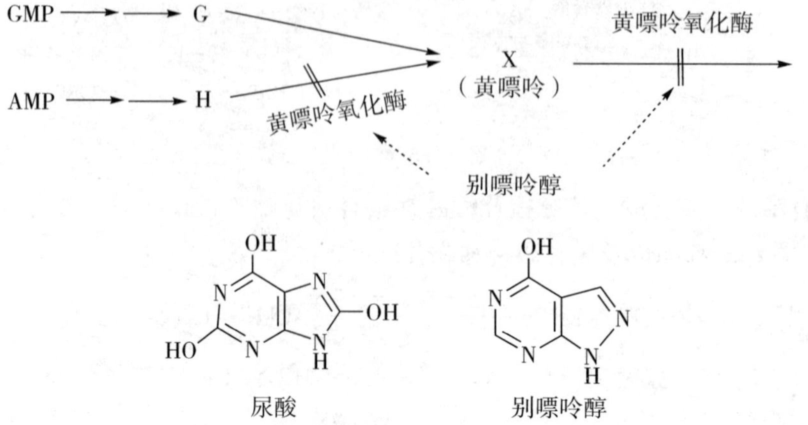

图 22－22 别嘌林醇的作用原理

2. 嘧啶核苷酸的分解代谢 嘧啶核苷酸首先水解为嘧啶碱基、戊糖和磷酸，嘧啶碱可在体内彻底分解为 NH_3、CO_2和 H_2O（图 22－23）。

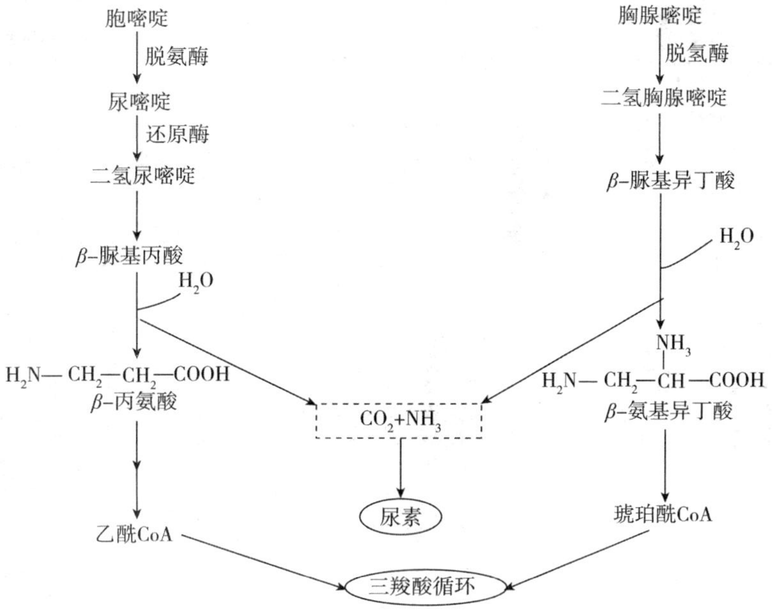

图 22－23 嘧啶核苷酸的分解代谢

二、DNA 的生物合成

DNA 复制是以亲代 DNA 为模板合成子代 DNA 的过程。DNA 复制的意义在于将遗传信息从亲代传给子代，保证遗传信息传递的连续性。

（一）DNA 复制基本规律

DNA 复制基本规律主要包括三个方面：半保留复制、双向复制、半不连续复制。在 DNA 复制过程中，复制具有高保真性。

1. 半保留复制 是指在 DNA 分子复制时，亲代双链分离后的每条单链均可作为模板，合成新链。因此在复制完成时，将有两个与亲代 DNA 完全相同的子代 DNA 分子，每个子代 DNA 分子中的一条链来自亲代，另一条链为合成的新链。半保留复制的方式使得子代 DNA 能够完全保留亲代的全部遗传信息，体现了遗传的保守性，是物种稳定的基础（图 22－24）。

2. 双向复制 DNA 的复制起始只能发生在基因组的特定位置，也就是起始点。DNA 复制只能从 DNA 链的起始点向末端沿着一个方向，即向着 5′→3′进行。DNA 分子在起始点开始复制，解开的两股单链和尚未解开的双链形成一“Y”字结构，称为复制叉，复制同时向两个方向解链，延伸方向相反，这种复制方式称为双向复制。

3. 半不连续复制 由于 DNA 的两条链反向互补，一条链方向为 5′→3′，另一条链为 3′→5′。子代 DNA 合成时，所有已知的 DNA 聚合酶只能催化从 5′→3′的子链合成。这就使在复制中，一条链的复制方向与解链方向相同，而另一条链则相反，其中合成方向与解链方向相同的一条链称为领头链或前导链，而另一条合成方向与解链方向相反的称为随从链或滞后链。通过研究发现，随从链必须等待模板链解开一定长度后才能再沿 5′→3′方向合成引物并延长，形成不连续的 DNA 片段，称为冈崎片段。DNA 复制时，领头链上 DNA 的合成是连续的，而随从链上是不连续的，故称为半不连续复制（图 22－25）。

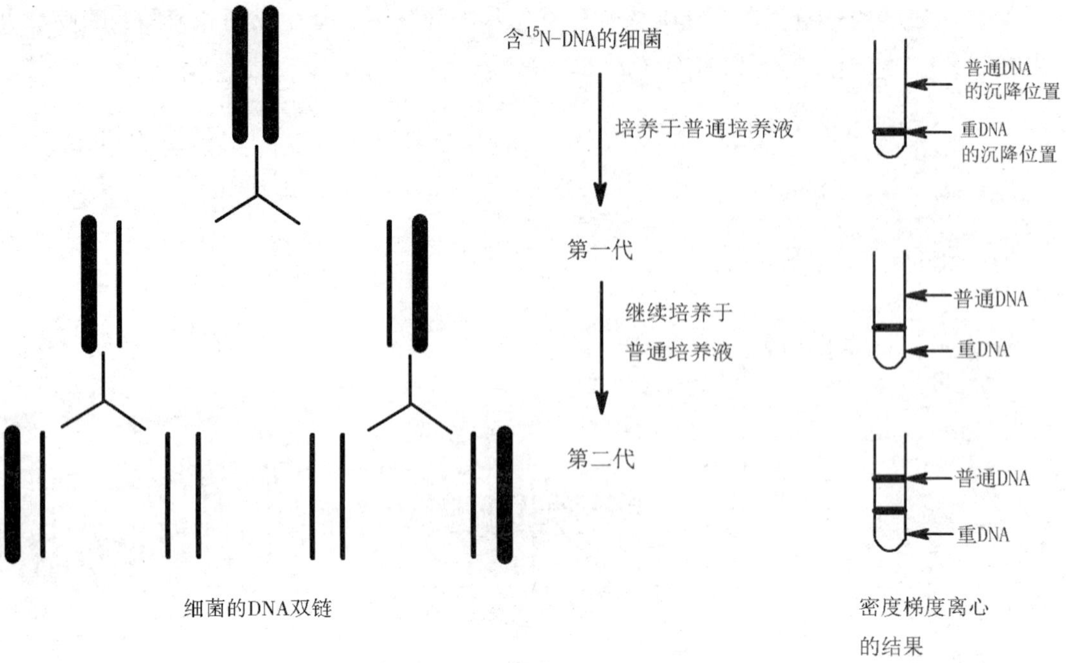

图 22-24 DNA 半保留复制实验

注：粗线代表含^{15}N；细线代表含^{14}N

4. 高保真性复制 为保证遗传的稳定，DNA 复制生成的子代 DNA 与亲代 DNA 需要保持碱基序列一致，称为 DNA 复制的高保真性。这种高保真性主要由三种机制维持：严格的碱基互补配对原则，DNA 聚合酶在复制时正确的碱基选择功能，复制出错时的即时校读功能。

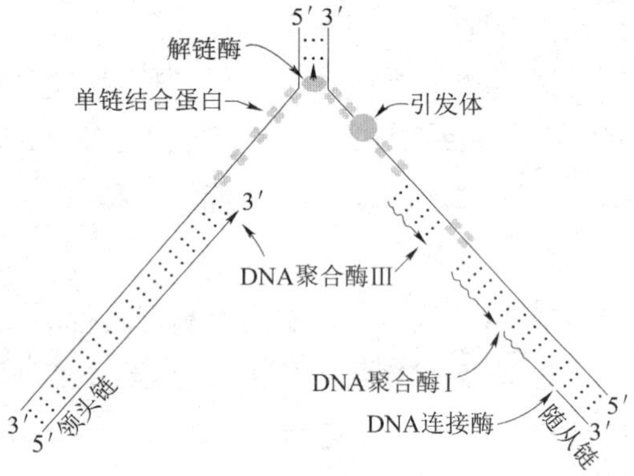

图 22-25 DNA 的双向复制和半不连续复制示意图

（二）**DNA 的复制体系**

DNA 复制是一个复杂的过程，是众多酶催化下的核苷酸聚合反应，需要四种脱氧核苷三磷酸（dNTP）、模板 DNA、作为聚合 dNTP 的小分子寡核苷酸链的引物、多种酶和蛋白因子等共同构成复制体系。这些酶包括：能在 DNA 模板指导下，催化 dNTP 聚合为新链 DNA 的 DNA 聚合酶；能切断双螺旋 DNA 分子之间的氢键，使 DNA 在复制开始前分开成为两条链的解螺旋酶；在复制起始处催化合成引物的引物酶；可以稳定单链 DNA，防止两条解链的 DNA 重新形成双螺旋的单链 DNA 结合蛋白；在 DNA 复制过程中，能松弛 DNA 超螺旋，有利于 DNA 复制的 DNA 拓扑异构酶；还有将冈崎片段连接起来变成完整链的 DNA 连接酶等。

（三）**DNA 的复制过程**

以原核生物大肠埃希菌的 DNA 复制过程为例，介绍 DNA 复制的三个阶段：复制的起始、延长和终止。

1. 复制的起始 复制起始的主要任务是从复制起始点处，在解螺旋酶、单链结合蛋白、DNA 拓扑异构酶作用下，将闭合环状 DNA 双螺旋解开成两条稳定的单链。然后引物酶和参与起始的几种蛋白质因子以及单链 DNA 模板结合形成引发体。引发体中的引物酶催化合成引物，随着 DNA 聚合酶的加入，在复制起始位点形成两个复制叉，复制进入延长阶段。

2. 复制的延长 复制延长指在 DNA 聚合酶Ⅲ作用下，以单链母链为模板，按照碱基互补配对原则，催化 dNTP 以 dNMP 形式逐个加入引物或已合成 DNA 的 3′-OH 末端。此过程中引发体不断向前移动，解开双螺旋，DNA 聚合酶Ⅲ不断由 5′→3′方向催化生成磷酸二酯键。复制为半不连续复制，DNA 聚合酶Ⅲ分别催化领头链和随从链的延伸。

3. 复制的终止 复制终止过程包括切除引物、填补空缺和连接切口。领头链延长方向和解链方向相同，可以连续合成新 DNA 子链。随从链延长方向和解链方向相反，不可以连续合成子链 DNA，所以需要不断合成引物来合成冈崎片段，然后再由 DNA 聚合酶Ⅰ从冈崎片段之间切除 RNA 引物并填补两个相邻冈崎片段之间的空隙。最后由 DNA 连接酶连接两个片段的切口，完成随从链 DNA 的合成。因原核生物 DNA 为闭合环状结构，从复制点开始双向复制，最后在终止点上汇合，即可完成 DNA 子链的复制。

真核生物 DNA 复制过程和原核生物一样，也可分成复制的起始、延长和终止三个阶段。但真核生物基因组要比原核生物大得多，因此在反应体系、过程和调解中都更为复杂。

三、RNA 的生物合成

RNA 生物合成有两种，一种叫转录，指生物体中以 DNA 为模板，在 RNA 聚合酶的催化下合成各类 RNA（包括 mRNA，rRNA 和 tRNA 等）的过程。第二种叫 RNA 复制，指在病毒中以 RNA 为模板合成新 RNA 的过程。本部分主要介绍转录。转录将 DNA 序列中的遗传信息传递给 RNA，是基因表达的重要环节。

（一）RNA 的转录体系

RNA 的转录需以 DNA 单链为模板，以 ATP、CTP、GTP、UTP 4 种 NTP 为原料，按照碱基互补配对原则，在依赖 DNA 的 RNA 聚合酶催化下，按 5′→3′方向合成相应的 RNA。

1. 转录模板 在 DNA 双链中，只有一条链能作为模板，这条 DNA 链称为模板链，与之相对的另一条互补链为编码链。基因组的 DNA 并不是全部都可以转录，转录只能以基因组中能编码 RNA 的 DNA 片段为模板。这些能够转录为 RNA 的 DNA 片段，称为结构基因。不同结构基因的模板链并不总在同一条链上，不同基因的模板链和编码链可以是 DNA 双链中的任意一条，并不是固定的，这称之为不对称转录（图 22-26）。

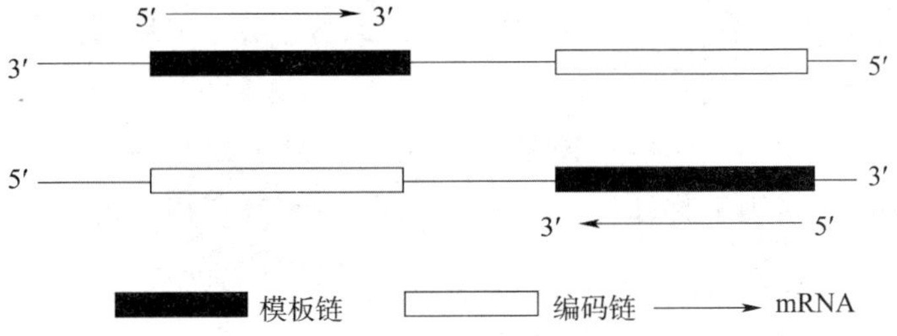

图 22-26 RNA 的不对称转录示意图

2. RNA 聚合酶 是以 DNA 为模板，四种 NTP 为原料，通过磷酸二酯键聚合催化合成 RNA 的酶。因为与 RNA 转录有关，所以也称转录酶。以大肠埃希菌为例，RNA 聚合酶由四种五个亚基组成，全酶的组成是 $\alpha_2\beta\beta'\sigma$，σ 亚基容易从全酶中解离出来，剩下的 $\alpha_2\beta\beta'$ 部分称为核心酶。核心酶能催化核苷酸间磷酸二酯键的形成，σ 亚基承担在转录起始前辨认起始点的功能，所以全酶是转录起始必需的。真核生物中已发现三种 RNA 聚合酶，分别是 RNA 聚合酶Ⅰ、Ⅱ、Ⅲ，它们转录的基因不同，产生的产物亦不同。

（二）RNA 的转录过程

不论原核生物还是真核生物，转录的过程都可分为三个阶段：起始、延长和终止。经转录生成的各种 RNA，绝大多数是不成熟的初级产物，通常还需要经过剪接、修饰等加工过程，才能成为成熟的 RNA。这里以原核生物 RNA 转录过程为例来介绍。

1. 转录的起始 同 DNA 复制首先需要识别起点位点一样，原核生物转录的起始也需要 RNA 聚合酶在被转录的 DNA 模板上识别和辨认结合的位点，才能启动转录。这段能被该 RNA 聚合酶识别、结合的一段 DNA 序列称为启动子，是控制转录的关键部位。转录时，首先由 RNA 聚合酶的 σ 亚基辨认启动子，并以 RNA 聚合酶全酶的形式结合启动子。随后 RNA 聚合酶发挥解螺旋酶作用，使 DNA 局部构象发生改变而解链，双链打开约 17 个碱基对，DNA 模板暴露，接下来根据模板上核苷酸的序列，按照碱基互补配对原则，从转录起始点开始转录。

2. 转录的延长 第一个核苷酸结合后，σ 亚基从全酶上脱离，留下的核心酶与 DNA 的结合变松，因而较容易继续往前移动，此时将进入转录的延长阶段。核心酶延 DNA 模板链不断向下游移动，合成方向为 5′→3′的 RNA 链。新合成的 RNA 链暂时与 DNA 模板链通过氢键形成杂交双链，但由于杂交双链的氢键稳定性较弱容易断开，因此分开的 DNA 单链会重新组合成原来的双链结构，新生的 RNA 链就会不断从 DNA 模板中游离出来（图 22－27）。

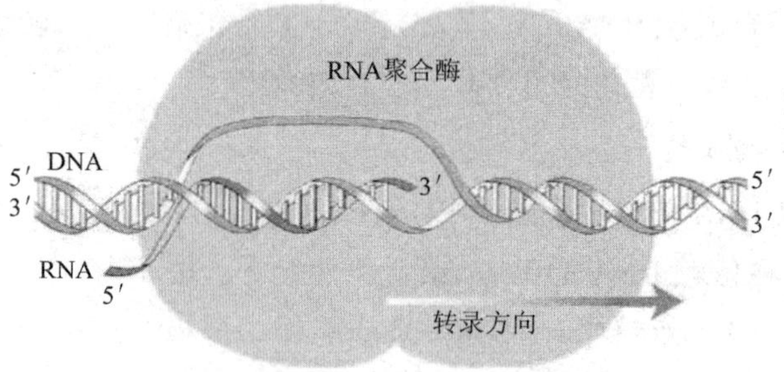

图 22－27 转录延长过程示意图

3. 转录的终止 转录的终止包括延伸停止及 RNA 聚合酶和新 RNA 的释放。当核心酶移动到 DNA 模板的转录终止位点时，RNA 聚合酶不再催化形成新的磷酸二酯键，DNA 恢复为双螺旋状态，RNA 聚合酶从转录复合物上脱落下来，RNA 链从模板上释放，转录终止。

真核生物的转录过程远比原核生物复杂。原核 mRNA 的原始转录产物一般无需加工就具有生物活性，都可直接用于翻译，而真核 mRNA 一般都有相应的前体，前体必须经过加工修饰才能用于转译蛋白质。

四、蛋白质的生物合成

以 mRNA 为模板合成蛋白质的过程，称为翻译。生物体的遗传信息最终需要翻译为蛋白质才能表达出相应的生物性状。蛋白质的生物合成就是将从脱氧核糖核酸（DNA）转录得到的 mRNA 的遗传信息（A. G、C. U 四种符号组成的遗传密码）转换成蛋白质分子中 20 种氨基酸的排列顺序的过程。

（一）蛋白质的生物合成体系

蛋白质分子的生物合成是一个多分子参与的复杂过程。除构成人体的 20 种氨基酸原料外，还有一些特殊氨基酸的参与。在此过程中还需要多种生物大分子参加，其中包括核糖体、mRNA. tRNA 及多种酶和蛋白质因子，另外还需要无机离子和 ATP、GTP 提供能量，它们参与了氨基酸活化及肽链合成的起始、延长、终止阶段的各个环节，共同构成了蛋白质的生物合成体系。

1. mRNA 模板和密码子 mRNA 携带 DNA 的遗传信息，在蛋白质合成时作为蛋白质合成的模板，决定肽链的氨基酸排列顺序。不同的蛋白质有各自不同的 mRNA，mRNA 每三个相邻的核苷酸编码一个氨基酸，这种三位一体的核苷酸编码称作遗传密码或密码子。4 种碱基总共可以组成 64 组密码，其中 61 个密码子代表着 20 种不同的氨基酸。AUG 既是蛋氨酸的密码子，也是多肽链合成的起始信号，称为起始密码子。其余 3 个 UAA、UGA、UAG，不编码氨基酸，仅作为肽链合成的终止密码子（表 22 –1）。

表 22 –1 遗传密码表

第一位碱基	第二位碱基				第三位碱基
(5′端)	U	C	A	G	(3′端)
U	苯丙氨酸	丝氨酸	酪氨酸	半胱氨酸	U
	苯丙氨酸	丝氨酸	酪氨酸	半胱氨酸	C
	亮氨酸	丝氨酸	终止密码	终止密码	A
	亮氨酸	丝氨酸	终止密码	色氨酸	G
C	亮氨酸	脯氨酸	组氨酸	精氨酸	U
	亮氨酸	脯氨酸	组氨酸	精氨酸	C
	亮氨酸	脯氨酸	谷氨酰胺	精氨酸	A
	亮氨酸	脯氨酸	谷氨酰胺	精氨酸	G
A	异亮氨酸	苏氨酸	天冬酰胺	丝氨酸	U
	异亮氨酸	苏氨酸	天冬酰胺	丝氨酸	C
	异亮氨酸	苏氨酸	赖氨酸	精氨酸	A
	蛋氨酸	苏氨酸	赖氨酸	精氨酸	G
G	缬氨酸	丙氨酸	天冬氨酸	甘氨酸	U
	缬氨酸	丙氨酸	天冬氨酸	甘氨酸	C
	缬氨酸	丙氨酸	谷氨酸	甘氨酸	A
	缬氨酸	丙氨酸	谷氨酸	甘氨酸	G

遗传密码具有下列特征：

（1）方向性 mRNA 分子中密码子的排列具有方向性。翻译时按 5′→3′方向，从 5′端起始密码子 AUG 开始，直到终止密码子为止，这样核苷酸序列就决定了合成的多肽链中从 N 端到 C 端的氨基酸排列顺序。

（2）连续性 mRNA 分子中两个相邻的密码子之间没有间隔，从起始密码 AUG 开始，每三个碱基代表一个氨基酸，构成了一个连续不断的阅读框，直至终止密码子。如果在阅读框中间插入或缺失 1 个或 2 个碱基，就会造成移码突变，引起突变位点下游氨基酸排列的错误，导致后续氨基酸序列的完全变化。

（3）简并性 61 组密码子仅对应 20 种氨基酸，有的氨基酸具有 2 个或 2 个以上的密码子，这种几组密码子代表一种氨基酸的现象称为密码子的简并性。这种简并性对于减少有害突变，保证物种遗传的稳定性有一定意义。

（4）通用性　从细菌病毒到人类，蛋白质的生物合成都使用上述的同一套遗传密码表，称为遗传密码的通用性。但动物细胞的线粒体和植物细胞的叶绿体内所使用的遗传密码已发现有个别例外。

（5）摆动性　在 mRNA 密码子与 tRNA 反密码子的配对中，可以不完全遵守碱基互补配对原则，前两对需严格遵守，但第三对碱基（即 mRNA 密码子的第三位碱基与反密码子的第一位碱基）配对时可以“摆动”，即不严格互补也能相互辨认，如 I－A、I－C、I－U 也可配对，称为密码子的摆动性，能使某些 tRNA 识别多种简并性密码子。

2. tRNA 携带氨基酸和识别密码子　tRNA 在蛋白质生物合成过程中起转运氨基酸和识别密码子的作用。每种氨基酸都有 2～6 种各自特异的 tRNA，这些氨基酸将和 tRNA3′端的氨基酸臂结合，并被转运到核糖体，然后再由 tRNA 的反密码子环识别结合 mRNA 参与翻译过程。

3. rRNA 和核糖体　rRNA 与蛋白质结合形成核糖体，是蛋白质的合成场所。任何生物的核糖体都由大、小两个亚基组成。小亚基可结合模板 mRNA、起始 tRNA，并可结合和水解 ATP。大亚基中有两个 tRNA 的结合位点：第一个是结合氨酰 tRNA 的位点，称为受位（A 位）；第二个是结合肽酰 tRNA 的位点，称为给位（P 位）。

（二）蛋白质的生物合成过程

1. 氨基酸的活化与转运　在合成蛋白质之前，氨基酸分子需要消耗能量与 tRNA 结合，形成氨基酰－tRNA，此过程称为氨基酸的活化，活化后的氨基酰－tRNA 才能转运到核糖体上，参与肽链的合成。

2. 核糖体循环　活化的氨基酸在核糖体上缩合形成多肽链的过程称为核糖体循环，它包括三个阶段：起始、延长和终止。现以原核生物为例予以介绍。

（1）起始阶段　在起始因子的作用下，核糖体大小亚基分离，mRNA、起始蛋酰胺－tRNA 和核糖体结合在一起，形成翻译起始复合物，该过程还需要 GTP、起始因子 IF 和 Mg^{2+} 的参与。在这个过程中，翻译起始复合物处于 P 位，第二个密码子暴露在 A 位，为接受下一个氨酰－tRNA 做好准备（图 22－28）。

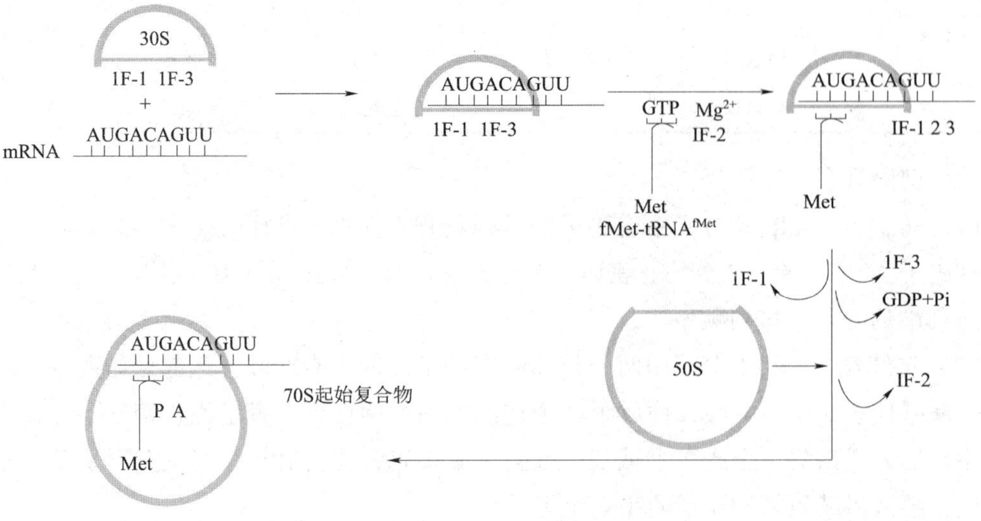

图 22－28　肽链合成的起始阶段示意图

（2）延长阶段　这一阶段是在翻译起始复合物基础上，核糖体沿 mRNA 从 5′→3′方向移动，按照 mRNA 密码子的顺序，不断引进氨基酰 - tRNA 在核糖体上依次顺序缩合为肽键形成肽链。此阶段由进位、成肽和转位三个步骤循环进行直至肽链合成终止（图 22 - 29）。

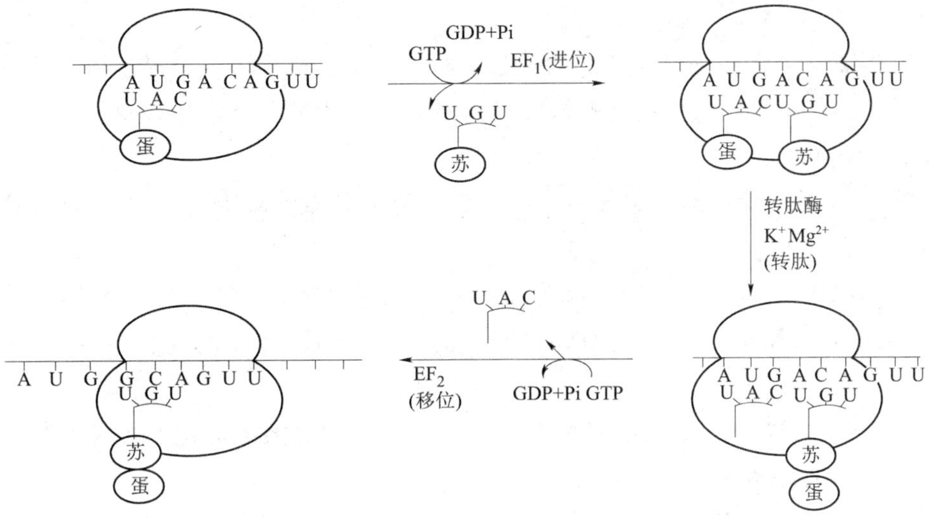

图 22 - 29　肽链合成的延长阶段示意图

进位是指正确的氨基酰 - tRNA 按照 mRNA 模板密码子，通过反密码子互补配对识别，进入 A 位的过程。

成肽是指在转肽酶的催化下，P 位上的氨基酸或肽转移至 A 位，与 A 位上氨基酰 - tRNA 中的氨基酸形成肽键，形成肽酰 tRNA，之后肽酰 - tRNA 占据 A 位，卸载了氨基酸的 tRNA 从 P 位上脱落下来。

转位是指在转位酶作用下，核糖体沿着 mRNA 移动一个密码子的距离，A 位的肽酰 - tRNA 移入 P 位，下一个密码子则进入 A 位，便于结合下一个配对的氨基酰 - tRNA。

上述三步反复循环，核糖体不断从阅读框中读取 mRNA 中的密码子，肽链不断从 N 端向 C 端延长，直到终止密码子进入 A 位为止。

（3）终止阶段　当 mRNA 终止密码子出现后，释放因子识别终止密码，从肽酰 - tRNA 中水解出肽链，核糖体大小亚基拆开、与 mRNA 相互分离，重新进入起始阶段开始下一轮的翻译。

真核和原核生物的蛋白质生物合成过程基本相似，但反应更复杂，涉及的蛋白因子更多。无论在原核细胞还是真核细胞，一条成熟的 mRNA 链上能同时附着 10 ~ 100 个核糖体，进行蛋白质的合成。这种 mRNA 与多个核糖体结合形成的串珠状聚合物称为多聚核糖体。这些核糖体能同时进行肽链的合成，极大提高了 mRNA 的利用率和蛋白质多肽的合成速度。

（三）蛋白质合成后修饰

从核糖体释放的新生多肽链不一定是具备生物活性的成熟蛋白质，对于大多数蛋白质来说，多肽翻译后还要经过各种加工和修饰处理才能成为有活性的成熟蛋白，该过程称为翻译后加工。蛋白质合成后的加工和修饰包括对多肽链一级结构的修饰、高级结构的修饰以及帮助高级结构的形成等许多方面。

此外，蛋白质合成后还需定向输送到相应的部位才能行使各自的生物学功能，这个过程称为蛋白质的靶向运输。该过程与翻译后加工过程同步进行。

重点小结

1. 核苷酸的组成 单核苷酸为核酸的基本结构单位。核苷酸的组成可分为三部分：碱基、戊糖和磷酸。

2. 痛风 正常人血浆中尿酸含量过多时，尿酸会析出形成结晶，尿酸盐结晶可在关节、软组织、软骨及肾等部位沉积，引起关节炎、尿路结石及肾病等，临床上称为痛风。

3. DNA 的一级结构 DNA 分子中从 5′端到 3′末端脱氧核苷酸的排列顺序称为 DNA 的一级结构。

4. DNA 的二级结构 DNA 双链组成的双螺旋结构称为 DNA 的二级结构。

5. DNA 的复制 以亲代 DNA 为模板，合成子代 DNA 的过程称为 DNA 的复制。

6. RNA 的转录 以亲代 DNA 为模板，在 RNA 聚合酶的催化下合成各类 RNA 的过程称为 RNA 的转录。

7. 蛋白质的翻译 以 mRNA 为模板，合成蛋白质的过程，称为蛋白质的翻译。

8. DNA 的变性 在外界理化因素影响下，DNA 双螺旋结构解离变成两条单链 DNA 的过程，成为 DNA 的变性。

9. DNA 的复性 在一定条件下，已经解离的两条 DNA 单链重新互补配对，恢复 DNA 双螺旋结构的过程，成为 DNA 的复性。

目标检测

扫码“练一练”

一、单项选择题

1. DNA 复制时下列哪一项不是复制的基本规律

   A. 半保留复制　B. 半不连续复制　C. 反方向复制　D. 双向复制　E. 高保真复制

2. 冈崎片段产生的原因是

   A. DNA 复制速度太快　B. 双向复制　C. 复制与解链方向不同　D. 复制中 DNA 需要打断　E. 以上都不是

3. 将 RNA 核苷酸顺序的信息转变为蛋白质中氨基酸排列顺序的过程为

   A. 复制　B. 转录　C. 逆转录　D. 翻译　E. 突变

4. 肽链延长的步骤依次是

   A. 进位→注册→移位　B. 起始→延长→终止　C. 进位→成肽→转位　D. 成肽→注册→转位　E. 转位→成肽→进位

5. 核酸根据下列哪项分为两类

   A. 磷酸　B. 戊糖　C. 碱基　D. 嘌呤　E. 嘧啶

6. 作为大多数生物的遗传物质载体是

A. DNA　B. RNA　C. mRNA　D. tRNA　E. rRNA

7. DNA 分子中不含

A. 腺嘌呤　B. 鸟嘌呤　C. 胞嘧啶　D. 胸腺嘧啶　E. 尿嘧啶

8. 构成核酸一级结构的基本化学键是

A. 氢键　B. 肽键　C. 糖苷键

D. 3′，5′－磷酸二酯键　E. 二硫键

9. 有关核酸分子中的碱基配对规律，错误的是

A. DNA 分子中存在 G － C　B. DNA 分子中存在 T － U

C. RNA 分子中存在 A － U　D. DNA 分子中存在 A － T

E. RNA 分子中存在 C － G

10. 嘌呤核苷酸从头合成途径首先合成的是

A. XMP　B. AMP　C. UMP　D. CMP　E. IMP

11. 能在体内分解生成 β －氨基异丁酸的是

A. 腺嘌呤　B. 胞嘧啶　C. 尿嘧啶　D. 胸腺嘧啶　E. 次黄嘌呤

12. 人体内嘌呤核苷酸分解代谢的终产物主要为

A. 尿酸　B. 肌酐　C. 肌酸　D. 尿素　E. 尿苷酸

13. 下列哪种物质增多会造成痛风症

A. 尿素　B. 肌酐　C. 肌酸　D. 尿酸　E. 氨

14. 5 －氟尿嘧啶的结构与下列哪种物质结构相似

A. 谷氨酰胺　B. 胸腺嘧啶　C. 胞嘧啶　D. 叶酸　E. 尿嘧啶

15. DNA 复制的含义是

A. 指 DNA 指导的 RNA 合成　B. 指 DNA 指导的 DNA 生物合成

C. 指 RNA 指导的 DNA 合成　D. 指损伤 DNA 的修复　E. 指 RNA 的生物合成

16. DNA 复制的特点是

A. 半保留复制　B. 连续复制

C. 在一个起始点开始，复制向两边等速进行

D. 消耗四种 NTP　E. 复制的方向是 3′→5′

17. 在半保留复制中，如果 DNA 分子双股全都标有放射性标记，而在无放射性标记的溶液中复制两次，那么 4 个 DNA 分子的放射性分布应该是

A. 2 个 DNA 分子无放射性　B. 4 个 DNA 分子都有放射性

C. 2 个 DNA 分子的两股都有放射性　D. 1 个 DNA 分子的两股都有放射性

E. 4 个 DNA 分子都无放射性

18. DNA 复制中 5′－TAGA－3′序列产生的互补结构是下列哪一种

A. 5′－TCTA－3′　B. 5′－ATCT－3′　C. 5′－UCUA－3′

D. 5′－GCGA－3′　E. 3′－TCTA－5′

19. DNA 的特征紫外吸收峰位于

A. 200nm　B. 220nm　C. 240nm　D. 260nm　E. 280nm

二、多项选择题

1. DNA 和 RNA 合成的步骤包括

A. 起始　　B. 转位　　C. 延长　　D. 成肽　　E. 终止

2. 核酸由以下哪些成分组成

A. 磷酸　　B. 戊糖　　C. 叶酸　　D. 嘌呤　　E. 嘧啶

3. 可作为遗传物质载体的是

A. DNA　　B. RNA　　C. 蛋白质　　D. tRNA　　E. rRNA

4. RNA 分子中可含

A. 腺嘌呤　　B. 鸟嘌呤　　C. 胞嘧啶　　D. 胸腺嘧啶　　E. 尿嘧啶

5. DNA 复制时需要以下哪些酶和蛋白分子

A. DNA 聚合酶　　B. 拓扑异构酶　　C. 解螺旋酶

D. 单链结合蛋白　　E. DNA 连接酶

三、简答题

1. DNA 半保留复制的意义是什么？如何保证复制的高保真性？

2. 何为转录？转录与复制的异同点有哪些？

3. 什么是遗传密码？有何特点？

（龚　蕾）

第二十三章

酶与维生素

扫码“学一学”

学习目标

知识要求 **1. 掌握** 酶的概念、影响酶促反应速度的因素、维生素的概念与分类。

2. 熟悉 酶的结构与功能、维生素与辅助因子的关系。

3. 了解 维生素缺乏症的原因。

技能要求 1. 学会在酶促反应中控制合适的条件。

2. 能够运用所学酶学知识解释某些疾病发生原因以及某些药物的作用机制。

案例导入

案例：患儿，男，出生三天出现全身发黄，食欲差，精神状态不佳，14 天仍然未退。经抽血检查，测试得出葡萄糖－6－磷酸脱氢酶活性低，诊断为先天性酶缺乏引起的溶血性高胆红素血症即溶血性黄疸。

讨论：1. 什么是酶，在人体内有何功能？

2. 酶活性与哪些因素相关？

第一节　酶概述

一、酶的概念

酶是由活细胞合成的，对底物具有高度的催化作用和高度特异性的生物催化剂。

酶是生物催化剂，其化学本质与一般催化剂不同。一般催化剂多为小分子物质，如金属离子和金属氧化物等，但酶是生物大分子，具有复杂的结构，大部分为蛋白质，少部分为 RNA。有催化功能的 RNA 称为核酶（本章不作讨论）。

生物催化剂是催化剂的一类，因此酶也有一般催化剂的共性。酶能显著提高化学反应速度，但不能改变反应的平衡点，即不能改变平衡常数；在化学反应前后，质和量不发生改变；只能催化热力学上允许的反应。

酶作为生物催化剂，在执行催化功能时，具有区别于一般催化剂的特点。

1. 极高的催化效率（高效性）　在合适的条件下，酶对底物具有极高的催化效率。对于同一化学反应，酶的催化效率比无催化剂时高 10^8 ~ 10^{20} 倍，比一般催化剂催化时高 10^7 ~

10^{13}倍。

2. 高度特异性（专一性） 酶对底物有严格的选择，这种现象称为酶的特异性或专一性。酶的特异性可作以下分类：①一种酶只能催化一种底物，而不会作用于其他物质则称为绝对特异性。如脲酶只能水解尿素，而对尿素的衍生物不起任何作用。②有些酶能催化一类结构相似的化合物或者一种化学键发生一定的化学反应，则称为相对特异性。如酯酶能催化酯键分解，而对于酯键所连的烃基无严格要求。③当底物具有立体异构体时，酶只能作用于其中一种，称为立体异构特异性。如胰蛋白酶只作用于 L－氨基酸残基构成的肽键，而对 D－氨基酸构成的肽键无催化作用。

3. 不稳定性 酶本质主要是蛋白质，使蛋白质变性的因素如强酸、强碱、高温、高压、重金属等都能使酶变性失活。

4. 可调节性 生物体内化学反应错综复杂，酶在浓度或活性方面需要受到如激素、酶原激活等多种因素的调节与控制，才能维持身体有条不紊的动态平衡及正常的生命活动。

二、酶的命名

1. 习惯命名法 根据底物加酶促反应的类型进行命名，例如乳酸脱氢酶，磷酸戊糖异构酶等。水解酶类可仅根据所催化底物类型进行命名，如蛋白酶、淀粉酶等。如不同水解酶所作用的底物相同，可以指明其来源进行区别，如胰蛋白酶、胃蛋白酶等。

2. 系统命名法 习惯命名法简单实用，但是命名时常出现混乱。因此催生了系统命名法。系统命名法要求标明酶的所有底物及催化反应的性质。如有多种底物，各底物名称之间以“:”分隔，如乙醇：NAD^+氧化还原酶，这使每一种酶都只有一个系统名。

三、酶的分类

根据酶促反应类型，可将酶进行分类，如下表 23－1。

表 23－1 酶的分类

序号	分类	功能	典型代表
1	氧化还原酶类	催化氧化还原反应	丙酮酸脱氢酶、细胞色素氧化酶
2	转移酶类	催化基团转移或交换	磷酸化酶、丙氨酸氨基转移酶
3	水解酶类	催化水解反应	蛋白酶、淀粉酶、脂肪酶
4	裂解酶类	催化底物除去一个基团而形成双键的反应或其逆反应	柠檬酸合成酶、醛缩酶
5	异构酶类	催化同分异构体互变	磷酸丙糖异构酶、磷酸甘油变位酶
6	合成酶类	催化合成反应，同时消耗 ATP	谷氨酰胺合成酶、氨基酰－tRNA 合成酶

第二节 酶的结构与功能

一、酶的分子组成

酶和其他蛋白质一样，根据化学组成不同可进行分类。单纯蛋白质构成的酶，称单纯酶，仅由氨基酸残基构成，如脂肪酶、淀粉酶、蛋白酶等。结合蛋白质构成的酶，称结合酶，是由蛋白质部分（酶蛋白）和非蛋白质部分（辅助因子）组成。酶蛋白与辅助因子两者单独存在时无催化活性。两者结合才有催化作用，形成复合物称为全酶（图 23－1）。

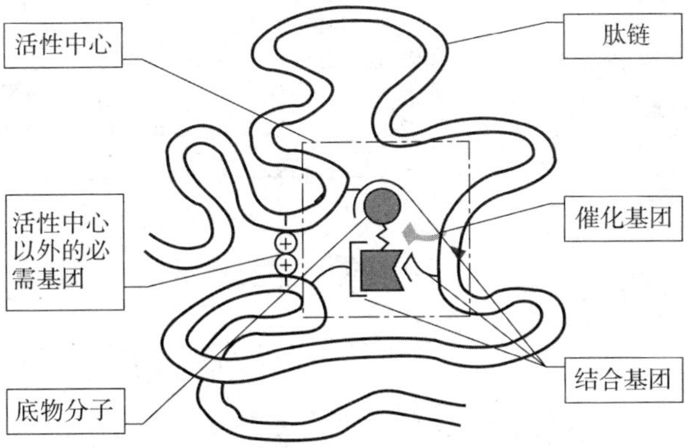

图 23－1 酶活性中心及必需基团

辅助因子根据与酶蛋白结合程度及作用特点不同，分为辅酶和辅基。辅酶与酶蛋白以非共价键结合，可用透析或超滤的方法除去；辅基与酶蛋白以共价键结合，不能用透析或超滤的方法除去。

辅助因子多为金属离子或小分子有机化合物。作为辅助因子，常见的金属离子有 Zn^{2+}、Na^{+}、Mg^{2+}、Cu^{2+}/Cu^{+}、Fe^{2+}/Fe^{3+} 等，

小分子有机化合物多是 B 族维生素及其衍生物。它们本身无催化作用，但发挥着传递电子、原子或某些功能基团的作用，因此辅助因子决定酶促反应的性质和类型。一种辅助因子可与不同的酶蛋白结合，形成多种结合酶，如 FAD 可以与不同的酶蛋白结合，组成二氢硫辛酸脱氢酶、琥珀酸脱氢酶等。而一种酶蛋白却只能结合一种辅助因子，组成一种结合酶。由此可见，酶蛋白决定反应的特异性。

二、酶的结构组成

组成酶分子的各种化学基团，如氨基、羧基、巯基、羟基等，一部分基团是酶发挥活性所必需的，称为酶的必需基团。

一个酶上的某些必需基团，在一级结构上可能相距很远，经过盘曲折叠彼此靠近，组成特定的局部空间结构。这些结构形状如口袋或裂穴，能与底物特异结合并将底物转化为产物，此区域称为酶的活性中心或活性部位。结合酶中，辅助因子常作为酶活性中心的组成。

酶活性中心内的必需基团，主要分为结合基团和催化基团。结合基团能够识别底物并与之特异结合。催化基团能催化底物发生活性反应，转化为产物。有些基团虽不直接参加酶活性中心的组成，却维持着活性中心的空间构象，这些基团称为酶活性中心以外的必需基团（图 23－1）。

三、酶原与酶原激活

酶原是活性中心未形成或被隐藏的无活性的酶的前体。酶原需要在特定条件下，才能转化为有活性的酶，这个过程称为酶原的激活。酶原激活的机制是酶分子内部一个或多个肽链断裂，导致空间构象发生改变，使活性中心形成或暴露。人体消化道的蛋白酶，以酶原形式分泌至消化道，在特定条件下激活成相应的酶。例如，胰腺分泌胰蛋白酶原，进入小肠后，受肠激酶或胰蛋白酶本身的作用，第 6 位与第 7 位氨基酸残基（赖氨酸－异亮氨

酸）之间的肽键水解断裂，释放一个六肽。其余蛋白质部分空间构象发生改变，活性中心形成，胰蛋白酶原激活为有活性的胰蛋白酶（图 23－2）。

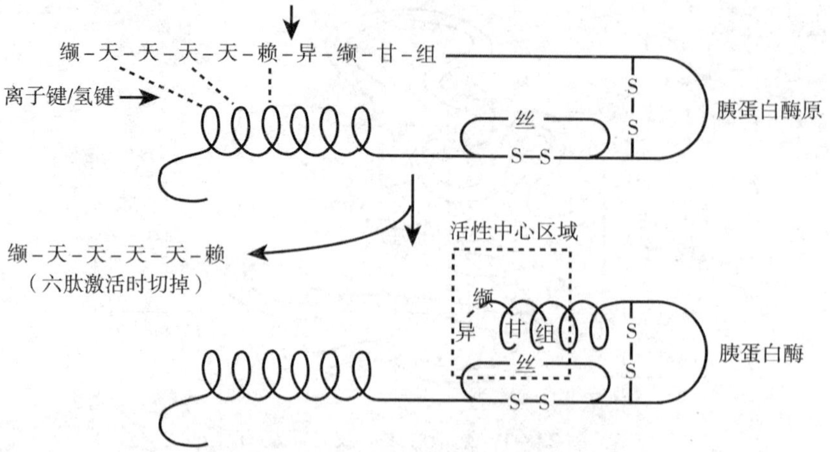

图 23－2 胰蛋白酶原的激活示意图

酶原及酶原的激活既是对身体的一种自我保护，又能保证酶在特定部位或环境发挥催化功能。如消化腺合成的蛋白酶以酶原形式分泌，既保护了消化腺本身及细胞外基质蛋白不受酶水解破坏，又确保其在消化道中被激活，发挥催化作用。凝血酶也是以酶原形式进入血液，避免血液在酶作用下凝固，保证血流的畅通，而当组织和血管受到损伤时，凝血酶原大量被激活，伤口处血液快速凝固，防止机体大量失血。

四、同工酶

同工酶是能催化相同化学反应，但分子组成、理化性质乃至免疫学性质都不同的一组酶。同工酶虽具有不同的一级结构，但是活性中心的空间结构相同或相似，故可催化相同的化学反应。

机体内几乎一半的酶是同工酶，如己糖激酶、肌酸激酶、糖原磷酸化酶等。研究最早、最为清楚的是乳酸脱氢酶（LDH）。乳酸脱氢酶是由心肌型（H 型）和骨骼肌型（M 型）两类亚基组成的四聚体。两类亚基以不同比例组成 5 种同工酶：LDH_1（H_4）、LDH_2（H_3M_1）、LDH_3（H_2M_2）、LDH_4（H_1M_3）、LDH_5（M_4）。

同工酶在不同组织之间呈现特性分布。当组织病变，该组织特异同工酶释放入血，从而为不同组织器官的疾病的诊断提供依据。如临床上，观测患者血清中 LDH 同工酶的图谱可辅助诊断器官病变。LDH_1 在心肌含量高，若心肌受损，LDH_1 释放入血，血清中 LDH_1 含量会上升；而 LDH_5 在肝、骨骼肌含量高，若肝细胞受损，LDH_5 释放入血，血清中含量会增高。再如肌酸激酶（CK），由脑型（B 型）和肌型（M 型）两类亚基组成的二聚体。两类亚基组成 3 种同工酶：CK_1（BB 型）主要存在于脑中、CK_2（MB 型）仅存在于心肌中、CK_3（MM 型）主要存在于骨骼肌中。心肌梗死 3～6 小时后，血清中 CK_2 活性升高，12～24 小时后达到高峰。因此观测患者血清中 CK_2 酶谱可辅助心肌梗死的早期诊断。

五、酶的作用机制

（一）酶能有效降低反应活化能

在反应体系中，底物分子的能量不完全相同，部分分子的能量达到或超过一定能量水平，能够发生有效碰撞进行化学反应，称为活化分子。底物分子变成活化分子所需最小能量称为活化能。酶能更有效、更显著地降低反应所需的活化能，使底物只需获得较少能量便可成为活化分子，进行化学反应。因此酶催化效率极高，能大幅度加快反应速度（图 23－3）。

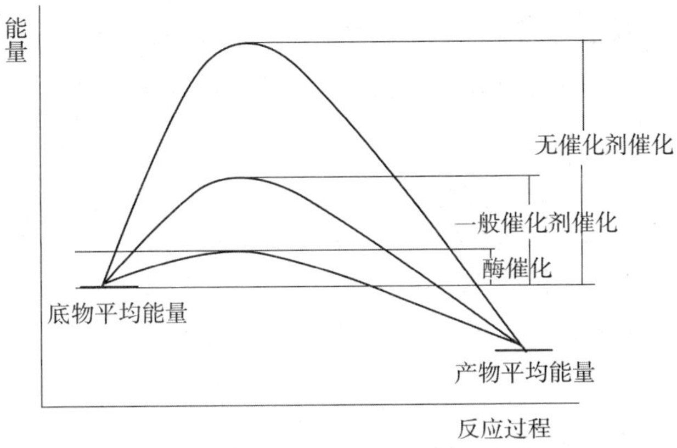

图 23－3　酶能有效降低反应活化能示意图

（二）诱导契合假说

酶促反应中，酶（E）需先与底物（S）结合为不稳定中间产物即酶－底物复合物（ES）再分解成酶（E）和产物（P），分解得到的酶可重新结合底物，催化反应。该过程称中间产物学说。酶－底物复合物（ES）的形成，最初用锁与钥匙式的机械关系来解释，即锁钥学说（图 23－4）。但后续研究发现，酶与底物的结合并非是机械式结合。酶与底物相互接近时，其结构相互诱导、相互变形、相互适应，进而结合形成酶－底物复合物，这一过程称为诱导契合假说（图 23－5）。

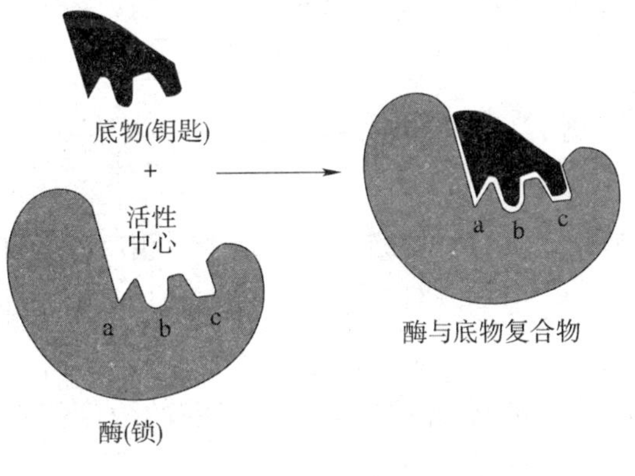

图 23－4　酶底物结合的锁与钥匙式模型示意图

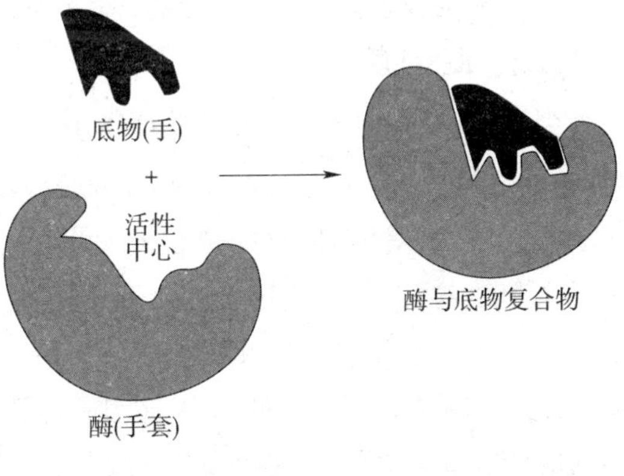

图 23－5　酶底物结合的诱导契合假说示意图

酶－底物复合物形成过程中不仅使底物在相互诱导下发生变形处于高能状态，也改变了原本的反应轨迹，从而大幅降低反应所需活化能。

第三节　影响酶促反应速度的因素

在研究某一因素对酶促反应速度的影响时，体系中其他因素要保持不变。影响酶促反应速度的因素主要包括底物浓度、酶浓度、温度、pH、激活剂和抑制剂等。

一、底物浓度对酶促反应速度的影响

酶促反应中其他因素不变的情况下，以反应速度随底物浓度变化作图，呈矩形双曲线（图 23－6）。在底物浓度较低时，反应速度随底物浓度的增加而增加，两者接近正比关系；随着底物浓度的增加，反应速度增加变得缓慢；继续增加底物浓度，反应速度不再增加，达到最大值，称酶促反应的最大速度（V_{max}），此时酶的活性中心已被底物饱和。

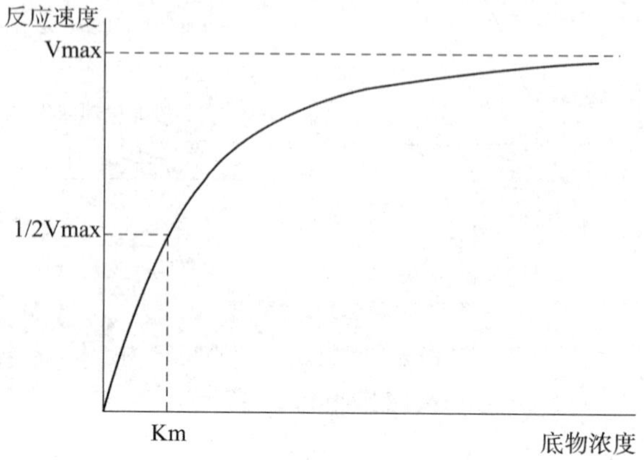

图 23－6 底物浓度对酶促反应速度的影响

（一）米－曼氏方程式

1913 年 Michaelis 和 Menten 提出了酶促反应速度与底物浓度关系的数学方程式，即米－曼氏方程，简称米氏方程。

$$V = \frac{V_{max}[S]}{K_m + [S]}$$

式中 V 为酶促反应速度，V_{max} 为酶促反应的最大速度，[S] 为底物浓度，K_m 为米氏常数。

（二）K_m 的意义

当 $V = 1/2V_{max}$ 时，经公式整理得 K_m = [S]。K_m 值等于酶促反应速度为最大速度一半时的底物浓度，单位为 mol/L 或 mmol/L。

K_m 值可表示酶对底物的亲和力大小。K_m 值越大，酶对底物的亲和力越小；相反 K_m 值越小，亲和力越大。对于同一底物，不同的酶有不同 K_m 值，若只考虑酶促反应速度，K_m 值最小者，对底物亲和力催化效率最高，为最佳选择。

K_m 只与酶的性质（如底物、反应温度、pH 值、离子强度）有关，与酶的浓度无关。不同的酶 K_m 值不同，可根据该特性用于酶的鉴别。

二、酶浓度对酶促反应速度的影响

在酶促反应中，除酶浓度外其他因素均恒定的情况下，使底物浓度远远大于酶浓度，这时酶的活性中心被底物饱和，增加酶浓度，酶促反应速度会随之加快，两者成正比关系（图 23－7）。

三、温度对酶促反应速度的影响

温度对酶促反应速度具有双重影响。低温时酶活性受到抑制，反应速度较低，随温度升高酶活性升高，反应速度随之增加；但是酶的化学本质是蛋白质，温度较高时，酶蛋白会变性失活，反应速度迅速下降。在酶促反应中，反应速度达到最大时反应体系温度称为酶促反应的最适温度（图 23－8）。酶的最适温度不是酶的特征性常数。哺乳动物体内酶的最适温度一般在 35 ~40℃之间。

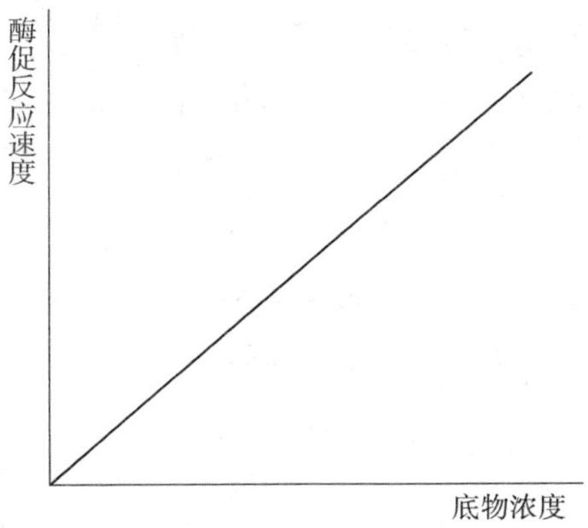

图 23－7　酶浓度对反应速度的影响

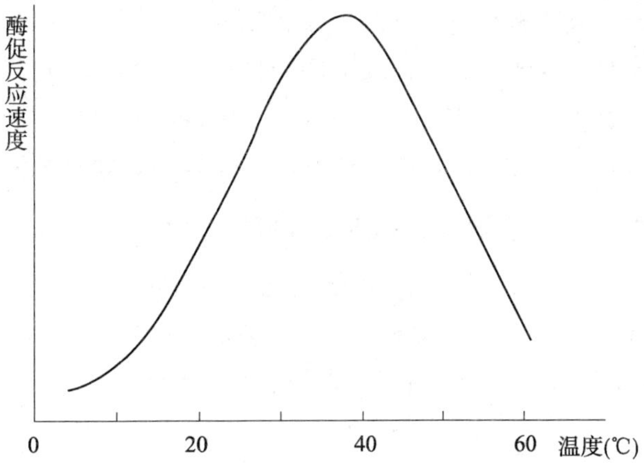

图 23－8　温度对反应速度的影响

临床上常对酶的这一特性加以利用。如高温灭菌，是利用高温使酶失活；而低温保存酶等生物制品、手术时的低温麻醉等，是利用低温时酶活性被抑制，组织细胞代谢速度减慢，提高了机体对氧和营养物质缺乏的耐受性。

四、pH 对酶促反应速度的影响

酶活性中心的必需基团需要处于特定的解离状态，才易与底物结合，并具有最大的催化效力。pH 改变会影响它们的解离状态，也会影响酶分子中的许多极性基团以及底物和辅助因子如 ATP、NAD^+、辅酶 A 等的解离状态。另外，过高或过低的 pH 条件下酶蛋白易变性。因此 pH 对酶促反应速度的影响是非常大的。酶催化活性最大时反应体系的 pH 值称为最适 pH。酶的最适 pH 通常与其来源的生理环境 pH 接近。如唾液淀粉酶的最适 pH 为6.8。胃蛋白酶的最适 pH 为1.8，肝中精氨酸酶的最适 pH 为9.8（图 23－9）。

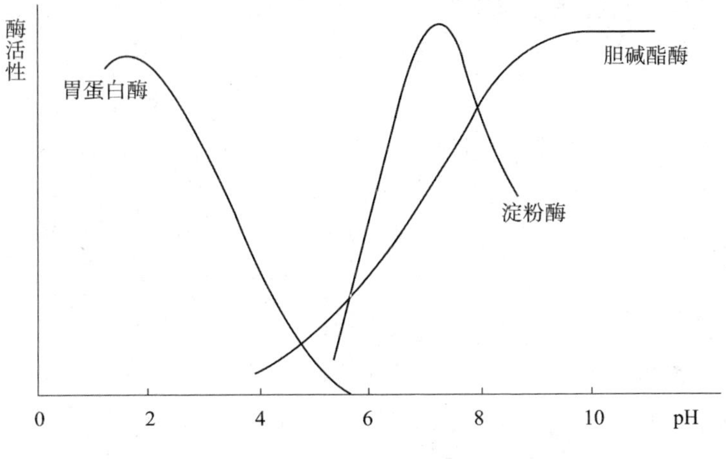

图 23－9　pH 对反应速度的影响

最适 pH 不是酶的特征性常数，它受底物浓度、缓冲液的种类与浓度、酶的纯度等因素的影响。不同酶的最适 pH 是不同的，因此进行酶促反应研究时，应选用适宜的缓冲溶液，以保证酶活性的相对稳定。

五、激活剂对酶促反应速度的影响

能使酶活性增加的物质称为酶的激活剂。激活剂大部分为金属离子和简单的有机化合物，如 K^+、Mg^{2+}、Mn^{2+}、胆汁酸盐等；少数为阴离子，如 Cl^- 等。

根据酶对激活剂的依赖程度不同可分为两类。一类是必需激活剂，能使酶从无活性转变为有活性，是酶促反应不可缺少的，如 Mg^{2+} 是大多数激酶的必需激活剂。另一类是非必需激活剂，能使酶活性增加，即酶本身就有活性，当加入这类激活剂后酶活性显著提高。如 Cl^- 对唾液淀粉酶的激活，胆汁酸盐对胰脂酶的激活等都属此类。

六、抑制剂对酶促反应速度的影响

凡能与酶结合，使酶活性降低或丧失，但不引起酶蛋白变性的物质称为酶的抑制剂（I）。抑制剂对酶促反应的作用称为抑制作用。根据抑制剂和酶结合的紧密程度不同，将抑制作用分为不可逆性抑制和可逆性抑制两类。

（一）不可逆性抑制

不可逆性抑制剂与酶的必需基团以共价键结合，引起酶失活，且不能用透析或超滤等方法分离。生活中常见的不可逆性抑制剂有农药"敌百虫"等有机磷化合物。它们能与乙酰胆碱酯酶结合，使酶失活。造成神经递质乙酰胆碱不能及时水解而积蓄，使胆碱能神经兴奋性增强，表现出如流涎、全身肌肉震颤、瞳孔缩小等中毒症状。而有些化合物可以和抑制剂－酶蛋白复合物发生反应，以解除抑制作用恢复酶活性，称解毒剂。如解磷定能解除有机磷对胆碱酯酶的抑制作用，消除其毒性。

另一类不可逆性抑制剂是重金属离子，如 Hg^{2+}、Ag^+、Pb^{2+} 等。这类抑制剂会与巯基酶类必需基团中的巯基（－SH）共价结合，使酶活性被抑制。如含砷的糜烂性毒气路易士气，能抑制体内巯基酶活性而使人畜中毒，出现神经系统、皮肤、黏膜、毛细血管等病变和代谢功能紊乱。该毒气已被国际公约禁用。解毒剂为二巯基丙醇，它能与重金属离子－巯基酶复合物反应，置换出巯基酶，使酶恢复活性，消除毒性。

（二）可逆性抑制

可逆性抑制剂以非共价键与酶或酶－底物复合物结合，使酶活性降低。可用透析或超滤的方法除去抑制剂，使酶恢复活性。可逆性抑制又可分为竞争性抑制、非竞争性抑制和反竞争性抑制。

1. 竞争性抑制 抑制剂与底物的化学结构相似，两者竞争酶的活性中心，当酶活性中心与抑制剂结合后，底物被排斥在酶活性中心之外，导致酶促反应被抑制，这种抑制剂称为竞争性抑制剂。其抑制程度取决于抑制剂与酶的亲和力大小和抑制剂与底物的相对浓度。在抑制剂浓度不变时，增加底物浓度可减弱甚至解除抑制剂的抑制作用。例如丙二酸对琥珀酸脱氢酶的抑制，丙二酸与琥珀酸的化学结构相似，两者竞争酶的活性中心。酶对丙二酸的亲和力远大于琥珀酸，当丙二酸浓度仅为琥珀酸浓度的一半时，酶活性被抑制 50%。若增大琥珀酸浓度，丙二酸对酶的抑制作用可减轻甚至被消除。

竞争性抑制作用被广泛用于阐述抑制剂类药物的作用机制和设计合成控制代谢的新药物，例如磺胺类药物。细菌无法利用环境中的叶酸。在生长繁殖时所需的叶酸只能以对氨基苯甲酸（PABA）、二氢蝶呤及谷氨酸为底物在二氢叶酸合成酶作用下合成二氢叶酸（FH_2）。FH_2 再被还原为四氢叶酸（FH_4）。FH_4 作为一碳单位转移酶的辅酶，参与核苷酸合成。磺胺类药物与 PABA 的化学结构相似，两者竞争二氢叶酸合成酶的活性中心，使得细菌内 FH_2 合成受抑制，进而影响 FH_4 的合成，使核苷酸合成受阻，最终抑制细菌的生长繁殖，达到抑菌的目的。

除了磺胺类药物外，很多抗代谢类抗癌药物，如甲氨蝶呤（MTX）、5－氟尿嘧啶（5－FU）、6－巯基嘌呤（6－MP）等，几乎都是酶的竞争性抑制剂，它们分别抑制 FH_4、脱氧胸苷酸和嘌呤核苷酸的合成，从而抑制肿瘤细胞的生长。

2. 非竞争性抑制 抑制剂与酶活性中心以外的必需基团可逆结合，使酶的空间结构发生改变，从而抑制酶促反应，这种抑制剂称为非竞争性抑制剂。该类抑制剂不与底物相似，和底物无竞争关系，因此抑制剂不影响酶与底物的结合，底物也不影响酶与抑制剂结合，在反应体系中三者结合形成不能释放产物的酶－底物－抑制剂复合物（ESI）（图 23－10）。非竞争性抑制作用的强弱取决于抑制剂的绝对浓度，与底物浓度无关，不能用增加底物浓度的方法减弱或消除抑制作用。

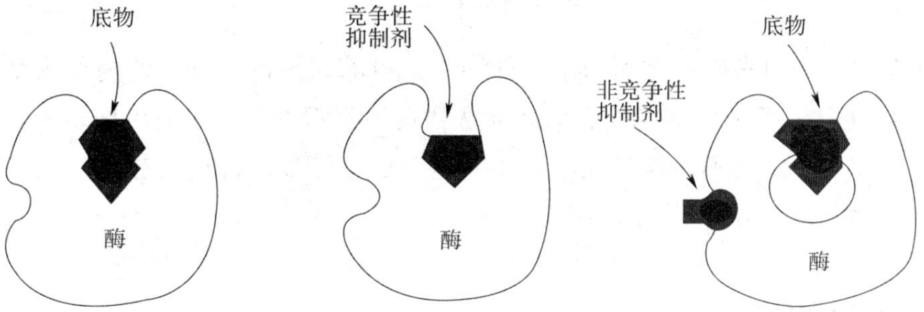

图 23－10 竞争性抑制剂与非竞争性抑制剂对比示意图

3. 反竞争性抑制 反竞争性抑制剂不能单独与酶结合，仅与酶－底物复合物（ES）结合，生成不能释放出产物的酶－底物－抑制剂复合物（ESI），导致酶促反应被抑制。因这种抑制剂需要与 ES 结合，对酶与底物的结合起促进作用，这与竞争性抑制剂相反，故称反竞争性抑制剂。

第四节 维生素

一、维生素的概念与分类

维生素是维持机体正常生理功能所必需，但自身又无法合成或合成量甚少，必须从食物摄取的微量营养素，其化学本质是一系列小分子有机化合物。维生素不是机体组成成分，也不能给机体供能，但在物质代谢和生理功能等方面却发挥着重要作用。

维生素根据溶解性不同分为脂溶性维生素和水溶性维生素。

脂溶性维生素溶于脂类和有机溶剂但不溶于水，包括维生素 A、维生素 D、维生素 E、维生素 K。因脂溶的特性，脂溶性维生素需随脂类物质吸收，当脂类物质吸收障碍时可引起缺乏症。在血液中运输亦需要脂蛋白或特异的结合蛋白为载体，体内（尤其在肝中）有一定储量。

水溶性维生素溶于水，包括 B 族维生素和维生素 C。B 族维生素又包括维生素 B_1、维生素 B_2、维生素 B_6、维生素 B_{12}、PP、泛酸、叶酸、生物素等。水溶性维生素在体内主要构成酶的辅助因子，影响酶活性，进而影响物质代谢。

二、维生素缺乏症的原因

维生素在体内不能贮存或贮存量极少，需每天从膳食中摄取，以保证机体的正常生理功能。长期缺乏某种维生素时，机体可发生物质代谢障碍，出现相应缺乏症。

维生素缺乏常见原因有：①摄入量不足，如厌食、偏食、禁食、加工烹调方式不当造成维生素破坏与流失。②吸收利用率低，如长期腹泻、呕吐等消化系统疾病造成的吸收障碍。③需要量增加而未调整饮食，如妊娠或哺乳期妇女、生长期儿童、特殊工种人群。④合成障碍或合成量不足，如日晒不足可使维生素 D_3 合成不足，亦或是长期服用抗生素，肠道细菌的生长受到抑制，导致部分维生素缺乏。

拓展阅读

维生素过量与中毒

当维生素摄入过多时，过剩的水溶性维生素可随尿排出体外，体内很少蓄积，极少出现中毒现象，所以水溶性维生素必须从膳食中不断供应，以免出现缺乏。而脂溶性维生素不易溶于水则不易被排泄，且在体内有一定储量，若长期过量摄入则可蓄积引起中毒。因此，不可盲目使用维生素。

三、维生素与辅助因子

（一）脂溶性维生素

1. 维生素 A 维生素 A 又称视黄醇，活性形式包括视黄醇、视黄醛和视黄酸。

生理功能及缺乏症：

（1）维持正常视觉功能 维生素 A 参与生成的视紫红质，是视觉细胞的弱光感应色素。眼睛对弱光的感应程度取决于视紫红质的浓度。在亮处时视紫红质被光分解浓度低，迅速转到暗处，会视物不清，待视紫红质重新合成，浓度升高后方能看清，该过程称为暗适应。当维生素 A 缺乏时，视紫红质合成受阻，暗适应时间延长，严重时甚至导致夜盲症。

扫码“看一看”

（2）维持上皮功能 糖蛋白是细胞膜的重要组分，是维持上皮组织结构完整，保证分泌功能健全的重要组分，而其合成需维生素 A 的辅助。维生素 A 缺乏时，糖蛋白合成受阻，上皮组织无法维持正常结构，分泌黏液的功能降低，使皮肤及各器官的上皮发生干燥、粗糙、过度角化等变化。在眼部的病变是泪腺上皮角化，泪液分泌受阻，失去抵抗细菌入侵的功能，称为干眼病，所以维生素 A 又称抗干眼病维生素。

（3）其他作用 维生素 A 有助于细胞分化与生长，能促进生长和发育；能清除自由基，有抗氧化的功能；还能帮助维持免疫功能。

2. 维生素 D 是类固醇衍生物，经肝和肾羟化生成活性形式 1，25－二羟维生素 D_3 [1，25－$(OH)_2-D_3$]。其在机体内除来自于食物外，还可通过紫外线照射将皮下组织中的 7－脱氢胆固醇转变为维生素 D_3。

生理功能及缺乏症：1，25－$(OH)_2-D_3$ 可促进小肠及肾对钙和磷的吸收；维持血钙、血磷水平，有利于骨组织的生长和钙化。若缺乏维生素 D，会引起钙和磷吸收障碍，婴幼儿可诱发佝偻病，成人则易发软骨病。

2. 维生素 E 又称生育酚，有多种形式，其中以 α－生育酚分布最广，活性最高。

生理功能及缺乏症：

（1）抗氧化作用 维生素 E 有强抗氧化作用，常用作食品添加剂，可延长保质期。其在机体内可清除自由基，避免自由基对生物膜造成损伤。当维生素 E 缺乏时，生物膜会受损，可致红细胞破裂溶血。

（2）与生殖功能相关　动物实验表明，维生素 E 缺乏会使雄鼠不能生成精子，而雌鼠难以正常怀孕。临床上常用维生素 E 治疗先兆流产、习惯性流产。

（3）其他功能　维生素 E 还具有改善脂代谢、保护肝细胞生长、促进血红素合成等作用。

3. 维生素 K　又称凝血维生素，天然维生素 K 有 K_1、K_2 两种形式。临床上常用的是 K_3、K_4。

生理功能及缺乏症：

（1）维持正常凝血功能　γ－谷氨酰羧化酶参与凝血因子合成，其辅酶是维生素 K。当维生素 K 缺乏时，易发凝血功能障碍，严重时皮下、肌肉或胃肠易出血。

（2）参与骨代谢　维生素 K 参与骨钙蛋白的羧化反应，因此在骨代谢中起重要作用。

维生素 K 来源广，肠管细菌亦能合成，一般不易缺乏。

（二）水溶性维生素

1. 维生素 B_1　又称硫胺素，磷酸化后形成活性形式焦磷酸硫胺素（TPP）。

生理功能及缺乏症：

（1）在糖代谢中发挥重要作用　TPP 是 α－酮酸氧化脱羧酶（如丙酮酸氧化脱羧酶、α－酮戊二酸氧化脱羧酶）的辅酶，该类酶是糖有氧氧化的关键酶。当维生素 B_1 缺乏时，糖无法正常给机体供能，影响组织细胞功能，且造成丙酮酸堆积，累及神经组织，可致慢性神经炎，表现为手足麻木、四肢无力、甚至下肢水肿、心力衰竭等全身性疾病，临床上称为脚气病。因此维生素 B_1 又称抗脚气病维生素。

（2）参与乙酰胆碱的代谢　合成乙酰胆碱所需的乙酰 CoA 主要来自丙酮酸氧化脱羧。当维生素 B_1 缺乏时，丙酮酸氧化脱羧酶功能异常，乙酰胆碱合成减少，同时 TPP 缺乏对胆碱酯酶的抑制也会减弱，使乙酰胆碱分解增加，从而影响神经传导。主要症状表现为食欲缺乏、消化不良等消化功能障碍。

2. 维生素 B_2　又称核黄素，活性形式是黄素单核苷酸（FMN）和黄素腺嘌呤二核苷酸（FAD）。

生理功能及缺乏症：FMN 和 FAD 是体内多种氧化还原酶（如琥珀酸脱氢酶、葡萄糖氧化酶）的辅基，有递氢作用。维生素 B_2 参与糖、脂肪、蛋白质等多种物质的代谢。因此，当维生素 B_2 缺乏时，物质代谢发生障碍，生物氧化作用被影响，可引起眼部、皮肤与黏膜交界处发生炎症，如口角炎、唇炎、阴囊炎、结膜炎等。

3. 维生素 PP　包括尼克酸和尼克酰胺，活性形式是尼克酰胺腺嘌呤二核苷酸（NAD^+）和尼克酰胺腺嘌呤二核苷酸磷酸（$NADP^+$）。

生理功能及缺乏症：

（1）多种不需氧脱氢酶的辅酶　NAD^+ 和 $NADP^+$ 是生物体内多种不需氧脱氢酶的辅酶，有递氢作用，参与体内糖、脂等各种物质代谢。维生素 PP 缺乏时，会发生代谢障碍，可引起癞皮病，症状是皮肤暴露和易摩擦部位的对称性皮炎、腹泻和痴呆，临床上称“3D”症状。因此维生素 PP 又称抗癞皮病维生素。

（2）其他功能　维生素 PP 有降低血浆甘油三酯、减少胆固醇合成、溶解纤维蛋白防止血栓等功能。

4. 维生素 B_6 包括吡哆醛、吡哆醇和吡哆胺。在体内的活性形式是磷酸吡哆醛和磷酸吡哆胺。

生理功能及缺乏症：

（1）参与氨基酸代谢 磷酸吡哆醛是转氨酶与氨基酸脱羧酶的辅酶，与氨基酸分解和蛋白质合成代谢密切相关。氨基酸在脱羧酶作用下还能生成特殊活性的胺类物质。例如谷氨酸在脱羧酶作用下生成抑制性神经递质 γ－氨基丁酸。因此临床上常用维生素 B_6 治疗小儿惊厥、妊娠呕吐和精神焦虑。

（2）其他功能 维生素 B_6 是血红素合成限速酶的辅酶。缺乏维生素 B_6 可导致低色素小细胞性贫血、血清铁增高或高同型半胱氨酸血症。维生素 B_6 还参与糖原与脂肪酸的代谢、与细胞增生、磷脂代谢、免疫等多种生理功能有关。

5. 生物素 又称维生素 H、维生素 B_7、辅酶 R 等。天然生物素就有生理活性。

生理功能及缺乏症：生物素是多种羧化酶的辅基，参与二氧化碳的固定。与三大营养物质和核酸的代谢密切相关。参与维生素 B_{12}、叶酸、泛酸的代谢；促进尿素的合成与排泄。

生物素来源广泛，很少出现缺乏症。

6. 泛酸 又称遍多酸，是辅酶 A（CoA 或 HSCoA）及酰基载体蛋白（ACP）的组成成分。

生理功能及缺乏症：CoA 及 ACP 是酰基转移酶的辅酶，是 70 多种酶的成分。参与糖、脂、蛋白质代谢及肝的生物转化作用。

泛酸广泛存在于食物中，人体肠道细菌又能合成，所以一般不会出现缺乏症。

7. 叶酸 又称蝶酰谷氨酸，其活性形式为四氢叶酸（FH_4），是叶酸经二氢叶酸还原酶连续还原的产物。

生理功能及缺乏症：FH_4 是一碳单位转移酶的辅酶，参与胆碱、嘌呤和胸腺嘧啶脱氧核苷酸等许多物质的合成。当叶酸缺乏时，DNA 合成受阻，易导致巨幼细胞贫血；妇女妊娠早期缺乏叶酸，可导致胎儿先天性神经管畸形。叶酸还能促进同型半胱氨酸合成蛋氨酸，缺乏时会引起高同型半胱氨酸血症。

叶酸在食物中含量丰富，肠道细菌也能合成，一般不易发生缺乏。

8. 维生素 B_{12} 含钴又称钴胺素，是唯一含有金属元素的维生素。维生素 B_{12} 在体内的活性形式为甲钴胺素、5′－脱氧腺苷钴胺素。

生理功能及缺乏症：

（1）与叶酸代谢相关 甲钴胺素是 N^5－甲基四氢叶酸甲基转移酶的辅酶，可帮助 FH_4 再生，提高叶酸的利用率。当维生素 B_{12} 缺乏时，可导致叶酸的利用率降低，引起巨幼细胞贫血。

（2）与脂类代谢相关 5′－脱氧腺苷钴胺素是 L－甲基丙二酰 CoA 变位酶的辅酶。当维生素 B_{12} 缺乏时，L－甲基丙二酰 CoA 堆积，该物质的结构与脂肪酸合成的中间产物丙二酰 CoA 相似，会影响脂肪酸的合成，导致髓鞘退化。而甲基钴胺素能提高甲硫氨酸的利用率，甲硫氨酸能促进磷脂的合成，有助于肝脏中脂类的转运。

9. 维生素 C 是多羟基化合物，能防治坏血病，又称 L－抗坏血酸。

生理功能及缺乏症：

（1）多种羟化酶的辅酶 维生素 C 是脯氨酸、赖氨酸羟化酶的辅助因子，胶原蛋白中含有大量的脯氨酸和赖氨酸。因此维生素 C 能促进胶原蛋白合成。当维生素 C 缺乏时，胶原蛋白合成受阻，影响结缔组织的正常生理功能，出现坏血病。维生素 C 是胆固醇转化所需羟化酶的辅酶，可促进胆固醇的转化，降低动脉粥样硬化的风险。

（2）参与体内的氧化还原反应　维生素 C 具有强还原性，可在氧化型与还原型之间相互转化，在体内氧化还原反应中起重要作用。如保持巯基酶（ – SH）和谷胱甘肽的还原性，从而保证它们发挥抗氧化作用。

（3）其他功能　维生素 C 的还原性能保持亚铁的还原状态、能清除自由基防止氧化损伤，还能促进机体免疫作用。

重点小结

1. 酶的概念及特点　酶是由活细胞合成的，对底物具有高度的催化作用和高度特异性的生物催化剂。酶促反应的特点有高效性、高度特异性、不稳定性、可调节性。

2. 结合酶　结合酶由酶蛋白和辅助因子组成。酶蛋白与辅助因子两者单独存在时无催化活性。两者结合形成全酶才有催化作用。

3. 活性中心　能与底物特异结合并将底物转化为产物的区域称为酶的活性中心。在酶活性中心内，结合基团能够识别底物并与之特异结合；催化基团能催化底物发生活性反应转化为产物。

4. 酶原和酶原激活　酶原是无活性的酶的前体。酶原在特定条件下转变为有活性的酶的过程称为酶原激活。

5. 同工酶　能催化相同底物进行相同反应的一组酶称为同工酶，常用于疾病的辅助诊断。

6. 诱导契合学说　酶与底物相互接近时，两者相互诱导、相互变形、相互适应，进而结合形成酶 – 底物复合物。

7. 影响酶促反应的因素　底物浓度、酶浓度、温度、pH、激活剂、抑制剂等多种因素均会影响酶促反应的速度。

8. 竞争性抑制　竞争性抑制是抑制剂与底物的化学结构相似，两者竞争酶的活性中心，导致酶促反应被抑制。

9. 维生素的概念及分类　维生素是维持机体正常生理功能所必需，但自身又无法合成或者合成量甚少，必须从食物摄取的微量营养素。当维生素缺乏时会引起相应缺乏症。维生素分为水溶性维生素（B 族维生素和维生素 C）和脂溶性维生素（维生素 A、维生素 D、维生素 E、维生素 K）。B 族维生素常构成体内某些酶的辅酶，在物质代谢中发挥着重要的作用。

扫码“练一练”

目标检测

一、单项选择题

1. 酶促反应中决定酶专一性的部分是

A. 酶蛋白　B. 底物　C. 辅酶或辅基　D. 催化基团　E. 辅助因子

2. 酶催化作用对能量的影响在于

A. 增加产物能量水平　B. 降低反应所需的活化能

C. 降低反应物能量水　D. 降低反应自由能

E. 增加反应所需的活化能

3. K_m值的概念是

A. 与酶对底物的亲和力无关　B. 是达到V_{max}所必须的底物浓度

C. 与底物的性质无关　D. 是达到$1/2V_{max}$时的底物浓度

E. 以上选项都不是

4. 酶原激活的实质是

A. 激活剂与酶结合使酶激活　B. 酶蛋白的变构效应

C. 酶原分子一级结构发生改变从而形成或暴露出酶的活性中心

D. 酶原分子的空间构象发生了变化而一级结构不变

E. 以上都不对

5. 出现夜盲症是因为缺乏

A. 维生素 A　B. 维生素 K　C. 维生素 C　D. 维生素 D　E. 维生素 PP

6. 下列不属于脂溶性维生素的是

A. 维生素 A　B. 维生素 C　C. 维生素 D　D. 维生素 E　E. 维生素 K

7. 人体缺乏维生素 C 会出现

A. 软骨病　B. 干眼病　C. 坏血病　D. 佝偻病　E. 夜盲症

8. 癞皮病是由于缺乏什么引起的

A. 维生素 B_1　B. 维生素 B_2　C. 维生素 E　D. 维生素 PP　E. 维生素 B_6

9. 在临床上常用什么治疗先兆流产和习惯性流产，因此其又被称为抗不育维生素

A. 维生素 C　B. 维生素 D　C. 维生素 E　D. 维生素 K　E. 维生素 PP

10. 维生素 D 缺乏可导致

A. 坏血病　B. 癞皮病　C. 佝偻病　D. 干眼病　E. 脚气病

二、多项选择题

1. 酶与一般催化剂的不同在于酶具有

A. 酶可改变反应平衡常数　B. 极高催化效率　C. 高度不稳定性

D. 高度专一性　E. 酶可催化热力学上不允许的反应

2. 影响酶促反应的因素有

A. 温度　B. 底物浓度　C. 激活剂和抑制剂

D. 酶本身的浓度　E. pH 值

3. 酶的特异性包括

A. 相对特异性　B. 立体异构特异性　C. 绝对特异

D. 特殊特异性　E. 以上都不是

4. 脂溶性维生素有

A. 维生素 A　B. 维生素 D　C. 维生素 E　D. 维生素 K　E. 维生素 C

5. 维生素缺乏能引起疾病，以下哪些是维生素缺乏可能引起的疾病

A. 脚气病　B. 白化病　C. 癞皮病　D. 干眼病　E. 夜盲症

三、简答题

1. 简述酶原和酶原激活的概念？
2. 何谓酶的活性中心？
3. 简述温度对酶活性的影响。
4. 请简述维生素 B 族和辅酶的关系。
5. 为何缺乏维生素 A 会患夜盲症？

（杨洁茹）

第二十四章

糖代谢与生物氧化

学习目标

知识要求 **1. 掌握** 糖的无氧氧化、有氧氧化的基本反应过程、关键酶及生理意义，糖异生的生理意义，生物氧化的概念，呼吸链的组成及排列顺序，ATP 的生成方式。

2. 熟悉 糖原合成与分解的基本过程及其生理意义，磷酸戊糖途径的基本过程及其生理意义，氧化磷酸化的影响因素，生物氧化过程中 CO_2 的生成方式。

3. 了解 物质氧化的方式，线粒体外 NADH 转运进入呼吸链的机制。

技能要求 1. 熟练掌握糖代谢在糖代谢紊乱疾病中的应用。

2. 学会用糖代谢分析糖代谢紊乱疾病。

案例导入

案例：患者，女性，52 岁，已婚。3 个月前自觉口渴、多饮、多尿，但不伴有尿急、尿痛及血尿等症状。自述无明显多食且无饥饿感，未进行检查与治疗。主诉最近上述症状出现明显加重，且有严重乏力、体重明显下降、身体消瘦而入院就诊。查体示体温 36.5℃，脉搏 70 次/分，呼吸 20 次/分，血压 110/70mmHg，该患者属肥胖体型。实验室检查示尿常规：葡萄糖（-），酮体（-），蛋白质（-），RBC（-）。但生化检查示空腹血糖 8.1mmol/L。

讨论：该患者可能的临床诊断是什么？依据是什么？

糖是人体能量的主要来源之一，1mol 葡萄糖完全氧化分解可释放 2840kJ 的能量，此外糖亦是人体组织结构的重要组分之一，与蛋白质结合形成糖蛋白构成细胞表面受体、配体，在细胞间信息传递中起重要作用；与脂类结合形成的糖脂是神经组织和细胞膜中的组分；血浆蛋白、抗体和某些酶及激素中亦含有糖。糖的基本结构式是（CH_2O）n，故亦称之碳水化合物。体内糖代谢的情况如下（图 24-1）。

扫码“学一学”

第一节 糖的分解代谢

人体组织对糖的分解代谢主要有无氧氧化、有氧氧化和磷酸戊糖通路等三条途径。

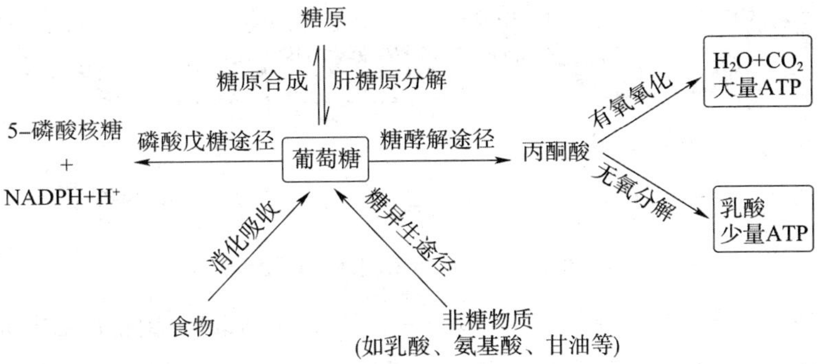

图 24－1　体内糖代谢示意图

一、糖的无氧氧化

糖的无氧氧化是指在缺氧条件下，葡萄糖在细胞质内分解生成乳酸的过程，也称糖酵解，因它和酵母菌生醇发酵非常相似。

（一）糖的无氧氧化过程

糖的无氧氧化两个阶段共 10 个反应全部在细胞质进行。第一阶段为一分子葡萄糖分解为二分子丙糖，每分子葡萄糖经 5 个反应消耗 2 分子 ATP，分解生成二分子丙糖；第二阶段为乳酸生成，经 5 个反应生成 4 分子 ATP。

1. 第一阶段

（1）葡萄糖的磷酸化　葡萄糖首先在第 6 位碳上被磷酸化生成 6－磷酸葡萄糖（G－6－P），催化该不可逆反应的为己糖激酶（HK）（图 24－2）。HK 是糖氧化反应过程的限速酶或称关键酶。

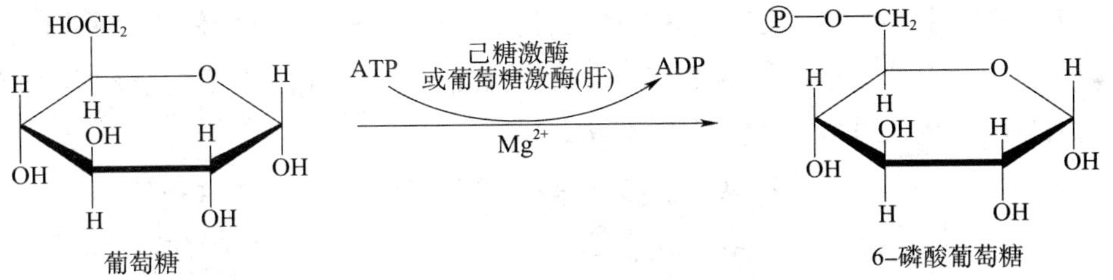

图 24－2　葡萄糖的磷酸化

（2）6－磷酸葡萄糖的异构反应　磷酸己糖异构酶催化 6－磷酸葡萄糖转变为 6－磷酸果糖（F－6－P）的过程，此步为可逆反应（图 24－3）。

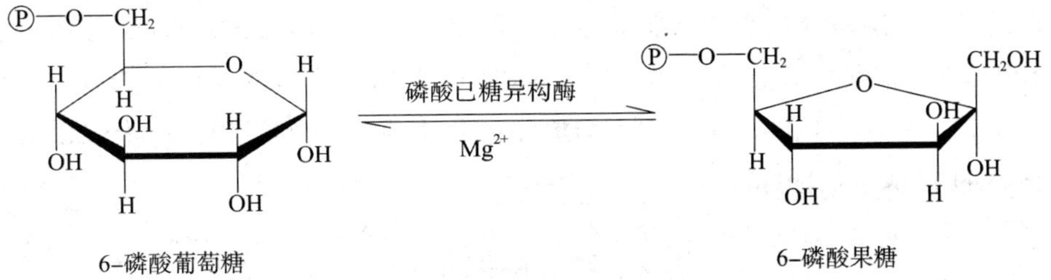

图 24－3　6－磷酸葡萄糖的异构反应

（3）6－磷酸果糖的磷酸化　6 磷酸果糖第一位上的 C 经磷酸果糖激酶－1（PFK－1）进一步磷酸化生成 1，6－二磷酸果糖（图 24－4）。该反应不可逆，PFK－1 是糖有氧氧化过程中最重要的限速酶。

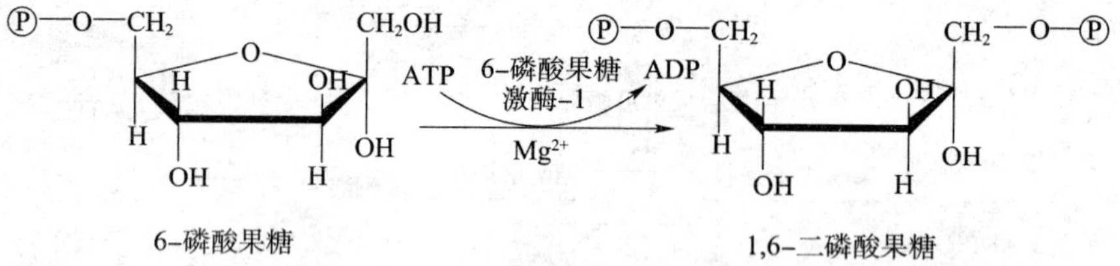

图 24－4　6－磷酸果糖的磷酸化

（4）1，6－二磷酸果糖裂解反应　1，6－二磷酸果糖经醛缩酶催化生成磷酸二羟丙酮和 3－磷酸甘油醛，此步为可逆反应（图 24－5）。

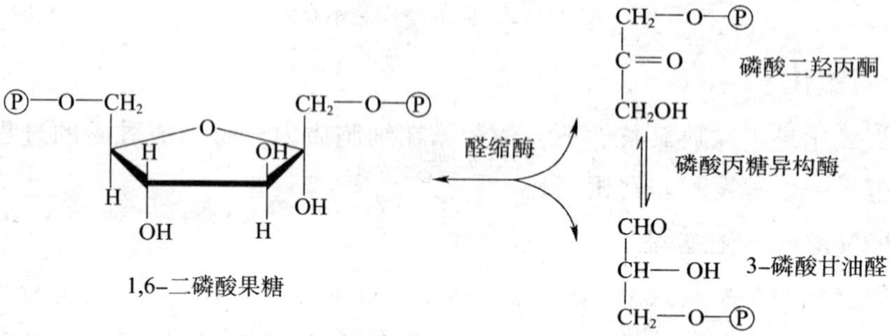

图 24－5　1，6－二磷酸果糖裂解反应

（5）磷酸二羟丙酮的异构反应　磷酸二羟丙酮经磷酸丙糖异构酶催化转变为 3－磷酸甘油醛，此反应也是可逆的（图 24－5）。1 分子葡萄糖经两次磷酸化生成 2 分子 3－磷酸甘油醛，消耗 2 分子 ATP。

2. 第二阶段

（6）3－磷酸甘油醛氧化反应　3－磷酸甘油醛经 3－磷酸甘油醛脱氢酶催化，氧化脱氢并磷酸化生成含有高能磷酸键的 1，3－二磷酸甘油酸，反应中脱下的氢和电子转给脱氢酶的辅酶 NAD^+ 生成 $NADH + H^+$（图 24－6）。

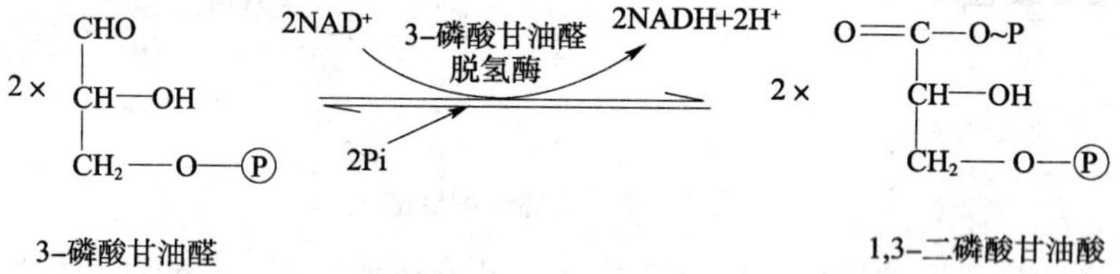

图 24－6　3－磷酸甘油醛氧化反应

（7）1，3－二磷酸甘油酸的高能磷酸键转移反应　1，3－二磷酸甘油酸经磷酸甘油酸激酶催化生成 3－磷酸甘油酸（图 24－7），同时 C_1 上的高能磷酸键转移给 ADP 生成 ATP，这种底物氧化过程中产生的能量直接将 ADP 磷酸化生成 ATP 的过程，称为底物水平磷酸化（substrate level phosphorylation）。

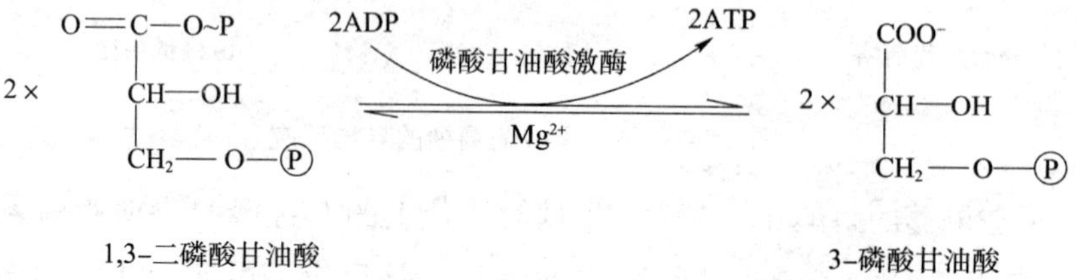

图 24－7　1，3－二磷酸甘油酸的高能磷酸键转移反应

（8）3－磷酸甘油酸的变位反应　3－磷酸甘油酸在磷酸甘油酸变位酶的作用下，C_3位上的磷酸基转变到C_2位上生成2－磷酸甘油酸（图24－8）。

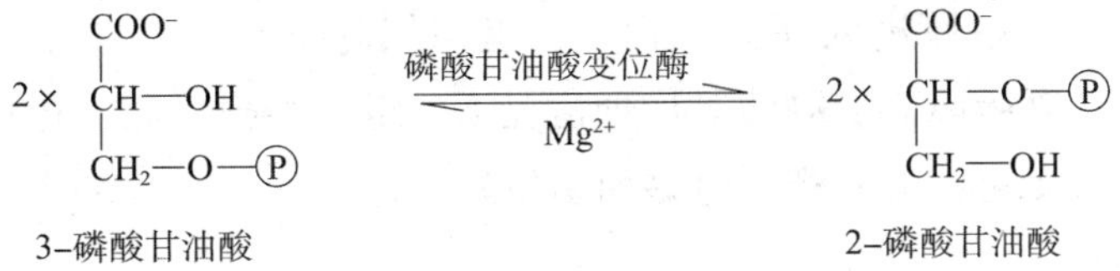

图24－8　3－磷酸甘油酸的变位反应

（9）2－磷酸甘油酸的脱水反应　烯醇化酶催化2－磷酸甘油酸脱水的同时，生成含高能磷酸键的磷酸烯醇式丙酮酸（图24－9）。

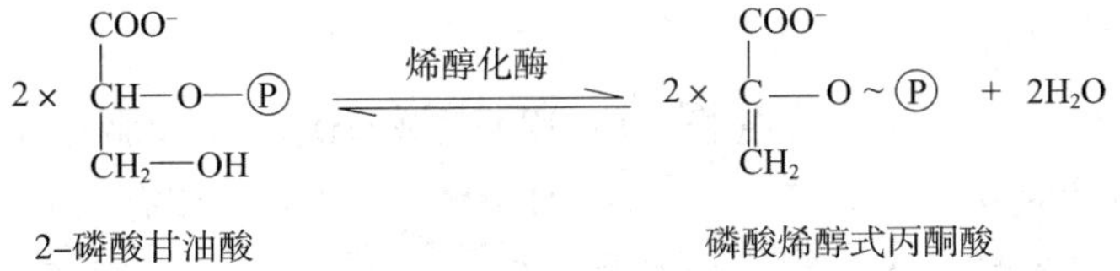

图24－9　2－磷酸甘油酸的脱水反应

（10）磷酸烯醇式丙酮酸的磷酸转移　丙酮酸激酶（PK）催化磷酸烯醇式丙酮酸（图24－10），高能磷酸根转移至ADP生成ATP，这亦为底物水平磷酸化。但反应不可逆，故PK为限速酶。

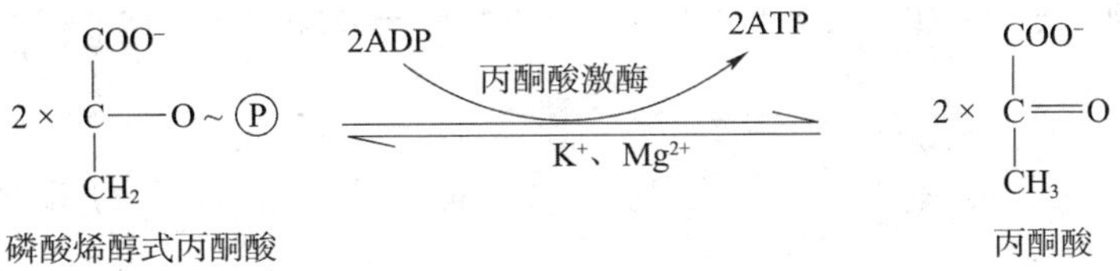

图24－10　磷酸烯醇式丙酮酸的磷酸转移

糖酵解过程中，一分子葡萄糖或糖原中一个葡萄糖，可氧化分解产生2分子丙酮酸，丙酮酸将进入线粒体继续氧化分解，此过程中产生的两对$NADH + H^+$，由肌肉和神经组织细胞中的α－磷酸甘油或心肌或肝脏细胞中的苹果酸传递进入线粒体，再经线粒体内氧化呼吸链的传递，最后氢与氧结合生成水，在氢的传递过程中释放能量，其中部分以ATP形式贮存。

（二）丙酮酸在无氧条件下生成乳酸

氧供应不足时，丙酮酸由乳酸脱氢酶（LDH）催化转变为乳酸（图24－11）。

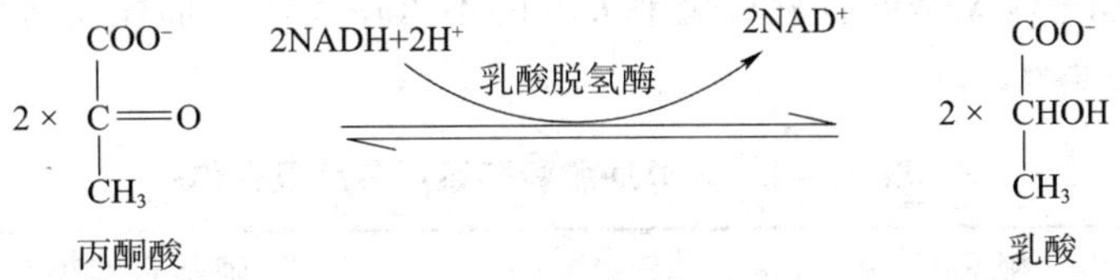

图24－11　丙酮酸生成乳酸

（三）糖酵解的生理意义

糖酵解是机体缺氧时的主要供能方式，但其释放的能量不多，而且在一般生理情况下大多数组织细胞很少进行糖酵解，但视网膜、睾丸、肾髓质和红细胞等组织细胞，即使在有氧条件下，仍需从糖酵解获取能量。

糖酵解在某些情况下具有特殊的生理意义。如剧烈运动时，糖分解代谢加速，肌肉处于相对缺氧状态，须通过糖酵解以快速补充所需能量。剧烈运动后血中乳酸浓度升高亦是糖酵解加强的表现。从平原进入高原的初期，组织细胞也常通过加强糖酵解以获取能量。严重贫血、大失血、呼吸障碍、肿瘤等病理情况下，组织细胞也需通过糖酵解来获取能量。但如果糖酵解过度，则可因乳酸产生过多而引发酸中毒。

二、糖的有氧氧化

有氧氧化是糖分解代谢的主要方式，大多数组织细胞中的葡萄糖均可通过糖的有氧氧化实现供能。在有氧条件下，葡萄糖氧化分解生成二氧化碳和水，并释放大量 ATP 的过程称为糖的有氧氧化。

（一）有氧氧化过程

糖的有氧氧化分三个阶段进行（图 24－12）。第一阶段在细胞质中进行，由葡萄糖生成丙酮酸。第二阶段是第一阶段产生的 NADH＋H^+ 和丙酮酸在有氧状态下，进入线粒体，丙酮酸氧化脱羧生成乙酰 CoA。第三阶段是乙酰 CoA 进入三羧酸循环，进而氧化生成 CO_2 和 H_2O，同时 NADH＋H^+ 等可经呼吸链传递，伴随氧化磷酸化过程生成 H_2O 和 ATP。

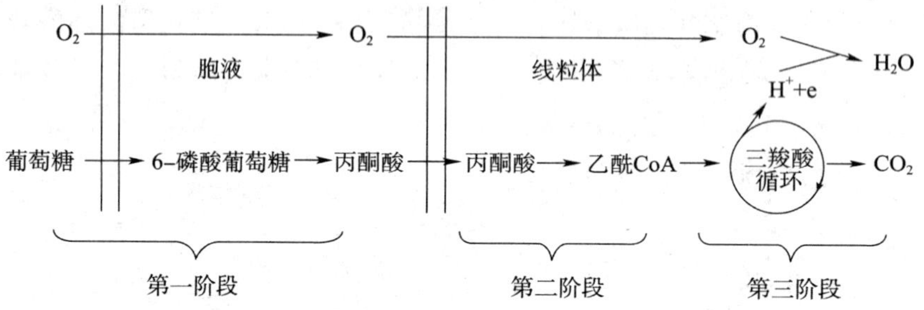

图 24－12 糖的有氧氧化的过程

1. 丙酮酸的生成 见糖酵解途径。

2. 丙酮酸氧化脱羧生成乙酰 CoA（图 24－13）。

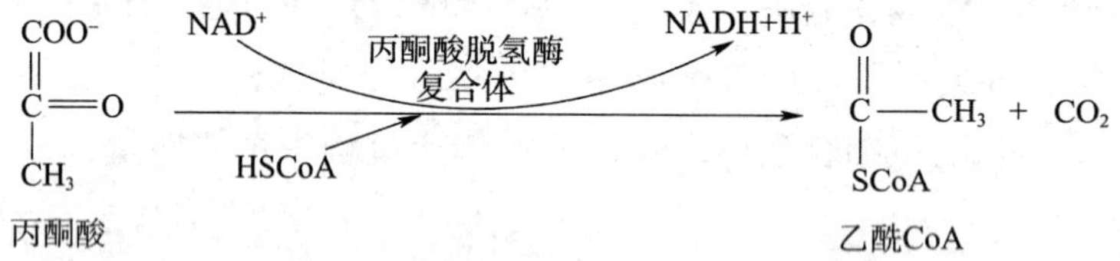

图 24－13 丙酮酸氧化脱羧生成乙酰 CoA

从丙酮酸到乙酰 CoA 是糖有氧氧化中关键的不可逆反应，催化反应的丙酮酸脱氢酶多酶复合体的组成见表 24－1。

表 24－1 丙酮酸脱氢酶系：多酶复合体

酶	辅酶（所含维生素）
丙酮酸脱氢酶	TPP（V. B_1）
二氢硫辛酸转乙酰基酶	硫辛酸、HSCoA（泛酸）
二氢硫辛酸脱氢酶	FAD（V. B_2）、NAD^+（V. PP）

3. 三羧酸循环（TCA） 三羧酸循环始于乙酰 CoA 与草酰乙酸缩合生成的含有三个羧基的柠檬酸，故亦称之柠檬酸循环，反应在线粒体中进行。其过程如下：

(1) 乙酰 CoA 进入三羧酸循环　乙酰 CoA 与草酰乙酸进行醛醇型缩合生成柠檬酸(图 24－14)，是三羧酸循环的重要调节点，该不可逆反应由柠檬酸合成酶催化。

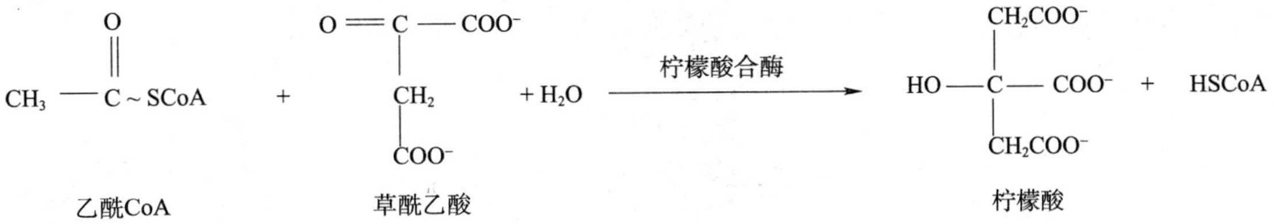

图 24－14　柠檬酸的生成

(2) 异柠檬酸形成　柠檬酸经乌头酸酶催化转变成异柠檬酸，为可逆反应（图 24－15）。

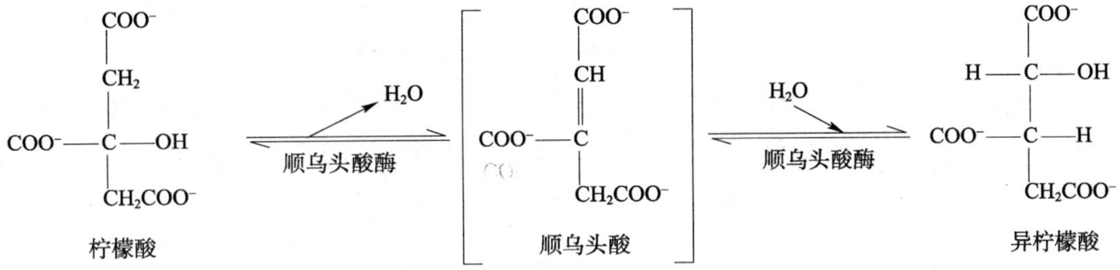

图 24－15　柠檬酸转变成异柠檬酸

(3) 异柠檬酸氧化脱羧　异柠檬酸在异柠檬酸脱氢酶作用下，生成的草酰琥珀酸在同一酶表面快速脱羧生成 α－酮戊二酸、NADH 和 CO_2（图 24－16）。

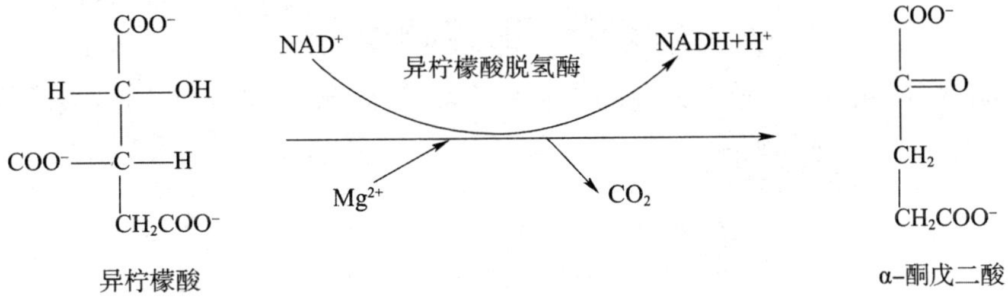

图 24－16　异柠檬酸氧化脱羧

此反应是不可逆的，是三羧酸循环中的限速步骤，ADP 是异柠檬酸脱氢酶的激活剂，而 ATP，NADH 是此酶的抑制剂。

(4) α－酮戊二酸氧化脱羧　α－酮戊二酸在 α－酮戊二酸脱氢酶系作用下氧化脱羧生成琥珀酰 CoA、NADH＋H^+ 和 CO_2，该反应过程完全类似于丙酮酸脱氢酶系催化的氧化脱羧，属于 α－氧化脱羧（图 24－17）。α－酮戊二酸脱氢酶系由三个酶（α－酮戊二酸脱羧酶、硫辛酸琥珀酰基转移酶、二氢硫辛酸脱氢酶）和五个辅酶（TPP、硫辛酸、HSCoA、NAD^+、FAD）组成。

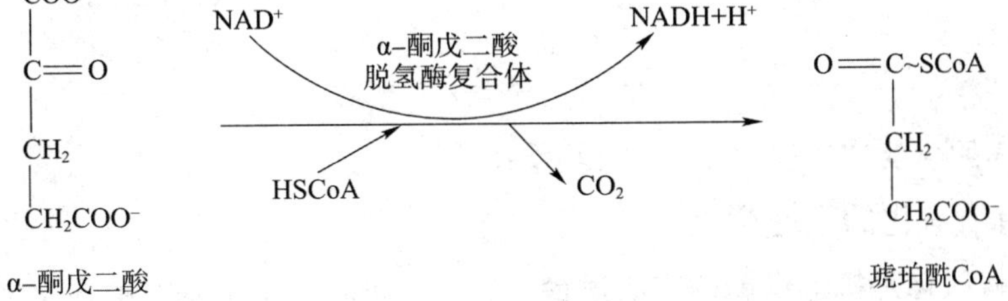

图 24－17　α－酮戊二酸的氧化脱羧反应

（5）底物磷酸化生成 ATP　琥珀酰 CoA 在琥珀酸硫激酶的作用下，其硫酯键水解释放的自由能用于合成 GTP，在细菌和高等生物可直接生成 ATP；在哺乳动物中，先生成 GTP，再生成 ATP，此时，琥珀酰 CoA 生成琥珀酸和辅酶 A（图 24－18）。

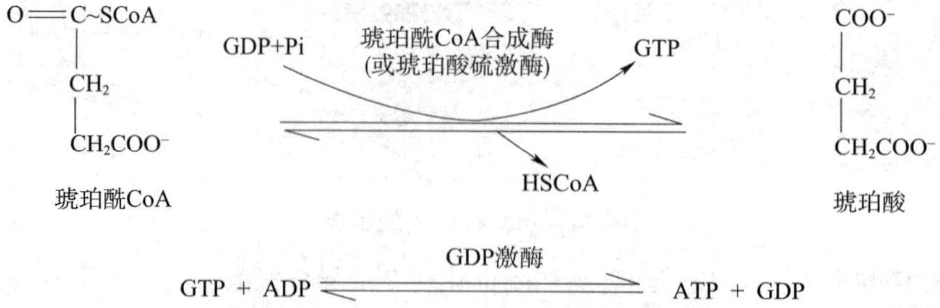

图 24－18　琥珀酰 CoA 转变成琥珀酸

（6）琥珀酸脱氢　琥珀酸经琥珀酸脱氢酶催化，氧化成延胡索酸。琥珀酸脱氢酶结合在线粒体内膜，其他三羧酸循环的酶则都存在线粒体基质，该酶含有铁硫中心和共价结合的 FAD，来自琥珀酸的电子通过 FAD 和铁硫中心进入电子传递链到 O_2（图 24－19）。

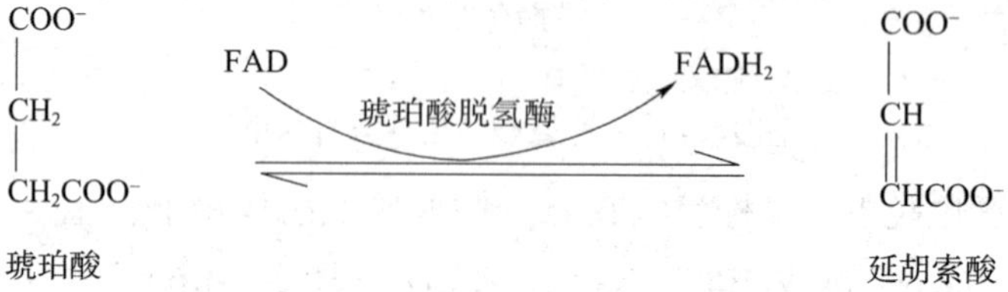

图 24－19　琥珀酸的脱氢

（7）延胡索酸的水化　延胡索酸酶具有高度立体特异性，仅对延胡索酸的反式双键起作用，而对顺丁烯二酸（马来酸）则无催化作用（图 24－20）。

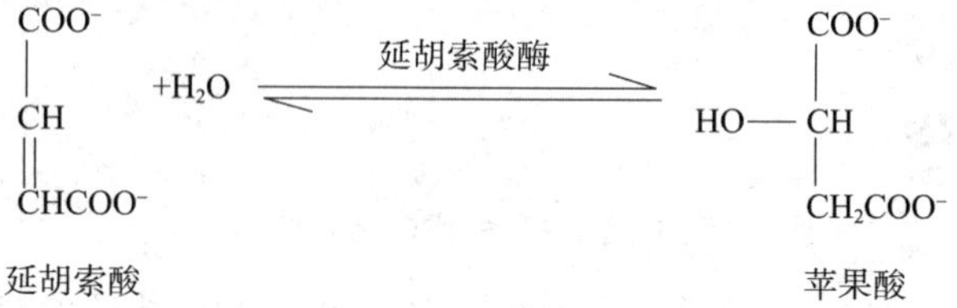

图 24－20　延胡索酸的水化

（8）草酰乙酸再生　在苹果酸脱氢酶作用下，苹果酸脱氢氧化成羰基，生成草酰乙酸，NAD^+ 是脱氢酶的辅酶，接受氢成为 $NADH+H^+$（图 24－21）。

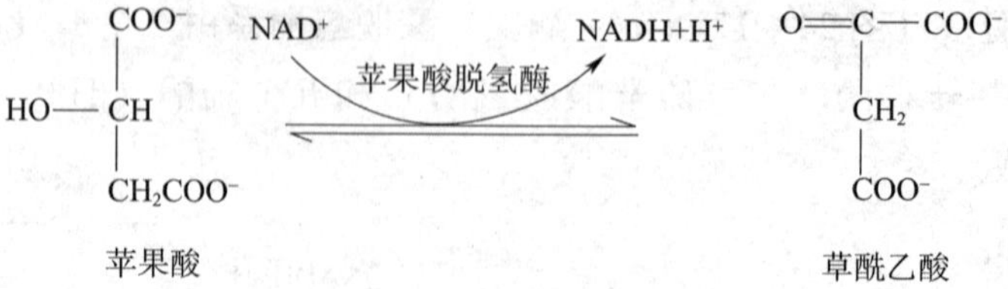

图 24－21　草酰乙酸再生

三羧酸循环的总反应过程如图 24－22 所示。

（二）糖有氧氧化的生理意义

1. 糖的有氧氧化是机体供能的主要途径　1 分子葡萄糖经无氧酵解净生成 2 分子 ATP，而经有氧氧化则可净生成 30 或 32 分子 ATP（表 24－2）。

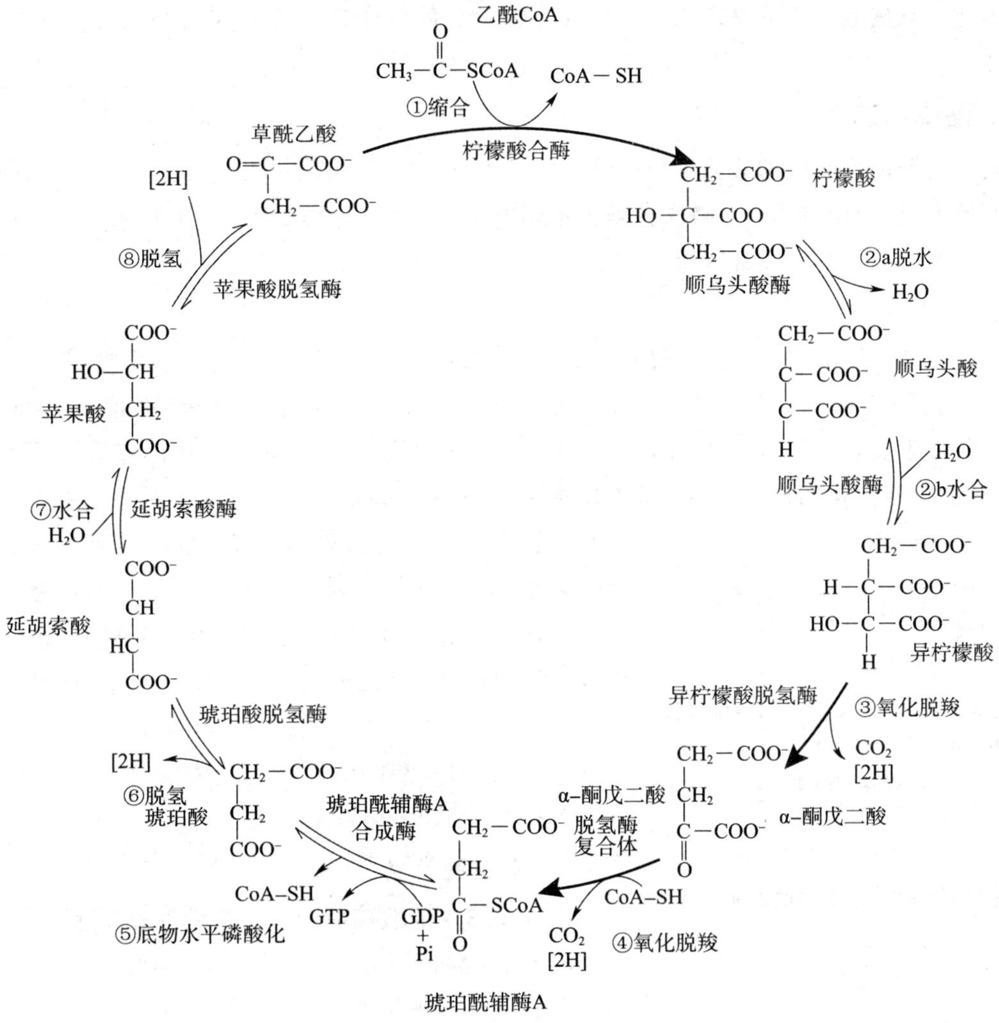

图 24－22　三羧酸循环

表 24－2　有氧氧化过程中 ATP 的生成

反　应	ATP
糖酵解	+2
3－磷酸甘油醛脱氢生成的 NADH 经磷酸甘油穿梭（或苹果酸穿梭）	2×1.5（或 2×2.5）
丙酮酸→乙酰 CoA	2×2.5
乙酰 CoA →CO_2 + H_2O	2×10
1 分子葡萄糖共计	30（或 32）ATP

2. 三羧酸循环是糖、脂肪和蛋白质彻底氧化的共同代谢途径　TCA 的起始物乙酰 CoA 不但是糖氧化分解产物，亦可来自脂肪的甘油、脂肪酸和蛋白质的某些氨基酸代谢，故三羧酸循环是三种主要有机物在体内氧化供能的共同通路。

3. 三羧酸循环是糖、脂肪和氨基酸代谢联系的枢纽　糖和甘油在体内代谢可生成 α－酮戊二酸及草酰乙酸等三羧酸循环的中间产物，这些中间产物可转变成为某些氨基酸；而有些氨基酸亦可通过不同途径变成 α－酮戊二酸和草酰乙酸，再经糖异生生糖或转变成甘油。因此，三羧酸循环不仅是三种主要的有机物分解代谢的最终共同通路，也是它们互变的枢纽。

三、磷酸戊糖途径

磷酸戊糖途径又称磷酸葡萄糖旁路，此过程不是机体产能的方式。此途径由6－磷酸葡萄糖开始生成NADPH和5－磷酸核糖，主要发生在肝脏、脂肪组织、哺乳期的乳腺、肾上腺皮质、性腺、骨髓和红细胞等。

（一）反应过程

该途径在细胞液中进行，全过程分为不可逆的氧化阶段和可逆的非氧化阶段。在氧化阶段，3分子6－磷酸葡萄糖在6－磷酸葡萄糖脱氢酶和6－磷酸葡萄糖酸脱氢酶等催化下经氧化脱羧生成6分子NADPH＋H^+，3分子CO_2和3分子5－磷酸核酮糖；在非氧化阶段，5－磷酸核酮糖在转酮基酶（TPP为其辅酶）和转硫基酶催化下使部分碳链进行相互转换，经三碳、四碳、七碳和磷酸酯等，最终生成2分子6－磷酸果糖和1分子3－磷酸甘油，它们可转变为6－磷酸葡萄糖继续进行磷酸戊糖途径，也可以进入糖有氧氧化或糖酵解途径（图24－23）。此反应的限速酶是6－磷酸葡萄糖脱氢酶，其活性受NADPH浓度影响，NADPH浓度升高抑制酶的活性，因此磷酸戊糖途径主要受体内NADPH的需求量调节。

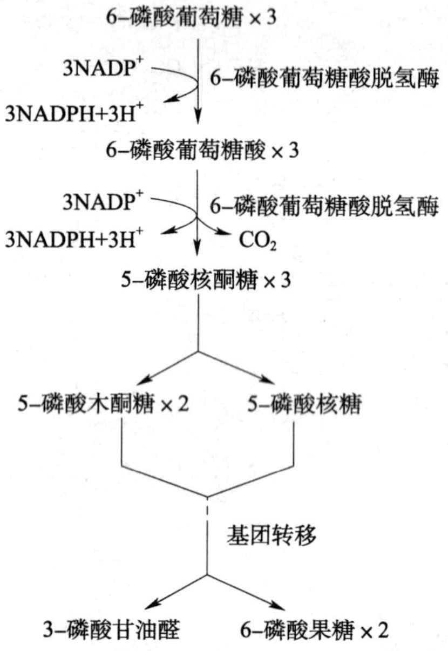

图24－23　磷酸戊糖途径

（二）生理意义

1. 生成5－磷酸核糖　磷酸戊糖通路是葡萄糖在体内生成5－磷酸核糖的唯一途径。5－磷酸核糖主要通过磷酸戊糖通路的氧化阶段不可逆反应生成，也可经非氧化阶段生成。5－磷酸核糖是合成核苷酸辅酶及核酸的主要原料，损伤后修复、再生组织（如梗死的心肌、部分切除后的肝脏）此代谢途径比较活跃。

2. 提供NADPH＋H^+　NADPH＋H^+与NADH不同，它携带的氢不是通过呼吸链氧化磷酸化生成ATP，而是作为供氢体参与许多代谢反应。

（1）作为体内多种生物合成反应供氢体　例如脂肪酸、胆固醇和类固醇激素的生物合成，都需要大量的NADPH＋H^+，因此磷酸戊糖通路在合成脂肪及固醇类化合物的肝、肾上腺、性腺等组织中特别旺盛。

（2）NADPH＋H^+是谷胱甘肽还原酶的辅酶　这对维持还原型谷胱甘肽（GSH）的正常含量，有很重要的作用，GSH能保护某些蛋白质中的巯基，如红细胞膜和血红蛋白上的SH基，因此缺乏6－磷酸葡萄糖脱氢酶的人，因NADPH＋H^+缺乏，GSH含量过低，红细胞易于破坏而发生溶血性贫血。

（3）NADPH＋H^+参与肝脏生物转化反应　肝细胞内质网含有以NADPH＋H^+为供氢体的加单氧酶体系，参与激素、药物、毒物的生物转化过程。

（4）NADPH＋H^+参与体内中性粒细胞和巨噬细胞产生离子态氧的反应，有杀菌作用。

扫码“学一学”

第二节 糖原的合成与分解

糖原是由多个葡萄糖组成的带分枝的大分子多糖（图 24－24），分子量一般在 10^6～10^7 Dal，可高达 10^8 Dal，是体内糖的贮存形式，分子中葡萄糖主要以 α－1，4－糖苷键相连形成直链，其中部分以 α－1，6－糖苷键相连构成支链，糖原主要贮存在肌肉和肝脏中，肌肉中糖原占肌肉总重量的 1%～2%，约为 400g，肝脏中糖原占总量 6%～8%，约为 100g。肌糖原分解为肌肉自身收缩供给能量，肝糖原分解主要维持血糖浓度。

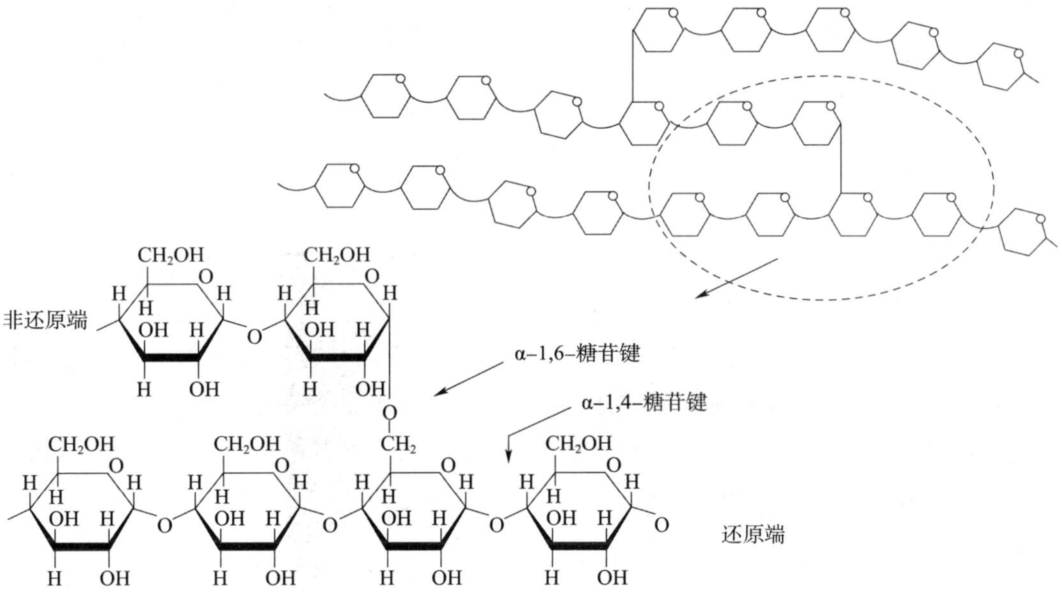

图 24－24　糖原的结构

一、糖原的合成

由葡萄糖（包括少量果糖和半乳糖）合成糖原的过程称为糖原合成，反应在细胞质中进行，需要消耗 ATP 和 UTP，合成反应包括以下几个步骤：

1. 葡萄糖磷酸化生成 6－磷酸葡萄糖（图 24－25）

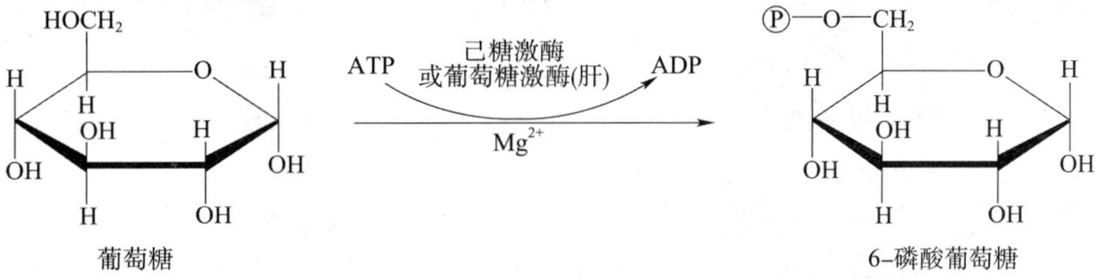

图 24－25　葡萄糖磷酸化生成 6－磷酸葡萄糖

2. 6－磷酸葡萄糖转变为 1－磷酸葡萄糖（图 24－26）

3. 1－磷酸葡萄糖生成二磷酸尿苷葡萄糖（UDPG）＋PPi（焦磷酸）（图 24－27）

4. 从 UDPG 合成糖原

鸟苷二磷酸葡萄糖（UDPG）＋糖原“引物”（Gn）⟶二磷酸鸟苷（UDP）＋糖原（G_{n+1}）

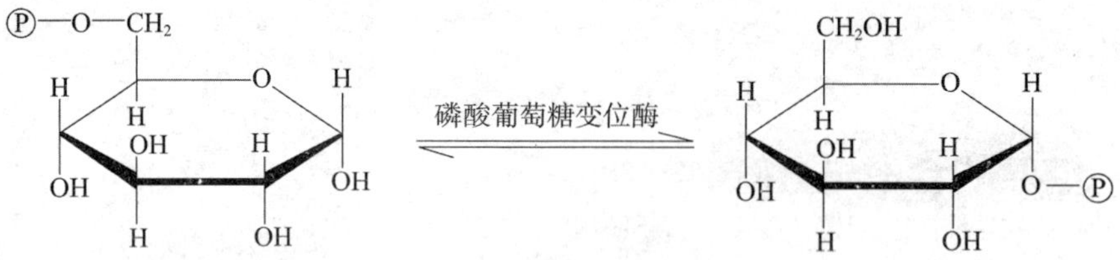

6-磷酸葡萄糖　　　1-磷酸葡萄糖

图 24－26　6－磷酸葡萄糖转变为 1－磷酸葡萄糖

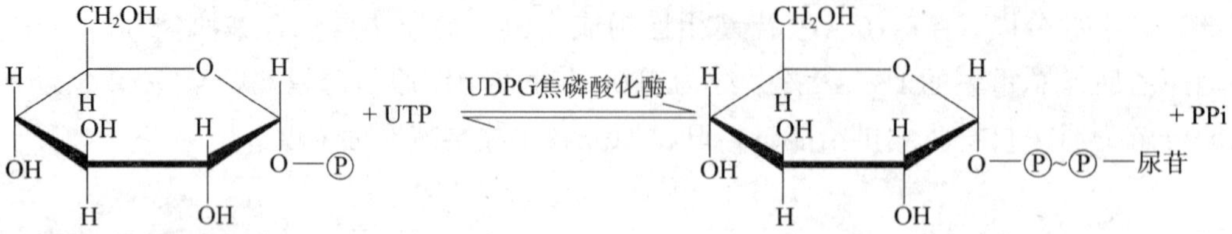

1-磷酸葡萄糖　　　UDPG

图 24－27　1－磷酸葡萄糖转变成 UDPG

糖原合酶只能延长糖链，不能形成分支。当糖链达到 12～18 个葡萄糖残基时，分支酶将一段（6～7 个葡萄糖单位）转移到邻近的糖链上，以 α－1，6－糖苷键相连而形成分支。

二、糖原的分解

指肝糖原分解为葡萄糖以补充血糖的过程。作用器官和部位为肝和肾。肌肉缺乏葡萄糖 6－磷酸酶，肌糖原不能分解为葡萄糖，产生的 6－磷酸葡萄糖可经糖酵解转变为乳酸。糖原分解不是糖原合成的逆反应，除磷酸葡萄糖变位酶外，其他酶均不一样，反应包括：

（1）Gn 糖原 + Pi $\xrightarrow{\text{糖原磷酸化酶}}$ G－1－P + G（n－1）

（2）G－1－P $\xrightarrow{\text{变位酶}}$ G－6－P

（3）G－6－P + H_2O $\xrightarrow{\text{6－磷酸葡萄糖磷酸酶}}$ G + Pi

糖原合成与分解总示意图如 24－28 所示。

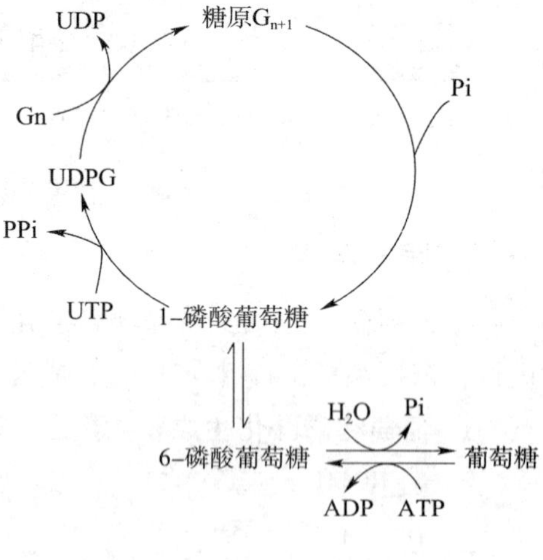

图 24－28　糖原的合成和分解

三、糖原合成与分解的生理意义

1. 贮存能量　葡萄糖可以糖原的形式贮存。

2. 调节血糖浓度　血糖浓度高时可合成糖原，浓度低时可分解肝糖原来补充血糖。

3. 利用乳酸　肝中可经糖异生途径、利用糖无氧酵解产生的乳酸来合成糖原。

第三节　糖异生作用

非糖物质转变为葡萄糖或糖原的过程称为糖异生。非糖物质主要有生糖氨基酸、有机酸（乳酸、丙酮酸及三羧酸循环中各种羧酸等）和甘油等。糖异生的主要器官是肝脏；长期饥饿和酸中毒时肾脏的糖异生能力大大加强，相当于同重量的肝组织。

一、糖异生的途径

糖异生的途径基本上是糖酵解或糖有氧氧化的逆过程，糖酵解通路中大多数的酶促反应是可逆的，但己糖激酶、磷酸果糖激酶和丙酮酸激酶三个限速酶催化的是不可逆反应，这些反应的逆过程需吸收相等量的能量而构成“能障”，为越过障碍实现糖异生，可由另外不同的酶来催化逆行过程而绕过各自的能障。

（一）由丙酮酸激酶催化的逆反应是由两步反应来完成的

首先由丙酮酸羧化酶催化，将丙酮酸转变为草酰乙酸，然后再由磷酸烯醇式丙酮酸羧激酶催化，由草酰乙酸生成磷酸烯醇式丙酮酸（图 24－29）。

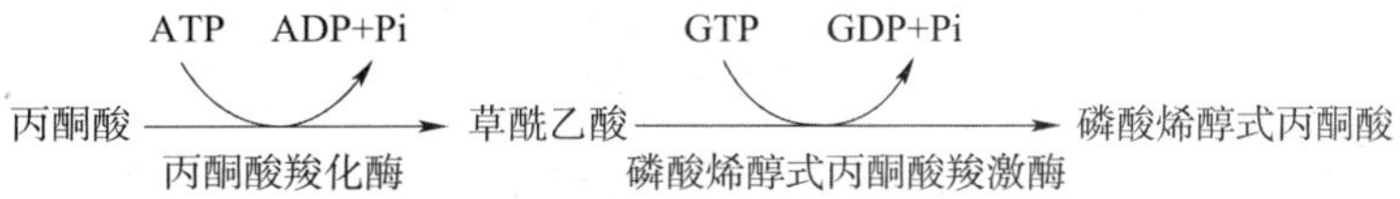

图 24－29　丙酮酸催化生成磷酸烯醇式丙酮酸

这个过程中消耗两个高能键（一个来自 ATP，另一个来自 GTP），而由磷酸烯醇式丙酮酸分解为丙酮酸只生成 1 个 ATP。

丙酮酸羧化酶仅存在于线粒体内，胞液中的丙酮酸须进入线粒体，才能羧化生成草酰乙酸，而磷酸烯醇式丙酮酸羧激酶在线粒体和胞液中都存在，因此草酰乙酸可在线粒体中直接转变为磷酸烯醇式丙酮酸再进入胞液中，也可在胞液中被转变为磷酸烯醇式丙酮酸。

（二）由己糖激酶和磷酸果糖激酶催化的两个反应的逆行过程

由两个特异的磷酸酶水解己糖磷酸酯键完成，催化 6－磷酸葡萄糖水解生成葡萄糖的酶为葡萄糖－6－磷酸酶；催化 1，6－二磷酸果糖水解生成 6－磷酸果糖的酶是果糖二磷酸酶（图 24－30）。

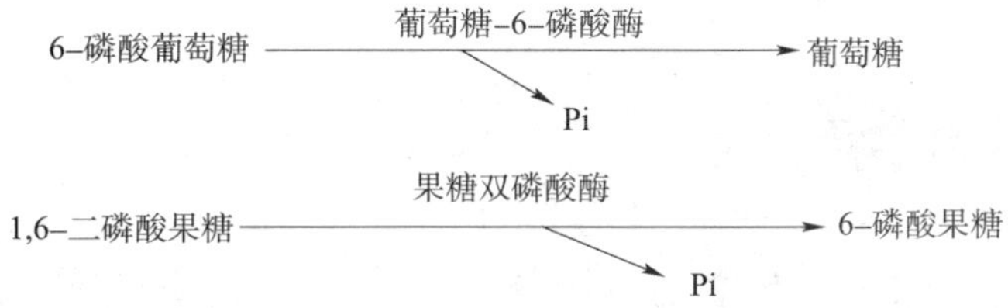

图 24－30　己糖激酶和磷酸果糖激酶催化的两个反应

除上述几步反应以外，糖异生反应就是糖酵解途径的逆反应过程。

糖异生作用的三种主要原料为乳酸、甘油和氨基酸等，乳酸在乳酸脱氢酶作用下转变为丙酮酸，经前述羧化支路成糖；甘油被磷酸化生成磷酸甘油后，氧化成磷酸二羟丙酮，再循糖酵解逆行过程合成糖；氨基酸则通过多种渠道成为糖酵解或糖有氧氧化过程中的中间产物，然后生成糖；三羧酸循环中的各种羧酸则可转变为草酰乙酸，然后生成糖。

二、糖异生的生理意义

（一）糖异生作用的主要生理意义

维持血糖稳定是糖异生最重要的生理作用，可保证在饥饿情况下，血糖浓度维持相对恒定。正常成人空腹血糖的浓度为 3. 89 ~6. 11mmol/L，即使禁食数周，血糖浓度仍可保持在 3. 40mmol/L 左右，这对保证某些主要依赖葡萄糖供能的组织的功能具有重要意义。

（二）糖异生作用与乳酸的作用密切关系

激烈运动时，肌肉糖酵解生成大量乳酸，后者经血液运到肝脏可再合成肝糖原和葡萄糖，使不能直接产生葡萄糖的肌糖原间接变成血糖，并且有利于回收乳酸分子中的能量，更新肌糖原并防止乳酸酸中毒的发生（图 24 －31）。

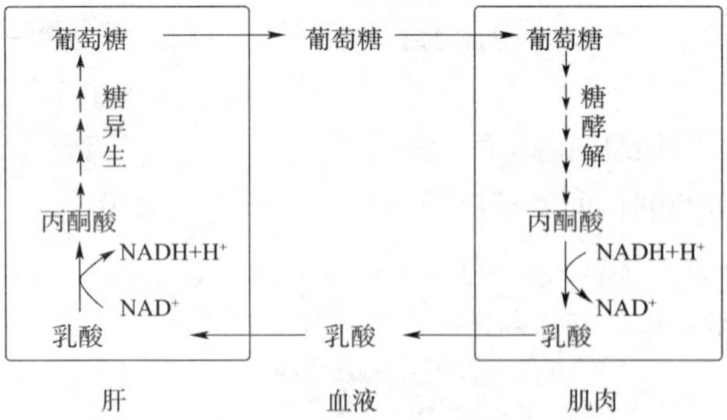

图 24 －31　Cori 循环示意图

（三）协助氨基酸代谢

实验证实进食蛋白质后，肝中糖原含量增加；禁食晚期、糖尿病或皮质醇过多时，由于组织蛋白质分解，血浆氨基酸增多，糖异生的作用增强，因而氨基酸成糖可能是氨基酸代谢的主要途径。

（四）促进肾小管泌氨的作用

长期禁食后肾脏的糖异生可以明显增加，发生这一变化的原因可能是饥饿造成的代谢性酸中毒，体液 pH 降低可以促进肾小管中磷酸烯醇式丙酮酸羧激酶的合成，使成糖作用增加，当肾脏中 α－酮戊二酸经草酰乙酸而加速成糖后，可因 α－酮戊二酸的减少而促进谷氨酰胺脱氨成谷氨酸以及谷氨酸的脱氨，肾小管细胞将 NH_3 分泌入管腔中，与原尿中 H^+ 结合，降低原尿 H^+ 的浓度，有利于排氢保钠作用的进行，对于防止酸中毒有重要作用。

第四节　血糖及其调节

扫码“学一学”

一、血糖的来源和去路

血糖是血液中的葡萄糖。正常成人空腹血糖浓度为 3.89～6.11mmol/L。血糖的来源与去路如图 24－32 所示。

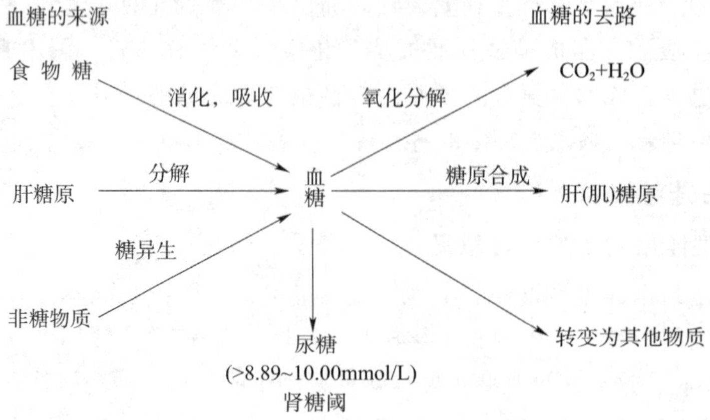

图 24－32　血糖的来源与去路示意图

二、血糖浓度的调节

（一）肝脏调节

肝脏是维持血糖浓度的最主要器官，通过控制糖原的合成与分解、糖异生来调节血糖浓度。血糖浓度高于正常水平，肝糖原合成作用加强，促进血糖消耗；糖异生减弱，则限制血糖补充，使之下降至正常水平。反之亦然。肝脏对血糖的调节受神经和激素调控。

（二）肾脏调节

肾脏对葡萄糖有很强的重吸收能力。只要血糖浓度不超过肾糖阈，肾就能将原尿中几乎所有的葡萄糖重吸收入血。

（三）神经调节

用电刺激交感神经的视丘下部腹内侧核或内脏神经，能促进肝糖原分解，使血糖升高。而用电刺激副交感神经系的视丘下部外侧或迷走神经，能促进肝糖原合成，使血糖降低。

（四）激素调节

唯一降低血糖的激素是胰岛素，能升高血糖的激素较多，主要有胰高血糖素、肾上腺素、糖皮质激素、生长激素和甲状腺激素等。它们主要调节糖代谢的各主要途径来维持血糖浓度。

三、糖代谢异常

（一）低血糖

空腹血糖浓度低于3.0mmol/L称为低血糖。低血糖可由生理因素如长期饥饿或持续剧烈体力活动引起，亦可由某些病理因素引起如胰岛B细胞增生或癌变。

（二）高血糖及糖尿

空腹血糖超过7.0mmol/L称为高血糖。超过8.9～10.0mmol/L（肾糖阈）则会出现糖尿。持续型高血糖和糖尿多见于糖尿病。糖尿病在中医上属于消渴症。

引起高血糖的原因有生理性和病理性两类，生理性高血糖见于进食后（饮食性高血糖）或情绪激动时（情感性高血糖）等。病理性高血糖见于糖尿病。

拓展阅读

糖尿病

糖尿病是以慢性（长期）高血糖为主要特征的代谢性疾病。空腹血糖 >7mmol/L称为高血糖，血糖浓度高于肾糖阈，就可形成糖尿。高血糖是由于胰岛素分泌缺陷（绝对不足或相对不足）或其胰岛素抵抗。糖尿病常引起糖、脂肪、蛋白质、水和电解质等的代谢紊乱，主要临床表现为“三多一少”（多饮、多食、多尿、体重减轻），临床可分为1型（胰岛素绝对缺乏）、2型（胰岛素抵抗为主伴有胰岛素分泌不足，或胰岛素分泌不足为主伴有或不伴有胰岛素抵抗）、特异型糖尿病及妊娠糖尿病等四种类型。临床导致各种组织，特别是眼、肾、心脏、血管、神经的慢性损害、功能障碍。长期糖尿病，可引起心、脑血管及肾、视网膜、神经系统等一系列并发症，导致功能障碍和衰竭。

扫码“学一学”

第五节 生物氧化

生物氧化指糖、脂肪、蛋白质等营养物质在体内氧化分解，最终生成 CO_2 和 H_2O，同时释放能量的过程。生物氧化主要以生成 ATP 方式释放能量，在恒温（37℃）和中性 pH 环境下由一系列酶催化进行。

一、生物氧化酶类

体内催化氧化反应的酶按照其催化氧化反应方式的不同分为：

（一）脱氢氧化酶类

这一类中依据其反应受氢体或氧化产物不同，又可分为三种。

1. 氧化酶类 氧化酶直接作用于底物，以氧作为受氢体或受电子体，产物是水。氧化酶均为结合蛋白质，辅基常含有 Cu^{2+}，如细胞色素氧化酶、酚氧化酶、抗坏血酸氧化酶等。

2. 需氧脱氢酶类 需氧脱氢酶以 FAD 或 FMN 为辅基，以氧为直接受氢体，产物为 H_2O_2 或超氧离子，某些色素如甲烯蓝、铁氰化钾（$[K_3Fe(CN)_6]$）、二氯酚靛酚可作为这类酶的人工受氢体。如 D－氨基酸氧化酶（辅基 FAD）、L－氨基酸氧化酶（辅基 FMN）、黄嘌呤氧化酶（辅基 FAD）、醛脱氢酶（辅基 FAD）、单胺氧化酶（辅基 FAD）、二胺氧化酶等。

3. 不需氧脱氢酶类 为人体内主要的脱氢酶类，其直接受氢体不是 O_2，而只能是某些辅酶（NAD^+、$NADP^+$）或辅基（FAD. FMN），辅酶或辅基还原后又将氢原子传递至线粒体氧化呼吸链，最后将电子传给氧生成水，在此过程中释放出来的能量使 ADP 磷酸化生成 ATP，如 3－磷酸甘油醛脱氢酶、琥珀酸脱氢酶、细胞色素体系等。

（二）加氧酶类

加氧酶催化加氧反应，根据向底物分子中加入氧原子的数目，又可分为加单氧酶和加双氧酶两类。

1. 加单氧酶 又称多功能氧化酶、混合功能氧化酶、羟化酶。加单氧酶催化 O_2 中的一个原子加到底物分子上使之羟化，另一氧原子被 $NADPH + H^+$ 提供的氢还原生成水，在此氧化过程中无高能磷酸化合物的生成。

加单氧酶主要分布在肝、肾组织的微粒体中，少数存在于线粒体。加单氧酶主要参与类固醇激素、胆汁酸盐、胆色素、活性维生素 D 的生成和某些药物、毒物的生物转化。加单氧酶可受底物诱导，而且细胞色素 P450 基质特异性低，一种基质提高了加单氧酶的活性便可同时加快几种物质的代谢速度，这与体内的药物代谢关系十分密切，如以苯巴比妥作诱导物，可提高机体代谢胆红素、睾酮、氢化可的松、香豆素、洋地黄毒苷的速度，临床用药时应予以考虑。

2. 加双氧酶 此酶催化 O_2 分子中的两个原子分别加到底物分子中构成双键的两个碳原子上，如色氨酸吡咯酶（色氨酸加双氧酶）、胡萝卜素加双氧酶分别催化下述反应。

（三）过氧化氢酶和过氧化物酶

（1）过氧化氢酶 催化两个 H_2O_2 分子的氧化还原反应，生成 H_2O 并释放 O_2。

过氧化氢酶的催化效率极高，每个酶分子在 0℃ 每分钟可催化 264 万个过氧化氢分子分解，因此人体一般不会发生 H_2O_2 的蓄积中毒。

（2）过氧化物酶　此酶催化 H_2O_2 或过氧化物直接氧化酚类或胺类物质。

某些组织的细胞中还有一种含硒（Se）的谷胱甘肽过氧化物酶，可催化下述反应：

$$H_2O_2 + 2G-SH \longrightarrow 2H_2O + GSSG$$

$$ROOH + 2G-SH \longrightarrow ROH + GSSG + H_2O$$

生成的 GSSG 又可在谷胱甘肽还原酶催化下由 $NADPH + H^+$ 供氢还原生成 G－SH。

临床工作中判定粪便、消化液中是否有隐血时，就是利用血细胞中的过氧化物酶活性将愈创木酯或联苯胺氧化成蓝色化合物。

二、呼吸链

呼吸链是指位于真核生物线粒体内膜或原核生物细胞膜上的一组排列有序的递氢体和递电子体所组成的连续反应体系。它将代谢物脱下的成对氢原子（2H）交给氧生成水，同时生成 ATP。呼吸链的作用代表着线粒体最基本的功能，呼吸链中的递氢体和递电子体是能传递氢原子或电子的载体，递氢体也是递电子体，递氢体和递电子体的本质是酶、辅酶、辅基或辅因子。

（一）呼吸链的主要组分

呼吸链由泛醌、细胞色素 c 和四种复合体组成，如图 24－33 所示。

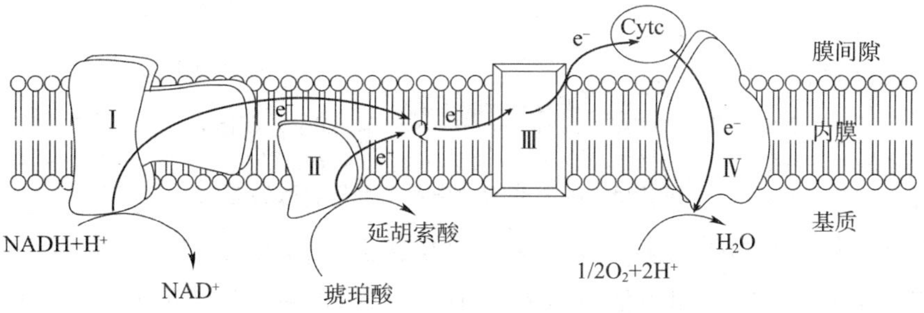

图 24－33　呼吸链的组成示意图

各复合体的名称、酶和辅酶及作用见表 24－3。

表 24－3　呼吸链复合体

复合体	酶名称	辅酶或辅基	作用
复合体Ⅰ	NADH－泛醌还原酶	FMN，Fe－S	将电子从 NADH 传递给泛醌
复合体Ⅱ	琥珀酸－泛醌还原酶	FAD，Fe－S，细胞色素 b	将电子从琥珀酸传递给泛醌
复合体Ⅲ	泛醌－细胞色素 c 还原酶	细胞色素 b，c_1，Fe－S	将电子由泛醌传给 Cyt c
复合体Ⅳ	细胞色素 c 氧化酶	细胞色素 a，a_3，Cu	将电子由 Cyt c 传递给 O_2

1. NAD^+（尼克酰胺腺嘌呤二核苷酸）或称辅酶 I（CoI）　为体内很多脱氢酶的辅酶，是连接作用物与呼吸链的重要环节，分子中除含尼克酰胺（维生素 PP）外，还含有核糖、磷酸及一分子腺苷酸（AMP），其结构如图 24－34。

NAD^+ 的主要功能是接受从代谢物上脱下的 2H（$2H^+ + 2e$），然后传给另一传递体黄素蛋白。

此外，亦有不少脱氢酶的辅酶为尼克酰胺腺嘌呤二核苷酸磷酸（$NADP^+$），又称辅酶Ⅱ（CoⅡ）（图 24－35），它与 NAD^+ 不同之处是在腺苷酸部分中核糖的 2′位碳上羟基的氢被磷酸基取代。

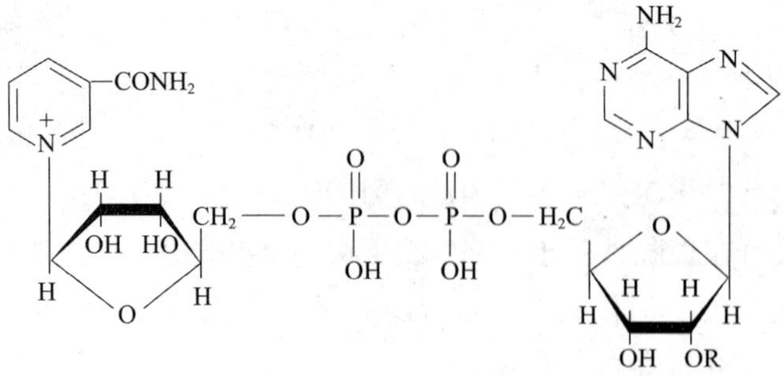

图 24－34 NAD⁺的结构

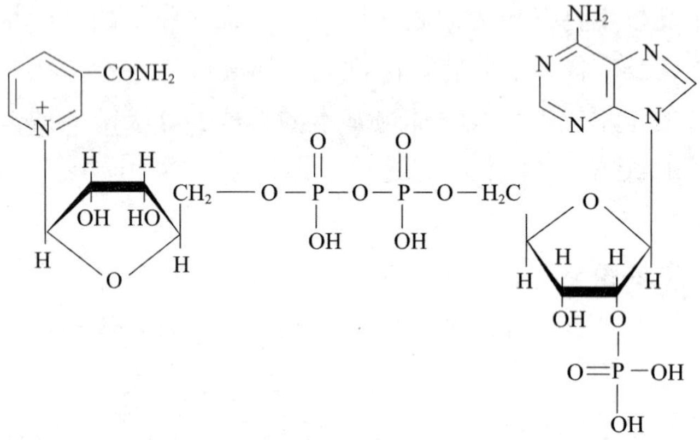

$$NADPH+H^{+}+NAD^{+} \xrightarrow{\text{吡啶核苷酸转氢酶}} NADP^{+}+NADH+H^{+}$$

图 24－35 辅酶Ⅱ的结构及吡啶核苷酸转氢酶

当此类酶催化代谢物脱氢后，其辅酶 $NADP^{+}$ 接受氢而被还原成 $NADPH+H^{+}$，它须经吡啶核苷酸转氢酶作用将还原当量转移给 NAD^{+}，然后再经呼吸链传递，但 $NADPH+H^{+}$ 一般是为合成代谢或羟化反应提供氢。

2. 黄素蛋白 种类很多，其辅基有两种，一种为 FMN（黄素单核苷酸），另一种为 FAD（黄素腺嘌呤二核苷酸），二者均含维生素 B_2（核黄素）。此外，FMN 尚含一分子磷酸，FAD 比 FMN 多含一分子 AMP（腺苷酸），其结构如图 24－36。

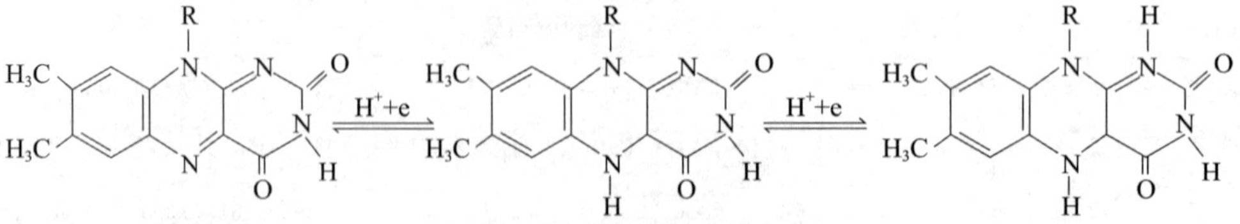

图 24－36 黄素蛋白的辅基

在 FAD、FMN 分子中的异咯嗪部分可以进行可逆的脱氢加氢反应。FAD 或 FMN 与酶蛋白部分之间是通过非共价键相连，但结合牢固，因此氧化与还原都在同一个酶蛋白上进行，故黄素核苷酸的氧化还原电位取决于与它们结合的蛋白质，所以标准还原电位指的是特定的黄素蛋白。NAD^{+} 与某酶蛋白结合时可从代谢物接受氢而被还原为 NADH，后者可以游离，再与另一种酶蛋白结合，释放氢后又被氧化为 NAD^{+}。

多数黄素蛋白是呼吸链的组分之一，介于 NADH 与其他电子传递体之间；琥珀酸脱氢酶，线粒体内的甘油磷酸脱氢酶的辅基为 FAD，可直接从作用物转移还原当量 $H^+ + e$ 到呼吸链，此外脂酰 CoA 脱氢酶亦属于 FAD 为辅基的黄素蛋白类，亦能将还原当量从作用物传递进入呼吸链，但中间尚需另一电子传递体称为电子转移黄素蛋白参与才能完成。

3. 铁硫蛋白（Fe－S） 又称铁硫中心，其特点是含铁原子，铁与无机硫原子或蛋白质肽链上半胱氨酸残基的硫相结合（图 24－37），常与其他递氢体或递电子体结合成复合物存在，参与电子传递。

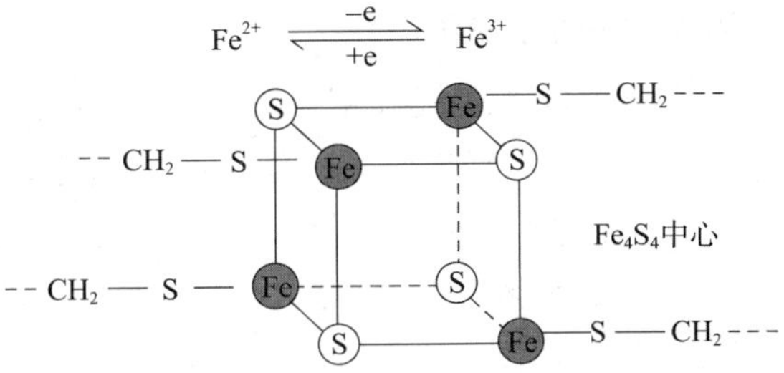

图 24－37 铁硫蛋白结构

4. 泛醌（UQ 或 Q） 亦称辅酶 Q，为脂溶性苯醌，由多个异戊二烯单位构成。泛醌来源不同，异戊二烯单位的数目亦不同，哺乳类动物组织细胞中最多见的泛醌的侧链由 10 个异戊二烯单位组成。泛醌接受一个电子和一个质子还原成半醌，再接受一个电子和质子则还原成二氢泛醌，后者又可脱去电子和质子而被氧化恢复为泛醌（图 24－38）。

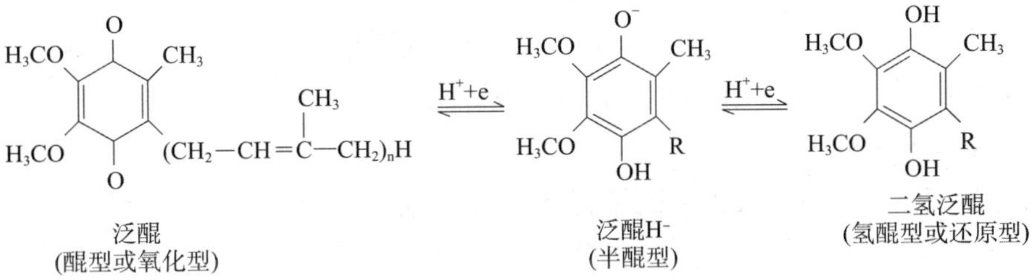

图 24－38 泛醌的结构

5. 细胞色素体系 细胞色素属于递电子体，是一类含有铁卟啉辅基的色蛋白。线粒体内膜中有细胞色素 b、c_1、c、aa_3，肝、肾等组织的微粒体中有细胞色素 P450。细胞色素 b、c_1、c 为红色细胞素，细胞色素 aa_3 为绿色细胞素。不同的细胞色素具有的酶蛋白结构不同，辅基的结构亦有差异（图 24－39）。

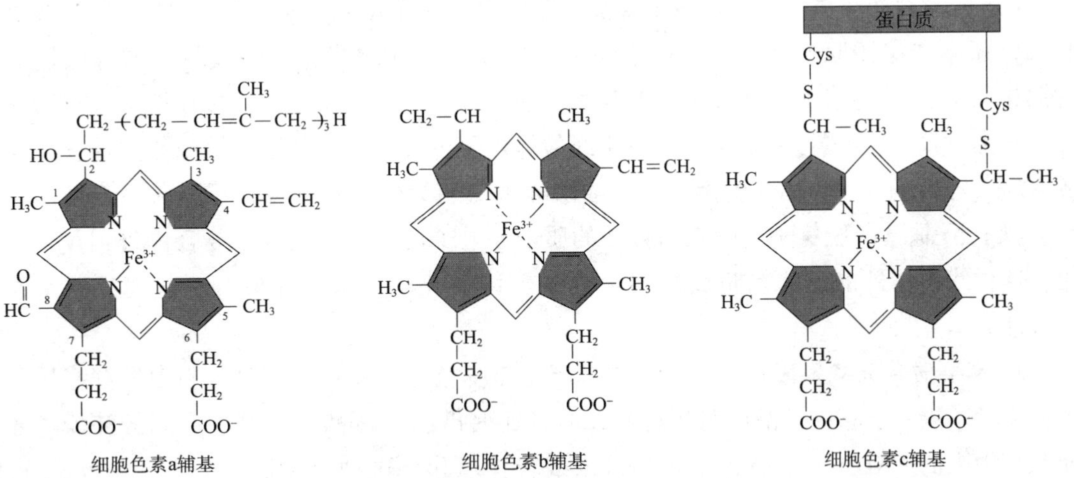

图 24－39 血红素 a、血红素 b、血红素 c 的结构比较

细胞色素 a 和 a_3统称为细胞色素 aa_3（辅基为血红素 A），aa_3可将电子直接传递给氧，故又称为细胞色素氧化酶。

铁卟啉辅基所含 Fe^{2+}可有 $Fe^{2+} \longleftrightarrow Fe^{3+} + e$ 的互变，可传递电子。铁原子可和酶蛋白及卟啉环形成 6 个配位键。细胞色素 aa_3和 P450 辅基中的铁原子形成 5 个配位键，还能与氧再形成一个配位键，将电子直接传递给氧，也可与 CO、氰化物、H_2S 或叠氮化合物形成配位键。细胞色素 aa_3与氰化物结合可阻断整个呼吸链的电子传递，引起氰化物中毒。

（二）呼吸链中各种传递体的排列顺序

各种传递体排列顺序的方法由以下实验确定：① 标准氧化还原电位。②拆开和重组。③特异抑制剂阻断。④还原状态呼吸链缓慢给氧。体内的氧化呼吸链有 NADH 氧化呼吸链和 $FADH_2$氧化呼吸链两条途径（图 24－40）。

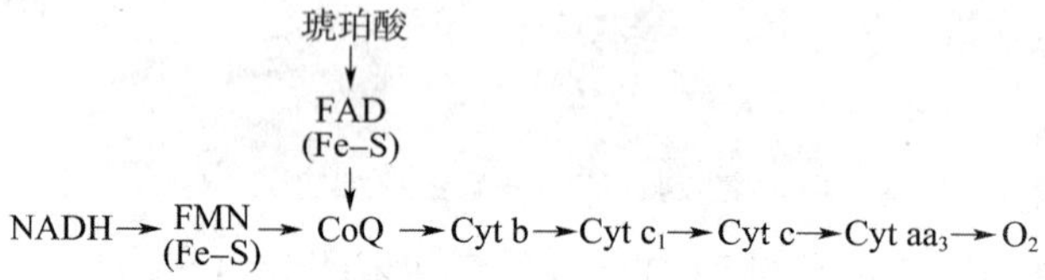

图 24－40　电子传递链

1. NADH 氧化呼吸链　人体内大多数脱氢酶都以 NAD^+作辅酶，在脱氢酶催化下底物脱下的氢交给 NAD^+生成 $NADH + H^+$，在 NADH 脱氢酶作用下，$NADH + H^+$将两个氢原子传递给 FMN 生成 $FMNH_2$，再将氢传递至 CoQ 生成 $CoQH_2$，此时两个氢原子解离成 $2H^+ + 2e$，$2H^+$游离于介质中，2e 经 Cyt b、c_1、c、aa_3传递，最后将 2e 传递给 $1/2O_2$，质中游离的 $2H^+$结合生成水。

2. 琥珀酸氧化呼吸链　仅少数脱氢酶以 FAD 为辅助因子，如琥珀酸脱氢酶、脂酰辅酶 A 脱氢酶、3－磷酸甘油脱氢酶，FAD 接受两个氢原子生成 $FADH_2$，然后再将氢传递给 CoQ，生成 $CoQH_2$，此后的传递和 NADH 氧化呼吸链相同。

三、线粒体内膜的物质转运

（一）胞浆中 NADH 的氧化

真核细胞中，产生于线粒体外的 NADH 不能自由通过线粒体内膜，必须借助某些能自由通过线粒体内膜的物质才能被转运至线粒体，此即穿梭机制，体内主要有两种穿梭机制。

1. α 磷酸甘油穿梭　主要存在于脑及骨骼肌中，借助 α－磷酸甘油与磷酸二羟丙酮之间的氧化还原转移还原当量，使线粒体外来自 NADH 的还原当量进入线粒体的呼吸链氧化（图 24－41）。当胞浆中 NADH 浓度升高时，磷酸二羟丙酮首先被 NADH 还原成 α 磷酸甘油（3－磷酸甘油），α 磷酸甘油可再经位于线粒体内膜近外侧部的甘油磷酸脱氢酶催化氧化生成磷酸二羟丙酮。线粒体与胞液中的甘油磷酸脱氢酶为同工酶，两者不同在于线粒体内的酶为以 FAD 辅基的脱氢酶，FAD 所接受的质子、电子可直接经泛醌、复合体Ⅲ、Ⅳ传递到氧，这样线粒体外的还原当量就被转运到线粒体氧化了，这种穿梭机制只能生成 1.5 分子 ATP。

2. 苹果酸－天冬氨酸穿梭　该穿梭机制比较复杂，主要在肝、肾、心中发挥作用，不仅需借助苹果酸、草酰乙酸的氧化还原，而且还要借助 α 酮酸与氨基酸之间的转换，才能使胞液中来的 NADH 的还原当量转移进入线粒体氧化，这种穿梭机制生成 2.5 分子 ATP。具体过程如图 24－42。

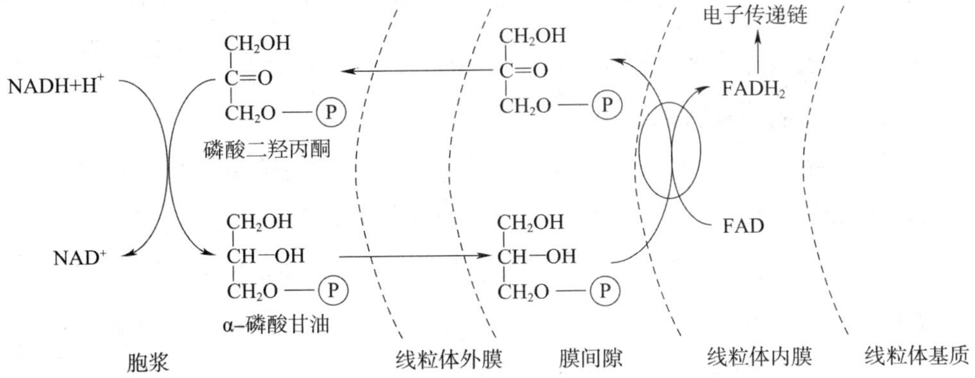

图 24－41　α 磷酸甘油穿梭机制示意图

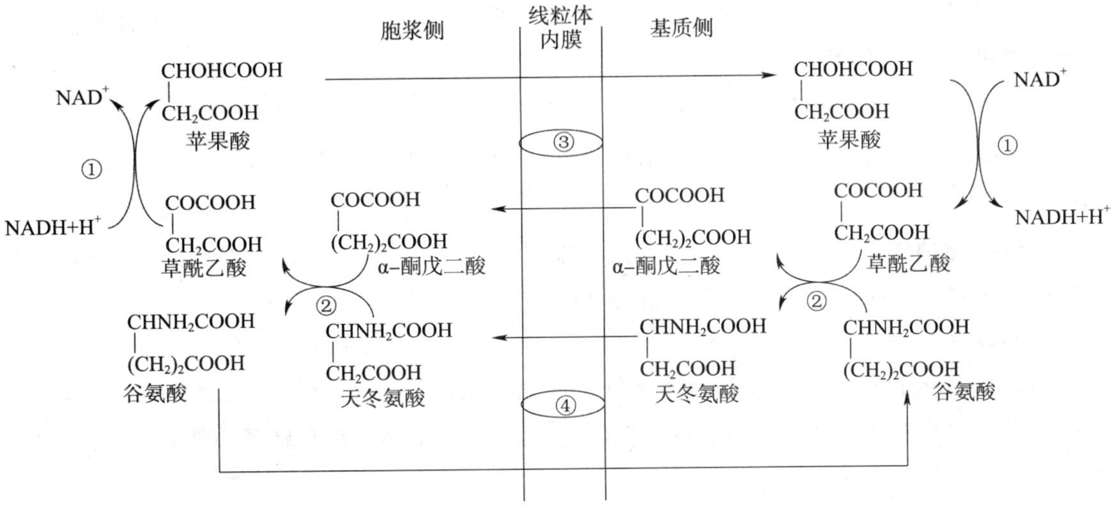

图 24－42　苹果酸－天冬氨酸穿梭机制示意图

注：①苹果酸脱氢酶；②谷草转氨酶；③α－酮戊二酸转运蛋白；④酸性氨基酸转运蛋白

（二）ADP 进入与 ATP 移出

腺苷酸转运蛋白参与 ADP 与 ATP 反向转运（图 24－43）。

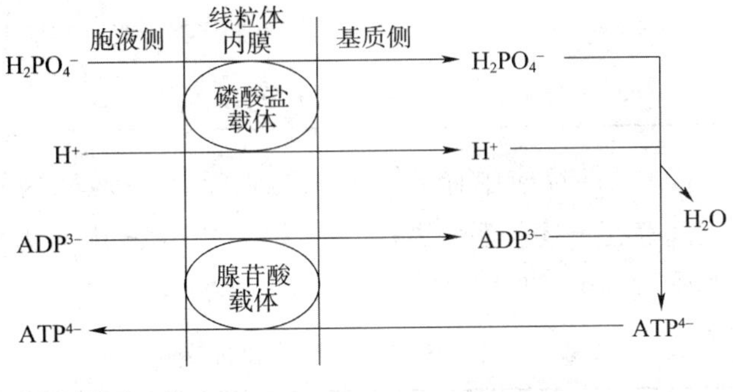

图 24－43　ATP、ADP、Pi 的转运

四、氧化磷酸化的机制

ATP 几乎是生物组织细胞能够直接利用的唯一能源，在糖、脂类及蛋白质等物质氧化分解中释放出的能量，相当大的一部分能使 ADP 磷酸化成为 ATP，从而把能量保存在 ATP 分子内。ATP 水解反应如图 24－44。

$$ATP \longrightarrow ADP+Pi 或 ATP \longrightarrow AMP+PPi$$

图 24－44 ATP 的水解

（一）ATP 生成的两种方式

1. 底物水平磷酸化 底物分子中的能量直接以高能键形式转移给 ADP 生成 ATP 的过程称为底物水平磷酸化，这一过程在胞浆和线粒体中进行（图 24－45）。

1. 1，3－二磷酸甘油酸＋ADP $\xrightleftharpoons{3-磷酸甘油酸激酶}$ 3－磷酸甘油酸＋ATP

2. 磷酸烯醇式丙酮酸＋ADP $\xrightarrow{丙酮酸激酶}$ 烯醇式丙酮酸＋ATP

3. 琥珀酰 CoA＋H_3PO_4＋GDP $\xrightleftharpoons{琥珀酸激酶}$ 琥珀酸＋CoASH＋GTP

图 24－45 底物水平磷酸化

2. 氧化磷酸化 在呼吸链电子传递过程中偶联 ADP 磷酸化，生成 ATP，又称为偶联磷酸化，是机体产能的主要方式。

（二）氧化磷酸化偶联部位的测定

氧化磷酸化偶联部位（图 24－46）在复合体Ⅰ、Ⅲ、Ⅳ内各存在一个 ATP 的生成部位。

1. P/O 比值测定 P/O 比值指在氧化磷酸化过程中每消耗 1/2 摩尔 O_2生成的 ATP 的摩尔数或者一对电子通过氧化呼吸链传递给氧所生成的 ATP 分子数。其实质是指呼吸过程中磷酸化的效率。

测定 P/O 值常在一密闭容器中加入氧化底物、ADP、磷酸、氧饱和的缓冲液，再加入线粒体制剂就会有氧化磷酸化的进行。反应终了时测定 O_2消耗量和磷酸消耗量（或 ATP 生成量）就可计算出 P/O 值（表 24－4）。

表 24－4 离体线粒体的 P/O 比值

底物	呼吸的组成	P/O 比值	生成 ATP 数
β－羟丁酸	$NAD^+ \rightarrow FMN \rightarrow CoQ \rightarrow Cyt \rightarrow O_2$	2.4～2.8	2.5
琥珀酸	$FAD \rightarrow CoQ \rightarrow Cyt \rightarrow O_2$	1.7	1.5
抗坏血酸	$Cytc \rightarrow Cytaa_3 \rightarrow O_2$	0.88	1
细胞色素 c	$Cytaa_3 \rightarrow O_2$	0.61～0.68	1

2. 自由能变化 氧化还原反应中释放的自由能 $\Delta G^{0'}$ 与反应底物和产物标准氧化还原电位差值（$\Delta E^{0'}$）之间存在下述关系：$\Delta G^{0'} = -nF\Delta E^{0'}$，式中 n 为氧化还原反应中电子转移数目，F 为法拉第常数［96.5kJ/（mol·V）］（表 24－5）。

表 24－5 电子传递链自由能变化

区段	电位变化（$\Delta EO'$）	自由能变化（$\Delta GO'$）	能否生成 ATP
NAD^+～CoQ	0.36V	69.5KJ/mol	能
CoQ～Cytc	0.18V	36.7KJ/mol	能
$Cytaa_3$～O_2	0.53V	112KJ/mol	能

综上所述，呼吸链中电子传递和磷酸化的偶联部位可用图 24－46 表示。

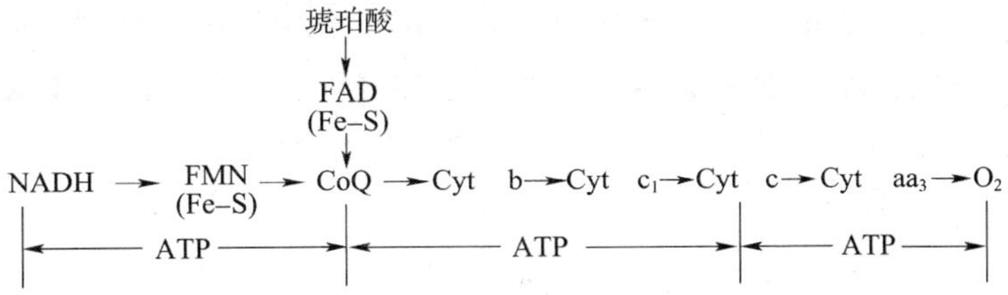

图 24－46　偶联部位示意图

呼吸链磷酸化的全过程可用下述方程式表示

$$NADH + H^+ + 3ADP + 3Pi + 1/2O_2 \rightarrow NAD^+ + 3ATP + 4H_2O$$

$$FADH_2 + 2ADP + 2Pi + 1/2O_2 \rightarrow FAD + 2ATP + 3H_2O$$

（三）氧化磷酸化的偶联机制

氧化是底物脱氢或失电子的过程，磷酸化是指 ADP 与 Pi 合成 ATP 的过程。在结构完整的线粒体中氧化与磷酸化这两个过程是紧密地偶联在一起的，即氧化释放的能量用于 ATP 合成，此即氧化磷酸化，氧化是磷酸化的基础，而磷酸化是氧化的结果。

五、影响氧化磷酸化的因素

（一）氧化磷酸化抑制剂

可分为呼吸链抑制剂、磷酸化抑制剂和解偶联剂三类。

1. 呼吸链抑制剂　这类抑制剂能特异阻断呼吸链的电子传递，也即抑制氧化，氧化是磷酸化的基础，抑制氧化也就抑制了磷酸化。重要的呼吸链抑制剂有以下几种。

鱼藤酮为从植物中分离到的呼吸链抑制剂，专一抑制 NADH→CoQ 的电子传递。

抗霉素 A 由真菌中分离得到，专一抑制 CoQ→Cyt c 的电子传递。

CN、CO、NaN_3 和 H_2S 均可抑制细胞色素氧化酶。

2. ATP 合酶抑制剂　这类抑制剂抑制 ATP 的合成和电子传递。寡霉素可与 F_0的 OSCP 结合，阻塞氢离子通道，从而抑制 ATP 合成。二环已基碳二亚胺（DCC）可与 F_0的 DCC 结合蛋白结合，阻断 H^+通道，抑制 ATP 合成。栎皮酮直接抑制参与 ATP 合成的 ATP 酶。

3. 解偶联剂　解偶联剂只影响氧化磷酸化，使氧化和磷酸化脱偶联，不干扰底物水平磷酸化，解偶联剂的作用使氧化释放的能量全部以热的形式散发。

常用的解偶联剂有 2，4－二硝基酚（DNP）、羰基－氰－对－三氟甲氧基苯肼、双香豆素等，过量的阿司匹林也使氧化磷酸化部分解偶联，从而使体温升高。

（二）ATP/ADP 比值

1. 直接影响　腺苷酸转位酶催化线粒体内 ATP 与线粒体外 ADP 的交换，由于线粒体内膜外侧带正电，内侧带负电，故 ATP 移出线粒体的速度比进入线粒体的速度快，而 ADP 进入线粒体速度比移出线粒体速度快。

ADP 控制着氧化磷酸化速度，机体耗能增多时，ATP/ADP 比值降低，氧化磷酸化速度加快，ADP + Pi 接受能量生成 ATP。当机体耗能少时，ATP/ADP 比值增高，线粒体内 ADP 浓度减低会使氧化磷酸化速度减慢。

2. 间接影响　ATP/ADP 比值增高时，氧化磷酸化速度减慢，NADH 因氧化速度减慢，NADH 浓度增高，从而抑制丙酮酸脱氢酶系、异柠檬酸脱氢酶、α－酮戊二酸脱氢酶系和柠檬酸合成酶等的活性，使糖的氧化分解和 TCA 循环的速度减慢。

3. ATP/ADP 比值对关键酶的直接影响 ATP/ADP 比值增高会抑制体内的许多关键酶，如变构抑制磷酸果糖激酶、丙酮酸激酶和异柠檬酸脱氢酶，还能抑制丙酮酸脱羧酶、α－酮戊二酸脱氢酶系，通过直接反馈作用抑制糖的分解和 TCA 循环。

（三）甲状腺素

过量的甲状腺素有解偶联作用，可诱导细胞膜上 Na^+-K^+－ATP 酶的合成，催化 ATP 分解，释放的能量将胞内的 Na^+泵到细胞外，而 K^+进入细胞，Na^+-K^+－ATP 酶的转换率为 100 个分子 ATP/秒，酶分子数增多，单位时间内分解的 ATP 增多，生成的 ADP 又可促进磷酸化过程。

重点小结

1. 糖的分解代谢 主要有糖的无氧氧化、有氧氧化和磷酸戊糖通路等三条途径。糖无氧氧化可实现快速供能，有氧氧化是糖分解代谢的主要方式。磷酸戊糖途径不是机体产能的方式，但可提供 NADPH 和 5－磷酸核糖。

2. 糖原合成与分解 糖原合成需消耗 ATP 和 UTP。糖原合成和糖原分解的生理意义：贮存能量；调节血糖浓度，血糖浓度高时可合成糖原，浓度低时可分解肝糖原来补充血糖；利用乳酸，肝中可经糖异生途径、利用糖无氧酵解产生的乳酸来合成糖原。

3. 糖异生 非糖物质转变为葡萄糖或糖原的过程称为糖异生，是葡萄糖生成丙酮酸的逆反应过程，经过三个不可逆的反应。糖异生的生理意义是在空腹或饥饿状态下维持血糖浓度相对恒定。

4. 生物氧化 生物氧化指糖、脂肪、蛋白质等营养物质在体内氧化分解，最终生成 CO_2和 H_2O，同时释放能量的过程。其中营养物质氧化分解生成 CO_2，同时将产生的 NADH 和 $FADH_2$通过呼吸链进行电子传递给氧生成 H_2O，释放 ATP。氧化磷酸化是线粒体产生 ATP 的机制，是机体产能的主要方式。

目标检测

扫码“练一练”

一、单项选择题

1. 体内糖的无氧氧化的终产物

A. CO_2和 H_2O　B. 丙酮酸　C. 丙酮　D. 乳酸　E. 草酰乙酸

2. 关于糖无氧氧化中的关键酶正确的是

A. 磷酸果糖激酶－1　B. 果糖双磷酸酶－1　C. 磷酸甘油酸激酶
D. 丙酮酸羧化酶　E. 果糖双磷酸酶－2

3. 调节糖酵解途径中最重要的酶是

A. 己糖激酶　B. 6－磷酸果糖激酶－1　C. 磷酸甘油酸激酶
D. 丙酮酸激酶　E. 葡萄糖激酶

4. 1 分子葡萄糖在缺氧或无氧条件下经酵解途径氧化产生 ATP 分子数为

A. 2　B. 4　C. 6　D. 19　E. 36

5. 成熟红细胞仅靠糖酵解供给能量是因为

A. 无氧　B. 无 TPP　C. 无 CoA　D. 无线粒体　E. 无微粒体

6. 三羧酸循环中底物水平磷酸化的反应是（　　）

A. 柠檬酸 – 异柠檬酸　B. 异柠檬酸 – α – 酮戊二酸

C. 琥珀酰辅酶 A – 琥珀酸　D. 琥珀酸 – 延胡索酸

E. 延胡索酸 – 草酰乙酸

7. 调节三羧酸循环运转速率最主要的酶是

A. 柠檬酸合成酶　B. 异柠檬酸脱氢酶

C. 琥珀酰 CoA 合成酶　D. 琥珀酸脱氢酶

E. 苹果酸脱氢酶

8. 葡萄糖合成糖原时的活性形式是

A. 1 – 磷酸葡萄糖　B. 6 – 磷酸葡萄糖　C. UDPG

D. CDPG　E. GDPG

9. 下列哪种物质不是 NADH 氧化呼吸链的组分

A. FMN　B. FAD　C. 泛醌　D. 铁硫蛋白　E. 细胞色素 c

10. ATP 生成的主要方式是

A. 肌酸磷酸化　B. 氧化磷酸化　C. 糖的磷酸化

D. 底物水平磷酸化　E. 有机酸脱羧

二、多项选择题

1. 从葡萄糖合成糖原需要哪些核苷酸参与

A. ATP　B. GTP　C. UTP　D. CTP　E. ADP

2. 磷酸戊糖途径的重要生理功能是生成

A. 6 – 磷酸葡萄糖　B. $NADH + H^+$　C. $NADPH + H^+$

D. 5 – 磷酸核糖　E. 生成 ATP

3. 属于三羧酸循环中不可逆的反应有

A. 乙酰 CoA + 草酰乙酸→柠檬酸　B. 异柠檬酸→ α – 酮戊二酸

C. α – 酮戊二酸→琥珀酰辅酶 A　D. 琥珀酰辅酶 A →琥珀酸

E. 葡萄糖→乳酸

4. 糖异生途径的关键酶是

A. 丙酮酸羧化酶　B. 磷酸烯醇式丙酮酸羧激酶

C. 磷酸甘油激酶　D. 果糖二磷酸酶

E. 己糖激酶

5. 只在胞液中进行的糖代谢途径有

A. 糖酵解　B. 糖异生　C. 磷酸戊糖途径

D. 三羧酸循环　E. 糖原合成与分解

三、简答题

1. 简述血糖的来源与去路。

2. 简述糖的有氧氧化的过程。

（旷兴林）

第二十五章

脂类代谢

学习目标

知识要求　**1. 掌握**　脂肪的分布与功能，脂类的分解代谢，胆固醇代谢。

　　　　　2. 了解　脂类的消化、吸收与运输，脂肪的合成代谢，磷脂的代谢。

技能要求　1. 运用脂类代谢的知识解释糖尿病患者酮症酸中毒的机制。

　　　　　2. 培养学生严谨求实的工作态度和良好的职业素养。

　　　　　3. 宣传健康的生活方式，树立科学合理的膳食理念。

案例导入

案例： 患者，男，14 岁，体型肥硕，体重 80kg，一个月内体重下降至 70kg，伴随烦渴、多饮、多食、多尿，感冒咳嗽 4 天，未及时治疗，出现意识模糊 1 天。通过体格检查、生化检查，诊断为 1 型糖尿病合并酮症酸中毒。

讨论： 1. 什么是酮体，脂肪代谢和酮体代谢有什么关系？

　　　2. 糖尿病患者为何容易发生酮症酸中毒？

扫码“学一学”

第一节　脂类的消化、吸收与运输

一、脂类的消化

脂肪和类脂统称脂类。脂肪即甘油三酯（TG）或称三酰甘油，由一分子甘油和三分子脂肪酸（FFA）脱水缩合而成。类脂包括磷脂（PL）、糖脂（GL）、胆固醇（Ch）及胆固醇酯（CE）。膳食中的脂类大部分是甘油三酯，少量是磷脂和胆固醇酯。脂类的消化主要在小肠内进行。脂类难溶于水，成团存在不利于消化，需要在小肠蠕动的剧烈搅拌下，被肝分泌的胆汁酸盐乳化，形成微小颗粒并溶于消化液，才能被脂酶消化。不同酶催化不同的脂类物质分解。甘油三酯主要由胰脂酶、辅脂酶分解，产物为甘油、脂肪酸及少量的甘油一酯。磷脂酶水解磷脂，产物是游离脂肪酸和溶血磷脂。而胆固醇酯酶可将胆固醇酯分解为游离脂肪酸和游离胆固醇。

二、脂类的吸收

脂类经消化后生成的脂肪酸、甘油一酯、溶血磷脂、游离胆固醇等主要在十二指肠下段和空肠上段，被肠黏膜细胞吸收。甘油和短链、中链脂肪酸极易被吸收，并直接进入门静脉运至肝中。长链脂肪酸、甘油一酯、其他脂类消化产物经胆汁酸盐乳化成混合微团后可被小肠黏膜细胞直接吸收。在肠黏膜细胞内，长链脂肪酸以及少量的甘油一酯重新酯化为甘油三酯，溶血磷脂酯化为磷脂，游离胆固醇酯化为胆固醇酯。酯化产物与载脂蛋白结合成乳糜微粒经淋巴入血，最后输送到各组织，被机体利用（图 25－1）。

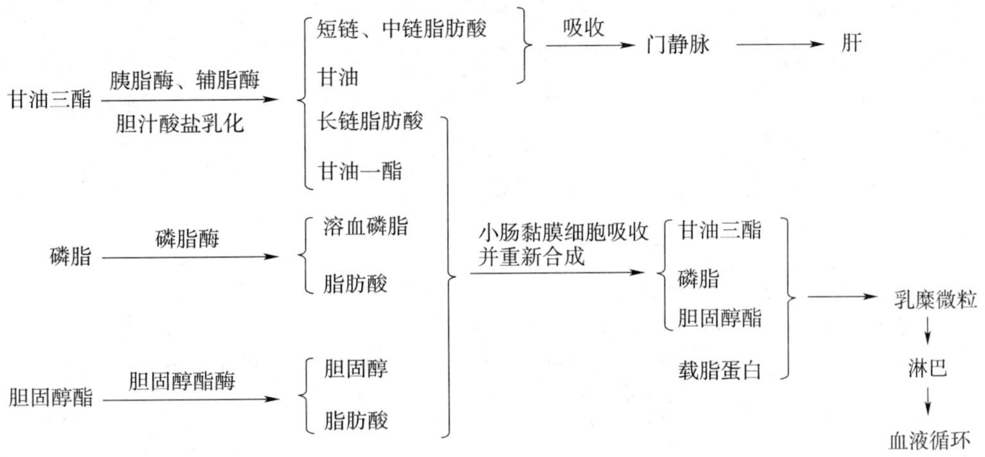

图 25－1　血脂的来源与去路示意图

三、脂类的运输

脂类随血液循环运输。血浆中所含的脂类统称为血脂，成分包括游离脂肪酸、甘油三酯、磷脂、胆固醇以及胆固醇酯等。

正常情况下血脂总量相对恒定，来源和去路处于动态平衡。血脂既可来自脂类食物的消化吸收（外源性），也可在体内由肝、脂肪组织等合成或脂库脂肪分解（内源性）。而血脂的去路亦有多条：氧化分解提供能量、进入脂库贮存、构成生物膜的组分、转变为其他物质（图 25－2）。血脂经血液循环转运于全身各组织之间，某些病理状态下，血脂平衡会被打破，故血脂含量可以反映体内脂类的代谢状况，有助于疾病的诊断，临床上广泛作为高脂血症、动脉粥样硬化和冠心病的辅助诊断指标。

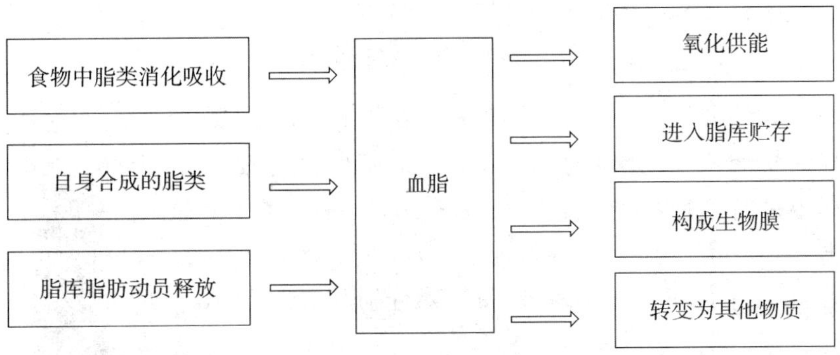

图 25－2　血脂的来源与去路示意图

血脂含量波动范围较大，受膳食、年龄、职业、代谢及疾病等因素的影响。空腹时血脂相对稳定，临床测定时应在餐后 12～14 小时取血，才能可靠地反映血脂水平。正常成人空腹血脂组成和含量见表 25－1。

表 25－1　正常成人空腹血脂组成和含量

组成	血浆含量参考值（mmol/L）	空腹主要来源
总脂	6.7～12.2	
甘油三酯	0.11～1.69	肝
总胆固醇	2.59～6.47	肝
胆固醇酯	1.81～5.17	
游离胆固醇	1.03～1.81	
总磷脂	48.44～80.73	肝
卵磷脂	16.1～64.6	肝
神经磷脂	16.1～42.0	肝
脑磷脂	4.8～13.0	肝
游离脂肪酸	0.5～0.7	脂肪组织

脂类难溶于水，要在血浆中运输，需要与水溶性极强的载脂蛋白（apo）结合，形成亲水复合体血浆脂蛋白，才能被运输。血浆脂蛋白是脂类在血浆中的存在形式也是运输形式。

（一）血浆脂蛋白的分类

血浆脂蛋白即脂类与载脂蛋白组成的颗粒，由于所含脂类和蛋白质的种类和比例不同，使得它们的密度、颗粒大小、表面电荷、电泳速度等理化性质有差异，一般用超速离心法和电泳法进行分类。

1. 电泳法　各种血浆脂蛋白表面电荷不同，在电场中具有不同的电泳迁移率。采用电泳的方法可将血浆脂蛋白由负极到正极分为 4 类，依次是：乳糜微粒、β－脂蛋白、前 β－脂蛋白和 α－脂蛋白（图 25－3）。

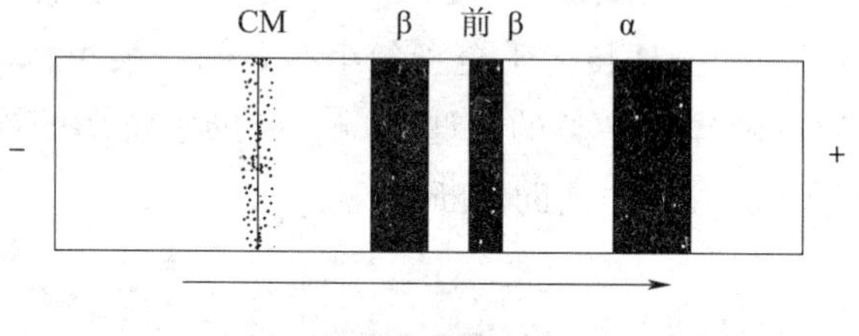

图 25－3　电泳法分离血浆脂蛋白示意图

2. 超速离心法（密度分类法）　因不同血浆脂蛋白，密度差异较大，甘油三酯含量高者密度低，反之则密度高。在一定密度的盐溶液中进行超速离心，按密度从低到高的次序可将血浆脂蛋白分为 4 类，依次是：乳糜微粒（CM）、极低密度脂蛋白（VLDL）、低密度脂蛋白（LDL）和高密度脂蛋白（HDL）（图 25－4）。

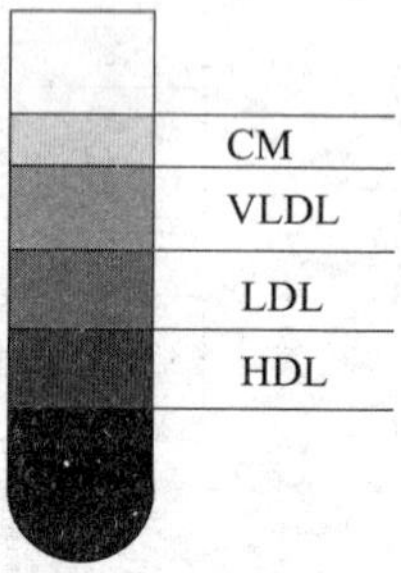

图 25－4　超速离心法分离血浆脂蛋白示意图

（二）血浆脂蛋白的组成

血浆脂蛋白是由载脂蛋白和脂类组成，脂类包括甘油三酯、磷脂、胆固醇及其酯。载脂蛋白主要分为 A、B、C、D、E 五大类（图 25－5）。各类载脂蛋白又可分为若干亚类，如 apoA 分为 apoAⅠ、apoAⅡ、apoAⅣ；apoB 分为 apoB100、apoB48；apoC 分为 apoCⅠ、apoCⅡ、apoCⅢ等。载脂蛋白的主要功能是构成并稳定血浆脂蛋白、帮助脂类物质运输。一些载脂蛋白还有特殊的功能，如 apoA Ⅰ 能激活卵磷脂 - 胆固醇脂酰基转移酶，促进胆固醇的酯化；apoC Ⅱ 能激活脂蛋白脂肪酶（LPL），促进 CM 和 VLDL 中甘油三酯的分解。

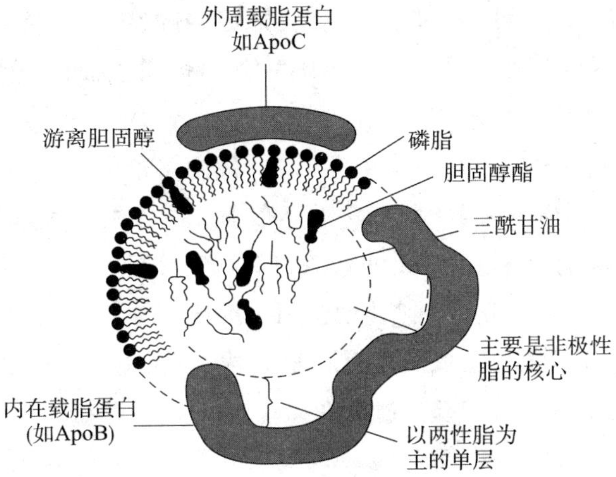

图 25 - 5　血浆脂蛋白的结构示意图

不同的血浆脂蛋白所含脂类和载脂蛋白的组成及比例有很大的差异。例如 CM 中甘油三酯含量最高，达 80% ~ 95%，但载脂蛋白含量低；VLDL 中甘油三酯为主要成分，达 50% ~ 70%；LDL 中的胆固醇及其酯含量最多，占 45% ~ 50%，载脂蛋白含量达 20% ~ 25%；HDL 中主要是磷脂和胆固醇，载脂蛋白含量最高约占 50%（表 25 - 2）。

表 25 - 2　各种血浆脂蛋白的组成、分类及功能

分类	超速离心法	CM	VLDL	LDL	HDL
性质	密度（g/ml）	<0.95	0.95 ~ 1.006	1.006 ~ 1.063	1.063 ~ 1.210
	蛋白质	0.5 ~ 2	5 ~ 10	20 ~ 25	50
	脂类	98 ~ 99	90 ~ 95	75 ~ 80	50
	甘油三酯	80 ~ 95	50 ~ 70	10	5
组成（%）	磷脂	5 ~ 7	15	20	25
	总胆固醇	1 ~ 4	15 ~ 19	45 ~ 50	20
	游离胆固醇	1 ~ 2	5 ~ 7	8	5
	胆固醇酯	3	10 ~ 12	40 ~ 42	15 ~ 17
形成部位		小肠	肝	血浆	肝、小肠、血浆
主要功能		转运外源性甘油三酯	转运内源性甘油三酯	转运胆固醇到肝外组织	逆向转运胆固醇至肝

（三）血浆脂蛋白代谢及功能

1. 乳糜微粒（CM）　脂类物质消化吸收时，由小肠黏膜细胞将磷脂、胆固醇及其酯、甘油三酯与载脂蛋白结合生成新生 CM。新生 CM 经淋巴管入血，与 HDL 交换载脂蛋白变为成熟 CM。CM 在肝外组织毛细血管内皮细胞表面，被脂蛋白脂肪酶（LPL）反复催化将其中甘油三酯水解成甘油和脂肪酸，供组织摄取利用，这也使 CM 颗粒逐渐变小，成为乳糜微粒残余颗粒被肝细胞摄取利用。因此 CM 由小肠黏膜细胞合成，功能是转运外源性的甘油三酯至骨骼肌、心肌、脂肪组织等肝外组织，以及转运外源性的胆固醇至肝脏。正常人 CM 代谢迅速，半衰期为 5 ~ 15 分钟，因此空腹状态下血浆不含 CM。

2. 极低密度脂蛋白（VLDL） 肝细胞将自身合成的甘油三酯、磷脂、胆固醇及其酯与载脂蛋白结合生成 VLDL 分泌入血。VLDL 和 CM 一样，都是在 LPL 反复作用下将甘油三酯逐渐水解，颗粒逐渐变小，成分也随之改变，形成中间密度脂蛋白（IDL）。IDL 一部分被肝细胞识别、摄取、代谢，另一部分转变为富含胆固醇的 LDL。因此 VLDL 主要由肝细胞合成，功能是转运内源性的甘油三酯。正常人血浆中 VLDL 的半衰期为 6 ~ 12 小时。

3. 低密度脂蛋白（LDL） 在血浆中，VLDL 代谢可部分转变为 LDL。LDL 中脂类主要是胆固醇，其中 2/3 的胆固醇属酯型。广泛分布于人体各组织细胞表面的 LDL 受体可特异识别并结合 LDL，并利用胞吞使 LDL 进入细胞与溶酶体融合，在溶酶体内酶作用下分解出胆固醇和氨基酸等。胆固醇可供细胞利用，用于构成细胞膜或转变为类固醇激素。总而言之，LDL 的生成部位在血浆，主要功能是将肝合成的胆固醇运至肝外。正常成人空腹血浆中 LDL 约占血浆脂蛋白总量的 2/3。LDL 在血浆中的半衰期为 2 ~ 4 天。

4. 高密度脂蛋白（HDL） HDL 主要由肝合成，小肠黏膜细胞也可少量合成，是含胆固醇、磷脂较多的血浆脂蛋白。其功能是进行胆固醇的逆向转运即将胆固醇从肝外组织转运至肝中进行代谢。HDL 代谢主要在肝脏进行。HDL 被肝细胞表面的 HDL 受体识别并摄取，进入肝细胞后转化成胆汁酸盐或通过胆汁乳化排出体外。因此 HDL 能促进外周组织清除胆固醇，降低血胆固醇。HDL 在血浆中的半衰期为 3 ~ 5 天。

（四）高脂蛋白血症

空腹时血浆中的甘油三酯或胆固醇浓度异常升高即称为高脂血症。血浆中脂类主要以血浆脂蛋白的形式运输，因此又称高脂蛋白血症。一般以成人空腹血浆甘油三酯超过 2. 26mmoL/L、血胆固醇超过 6. 21mmoL/L，儿童胆固醇超过 4. 14mmoL/L 为高脂血症标准。

高脂血症临床上分为原发性和继发性两类。原发性高脂血症指原因不明的高脂血症，有的与遗传性缺陷有关，如 LDL 受体的遗传性缺陷会引发原发性高胆固醇血症。继发性高脂血症是继发于其他疾病的高脂血症，如糖尿病、肾病、甲状腺功能减退等。

研究表明，高脂血症与动脉粥样硬化密切相关。血浆中 LDL 过高，可使过多的胆固醇在动脉血管内皮细胞沉积，这基本上是动脉粥样硬化斑块中的胆固醇的直接来源。因此血浆中 LDL 水平与动脉粥样硬化发病率呈正相关，所以 LDL 是导致动脉粥样硬化的危险因素。相反 HDL 参与胆固醇逆向转运，能促进外周组织清除胆固醇，从而降低血胆固醇也降低了胆固醇沉积。因而 HDL 具有抗动脉粥样硬化的作用。

第二节　脂类的分布与功能

一、脂类在体内的分布

（一）脂肪的分布

体内脂肪主要分布在脂肪组织。脂肪组织存在于皮下、腹腔大网膜、肠系膜、肾脏周围及肌纤维间。通常把这些部位称为脂库。成年男子脂肪含量占体重的 10% ~20%，女子稍高。肥胖者约为 32%，过度肥胖者可高达 60%。人体内脂肪含量易受营养状况、机体活动量等因素影响，因而有较大变动，故脂肪又称为可变脂。

（二）类脂的分布

类脂是生物膜结构的重要成分，分布于各组织中，以神经组织最多。类脂约占体重的5%，且不受营养状况及机体活动量的影响，故类脂又称为固定脂或基本脂。

二、脂类的生理功能

（一）脂肪的生理功能

1. 储能和供能 脂肪是体内重要的能源储备物质，1g 脂肪在体内彻底氧化可释放38.9kJ（9.3kcal）的能量，同比1g 蛋白质或1g 葡萄糖只产生17.2kJ（4.1kcal）的能量。此外，脂肪密度低、含结合水少、体积小，只有同重量糖原体积的1/4，所以在单位体积内可储存较多的能量。正常膳食时，脂肪供给人体所需总能量的20%～30%，但空腹时，体内50%以上能量来自脂肪氧化供给，若禁食1～3天，则85%的能量来自脂肪分解，因此脂肪是饥饿或禁食时体内能量的主要来源。

2. 热垫作用和保护垫作用 脂肪不易导热，体内皮下脂肪组织可防止热量过多散失，有维持体温的作用，称为热垫作用。内脏周围的脂肪组织能缓冲外界机械性撞击，保护内脏免受损伤，也称保护垫作用。

3. 提供营养必需脂肪酸 机体不能合成，必须由食物供给的不饱和脂肪酸称为营养必需脂肪酸，如亚油酸（十八碳二烯酸）、亚麻酸（十八碳三烯酸）、花生四烯酸（二十碳四烯酸）等。营养必需脂肪酸具有维持生长发育、营养上皮组织、降低血脂、防止动脉粥样硬化、防止血栓形成的作用，还是合成前列腺素、血栓素、白三烯等重要生理活性物质的原料，若机体缺乏营养必需脂肪酸，可出现生长缓慢、皮肤变薄、毛发稀疏等症状。

拓展阅读

DHA

DHA（二十二碳六烯酸）俗称脑黄金，是一种营养必需脂肪酸，在体内可利用亚麻酸转化而来，但是转化量少，不足以供给机体使用，大部分仍需食物直接供给。

DHA是大脑皮质、中枢神经系统和视网膜的重要组成成分，在人体大脑皮质中含量高达20%，在视网膜中所占比例约50%。其在体内水平的高低直接影响脑细胞的增生、神经传导、突触的生长和发育。因此DHA能增强记忆与思维能力、提高智力，改善阿尔兹海默症等。其还能促进胎儿大脑发育，也与宝宝的免疫功能和睡眠有关，因此现今很多孕妇都会注重在孕期补充DHA，婴幼儿奶粉企业也会选择在产品内添加DHA。

4. 协助脂溶性维生素吸收 脂溶性维生素（维生素A、维生素D、维生素E、维生素K）在肠道内可溶于膳食脂肪中，随脂肪消化产物一起被肠黏膜吸收。

（二）类脂的生理功能

1. 维持生物膜的结构和功能 生物膜主要由磷脂、胆固醇、蛋白质和少量糖构成。磷脂以双分子层形式构成生物膜，而胆固醇能维持生物膜的刚性，可有效降低生物膜的流动性，以稳定生物膜。磷脂中的鞘磷脂构成神经髓鞘膜，具有绝缘等作用，能维持神经冲动的正常传导。

2. 转化为多种重要的生理活性物质 在体内胆固醇可转化成胆汁酸、类固醇激素、维生素 D_3等重要物质。

扫码“学一学”

第三节 脂肪的代谢

一、甘油三酯的分解代谢

（一）脂肪动员

贮存在脂肪组织中的甘油三酯，在甘油三酯脂肪酶、甘油二酯脂肪酶、甘油一酯脂肪酶依次催化下，水解为甘油和游离脂肪酸并释放入血（图 25－6），经血液运输至全身各组织而被氧化利用。这个过程称为脂肪动员。

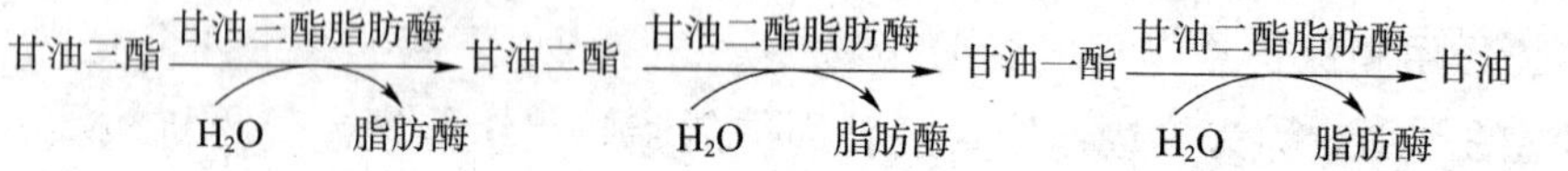

图 25－6 脂肪动员过程

脂肪动员的酶中，甘油三酯脂肪酶活性最低，是脂肪动员的限速酶。该酶受多种激素调控，又称为激素敏感性甘油三酯脂肪酶。调控甘油三酯脂肪酶的激素中，能提高甘油三酯脂肪酶活性，促进脂肪动员的激素称为脂解激素，如胰高血糖素、肾上腺素、去甲肾上腺素等。抑制脂肪动员的激素称为抗脂解激素，如胰岛素等。机体就是通过这两类激素相互协调，使得脂肪水解的速度得到有效调控，适应身体需求。如进食后胰岛素分泌增加，脂肪动员减弱；当禁食、饥饿或处于兴奋时，肾上腺素、胰高血糖素等分泌增加，脂肪动员增强。

（二）甘油的氧化

经脂肪动员产生的甘油主要在细胞内甘油激酶作用下，被 ATP 磷酸化生成 α－磷酸甘油，再脱氢生成磷酸二羟丙酮，继而循糖代谢氧化供能或经过糖异生途径生成葡萄糖（图 25－7）。

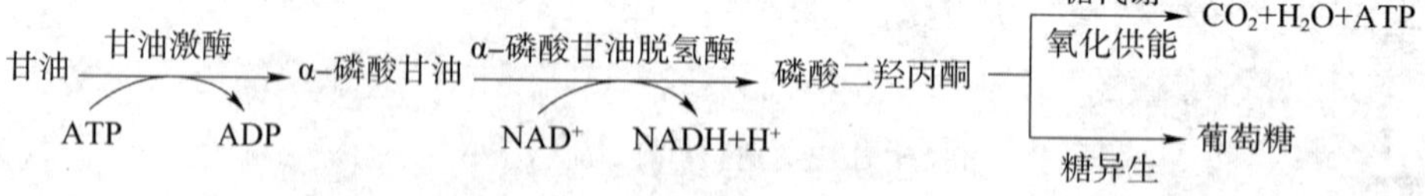

图 25－7 甘油氧化路径

（三）脂肪酸的氧化分解

脂肪动员产生的脂肪酸释放入血液，但因脂肪酸不溶于水，与血液中清蛋白结合增加水溶性，才得以被运输至全身各组织。

机体内除脑组织和成熟红细胞外，大部分组织能氧化脂肪酸，以肝和肌肉最为活跃。在氧气充足时，脂肪酸可彻底氧化分解为 CO_2 和 H_20，并释放出大量能量。脂肪酸的氧化过程可大致分为脂肪酸的活化、脂酰 CoA 转入线粒体、β－氧化、乙酰 CoA 彻底氧化这四个阶段。

1. 脂肪酸的活化 脂肪酸进入细胞后在细胞质中，由脂酰 CoA 合成酶催化，ATP 供能，活化生成脂酰 CoA。1 分子脂肪酸活化需要消耗 1 分子 ATP 的 2 个高能磷酸键（相当于消耗两个 ATP）。

$$\underset{\text{脂肪酸}}{R-COOH} + ATP + \underset{\text{辅酶 A}}{HSCoA} \xrightarrow{\text{脂酰 CoA 合成酶} + Mg^{2+}} \underset{\text{脂酰 CoA}}{R-CO\sim SCoA} + AMP + \underset{\text{焦磷酸}}{PPi}$$

2. 脂酰 CoA 转入线粒体 脂肪酸活化在细胞质内进行，而脂酰 CoA 氧化酶系存在于线粒体基质内。短链、中链的脂酰 CoA 可轻易渗透到线粒体基质，而长链脂酰 CoA 则需要在肉碱脂酰转移酶（CAT）Ⅰ、Ⅱ的催化下，以肉碱为载体进入线粒体基质。

3. β－氧化 脂酰 CoA 进入线粒体基质后，在多种酶的催化下从脂酰基 β 碳原子开始进行氧化，故称 β－氧化。一次 β－氧化包含脱氢、加水、再脱氢、硫解四步连续反应。脂酰 CoA 每进行一次 β－氧化，生成 1 分子乙酰 CoA、少两个碳原子的脂酰 CoA、1 分子 $FADH_2$、1 分子 $NADH+H^+$。

（1）脱氢 脂酰 CoA 在脂酰 CoA 脱氢酶催化下，α、β 碳原子上各脱下 1 个氢原子，生成 α，β－烯脂酰 CoA，受氢体是 FAD，生成的 $FADH_2$ 经呼吸链可产生 1.5 分子 ATP。

（2）加水 α，β－烯脂酰 CoA 在水化酶催化下加 1 分子水生成 β－羟脂酰 CoA。

（3）再脱氢 β－羟脂酰 CoA 在脱氢酶催化下，脱去 β 碳原子上的 2 个氢原子，生成 β－酮脂酰 CoA，受氢体是 NAD^+，生成 $NADH+H^+$ 经呼吸链可产生 2.5 分子 ATP。

（4）硫解 β－酮脂酰 CoA 在硫解酶作用下，α 与 β 碳原子间化学键断裂，生成 1 分子乙酰 CoA 和 1 分子少两个碳原子的脂酰 CoA。生成的少两个碳原子的脂酰 CoA 可再进行 β－氧化，如此循环进行，直至长链的脂酰 CoA 完全氧化成乙酰 CoA。

4. 乙酰 CoA 彻底氧化 脂肪酸经过 β－氧化所产生的乙酰 CoA 进入三羧酸循环彻底氧化生成 CO_2 和 H_2O（图 25－8），1 分子乙酰 CoA 能产生 10 分子 ATP。

脂肪酸氧化分解能为机体提供大量能量。现以 16 碳的软脂酸为例加以说明。1 分子 16 碳的软脂酸活化时消耗 2 分子 ATP，需要经过 7 次 β－氧化，生成 7 分子 $FADH_2$、7 分子 $NADH+H^+$ 及 8 分子乙酰 CoA，因此 1 分子软脂酸彻底氧化净生成 $-2+7\times(2.5+1.5)+8\times10=106$ 分子 ATP。

（四）酮体的代谢

脂肪酸 β－氧化产生的乙酰 CoA，在肝外组织中主要进入三羧酸循环彻底氧化生成 CO_2 和 H_2O，并释放能量。在肝脏内存在活性较强的酮体合成酶系，β－氧化产生的乙酰 CoA 除经三羧酸循环氧化分解提供能量外，一部分会转变为酮体。酮体是乙酰乙酸、β－羟丁酸和丙酮三种物质的统称，是肝脏氧化脂肪酸的正常中间产物，生成酮体是肝脏特有的生理功能。酮体中 β－羟丁酸含量最高，占 70%，乙酰乙酸次之约占 30%，丙酮含量极微。

1. 酮体的生成 酮体以乙酰 CoA 为原料合成，全程在肝细胞线粒体内进行。

（1）乙酰乙酸的生成 2 分子乙酰 CoA 在乙酰乙酰 CoA 硫解酶的催化下，缩合为 1 分子乙酰乙酰 CoA，并释放 1 分子 HSCoA。乙酰乙酰 CoA 继而在羟甲基戊二酸单酰 CoA（HMGCoA）合酶（酮体合成的限速酶）的催化下，与 1 分子乙酰 CoA 缩合生成 HMGCoA，并释放 1 分子 HSCoA。HMGCoA 裂解酶催化 HMGCoA，裂解成 1 分子乙酰乙酸和 1 分子乙酰 CoA。

（2）β－羟丁酸的生成 β－羟丁酸是利用已生成的乙酰乙酸在 β－羟丁酸脱氢酶催化下还原生成，供氢体是 $NADH+H^+$。

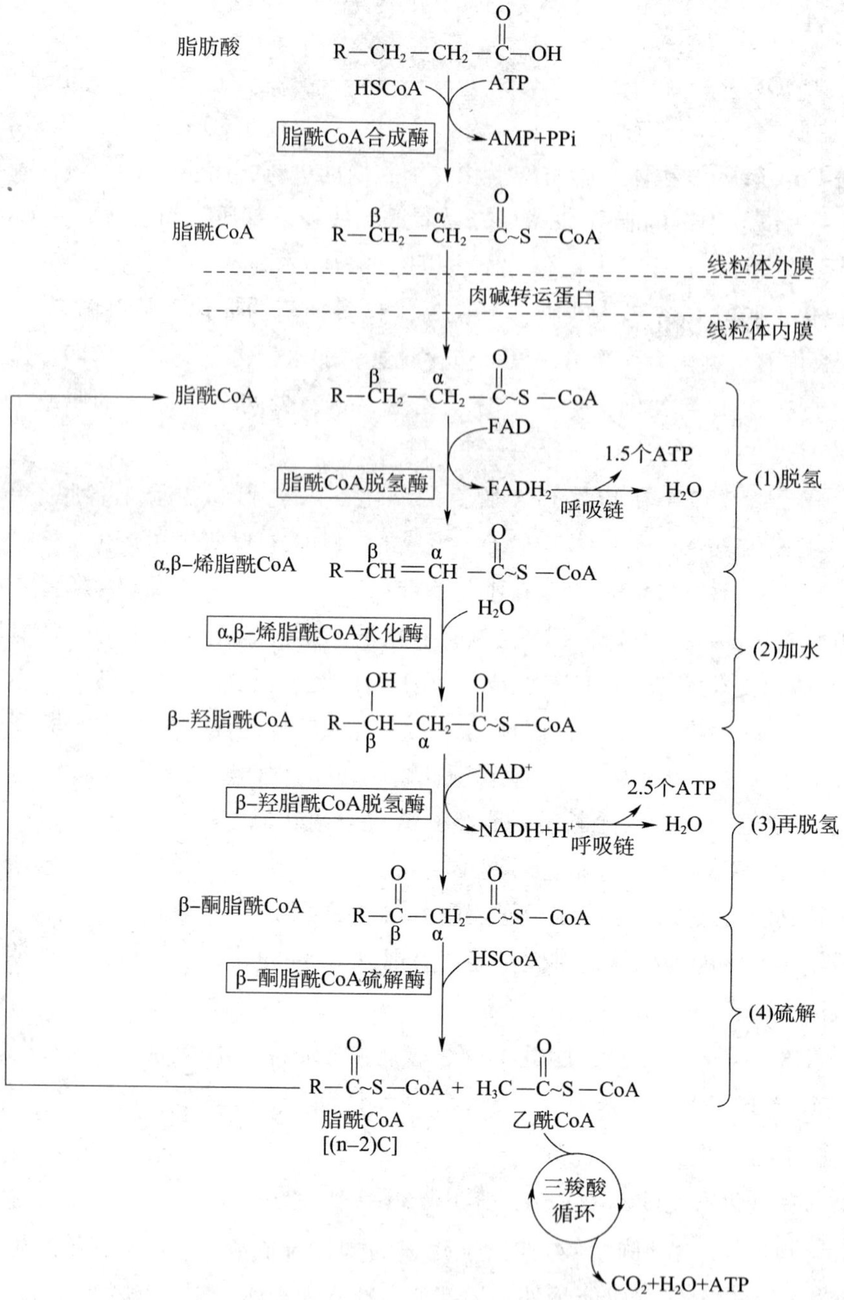

图 25-8 脂肪酸的氧化

（3）丙酮的生成　乙酰乙酸也可缓慢自发脱羧生成少量丙酮（图 25-9）。

2. 酮体的利用　肝脏虽能产生酮体，但因缺乏氧化利用酮体的酶而无法利用酮体。酮体生成后很快透出肝细胞膜，随血液循环运至肝外组织，特别是心肌、骨骼肌、脑及肾等含有高活性氧化分解酮体的酶的组织。

酮体利用的过程大致如下：β-羟丁酸在β-羟丁酸脱氢酶作用下脱氢生成乙酰乙酸，1分子乙酰乙酸在一系列酶的催化下最终生成2分子乙酰CoA进入三羧酸循环氧化供能（图 25-10），丙酮主要随尿液排出。丙酮极易挥发，如血中丙酮含量升高，可经呼吸道呼出，使呼出气体具有烂苹果味。

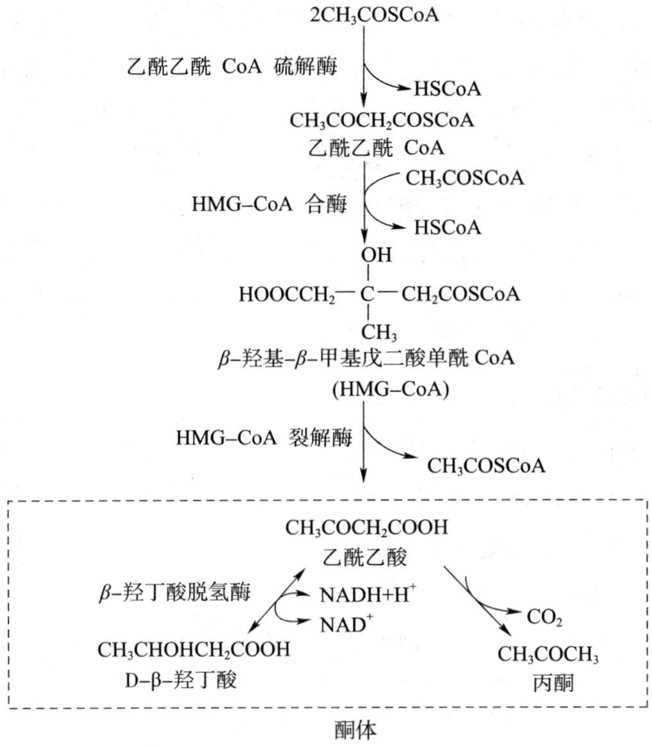

图 25－9　酮体的生成

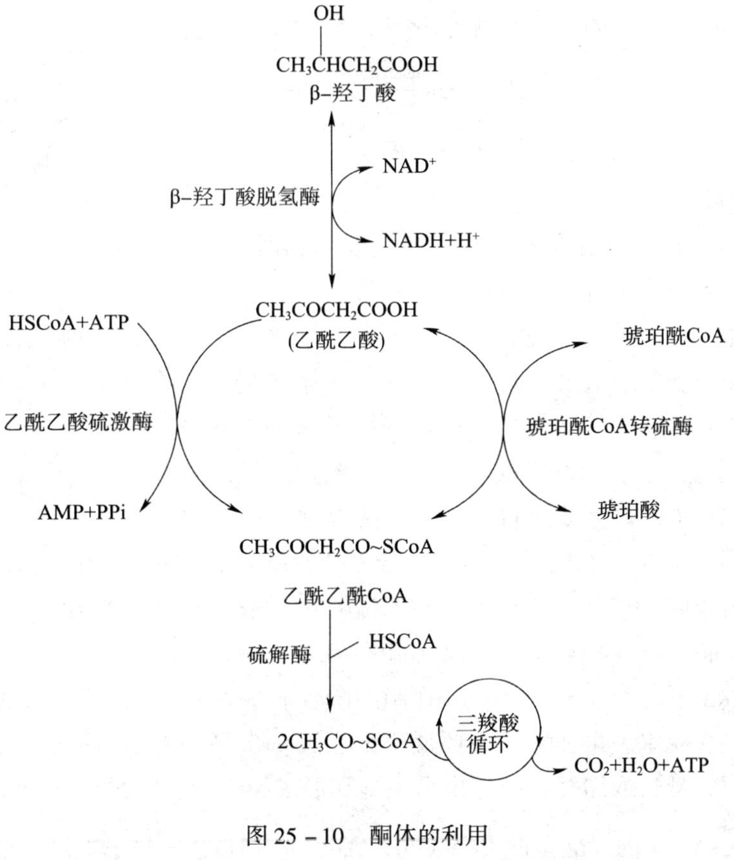

图 25－10　酮体的利用

3. 酮体代谢的生理意义　酮体是肝脏输出脂类能源的一种形式。酮体易溶于水，在血液中运输不需要载体，且酮体分子极小，易通过毛细血管和血－脑屏障，是饥饿时脑、心肌、骨骼肌等组织的重要能源。正常情况下，脑组织主要利用血液中的葡萄糖供能。但饥饿或者糖供应不足时，脂肪动员加强，酮体生成增加。一方面有利于肝外组织增加酮体的利用，减少葡萄糖的消耗，有助于维持血糖水平，保证了脑和红细胞葡萄糖的正常供应；另一方面酮体可穿过血－脑屏障为脑组织供能，保证脑的正常功能。

正常情况下，酮体能快速被肝外组织利用，血中酮体含量较低，维持在 0.03～0.5mmol/L，但在饥饿、低糖饮食或糖尿病等情况下，肝中生成过多酮体，超过肝外组织利用能力，可引起血中酮体增高，称酮血症。乙酰乙酸和β－羟丁酸是较强的有机酸，酮体过多使血液 pH 值降低，导致酮症酸中毒。过多的酮体经血液循环至肾，超过肾的重吸收能力，出现在尿液中则称酮尿症。

二、甘油三酯的合成代谢

甘油三酯能在身体各个组织中合成，其中肝合成能力最强，其次是脂肪组织及小肠黏膜细胞。合成过程包括α－磷酸甘油的生成、脂肪酸的合成和甘油三酯的合成三个步骤。

（一）α－磷酸甘油的生成

α－磷酸甘油的生成途径有两条：

1. 来自糖代谢 糖代谢的中间产物磷酸二羟丙酮在α－磷酸甘油脱氢酶作用下还原为α－磷酸甘油，此途径是α－磷酸甘油的主要来源，此反应广泛存在于人体内各组织中。

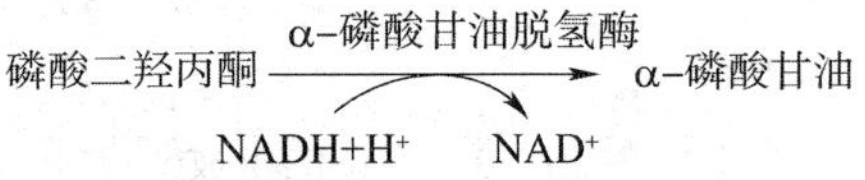

2. 甘油磷酸化 甘油在甘油激酶催化下，被 ATP 磷酸化生成α－磷酸甘油。

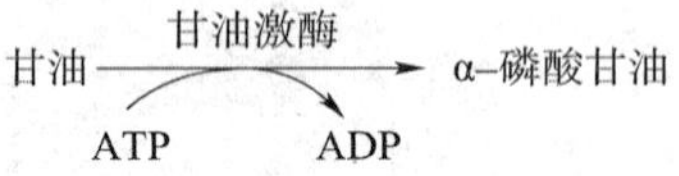

（二）脂肪酸的合成

1. 合成部位 机体自身合成脂肪酸最主要的场所为肝细胞的细胞质中，除此之外肾、脑、乳腺及脂肪组织中也有合成脂肪酸的酶系。

2. 合成原料 乙酰 CoA 是合成脂肪酸的原料，主要来自于葡萄糖有氧氧化，部分来自氨基酸分解代谢或脂肪酸的β－氧化。乙酰 CoA 生成场所在线粒体内，脂肪酸的合成场所在细胞质中。乙酰 CoA 需要借助柠檬酸－丙酮酸循环机制进入细胞质，在该循环机制中乙酰 CoA 与草酰乙酸结合，以柠檬酸的形式运出线粒体。合成过程还需要 ATP 供能，NADPH $+H^+$ 供氢。NADPH $+H^+$ 主要来自于磷酸戊糖途径。

3. 合成过程 长链的脂肪酸并不能由若干个乙酰 CoA 直接缩合而成，只有 1 分子乙酰 CoA 可直接参与合成，其余乙酰 CoA 要在乙酰 CoA 羧化酶作用下羧化成丙二酰 CoA，乙酰 CoA 羧化酶是脂肪酸合成的限速酶。以软脂酸（16C）的合成为例：7 分子乙酰 CoA 羧化为 7 分子丙二酰 CoA 再与 1 分子乙酰 CoA 在脂肪酸合成酶系的催化下，由 NADPH $+H^+$ 供氢，经过缩合、加氢、脱水、再加氢的循环反应，经过 7 次循环后，最终合成软脂酸。软脂酸能根据机体需要，延长或缩短碳链，也可脱饱和形成不饱和脂肪酸。

$$\text{乙酰 CoA} + 7\,\text{丙二酸单酰 CoA} + 14\text{NADPH} + 14\text{H}^+ \xrightarrow{\text{脂肪酸合成酶系}} \text{软脂酸} + 7\,CO_2 + 14\,\text{NADP}^+ + 8\text{HSCoA} + 6\,H_2O$$

（三）甘油三酯的合成

合成甘油三酯所需的脂肪酸，除了自身合成外也可来自膳食提供。这些脂肪酸需要先活化为脂酰 CoA。

1. 甘油一酯途径 小肠黏膜细胞以甘油一酯途径合成甘油三酯，过程是甘油一酯与脂酰 CoA 在脂酰转移酶作用下经两次脂酰基转移作用合成甘油三酯。

2. 甘油二酯途径 肝细胞和脂肪细胞是合成甘油三酯的主要部位，均利用甘油二酯途径合成甘油三酯。在细胞内质网中 α - 磷酸甘油在 α - 磷酸甘油脂酰转移酶催化下，加上 2 分子脂酰 CoA 合成磷脂酸，后者脱磷酸生成甘油二酯，再与 1 分子脂酰 CoA 合成甘油三酯。

（四）脂肪肝

肝虽是脂肪合成的主要场所，但却不能储存脂肪。肝内合成的脂肪、磷脂、胆固醇和载脂蛋白共同形成 VLDL，由肝细胞分泌入血，利用血液循环将脂肪向肝外组织输出。正常成年人肝内所含的脂类占肝重的 3% ~5%。若是甘油三酯在肝脏细胞质中堆积过多，则可能引发脂肪肝。常见的引起甘油三酯在肝内堆积的原因有两个：①肝内甘油三酯来源过多，超过肝细胞转运分泌入血能力，造成堆积，如高脂、高热量饮食等引起的脂肪肝。②脂肪输出出现障碍，如肝功能障碍、磷脂合成不足、蛋白质不足都会导致 VLDL 生成障碍，使肝细胞内脂肪运出困难，发生堆积。

第四节　类脂的代谢

一、磷脂代谢

磷脂是指含有磷酸的脂类，分为甘油磷脂（甘油为基本骨架）及鞘磷脂（鞘氨醇为基本骨架）两大类。体内分布广、含量最高的是甘油磷脂，可根据磷酸相连的取代基不同进行分类。磷脂酰胆碱（卵磷脂）和磷脂酰乙醇胺（脑磷脂）是甘油磷脂中最重要的两类，占血液及组织磷脂总量的 75% 以上。

（一）甘油磷脂的合成代谢

1. 合成部位 甘油磷脂合成的酶系广泛分布于全身各组织细胞内质网中，其中肝、肾及小肠等组织最为活跃。

2. 合成原料 合成甘油磷脂的主要原料有甘油、脂肪酸、磷酸、胆碱、胆胺（乙醇胺）、丝氨酸、肌醇等，还需要 ATP、CTP 供能，原料中甘油和脂肪酸主要来自糖代谢，2 号位碳原子上的脂肪酸为营养必需脂肪酸，必须从食物中摄取；胆胺和胆碱可由食物供给，也可由丝氨酸和甲硫氨酸在体内合成。

3. 合成过程 乙醇胺和胆碱在相应激酶的作用下，磷酸化生成磷酸乙醇胺和磷酸胆碱，该过程由 ATP 供能，再与 CTP 作用，分别生成 CDP - 乙醇胺和 CDP - 胆碱，两者可分别与甘油二酯结合生成磷脂酰乙醇胺和磷脂酰胆碱。此外，磷脂酰胆碱也可以由磷脂酰乙醇胺甲基化直接生成（图 25 - 11）。

（二）甘油磷脂的分解代谢

在机体内甘油磷脂在多种磷脂酶作用下，对分子中不同的酯键进行逐步水解，生成甘油、脂肪酸、胆胺、胆碱和磷酸等，这些产物可被重新利用也可继续氧化分解。

磷脂酶 A_1 水解甘油磷脂时，作用于第一位的酯键，可使甘油磷脂水解脱下脂肪酸，生成溶血磷脂。磷脂酶 A_2 水解甘油磷脂时，作用于第二位的酯键，可使甘油磷脂水解脱下不饱和脂肪酸（多为花生四烯酸），生成溶血磷脂。溶血磷脂是一种较强的表面活性剂，能使生物膜解构，会引起红细胞膜或其他细胞膜破裂，引起溶血或细胞坏死。临床上急性胰腺炎患者的胰腺细胞膜受损就是因为磷脂酶 A_2 被激活。某些毒蛇的毒液中含有磷脂酶 A_1 或 A_2，人被这些毒蛇咬伤后会产生大量溶血磷脂，可引起溶血并出现中毒症状（图 25－12）。

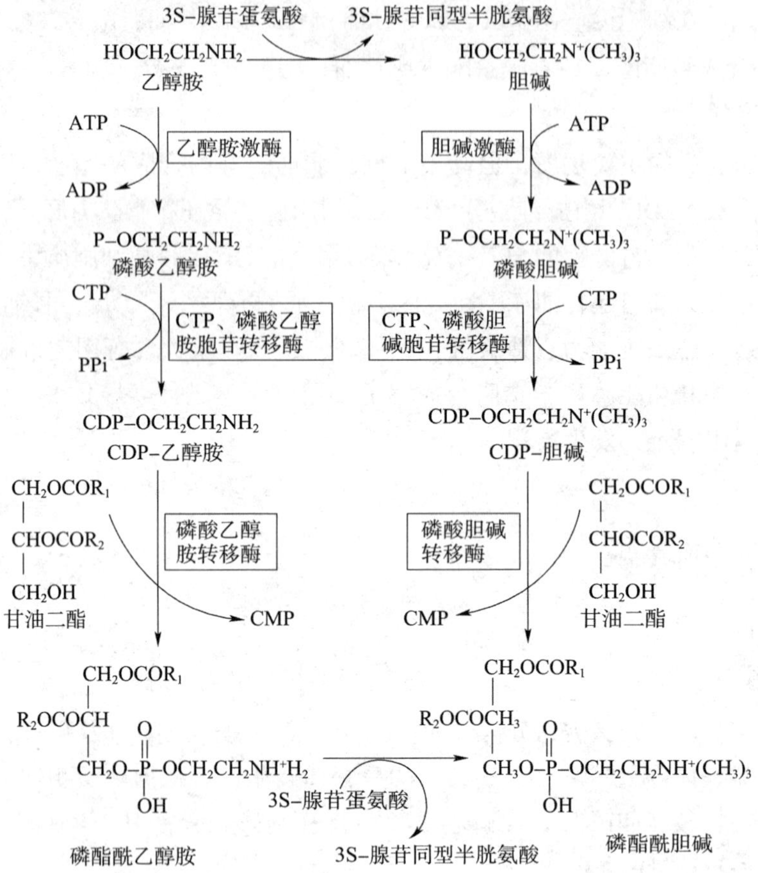

图 25－11 甘油磷脂的合成

二、胆固醇代谢

胆固醇是类固醇化合物，可参与维持生物膜的结构，也是机体内很多重要的生理活性物质的前体。胆固醇具有环戊烷多氢菲的基本结构，3 号位碳原子上含有自由羟基可与脂肪酸酯化形成胆固醇酯。因此体内胆固醇有游离胆固醇和胆固醇酯两种形式。

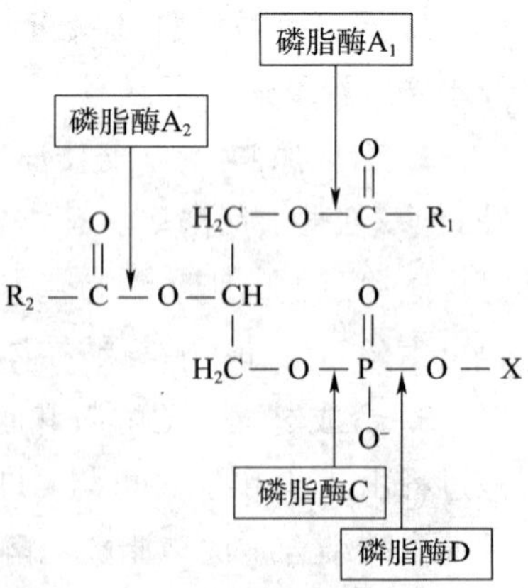

图 25－12 磷脂的水解

（一）胆固醇的合成

1. 合成部位 除脑和成熟红细胞外，全身各组织均能合成胆固醇，以肝合成能力最强，合成量占机体合成量的 70%～80%，小肠次之，约占 10%。

2. 合成原料 合成胆固醇的主要原料是乙酰 CoA，合成还需 NADPH＋H^+ 供氢，ATP 供能。这些原料主要来源于糖代谢。乙酰 CoA、ATP 主要来自于糖的有氧氧化，生成场所是线粒体内。胆固醇合成主要在胞质和内质网中，和脂肪酸的合成一样需要利用柠檬酸－丙酮酸循环将乙酰 CoA 运至细胞质中。NADPH＋H^+ 主要来自磷酸戊糖途径。

1分子胆固醇合成，需要18分子乙酰CoA，16分子NADPH + H^+，36分子ATP。

3. 合成过程 胆固醇合成过程复杂，大致可分为以下三个阶段：

（1）甲羟戊酸的合成 2分子乙酰CoA缩合成乙酰乙酰CoA，再与1分子乙酰CoA缩合成羟甲基戊二酸单酰CoA（HMGCoA）。此过程与酮体合成过程相似，差别在于酮体生成发生在线粒体内，且生成的HMGCoA经裂解生成酮体，而胆固醇合成发生在细胞质中，HMGCoA生成后，在内质网上被HMGCoA还原酶催化，由NADPH + H^+供氢生成甲羟戊酸（MVA），HMGCoA还原酶是胆固醇合成的限速酶。

（2）鲨烯的生成 甲羟戊酸先与2分子ATP作用，再由多酶催化经过多步反应，成为活泼的焦磷酸化合物。3分子焦磷酸化合物相互缩合、还原成为鲨烯。

（3）胆固醇合成 鲨烯环化为羊毛固醇，再经过氧化、脱羧等反应，生成胆固醇(图25－13)。

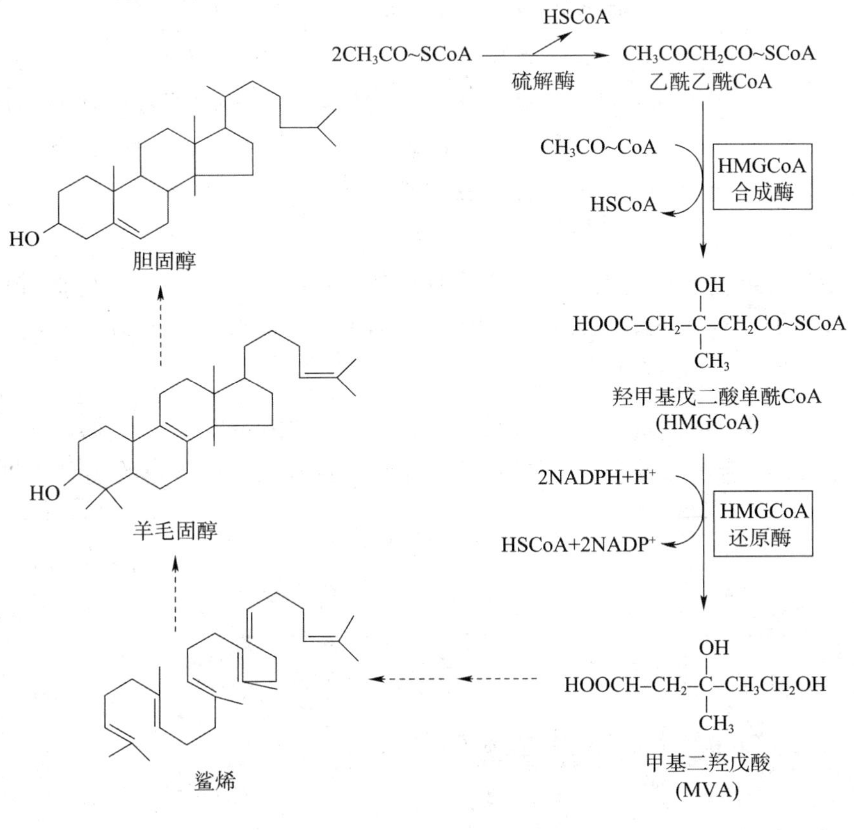

图25－13 胆固醇的合成

（二）胆固醇在体内转变与排泄

胆固醇在人体内无法被用于氧化供能，但其侧链可通过氧化、还原等反应，将胆固醇转变为体内重要的生理活性物质，参与代谢反应的调节。部分胆固醇也会随胆汁排出体外。胆固醇的转化与排泄途径如下：

1. 转变为胆汁酸 正常成人每天合成的胆固醇，40%以上在肝转变为胆汁酸，大部分胆汁酸以胆汁酸盐（钠盐或钾盐）的形式随胆汁排入肠道，是胆固醇在体内代谢的主要去路。胆汁酸是良好的乳化剂，能够促进脂类的消化吸收，也能抑制胆汁中胆固醇的析出。

2. 转变为类固醇激素 胆固醇在肾上腺皮质的球状带、束状带和网状带内可分别转变成盐皮质激素（醛固酮）、糖皮质激素（皮质醇）和性激素。在睾丸可转变成睾酮等雄性激素；在卵巢可转变成孕酮（黄体酮）及雌性激素（雌二醇）。

3. 转变成维生素 D_3 皮肤中的胆固醇可氧化脱氢生成 7－脱氢胆固醇，在紫外线照射下可进一步转化成维生素 D_3。

4. 胆固醇的排泄 在肝内大部分胆固醇转变为胆汁酸，少部分胆固醇可在胆汁酸盐的乳化下形成微团直接随胆汁进入肠道。进入肠道的胆固醇一部分可随食物被重新吸收，另一部分则在肠菌还原下转变成粪固醇，随粪便排出。

重点小结

1. 血浆脂蛋白 血浆脂蛋白是血脂在机体内的运输方式。血浆脂蛋白根据密度从低到高分成乳糜微粒（CM）、极低密度脂蛋白（VLDL）、低密度脂蛋白（LDL）、高密度脂蛋白（HDL）四种。CM 转运外源性的甘油三酯。VLDL 转运内源性的甘油三酯。LDL 转运内源性的胆固醇至肝外组织。HDL 逆向转运胆固醇。

2. 甘油三酯的分解代谢 甘油三酯的分解代谢包括脂肪的动员分解为甘油和脂肪酸，甘油的氧化，脂肪酸的 β－氧化（包括脱氢、加水、再脱氢、硫解），乙酰 CoA 彻底氧化分解和酮体的代谢。其中酮体是肝分解脂肪酸特有的产物，酮体可为肝外组织提供能量。

3. 甘油三酯的合成代谢 肝是合成甘油三酯的主要部位，其次是脂肪组织及小肠黏膜细胞。合成过程包括 α－磷酸甘油的生成、脂肪酸的合成和甘油三酯的合成。

4. 类脂代谢 类脂的代谢包括磷脂的代谢和胆固醇的代谢。胆固醇可转化为胆汁酸、类固醇激素、维生素 D_3 等重要的生理活性物质参与体内的代谢和调节。

目标检测

扫码“练一练”

一、单项选择题

1. 脂肪酸 β－氧化的酶促反应顺序为
   A. 脱氢、再脱氢、加水、硫解
   B. 脱氢、加水、再脱氢、硫解
   C. 脱氢、脱水、再脱氢、硫解
   D. 加水、脱氢、硫解、再脱氢
   E. 硫解、加水、脱氢、再脱氢

2. 脂肪酸合成需要的 $NADPH+H^+$ 主要来源于
   A. TAC　　B. EMP　　C. 磷酸戊糖途径
   D. 糖酵解　　E. 糖的有氧氧化

3. 体内胆固醇合成的主要原料是
   A. 胆汁酸　　B. 脂酰 CoA　　C. 类固醇激素
   D. 乙酰 CoA　　E. 磷脂

4. 胆固醇在体内代谢最主要的去路是用于合成
A. 胆固醇酯　B. 胆汁酸　C. 尿素
D. 胆色素　E. 尿酸
5. 激素敏感性脂肪酶是
A. 甘油三酯脂肪酶　B. 甘油二酯脂肪酶　C. 组织脂肪酶
D. 单酰甘油脂肪酶　E. 脂蛋白脂肪酶
6. 脂肪酸的 β – 氧化发生在
A. 细胞的胞液中　B. 细胞的线粒体内　C. 细胞的内质网上
D. 发生在细胞膜上　E. 细胞核内
7. 生成酮体的部位是
A. 肝脏　B. 骨骼肌　C. 大脑
D. 肾脏　E. 肠
8. 正常血浆脂蛋白按密度低→高顺序的排列为
A. CM→VLDL→IDL→LDL　B. CM→VLDL→LDL→HDL
C. VLDL→CM→LDL→HDL　D. VLDL→LDL→IDL→HDL
E. VLDL→LDL→HDL→CM
9. 导致脂肪肝的主要原因是
A. 食入脂肪过多　B. 食入过量糖类食品
C. 肝内脂肪合成过多　D. 肝内脂肪分解障碍
E. 肝内脂肪运出障碍
10. 预防动脉粥样硬化的脂蛋白是
A. CM　B. VLDL　C. LDL
D. HDL　E. IDL

二、多项选择题

1. 脂肪的功能包括
A. 热垫作用　B. 保护垫作用　C. 储能供能
D. 维持生物膜的结构和功能　E. 能转化为胆汁酸
2. 利用超速离心法分离血浆脂蛋白分为哪四类
A. 乳糜微粒　B. β – 脂蛋白　C. 极低密度脂蛋白
D. 高密度脂蛋白　E. LDL
3. 以下转变可发生在肝脏中的是
A. 脂肪的合成　B. 酮体的生成
C. 胆固醇转变为胆汁酸　D. 酮体的利用
E. 磷脂的合成
4. 血脂的去路包括
A. 氧化供能　B. 进入脂库贮存　C. 构成生物膜
D. 转变为其他物质　E. 从粪便排出
5. 胆固醇可以转变成下列哪些物质
A. 维生素 D_3　B. 雌二醇　C. 睾丸酮
D. 糖皮质激素　E. 胆色素

三、简答题

1. 简述脂肪的主要生理功能？
2. 简述脂肪动员的过程。
3. 酮体包括哪些，酮体代谢有何生理意义？
4. 简述胆固醇在体内可转变生成哪些重要的生理活性物质？
5. 简述脂肪酸的β－氧化的过程。

（杨洁茹）

第四篇　病　理　学

第二十六章

细胞、组织损伤与修复

学习目标

知识要求　**1. 掌握**　变性、坏死、坏疽、机化、肉芽组织的概念；细胞水肿和脂肪变性的病理变化；坏死的类型及病理变化；肉芽组织的形态结构和功能；创伤愈合的类型及其特点。

2. 熟悉　玻璃样变的类型；坏死的结局及各种组织的再生能力。

3. 了解　萎缩的类型；各种组织的再生过程；骨折愈合过程及影响创伤愈合的因素。

技能要求　1. 学会描述变性、坏死类型和原因，骨折愈合的过程。

2. 学会阐释组织的再生能力、影响再生与愈合的因素。

案例导入

案例：患者，刘某，男，38 岁，急性化脓性阑尾炎术后第 4 天，查体显示体温 39. 8℃，患者突感手术切口处跳痛，医生处理时发现切口处明显红肿并有渗出，拆线引流并用过氧化氢溶液处理，置引流条包扎后静脉输注头孢以抗感染治疗。

讨论：患者手术切口的愈合为几期愈合？为什么？

第一节　细胞、组织损伤的形式

损伤指细胞、组织遭受不能耐受的有害因子刺激后，引起细胞及其间质的异常代谢、功能和形态改变。损伤可分为以下形式。

一、变性

变性指由于代谢障碍，细胞质内或细胞间质内出现异常物质或原有正常物质数量显著增多，并伴有结构和功能的变化。

扫码“学一学”

（一）细胞水肿

又称水变性，是细胞内钠离子和水积聚过多引起细胞体积肿大和功能下降。最常见于心、肝、肾等代谢旺盛、线粒体丰富的实质器官。肉眼观，脏器体积增大，包膜紧张，颜色苍白而无光泽，似沸水烫过。镜下观，细胞体积增大，胞质内出现许多细小的红染颗粒（电镜下显示线粒体肿胀）；水肿进一步发展可使细胞体积明显增大，胞质疏松淡染，称胞质疏松化；胞核常被波及而增大、染色变淡；重度水肿细胞膨大如气球，胞质透明，称气球样变（图 26－1，彩图 1）。

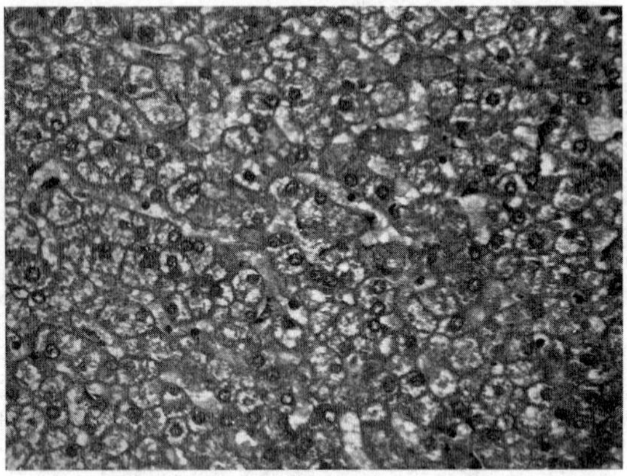

图 26－1　肝细胞水肿（HE，200×）

细胞水肿的器官功能降低，如心肌细胞水肿可使心肌收缩力降低。去除病因后，其功能、结构均可恢复正常，若病因持续存在，可发展成脂肪变性甚至坏死。

（二）脂肪变性

指非脂肪细胞内出现脂滴或脂滴明显增多的现象。多见于肝、肾、心等。

1. 肝脂肪变性　以肝脂肪变性最常见。肉眼观，轻度者可无明显改变或仅轻微黄染；中重度者肝体积增大，边缘变钝，颜色变淡黄，质较软，切面隆起，边缘外翻，触之有油腻感。镜下观，肝细胞内出现大小不等、境界清楚的脂肪滴（图 26－2，彩图 2）。

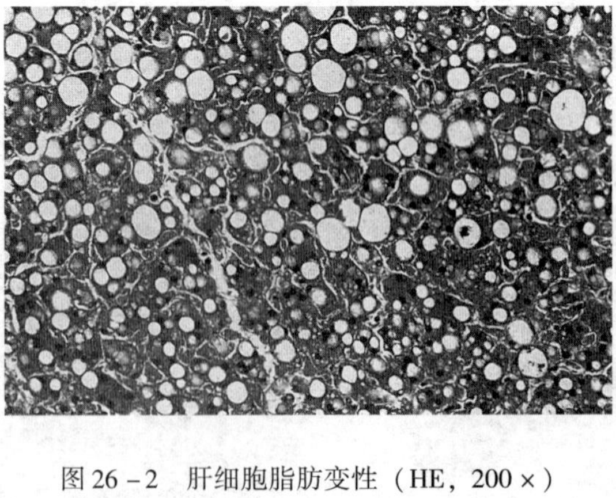

图 26－2　肝细胞脂肪变性（HE，200×）

2. 心肌脂肪变性　多由严重贫血和中毒引起，常见于左心室心内膜下。肉眼观，心内膜下尤其是乳头肌处出现成排的黄色条纹，与正常心肌的暗红色相间排列，状若虎皮斑纹，称之“虎斑心”。镜下观，脂肪空泡较细小，呈串珠状成排排列。

3. 肾脂肪变性　见于严重贫血、缺氧和中毒，或肾小球毛细血管通透性升高时，肾小管可吸收漏出的脂蛋白而导致脂肪变性。脂滴起初多位于细胞基底部。肉眼观，肾稍肿大，切面上可见皮质增厚，略呈浅黄色。

（三）玻璃样变

玻璃样变又称透明变性，是指在结缔组织、血管壁或细胞内出现均质红染的毛玻璃样蛋白质蓄积。

1. 纤维结缔组织玻璃样变 常见于增生的纤维结缔组织。肉眼观，组织呈灰白半透明状，质地坚韧，缺乏弹性。镜下观，纤维细胞明显变少，胶原纤维增粗并相互融合成梁状、带状或片状的毛玻璃样物质。

2. 血管壁玻璃样变 常见于原发性高血压和糖尿病的肾、脑、脾及视网膜的细动脉等。细动脉的持续性痉挛使血浆蛋白渗入内膜，凝固成无结构的均匀红染物质。细动脉的管壁增厚变硬，管腔变窄甚至闭塞（图 26 - 3，彩图 3）。

3. 细胞内玻璃样变 常见于肾小球肾炎或其他疾病而伴明显蛋白尿时。肾近曲小管上皮细胞胞质内可出现许多大小不等的圆形红染小滴。此外，酒精中毒时，肝细胞核内可出现红染的玻璃样物质（Mallory 小体）。

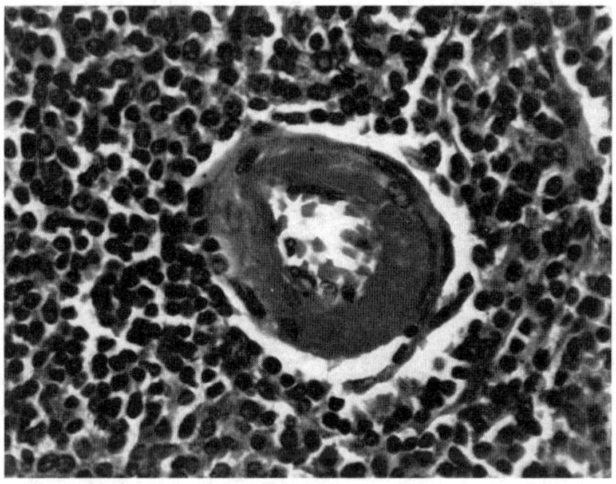

图 26 - 3　血管壁玻璃样变（HE，200 ×）

（四）黏液性变性

黏液性变性是指组织间质内出现黏多糖和蛋白质积聚的现象。常见于间叶性肿瘤、急性风湿病时的心血管壁、动脉粥样硬化的血管壁。肉眼观，呈灰白色半透明的状似黏液的胶冻状。镜下观，病变处的间质变疏松，充以染成淡蓝色的胶状液体，有散在的多突的星芒状细胞。

（五）淀粉样变性

淀粉样变性是指组织内有淀粉样物质沉积的现象。此物质常浸润于细胞间或沉积于小血管基底膜下，或沿网状纤维支架分布。淀粉样物质在 HE 切片中为淡红色均质状，电镜下为纤细的丝状。

（六）病理性色素沉积

病理性色素沉积指内、外源性色素在细胞内外的蓄积。

1. 含铁血黄素 巨噬细胞吞噬红细胞后，通过溶酶体酶消化，血红蛋白释放的 Fe^{3+} 和蛋白质形成铁蛋白微粒，沉着在组织细胞中，镜下呈棕黄色颗粒。常见于陈旧性出血灶、肺淤血及溶血性贫血大量红细胞被破坏时的肝、脾、淋巴结及骨髓等。

2. 胆红素 在生理情况下，一般呈溶解状态，也可为黄褐色折光性小颗粒或团块。在胆道阻塞及某些肝疾病时，肝细胞、毛细胆管及小胆管内可见许多胆红素淤积。

3. 黑色素 为大小不等、形状不一的棕褐色或深褐色颗粒色素，存在于正常人皮肤、毛发、虹膜及脉络膜等处。肾上腺功能低下时，全身皮肤黑色素增多，局限性黑色素增多常见于黑素痣及黑色素瘤等。

（七）病理性钙化

指骨和牙之外的其他组织内有固态钙盐的沉积。肉眼观，灰白色、坚硬的、似石灰样外观的颗粒或团块状。HE 染色时钙盐呈蓝色片块状或颗粒状，可分为：

1. 营养不良性钙化 是变性、坏死组织或异物的钙盐沉积，如结核坏死灶、脂肪坏死灶、动脉粥样硬化斑块，坏死的寄生虫虫体、虫卵及其他异物等。

2. 转移性钙化 较少见，是全身性钙盐代谢失调所致。主要见于甲状旁腺功能亢进、骨肿瘤造成骨质严重破坏时、接受超剂量的维生素 D 时，常见于肾小管、肺泡、胃黏膜等部位。

二、坏死

活体的局部组织细胞的病理性死亡称为坏死。

（一）坏死的病理变化

1. 细胞核的改变 是细胞坏死的主要形态学标志，表现为：①核固缩：核脱水使染色质凝固，深染，核体积缩小。②核碎裂：核染色质崩解为小碎片，分散在胞质中。③核溶解：DNA 酶分解染色质 DNA，核失去对碱性染料的亲和力，染色质变淡，甚至只见核轮廓。最后核完全消失（图 26－4）。

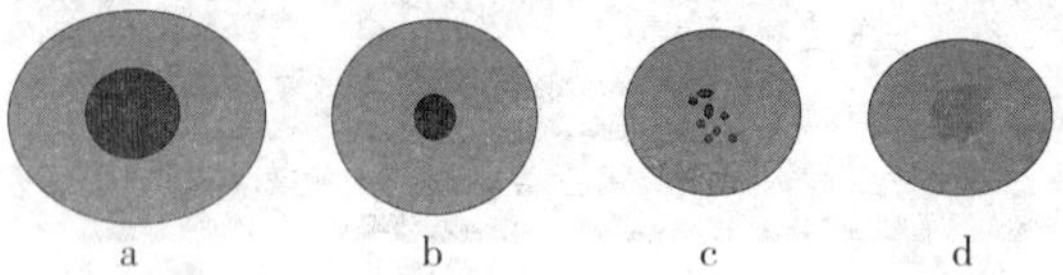

图 26－4　细胞坏死时核的变化模式图

a. 正常核；b. 核固缩；c. 核碎裂；d. 核溶解

2. 细胞质的改变 细胞质 RNA 丧失及蛋白质变性，与酸性染料伊红的结合力增高，使细胞质红染。细胞质结构崩解，呈颗粒状，进而细胞膜破裂，整个细胞迅速溶解吸收而消失。

3. 细胞间质的改变 各种水解酶的作用导致基质溶解、胶原纤维崩解断裂或液化，坏死的细胞和崩解的间质融合成一片模糊的颗粒状、无结构的红染物质。

（二）坏死的类型

形态学上可将坏死分为以下类型。

1. 凝固性坏死 坏死组织失水变干、蛋白质凝固成较坚实的凝固体，故称凝固性坏死。肉眼观，坏死组织呈灰白或黄白色，质地坚实，坏死灶周围形成暗红色缘（出血边带）与健康组织分界。镜下观，坏死组织的细胞结构消失，但轮廓仍可保留一段时间。

干酪样坏死是凝固性坏死的特殊类型。主要见于结核分枝杆菌引起的坏死。坏死组织彻底崩解，镜下不见组织轮廓，只见一些无定形的颗粒状物质（图 26－5，彩图 4）。肉眼观，坏死组织含较多脂质而略带黄色，加之脂质阻抑了溶酶体酶的溶蛋白作用，状如干酪，因而得名。

2. 纤维素样坏死 主要见于急性风湿病及结节性动脉周围炎等变态反应性疾病。镜下观，病变部位的组织结构逐渐消失，变为境界不甚清晰的颗粒状、小条或小块状无结构物质，呈强嗜酸性红染，状似纤维素，故称之纤维素样坏死。

3. 坏疽 较大范围组织坏死合并不同程度的腐败菌感染和其他因素的影响而呈现黑褐色、污绿色等特殊形态改变，即称坏疽。坏疽可分为：

（1）干性坏疽 多见于动脉受阻而静脉通畅的四肢末端。坏死组织的水分散失较多，病变部位干固皱缩，呈黑褐色，与周围健康组织间有明显界线（图26－6，彩图5）。

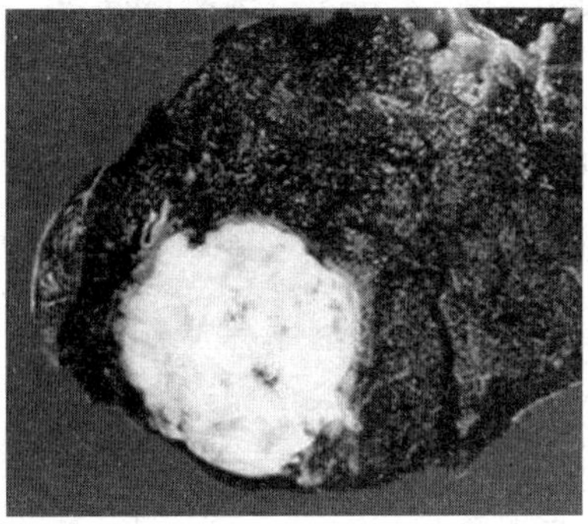

图26－5 干酪性坏死

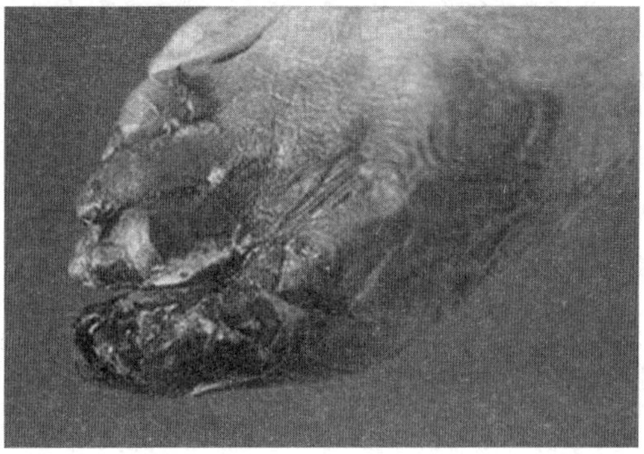

图26－6 干性坏疽

（2）湿性坏疽 多发生于内脏（子宫、肺等），亦见于四肢（动脉闭塞、静脉回流受阻，伴淤血水肿）。坏死组织水分较多，适合腐败菌生长繁殖，故腐败菌感染严重，局部肿胀明显，呈深蓝、暗绿或污黑色，与健康组织界限不明显。腐败菌分解坏死组织的蛋白质，产生吲哚、粪臭素等引发恶臭。坏死组织腐败产生的毒性产物及细菌毒素被吸收后，可致严重的全身中毒症状。

（3）气性坏疽 湿性坏疽的特殊类型，主要见于深达肌肉的开放性创伤合并产气荚膜杆菌、腐败弧菌等厌气菌感染。腐败菌分解坏死组织时产生大量气体，使坏死组织呈蜂窝状，按之有捻发音。气性坏疽发展迅速，毒素吸收多，后果严重，需紧急处理。

4. 液化性坏死 指坏死组织因水解酶消化分解液化呈液体状。主要发生于含蛋白质少而脂质多（如脑）或蛋白酶多（如胰腺）的组织。脑组织液化性坏死又称脑软化，急性胰腺炎的酶解性脂肪坏死、脓肿也属液化性坏死。

拓展阅读

细胞凋亡

1972年Kerr等三位科学家首次提出了“细胞凋亡”的概念，宣告了对细胞凋亡的真正探索的开始。细胞凋亡是活体内单个细胞程序性死亡的表现形式，由多基因严格控制，如Bcl－2、caspase、C－myc、P53等。细胞凋亡在形态学和生化特征上都有别于细胞坏死。细胞凋亡在形态学上可出现凋亡小体，并逐渐为邻近细胞吞噬并被消化，生化特征表现为DNA的降解、往往还有新的基因的表达和某些生物大分子的合成。凋亡不足或缺乏，可引起肿瘤、自身免疫性疾病等；但如果凋亡过度，也可引起神经变性性疾病（如帕金森病）、缺血性损伤以及病毒感染等。

（三）坏死的结局

1. 溶解吸收 坏死组织本身和浸润的中性粒细胞的蛋白水解酶将坏死组织分解、液化，由淋巴管或血管吸收，不能吸收的碎片由巨噬细胞吞噬消化。

2. 分离排出 较大坏死灶不易完全吸收，其周围发生炎症反应，白细胞释放蛋白水解酶，溶解吸收坏死边缘组织，使坏死灶与健康组织分离并排出体外。坏死灶位于皮肤黏膜，坏死组织脱落后缺损，表浅的称为糜烂，较深的称为溃疡。肾、肺等内脏器官坏死组织液化后可经相应管道（输尿管、气管）排出，留下空腔，称为空洞。溃疡和空洞仍可修复。

3. 机化 坏死组织如不能完全溶解吸收或分离排出，则由肉芽组织逐步取代，最后成为瘢痕组织。

4. 包裹、钙化 坏死灶较大或坏死物质难以溶解吸收，或不能完全机化，则常被周围的肉芽组织包绕而使病变局限称为包裹。坏死组织内有钙盐沉积称之钙化。

扫码“学一学”

第二节 损伤细胞、组织的修复

损伤造成机体部分细胞、组织丧失后，机体对缺损进行修补恢复的过程，称为修复。

一、再生

指由周围同种细胞修复损伤组织细胞的过程，分为生理性再生和病理性再生。前者是指生理情况下组织细胞的更新，后者指病理状态下细胞、组织缺损后的再生。

（一）组织的再生能力

按再生能力的强弱，人体组织细胞可分为三类。

1. 不稳定细胞 再生能力很强，如表皮细胞、呼吸道和消化道黏膜被覆细胞、男女性生殖器官管腔的被覆细胞、造血及淋巴细胞、间皮细胞等。

2. 稳定细胞 即有潜在的较强的再生能力的细胞，生理情况下处于 G_0 期，如肝、胰、涎腺、内分泌腺、汗腺、皮脂腺和肾小管上皮细胞等，以及原始的间叶细胞及其分化出的各种细胞。

3. 永久性细胞 即为无再生能力或再生能力极弱的细胞，包括神经细胞、骨骼肌细胞及心肌细胞。损伤后常由纤维组织增生来修复。

（二）各种组织的再生过程

1. 上皮组织的再生

（1）被覆上皮再生 鳞状上皮缺损时，由创缘或底部的基底层细胞分裂增生，向缺损中心迁移，先形成单层上皮，再增生分化为鳞状上皮。如胃肠黏膜上皮缺损后，由邻近的基底部细胞以分裂增生来修补。

（2）腺上皮再生 腺上皮的再生依损伤的状态而各异：若仅有腺上皮缺损而腺体基底膜完整，可由残存细胞分裂补充，腺体结构完全恢复。若腺体构造（包括基底膜）完全破坏则难以再生。构造较简单的腺体如子宫腺、肠腺等可从残留部细胞再生。

2. 纤维组织的再生 损伤刺激下，受损处的成纤维细胞分裂、增生。成纤维细胞停止分裂后，合成并分泌前胶原蛋白，在细胞周围形成胶原纤维，细胞逐渐成熟，变成长梭形，成为纤维细胞。

3. 软骨组织和骨组织的再生 软骨组织再生始于软骨膜增生，增生的幼稚细胞形似成纤维细胞，再逐渐变为软骨母细胞，并形成软骨基质，细胞被埋在软骨陷窝内而变为静止的软骨细胞。软骨再生力弱，软骨组织缺损较大时由纤维组织参与修补。骨组织再生力强，骨折后可完全修复。

4. 血管的再生

（1）毛细血管的再生　多以生芽方式再生。首先内皮细胞分裂增生形成突起的幼芽，然后形成细胞索，在血流冲击下可出现管腔，形成新生毛细血管并彼此吻合构成毛细血管网（图 26－7）。为适应功能需要，有的毛细血管消失，有的发展为小动脉、小静脉。

（2）大血管的修复　大血管离断后需手术吻合，吻合处两侧内皮细胞分裂增生，互相连接，恢复原来内膜结构。离断的肌层不易完全再生，由结缔组织增生连接，形成瘢痕修复。

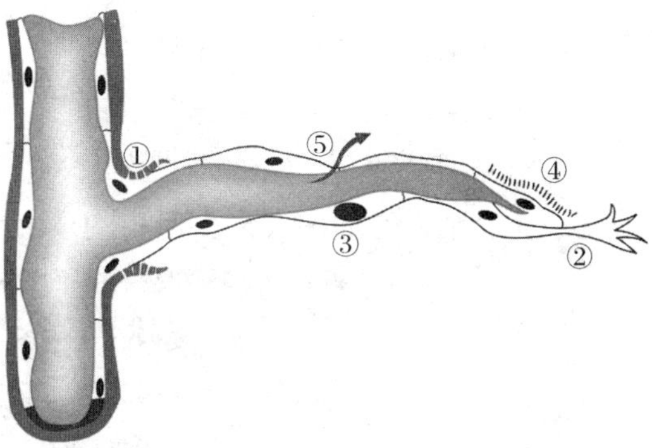

图 26－7　毛细血管再生示意图

注：①基底膜溶解；②细胞移动和趋化；③细胞增生；④细胞管腔形成、成熟及生长抑制；⑤细胞间通透性增加

5. 肌组织的再生　横纹肌的再生依肌膜是否存在及肌纤维是否完全断裂而不同，损伤不太重、肌膜未破坏时，肌原纤维仅部分坏死，可恢复正常结构；若肌纤维完全断开，断端肌质增多，也可有肌原纤维的新生。肌纤维断端依靠纤维瘢痕愈合。愈合后的肌纤维仍可收缩，加强锻炼后可恢复功能；若整个肌纤维均破坏，则难以再生而通过瘢痕修复。

心肌再生能力极弱，破坏后一般都是瘢痕修复。平滑肌亦有一定的分裂再生能力。

6. 神经组织的再生　脑及脊髓内的神经细胞损伤后不能再生，由神经胶质细胞及其纤维修补，形成胶质瘢痕。外周神经受损时，若与其相连的神经细胞仍存活，则可完全再生，修复过程见图 26－8，此过程常需数月以上。

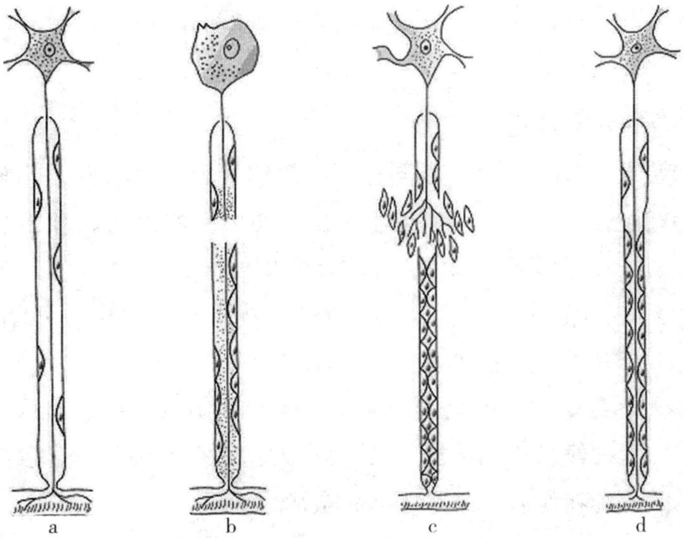

图 26－8　神经纤维的再生示意图

注：a. 正常神经纤维；b. 神经纤维断离，远端及近端的一部分髓鞘及轴突崩解；c. 神经膜细胞增生，轴突生长；d. 神经轴突达末梢，多余部分消失

二、纤维性修复

又称瘢痕性修复，指组织细胞损伤后，通过纤维组织对缺损进行修复的过程。

（一）肉芽组织

是由新生毛细血管、增生的成纤维细胞及各种炎症细胞组成的结缔组织，肉眼观，鲜红色，颗粒状，柔软湿润，形似鲜嫩的肉芽。镜下观，大量由内皮细胞增生形成的实性细胞索及扩张的毛细血管，向创面垂直生长，并以小动脉为轴心，在周围形成袢状弯曲的毛细血管网。在毛细血管周围有许多新生的成纤维细胞及少量炎症细胞（图26－9，彩图6）。

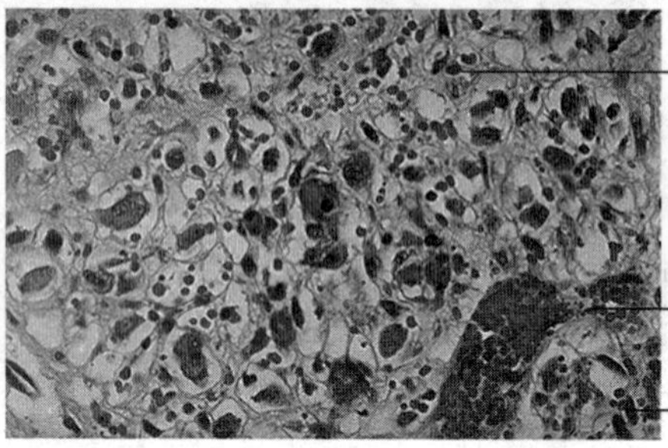

图26－9 肉芽组织

肉芽组织在修复过程中的作用：①机化血凝块、坏死组织及其他异物。②抗感染及保护创面。③填补伤口及其他组织缺损。

（二）瘢痕组织

指肉芽组织逐渐纤维化的过程。肉眼观，组织呈收缩状态，苍白色或半透明、质地坚硬缺少弹性。镜下观，血管较少，纤维细胞亦少，胶原纤维变粗，相互融合，呈均质红染。这样，肉芽组织转变成主要由胶原纤维组成的血管稀少的瘢痕组织。

三、创伤愈合

指机体遭受外力作用，皮肤等组织出现离断或缺损后的愈复过程，包括各种组织的再生和肉芽组织增生、瘢痕形成等。

（一）创伤愈合的基本过程

1. 伤口的早期变化 伤口局部有不同程度的组织坏死和血管断裂出血，数小时内出现炎症反应，表现为充血、浆液渗出及白细胞游出，伤口中的血液和渗出液中的纤维蛋白原凝固形成凝块，有的凝块干燥形成痂皮，凝块及痂皮可保护伤口。

2. 伤口收缩 2～3天后伤口边缘的整层皮肤及皮下组织向中心移动，伤口迅速缩小，直到14天左右停止。伤口收缩的意义在于缩小创面。

3. 肉芽组织增生和瘢痕形成 大约从第3天开始从伤口底部及边缘长出肉芽组织，填平伤口。肉芽组织中无神经，故无感觉。第5～6天起成纤维细胞产生胶原纤维，一周后胶原纤维形成甚为活跃，约在伤后一个月瘢痕完全形成。

（二）创伤愈合的类型

1. 一期愈合 见于组织缺损少、创缘整齐、无感染、创面对合严密的伤口，如手术切口。这种伤口仅有少量血凝块，炎症反应轻微，表皮再生在24～48小时内便可将伤口覆盖。肉芽组织在第3天就可从伤口边缘长出并填满伤口，5～6天胶原纤维形成（此时可拆线），2～3周完全愈合，留下一条线状瘢痕。一期愈合时间短，形成瘢痕少

（图 26 - 10）。

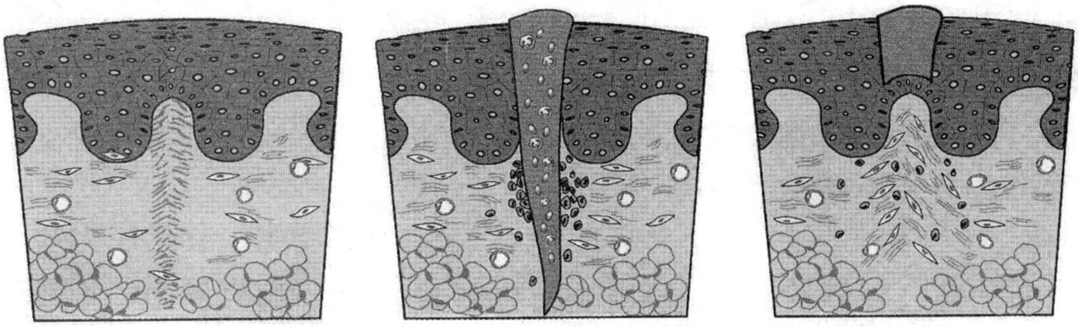

图 26 - 10　创伤一期愈合示意图

2. 二期愈合　见于组织缺损较大、创缘不整、哆开、无法整齐对合，或伴感染的伤口。坏死组织多或感染，炎症反应明显。在感染被控制，坏死组织被清除后，再生才能开始。由于伤口大且收缩明显，伤口底部及边缘长出多量的肉芽组织填平伤口。愈合时间较长，形成的瘢痕较大（图 26 - 11）。

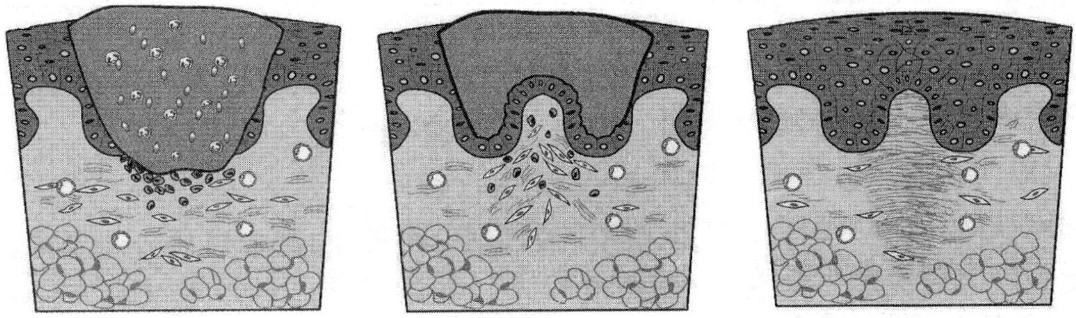

图 26 - 11　创伤二期愈合示意图

3. 痂下愈合　多见于浅表皮肤擦伤。伤口表面的血液、渗出液及坏死物质干燥后形成黑褐色硬痂，上皮再生完成后，痂皮即脱落，此即痂下愈合，愈合所需时间常较无痂者长。痂皮对伤口有一定的保护作用，若痂下渗出物较多，痂皮则成为渗出物引流排出的障碍，使感染加重，不利于愈合，需切痂处理。

（三）影响再生修复的因素

1. 全身因素

（1）年龄　儿童和青少年的组织再生能力强，愈合快。老年人的组织再生能力差，愈合慢，与老年人血管硬化、血供减少有关。

（2）营养　严重蛋白质缺乏，尤其是含硫氨基酸缺乏时，肉芽组织及胶原形成不良，伤口愈合延缓。维生素 C 对愈合最重要。微量元素锌对创伤愈合有重要作用。

2. 局部因素

（1）感染与异物　感染对再生修复妨碍甚大。伤口感染时，化脓菌产生的毒素和酶，能引起组织坏死，基质或胶原纤维溶解，加重局部组织损伤。坏死组织及其他异物，也妨碍愈合并易造成感染。

（2）局部血液循环　局部血供良好，则创伤愈合好，反之则伤口愈合迟缓。

（3）神经支配　完整的神经支配对组织再生有一定的作用。麻风引起的溃疡因神经受累不易愈合。自主神经受损，局部血供发生变化，对再生的影响更为明显。

（4）电离辐射 能破坏细胞，损伤小血管，抑制组织再生，阻止瘢痕形成。

重点小结

1. 变性 变性包括细胞水肿、脂肪变性、玻璃样变、黏液性变性、淀粉样变性、病理性色素沉积、病理性钙化等类型。

2. 坏死 坏死包括凝固性坏死、纤维素样坏死、坏疽、液化性坏死等类型。其结局是溶解吸收、分离排出、机化、包裹、钙化。

3. 再生 再生分为生理性再生和病理性再生两类。细胞按其再生能力可分为不稳定细胞、稳定细胞和永久性细胞三类。

4. 肉芽组织 是由旺盛增生的毛细血管及纤维结缔组织和各种炎症细胞组成，肉眼表现为鲜红色，颗粒状，柔软湿润，形似鲜嫩的肉芽故名。

5. 创伤愈合 创伤愈合可分一期愈合、二期愈合、痂下愈合三种类型。影响再生修复的因素包括全身因素和局部因素。

目标检测

扫码“练一练”

一、单项选择题

1. 细胞内或间质中出现异常物质或正常物质堆积，称为
   A. 代偿　B. 适应　C. 变性　D. 坏死　E. 凋亡
2. 最常见的轻度变性是
   A. 细胞水肿　B. 脂肪变性　C. 玻璃样变性　D. 纤维蛋白样变性　E. 黏液样变性
3. 局部组织细胞代谢停止，功能丧失是
   A. 变质　B. 变性　C. 坏死　D. 死亡　E. 萎缩
4. 细胞水肿和脂肪变性主要发生于
   A. 脾、肾、肺　B. 心、肝、肾　C. 心、肺、脾　D. 肝、肾、脾　E. 肾、肺、脾
5. 最严重的组织损伤是
   A. 水变性　B. 脂肪变性　C. 玻璃样变性　D. 坏死　E. 黏液样变性
6. 血管壁的玻璃样变常发生于
   A. 细动脉　B. 小动脉　C. 大动脉　D. 小静脉　E. 大静脉
7. 下列哪种变性实为组织坏死的一种表现
   A. 玻璃样变性　B. 脂肪变性　C. 纤维素样变性　D. 黏液样变性　E. 水变性
8. 判断细胞坏死的主要标志是什么的改变
   A. 细胞膜　B. 细胞质　C. 细胞器　D. 细胞核　E. 细胞质
9. 下列哪种器官梗死后常发生液化性坏死
   A. 心　B. 肾　C. 脑　D. 肝　E. 脾

10. 组织坏死后不会出现下列哪项
   A. 机化　B. 钙化　C. 液化　D. 软化　E. 分化

二、多项选择题

1. 在光镜下细胞水肿表现为
   A. 细胞肿胀　B. 胞质布满颗粒状物质
   C. 胞质内出现空泡　D. 细胞核碎裂
   E. 玻璃样小滴
2. 以下病变属于凝固性坏死的是
   A. 干酪样坏死　B. 心肌梗死　C. 肾脾梗死
   D. 脑组织坏死　E. 坏死性胰腺炎
3. 湿性坏疽的好发部位是
   A. 肺　B. 肠　C. 子宫　D. 阑尾　E. 肢端
4. 肉芽组织的主要功能有
   A. 抗感染　B. 保护创面　C. 填平创面
   D. 机化坏死组织　E. 机化形成瘢痕
5. 一期愈合的条件是
   A. 组织破坏少　B. 边缘整齐、对合紧密
   C. 无感染及异物存留　D. 有大量肉芽组织充填
   E. 有丰富的血液供应

三、简答题

1. 坏死的结局有哪些？
2. 简述各型坏疽的病理特点。
3. 举例说明再生修复的影响因素。

（旷兴林）

第二十七章

局部血液循环障碍

学习目标

知识要求 **1. 掌握** 淤血、血栓形成、栓子、梗死的概念；肝淤血、肺淤血和梗死的病理变化；血栓的形成条件，栓子运行途径。

2. 熟悉 血栓的类型及结局；栓塞的种类；梗死的原因和类型。

3. 了解 血栓的形成过程；血栓形成；栓塞和梗死对机体的影响；梗死的结局。

技能要求 1. 学会用血栓形成的条件等解释血栓性疾病的相关问题。

2. 学会用梗死的病理变化解释心肌梗死等的临床表现。

案例导入

案例：患者刘某，男，38 岁，因右下肢胫骨骨折入院治疗。手术复位辅以内固定治疗，20 天时患者自行下床活动，突发呼吸困难、发绀，终因抢救无效而死亡。

讨论：该患者的可能死因是什么？请简要解释。

血液循环障碍按发生范围分为全身性和局部性两种类型，包括：①器官或组织内局部循环血量增加或减少，如充血、淤血和缺血。②血液性状和血管内容物的异常，如血栓形成、栓塞和梗死。③血液成分溢出血管外，如出血、水肿和积液。

局部血液循环障碍的各种改变，是疾病重要的基本病理变化，常出现在许多疾病的病理过程中。

第一节　充血

扫码“学一学”

器官或局部组织的血管内血液含量增多称为充血，分为动脉性充血和静脉性充血两类。

一、动脉性充血

器官或组织因动脉输入血量增多而发生的充血，称为动脉性充血，又称主动性充血，简称充血。

（一）原因和类型

凡能引起细动脉扩张的任何原因，都可引起局部组织器官的充血。按发生原因可分为：

1. 生理性充血　指为适应局部器官或组织的生理需要和代谢增强而发生的充血，如进食后的胃肠黏膜充血，体力活动或运动时骨骼肌的充血、妊娠时子宫的充血等。

2. 病理性充血 常见有：①炎症性充血：炎症早期，致炎因子的作用使细动脉扩张引发充血。②减压后充血：局部组织器官长期受压，组织内的血管张力降低，若压力突然解除，则受压组织内的细动脉反射性扩张，引发充血，如快速大量抽腹水后腹腔的充血。③侧支性充血：血栓形成或栓塞致使动脉管腔闭塞，周围动脉的吻合支或侧支发生扩张，缺血组织重新得到血供而引发。

（二）病理变化

肉眼观，动脉性充血的器官或组织内血量增多，体积轻度增大。充血如发生于体表，局部组织的颜色鲜红，温度升高。镜下观，局部细动脉及毛细血管扩张充血。

（三）影响和后果

动脉性充血为暂时性血管反应，充血原因消除后，局部血量立即恢复正常，对机体不遗留不良后果。多数情况下对机体有利，如炎症性充血参与血管中液体和细胞成分的渗出，在炎症防御反应中有积极作用；若在高血压、血管畸形等疾病基础上发生充血，可致出血和血管破裂等。

二、静脉性充血

由于静脉血液回流受阻使血液淤积在局部器官或组织的小静脉和毛细血管内而发生的充血，称为静脉性充血，又称被动性充血，简称淤血。静脉性充血远较动脉性充血多见，淤血可发生于局部，亦可发生于全身。

（一）原因

1. 静脉管壁受压 静脉管腔因静脉受压发生狭窄或闭塞，血液回流受阻，导致相应部位的器官和组织淤血。如妊娠子宫压迫髂总静脉可引起下肢淤血，肿瘤压迫静脉引起相应组织淤血，肠套叠、肠扭转和肠疝时肠系膜静脉受压引起局部肠段严重的淤血等。

2. 静脉管腔阻塞 静脉血栓形成、静脉炎、栓塞等可造成静脉管腔阻塞，但只有当静脉管腔阻塞血流不能充分通过侧支回流时，才发生相应器官或组织的淤血。

3. 心力衰竭 左心衰竭时，肺静脉回流受阻，引发肺淤血；右心衰竭时，可致体循环淤血。

（二）病理变化

肉眼观，组织和器官颜色暗红，体积增大，重量增加。血液内脱氧血红蛋白增多，局部皮肤发绀，体表温度降低。镜下观，细静脉和毛细血管扩张，充满血液，血流缓慢，过多的红细胞积聚，有时亦伴发水肿。

（三）影响和后果

淤血对机体的影响取决于淤血的原因、范围、部位、程度、发生速度及侧支循环建立等。全身性淤血影响机体肾、肝、肺等重要器官的功能，局部性淤血主要影响局部器官的功能和代谢。

长期淤血，缺氧、营养物供应不足和代谢中间产物堆积，可引起实质细胞的萎缩和变性，甚至坏死。间质纤维结缔组织增生，组织内网状纤维胶原化，器官逐渐变硬，称为淤血性硬化。长期淤血还可引起静脉曲张和静脉血栓形成等。

侧支循环有一定程度的代偿作用，若淤血的程度超过侧支循环的代偿范围时，会出现淤血所致的各种病变。如肝硬化时尽管有侧支循环，患者仍出现淤血性脾大、胃肠淤血和腹水。侧支循环虽有代偿静脉回流的积极意义，但侧支静脉过度曲张，有时可发生破裂。

（四）重要器官淤血

1. 慢性肺淤血 多见于左心衰。肉眼观，两肺体积增大，暗红色，切面有泡沫状红色血性液体。镜下观，肺泡壁毛细血管扩张、充血，肺泡壁变厚，可伴有肺泡间隔水肿，严重时肺泡腔内可充满水肿液，少量巨噬细胞、甚至出血。慢性肺淤血时，肺泡壁毛细血管扩张充血更明显，肺泡腔内除水肿液和出血外，可见大量吞噬含铁血黄素的巨噬细胞，称为心衰细胞（图 27－1，彩图 7）。长期左心衰竭和慢性肺淤血时，肺间质网状纤维胶原化及纤维结缔组织增生，肺质地变硬，呈棕褐色，称为肺褐色硬化。

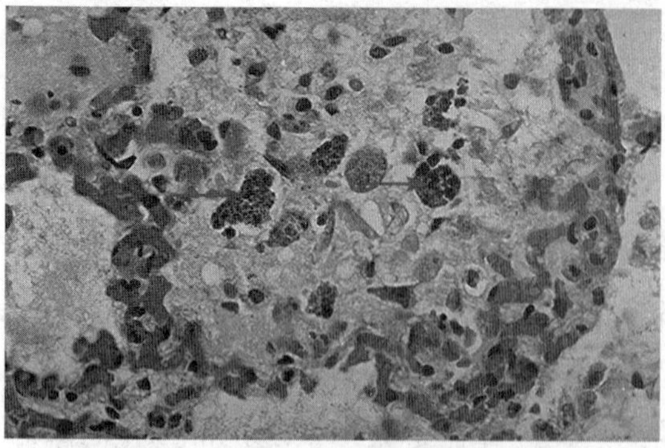

图 27－1 慢性肺淤血（HE，200×）

注：肺泡壁毛细血管充血，肺泡腔内漏出性出血

2. 慢性肝淤血 多见于右心衰。镜下观，小叶中央肝细胞萎缩，结缔组织则增生，最后形成淤血性肝硬化。肝细胞萎缩（主要在肝小叶中央带）和脂肪变（主要在小叶周边带），肝切面呈现槟榔状花纹（红黄相间），称为槟榔肝（图 27－2，彩图 8）。长期慢性肝淤血，肝小叶中央区肝细胞广泛萎缩、消失或坏死，可致网状纤维网架塌陷而发生胶原化；使肝质地变硬，形成淤血性肝硬化。

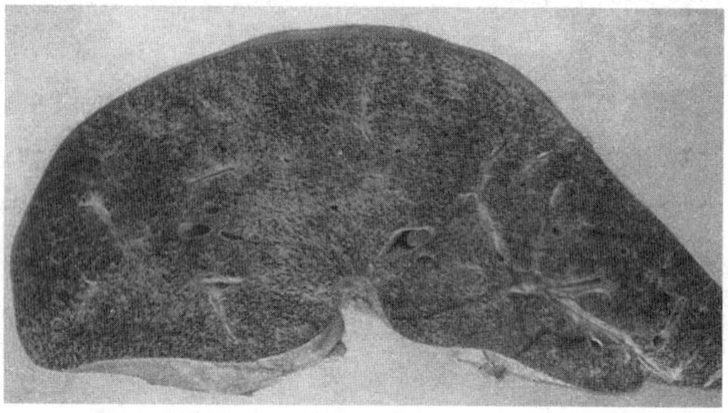

图 27－2 槟榔肝

第二节 出血

血液自心、血管腔逸出，称为出血。血液逸入体腔或组织内者，称为内出血；血液流出体外，称为外出血。

一、分类

（一）破裂性出血

由心脏或血管壁破裂所致，出血量一般较多。主要原因：①外伤，如骨折、创伤等。②心血管本身病变，如室壁瘤、主动脉瘤等。③血管壁周围病变侵蚀，如肺结核空洞对肺血管壁的破坏，肺癌、胃癌、子宫颈癌的癌组织侵蚀局部血管壁，慢性胃和十二指肠溃疡底的血管被病变侵蚀。④静脉破裂。除创伤外，常见于肝硬化时食管下段静脉曲张的破裂。

⑤毛细血管破裂，多发生于局部软组织的损伤。

（二）漏出性出血

微循环毛细血管血管壁通透性增高，血液漏出于血管外，即为漏出性出血。常见原因如下。

1. 微血管壁损害 缺氧、严重感染、中毒、维生素 C 缺乏、超敏反应等使毛细血管壁通透性升高导致出血如脑膜炎球菌败血症、立克次体感染、流行性出血热、蛇毒及有机磷中毒、过敏性紫癜等疾病均可使微血管壁受损。

2. 血小板减少和功能障碍 血小板数量减少和（或）功能异常，均可发生漏出性出血，如再生障碍性贫血、白血病、骨髓内广泛性肿瘤转移、原发性血小板减少性紫癜、血栓性血小板减少性紫癜、弥散性血管内凝血（DIC）、脾功能亢进等疾病时。

3. 凝血因子缺乏 凝血因子Ⅷ、Ⅸ、vWF（血管性血友病因子）、纤维蛋白原、凝血酶原、Ⅳ、Ⅴ、Ⅶ、Ⅹ、Ⅺ等因子的先天性缺乏或肝实质疾病时凝血因子Ⅶ、Ⅸ、Ⅹ合成减少或 DIC 时凝血因子消耗过多等，均有出血倾向。

二、病理变化

内出血可发生于体内任何部位，出血灶大小不一。血液积聚于体腔内称体腔积血，如腹腔积血、心包积血；发生于组织内的大量出血，称血肿，如脑血肿、皮下血肿等；少量出血仅在显微镜下看见组织内有多少不等的红细胞或含铁血黄素等的存在。皮肤、黏膜、浆膜的微小出血在局部形成广泛的出血点（瘀点），较大的出血灶（直径 >1cm）形成较大的出血斑（瘀斑）。外出血因血液逸出部位不同而有不同的临床表现，如呼吸道出血经口腔排出称咯血，消化道出血经口腔排出称呕血，胃、结肠出血经肛门排出称便血。

拓展阅读

消化道出血

消化道出血是临床常见严重的症候群，十二指肠悬韧带（Treitz 韧带）以上的食管、胃、十二指肠、空肠上段、胰管、胆管等的出血称为上消化道出血，Treitz 韧带以下的肠道出血则统称为下消化道出血。小量、缓慢的消化道出血一般无明显临床症状，或仅表现为轻度软弱或头晕，或在做呕吐物或粪便的隐血试验才发现。一般而言，上消化道出血以呕血或黑大便（又称柏油样便）为主，多数患者大量出血后在 24 小时内出现发热（但一般不超过 38.5℃），持续 3 ~5 天可恢复正常。消化道出血经肠道排出后，粪便带血或全血便，呈鲜红色、暗红色或柏油样。血便的颜色取决于出血部位、出血量和血液在消化道的停留时间，便血因此可分为鲜血便、柏油样便和隐血便。下消化道（小肠、结肠、直肠、肛门等）出血，大便常呈鲜红色或暗红色。发现消化道出血者，首先应静卧，减少活动并观察出血量，适当使用止血药，必要时需及时就医。

三、影响和后果

出血对机体的影响取决于出血量、出血速度和出血部位。一般的、进行缓慢的破裂性出血，多可自行停止。少量缓慢的出血，一般不会引起严重后果。流入体腔或组织间隙内的血液，可被吸收、机化或包裹。慢性反复性出血，可引起缺铁性贫血。

破裂性出血若短时间内丧失循环血量的20% ~25%时，即可发生出血性休克，超过血液总量的25%可引发死亡。重要器官的出血，即使出血量不多，亦可引发严重后果，如心脏破裂引起心包内积血，会造成心脏压塞，导致急性心功能不全；脑出血，尤其是脑干出血，因重要神经中枢受压而致死。

第三节 血栓形成

扫码“学一学”

在活体的心脏或血管腔内，血液发生凝固或血液中的某些有形成分互相黏集，形成固体质块的过程称为血栓形成，所形成的固体质块称为血栓。

一、血栓形成的条件

1. 心血管内膜的损伤 为最常见和最重要的原因，多见于风湿性心内膜炎、脉管炎、细菌性心内膜炎、结节性多动脉炎、动脉粥样硬化、心肌梗死、手术及静脉同部位的多次注射等情形。血小板的活化在触发凝血过程中发挥着核心作用。心血管内膜损伤后，内皮细胞的屏障等抗凝作用被破坏，同时内皮下的胶原得以暴露，可发生：①血小板黏附聚集于局部胶原，促使血小板释放ADP和血栓素A_2，使更多的血小板不断黏附聚集，黏集堆逐渐成为不可复性、持久性的。②暴露的内皮下胶原纤维，激活血小板和凝血因子Ⅻ，启动内源性凝血途径。③损伤的内皮细胞释放组织因子，引起表面血小板黏集，激活凝血因子Ⅶ，激活外源性凝血途径。

2. 血流状态的改变 是血栓形成的主要条件。当血流缓慢或产生涡流时：①血液轴流变宽甚至消失，血小板进入边流，增加了和血管壁内膜的接触机会，粘连于血管内膜的可能性增大。②被激活的凝血因子和凝血酶能在局部聚集，易达到凝血所需浓度，触发内源性和外源性凝血途径，导致血栓形成。静脉血栓发生是动脉血栓形成的4倍，静脉血栓常发生于久病卧床和静脉曲张患者的静脉内等。

3. 血液凝固性增加 或称血液的高凝状态，指血液较正常易于发生凝固的状态，常见于：①血小板增多或血小板黏性增加导致血液的凝固性增加，如妊娠、手术后、产后、高脂饮食、吸烟、冠状动脉粥样硬化等情形。②凝血因子的质和量的改变：见于DIC和游走性血栓性脉管炎（Trausseau综合征）。

需强调的是，上述血栓形成的条件，往往是同时存在且相互影响，但常以某一条件为主。

二、血栓形成的过程及血栓的形态特点

（一）血栓形成的过程

血栓无论发生于心或动脉、静脉，其形成过程均是从血小板黏附于暴露的血管内皮下的胶原开始。当内源性和外源性凝血途径启动后，激活的凝血酶将纤维蛋白原水解成纤维蛋白单体，纤维蛋白单体再聚合成纤维蛋白多聚体（纤维素）。纤维素和内皮下的纤维连接蛋白共同使黏集的血小板堆牢固地黏附于受损的血管内膜表面，形成均匀一致、无结构的血小板小丘。上述过程不断反复进行，血小板小丘不断增大增多，构成珊瑚状的多个血小板梁，这是血栓形成的第一步。血小板小丘增大的同时，有白细胞混入，形成白色血栓

（血栓头）。白色血栓突入血管腔，其下游有涡流产生，又将形成新的血小板堆集。此过程不断进行，形成很多有分支的小梁。小梁间血流缓慢，凝血因子的浓度增加，纤维蛋白原因之转变成纤维蛋白，后者呈细网状将红细胞和白细胞沉积，形成红白相间、表面为层纹状的混合血栓（血栓体）。血栓进一步增大，并沿血流方向延伸，血管腔阻塞，局部血流停滞，血液迅速发生凝固，形成暗红色的红色血栓（血栓尾）。血栓形成的过程、血栓的组成、形态、大小都取决于血栓发生的部位和局部血流速度（图 27－3）。

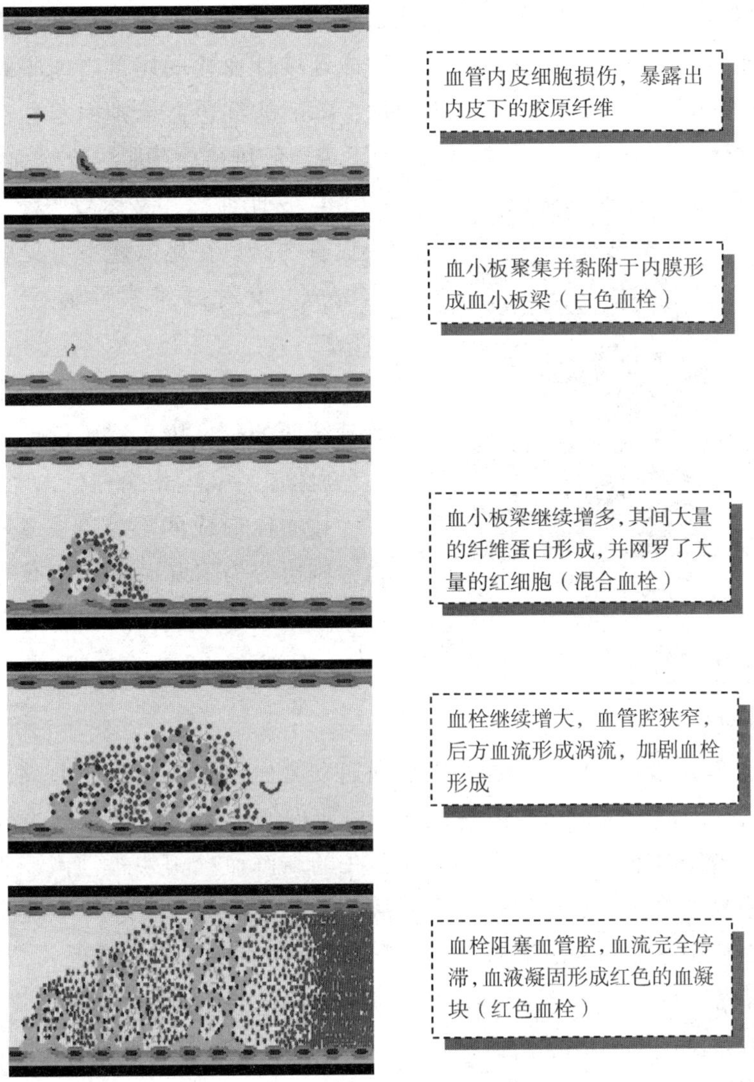

图 27－3　血栓形成过程示意图

（二）血栓的类型和形态

血栓可分为以下类型：

1. 白色血栓　发生于动脉、心室等血流较快的部位或血栓形成时血流较快的时期。白色血栓可独立存在，如存在于急性风湿性心内膜炎时瓣膜闭锁缘上的赘生物。但多数情况下，白色血栓为静脉混合性血栓的起始部（亦即延续性血栓的头部）。肉眼观，呈灰白色，表面粗糙有波纹，质硬，与血管壁紧连，不易脱落。镜下观，白色血栓主要由许多聚集呈珊瑚状的血小板小梁构成，小梁周围有许多中性粒细胞黏附以及少量的纤维素，故又称血小板血栓。

2. 混合血栓　主要见于静脉的延续性血栓的主要部分（体部），呈红色与白色条纹层层相间，即混合性血栓。其形成过程是：以血小板小梁为主的血栓不断增长以致其下游血流形成涡流，再形成另一以血小板为主的血栓，两者之间的血液发生凝固，形成以红细胞为主的血栓，上述过程交替进行，则形成混合血栓。如二尖瓣狭窄和心房纤颤时的左心房的球形血栓以及心肌梗死形成的附壁血栓均为混合血栓。肉眼观，血栓呈红褐色与灰白色条纹相间的纹状结构，故又称层状血栓。镜下观，可见珊瑚状的血小板小梁表面黏附有白细胞，小梁间纤维蛋白网架形成，其间可见大量红细胞。

3. 红色血栓 主要见于静脉内，其形成过程与血管外凝血过程相同。当混合血栓逐渐增大并阻塞血管腔时，局部血流停滞，往往构成延续性血栓的尾部。肉眼观，血栓呈暗红色，新鲜时血栓表面光滑湿润，且有一定弹性；陈旧的红色血栓则因水分被吸收，变得干燥易碎，失去弹性并易于脱落，造成栓塞。镜下观，纤维蛋白网眼内充满血细胞。

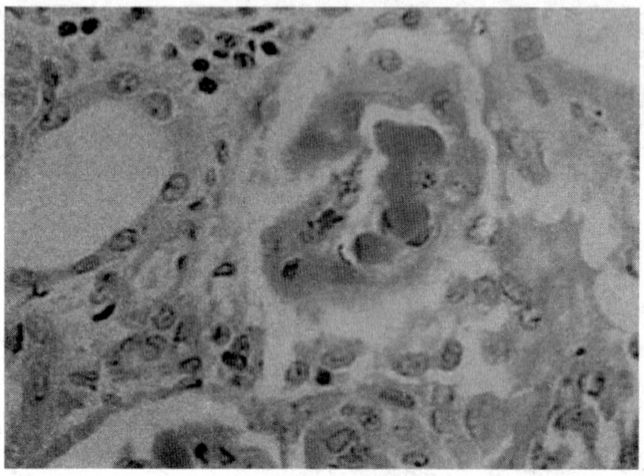

图 27－4 透明血栓（HE，200×）

4. 透明血栓 又称微血栓，发生于微循环小血管内，只在显微镜下可见。主要由纤维蛋白构成，又称纤维素性血栓，最常见于 DIC（图 27－4）。

静脉性血栓在其形成过程中，会不断顺血管延续而伸长，故又称延续性血栓。其头部是白色血栓，中部是混合血栓，尾部是红色血栓。

按血栓形成的部位及是否引发血管闭塞，血栓则可分为附壁血栓和闭塞性血栓两类。附壁血栓发生于心腔和动脉瘤内或黏附在血管上尚未将血管完全堵塞的血栓。闭塞性血栓发生时，血管腔完全被血栓闭塞。

三、血栓的结局

1. 软化、溶解、吸收 激活的凝血因子Ⅻ启动凝血过程促使血栓形成，同时也将激活纤维蛋白酶系统，降解纤维蛋白和溶解血栓。血栓内的中性粒细胞释放的溶蛋白酶亦有溶解血栓的能力。若纤溶系统活性较强，形成不久的新鲜血栓很快被溶解、吸收。再如 DIC 时的微血栓很小易被溶解，常在很短时间内从微循环中消失。总之，小血栓可被完全溶解和吸收；而大血栓则可被部分溶解而软化，受血流冲击则脱落形成栓子。

2. 机化与再通 若纤溶系统活性不足，血栓存在较久时则发生机化。在血栓形成后，内皮细胞和成纤维细胞从血管壁向血栓长入，形成肉芽组织。肉芽组织伸入血栓，逐渐取代血栓的过程称为血栓机化。机化过程一般在血栓形成后 1～2 天即开始，较大的血栓 2 周左右可完全机化。机化后的血栓牢固地黏着在血管壁，不再有脱落危险。某些情况下血栓干涸收缩，血栓内或血栓与血管壁间可出现许多裂隙，血栓机化中的新生内皮细胞被覆于裂隙表面，形成新的迷路状、但可互相沟通的管道，使血栓形成部位上下游的血流得以部分通过，这种现象称为再通（图 27－5，彩图 9）。

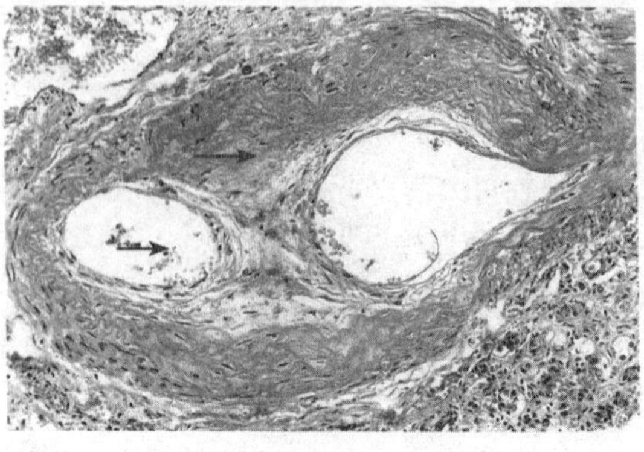

图 27－5 血栓的机化与再通（HE，100×）
注：蓝色箭头机化，红色箭头再通

3. 钙化 长久的血栓既未溶解又未被充分机化时，可发生钙盐的沉积。钙化后的血栓常成坚硬质块，形成静脉石或动脉石。

四、血栓对机体的影响

血栓形成对机体有利有弊。

（一）有利方面

1. 阻止出血 破裂性出血的血管，血栓形成于血管损伤处，可堵塞破裂口，阻止出血。

2. 预防出血 慢性胃和十二指肠溃疡的底部血管和肺结核性空洞壁的血管，往往在病变侵蚀时已形成血栓，可避免大出血。

3. 防止炎症扩散 炎症局部小血管的血栓形成可阻止病原体经血道扩散，从而局限炎症。

（二）不利方面

多数情况下血栓形成可使血液循环障碍，造成血管腔阻塞和其他严重影响甚至危及生命。

1. 阻塞血管 ①动脉内血栓形成，未完全阻塞管腔时，局部器官或组织可因缺血而萎缩；若完全阻塞血管腔或引起必需的供血不足但又缺乏有效的侧支循环时，可引起局部器官的缺血性坏死，如脑动脉血栓引发脑梗死、冠状动脉血栓导致心肌梗死，血栓闭塞性脉管炎可使患肢发生坏疽等。②静脉血栓形成发生于深部静脉时，若未能建立有效的侧支循环，可引起局部淤血、水肿、出血，甚至坏死，如肠系膜静脉血栓可导致肠出血性梗死。肢体浅表的静脉血栓，因有丰富的侧支循环，常不引起明显的临床症状。

2. 栓塞 血栓未牢固黏着于血管壁时或血栓软化等，血栓可整体或部分脱落成为栓子，并随血流运行，形成栓塞（详见第四节）。若栓子内含有细菌，则可引发栓塞组织的败血性梗死或形成脓肿。

3. 心瓣膜病 发生于风湿性心内膜炎和感染性心内膜炎时心瓣膜上的血栓。心瓣膜血栓机化后，可引起瓣膜的黏连、增厚，使瓣膜变形，导致瓣膜狭窄或关闭不全。

4. 出血和休克 DIC 时微循环有广泛的微血栓形成，消耗血小板和大量的凝血因子，造成血液的低凝状态，可导致全身广泛出血，并可引发休克。

第四节 栓塞

扫码“学一学”

在循环血液中出现的不溶于血液的异常物质，随血液流动阻塞血管腔的现象称为栓塞。阻塞血管的物质称为栓子。最常见的栓子是脱落的血栓，少见情况下，脂肪、空气和羊水等亦可引起栓塞。侵入血管的肿瘤细胞团（瘤栓），亦可引起栓塞。

一、栓子的运行途径

除罕见情况外，栓子的运行途径常与血流方向一致，其途径见图 27－6。

1. 左心和大循环动脉内的栓子 最终嵌塞于口径与其相当的动脉分支。

2. 右心和大循环静脉内的栓子 栓塞肺动脉干或其分支。

3. 汇入门静脉的栓子 如肠系膜静脉的栓子，可引起肝内门静脉分支的栓塞。

4. 交叉性或反常性栓塞 在有房间隔或室间隔缺损者，心腔内的栓子可由压力高的一侧通过缺损进入另一侧心腔，再随动脉血流栓塞相应的动脉分支。

5. 逆行性栓塞 罕见的情况下可发生栓子的逆向运行，胸、腹腔内压骤然剧增（如咳嗽、呕吐）时，下腔静脉内的栓子，可逆血流方向栓塞于下腔静脉所属的分支处。

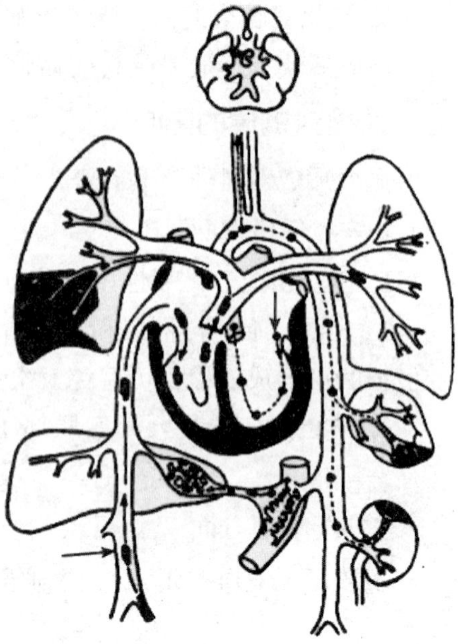

图 27－6 栓子运行途径示意图

二、栓塞的类型和对机体的影响

（一）血栓栓塞

由脱落的血栓栓子引起的栓塞称为血栓栓塞，是最常见的栓塞类型，常见于肺动脉和体循环动脉的栓塞，约占栓塞总数的99%以上。

1. 肺动脉栓塞 栓子95%以上来自下肢膝关节以上的深部静脉，特别是腘静脉、股静脉和髂静脉，偶可来自盆腔静脉或右心附壁血栓。肺动脉栓塞对机体的影响和后果，取决于栓子的大小、数量和心肺的功能状态。①中、小栓子可栓塞肺动脉小分支，多见于肺下叶，常不引起严重的后果；但若在栓塞前已有严重的肺淤血，尽管有支气管动脉供血，栓塞局部的肺组织的血液循环仍不能维持该部肺组织的正常需要，局部可发生出血性梗死。②较大栓子栓塞肺动脉主干或大分支。栓子较长可引起左右肺动脉干的栓塞，称为骑跨性栓塞。患者可突发气促、发绀、休克等呼吸、循环功能障碍的表现，甚至可因急性呼吸循环衰竭而猝死（图27－7，彩图10）。巨大的血栓栓子主要来源于下肢静脉，有时来自右心附壁血栓。③栓子体积不大但数量多，可广泛地栓塞肺动脉小分支，引发急性右心衰竭而猝死。

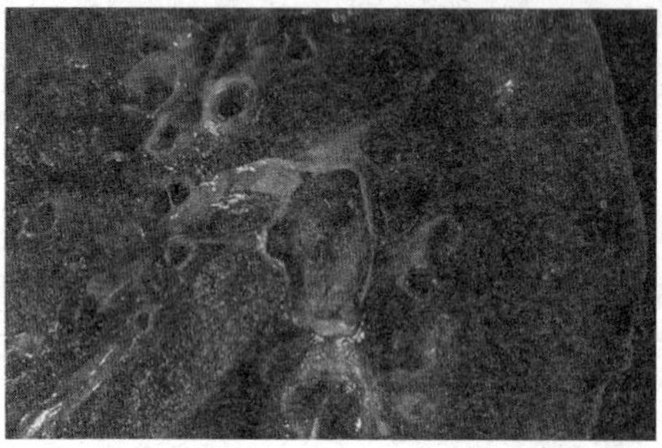

图 27－7 肺动脉血栓栓塞

肺动脉栓塞引发猝死的机制可能与肺循环机械性梗阻有关，亦可能与栓子刺激肺动脉壁导致迷走神经兴奋，以及栓子内血小板释出的5－HT及血栓素A_2引起支气管、肺泡导管痉挛和肺动脉、冠状动脉、支气管动脉痉挛有关。

2. 体循环动脉栓塞 约80%的栓子来自左心，如亚急性感染性心内膜炎时左心瓣膜的赘生物、心肌梗死及二尖瓣狭窄时左心房附壁血栓。其次为动脉粥样斑块和主动脉瘤的附壁血栓。罕见有来自腔静脉的栓子，从右心经房间隔缺损进入左心，发生交叉性栓塞。动脉栓塞以下肢、脑、肾、脾、肠等部位常见。栓塞局部的动脉缺乏有效的侧支循环时，则不可避免地引起局部组织的缺血和梗死（如心、脾、肾）。脑底Wills环栓塞，环状动脉联系则可保证该部的任何阻塞均不会引发脑梗死。但如Willis环的远端栓塞时，则必然发生脑梗死。肝有肝动脉和门静脉双重血供，因此肝动脉分支栓塞很少引起肝梗死。

（二）脂肪栓塞

指循环血流中出现脂肪滴并阻塞小血管的现象，多见于长骨骨折或脂肪组织有严重挫伤和烧伤时，脂肪细胞破裂，释出的脂滴经破裂的血管进入血流。脂肪肝时也可因上腹部受到猛烈挤压和撞击，致使肝细胞破裂释放所含脂肪入血。某些无骨折或脂肪组织挫伤的疾病（如糖尿病、烧伤、酗酒和慢性胰腺炎等），因血脂过高、精神激烈刺激或过度紧张使呈悬乳状态的血脂不能保持稳定而游离融合形成脂肪滴，在尸检时也常发现无症状的脂肪栓塞。

脂肪栓塞的影响和后果取决于脂滴量和栓塞的部位。肺内少量的脂肪栓塞，可无肉眼变化，不引起严重的临床后果。大量的脂滴广泛栓塞于肺循环，则可致急性肺水肿，严重者可引发右心衰竭而死亡。脂肪栓塞可引起脑水肿和血管周围点状出血等病变，患者可出现烦躁不安、幻觉、甚至昏迷等临床表现。脂肪栓子随静脉血流到达肺，直径 $<20\mu m$ 的脂滴可经由肺泡壁毛细血管进入肺动脉和左心，引起其他部位或器官的栓塞（脑、肾、皮肤和眼结膜等），尤其是脑；直径 $>20\mu m$ 的脂肪栓子则栓塞于肺，导致肺血管广泛阻塞以及反射性痉挛，引发急性右心衰竭。

（三）气体栓塞

指大量空气迅速进入血液循环或原溶解于血液内的气体迅速游离形成气泡，阻塞心血管所引起的栓塞。前者为空气栓塞，后者是在高气压环境急速转到低气压环境的减压过程中发生的气体栓塞，故又称减压病。

1. 空气栓塞 多发生于静脉破裂后空气经破裂口进入血流所致，尤其是在静脉内呈负压的部位，常见于头颈手术、胸壁和肺创伤引起锁骨下静脉、颈静脉和胸腔内大静脉损伤时，以及正压输液时。在吸气时，空气因静脉腔内的负压而被吸入静脉，并随血流进入右心。大量空气（>100ml）一次迅速进入血液循环时，即可导致猝死。少量空气随血流进入肺组织后，可溶解于血液而不引起严重后果，偶尔部分空气泡经肺循环进入动脉而造成脑栓塞，则引起患者抽搐和昏迷。分娩或流产时，子宫的强烈收缩亦可将空气挤入破裂的静脉血窦内引发空气栓塞。

2. 减压病（沉箱病、潜水员病或氮气栓塞） 溶解于血液内的气体迅速游离引起的气体栓塞称之减压病。沉箱作业的工人，由于沉箱内的气压高，吸入的空气较多地溶于血液、组织液和脂肪组织内。若自高压的深水中上升到常压环境的水面过于迅速，原来溶解于血液内的 O_2、CO_2 和 N_2 很快游离成气泡，O_2 和 CO_2 可迅速被再溶解于体液内而被吸收，N_2 则在组织和血液内形成小气泡或互相融合成较大气泡，在血管内形成气体栓塞及其合并的微血栓，可引起局部组织（主要为肌肉、肌腱、韧带）的缺血和梗死，引起相应的症状，甚至危及生命，故减压病又被称为沉箱病。

（四）羊水栓塞

为分娩过程中罕见的严重并发症（1/50000），发病急骤，病死率 >80%。分娩过程中，羊膜破裂、早破或胎盘早剥，尤其又有胎儿阻塞产道时，子宫的强烈收缩可将羊水压入破裂的子宫壁开放的静脉窦内，羊水成分经子宫静脉进入肺循环，引起肺动脉分支及毛细血管的栓塞。少量羊水可通过肺毛细血管进入大循环，引起多数器官小血管的栓塞。镜下观，栓塞的肺小血管和毛细血管内可见角化上皮、胎毛、胎脂、胎粪和黏液等羊水成分。因患者对羊水成分发生剧烈的变态反应，故产妇发病迅速，突发呼吸困难、发绀和休克，绝大多数导致死亡。其发生机制可能与羊水成分引发过敏性休克、DIC、羊水内的血管活性物质进入血液引起血管反应有关。

（五）其他栓塞

肿瘤细胞侵蚀血管造成远处器官的栓塞，可引起肿瘤在局部形成转移瘤。寄生虫及其虫卵，如寄生于门静脉的血吸虫，本身及其排出的虫卵可栓塞肝内门静脉小分支或逆血流栓塞于肠壁小静脉内。异物偶尔可进入血循环引起栓塞。

第五节 梗死

由血管阻塞、血流停滞引起局部组织或器官的缺血性坏死称为梗死。动脉阻塞引起的梗死多见且重要，静脉回流中断或静脉、动脉先后受阻亦可引发梗死。

一、梗死的原因

任何引起血管腔阻塞导致局部组织血液循环中断和缺血的原因，均可引起梗死。

1. 血栓形成 为梗死的最常见原因，主要见于冠状动脉和脑动脉粥样硬化合并血栓形成引起的心肌梗死和脑梗死。指、趾的血栓闭塞性脉管炎也可引起指趾梗死等。

2. 动脉栓塞 主要是动脉血栓栓塞，偶见脂肪、羊水、肿瘤细胞和空气造成的栓塞。肾、脾和肺的梗死多由动脉栓塞引起。

3. 血管受压闭塞 动脉受肿瘤或其他机械性压迫而致管腔闭塞时，可引起局部组织或器官的梗死，肠套叠、肠扭转和嵌顿性疝时肠系膜静脉受压，血液回流受阻，同时肠系膜动脉亦因受压而导致输入血量不同程度的减少，局部组织血液循环停滞也可引起肠梗死。

4. 动脉痉挛 严重的冠状动脉粥样硬化伴发持久性动脉痉挛，亦可引起心肌梗死。

二、梗死的病理变化

梗死灶的形状决定于梗死器官的血管分布，如脾、肾、肺等器官的血管呈锥形分布，其梗死灶亦呈锥形，切面呈扇形，其尖端指向该器官门部的血管阻塞处，底部则为该器官的表面（图 27-9）。冠状动脉分支不规则，心肌梗死形状也呈不规则形或呈地图状。肠系膜动脉呈放射状分支，肠梗死灶亦呈节段性。梗死灶的质地决定坏死的类型：梗死灶为凝固性坏死（如肾、脾、心肌），新鲜梗死时因组织崩解，局部的胶体渗透压升高、水分被吸收，可致局部肿胀，略向表面隆起，切面略凸出；陈旧性梗死则较为干燥，质硬而表面下陷。液化性坏死如脑梗死，新鲜时质地软而疏松，渐次液化成囊状。梗死灶的颜色取决于病灶内含血量的多少，含血量少者颜色灰白，称为贫血性梗死或白色梗死；含血量多者颜色暗红，称为出血性梗死或红色梗死。

（一）贫血性梗死

发生于组织结构比较致密，侧支循环不充分的实质器官，如肾、脾、心和脑（图 27-8，彩图 11）。动脉分支阻塞时，局部组织器官因缺血缺氧而致使其所属的微血管通透性增加，病灶边缘侧支循环血管内的血液可经由通透性增加的微血管壁漏出。肾、脾、心肌等器官的组织致密，出血量不多且在红细胞崩解后，血红蛋白溶于组织液而被吸收，其梗死灶常呈灰白色。梗死发生的早期，梗死灶周围有明显的充血和出血，形成暗红色的出血带，数日后该出血带内的红细胞被巨噬细胞吞噬后有含铁血黄素的形成，故出血带转为黄褐色。镜下观，早期梗死灶内可见核固缩、

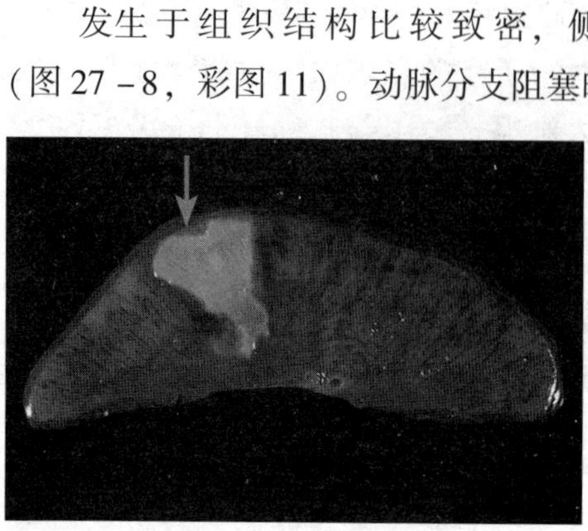

图 27-8 肾贫血性梗死

核碎裂和核溶解等病变，细胞浆均匀一致，其组织结构仅见粗略轮廓。病灶内可见橙色血晶。晚期梗死灶表面下陷，质地坚实，黄褐色的出血带消失，梗死灶机化为均质性结构，边缘有肉芽组织和瘢痕形成。梗死灶小者，可被肉芽组织和瘢痕组织完全取代。脑梗死一般为贫血性梗死。

（二）出血性梗死

出血性梗死即梗死灶内有明显的出血，一般发生于以下情况。

1. 严重淤血 器官有严重淤血时，血管阻塞引起的梗死为出血性梗死。如卵巢肿瘤由于卵巢蒂扭转，静脉回流受阻而动脉供血随之停止，卵巢瘤组织随即坏死。同时血液由淤血的毛细血管内漏出，形成出血性梗死。肺出血性梗死多发生于二尖瓣疾病患者已有左心功能代偿不全时，严重的肺淤血是梗死灶内出血的原因。在肺严重淤血时，肺静脉压增高，当肺动脉分支栓塞时，侧支循环难以建立，局部肺组织可发生出血性梗死。肺出血性梗死常见于肺下叶，为底靠肺膜、尖指向肺门的锥形病灶，出血呈暗红色，略向表面隆起，红细胞崩解吸收后颜色可变浅，肉芽组织长入后被机化而呈灰白色。镜下观，出血性梗死组织坏死并伴弥漫性出血。梗死灶边缘与正常肺组织交界可见充血、水肿及出血（图 27－9，彩图 12）。

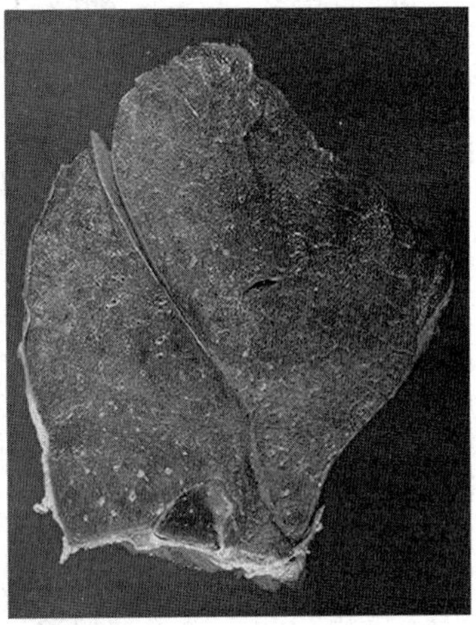

图 27－9 肺出血性梗死
梗死灶边缘与正常肺组织交界可见充血、水肿及出血

2. 组织疏松 肠和肺的组织较疏松，梗死初期组织间隙内可容纳多量出血，当组织因坏死而膨胀时，漏出的血液不能挤出梗死灶外，因而梗死灶为出血性的。如果肺先因肺炎而实变，发生的肺梗死则一般为贫血性。

肠出血性梗死多见于小肠，呈节段性。常发生于肠套叠、肠扭转、嵌顿性肠疝及肠系膜动脉栓塞或动脉粥样梗化合并血栓形成（少见，很可能在梗死发生前已建立有效的侧支循环）等情形，均可引起局部肠段出血性梗死。肉眼观，肠段呈暗红色。患者可有剧烈腹痛、腹胀、呕吐及发热等临床表现，实验室检查显示。外周血白细胞增高。

三、梗死的影响和结局

梗死对机体的影响决定于发生梗死的器官和梗死灶的大小及部位。肾、脾的梗死一般影响较小，因肾有较为强大的代偿功能，肾梗死常只引起腰痛和血尿等，但不会影响肾功能。四肢、肺、肠梗死等会继发腐败菌感染而造成坏疽。四肢的梗死可引起毒血症，必要时患者须截肢。肠梗死常出现剧烈腹痛、血便和腹膜炎的症状。肺梗死有胸膜刺激征，表现为胸痛和咯血。心肌梗死则可影响心功能，严重者可致心功能不全而引发猝死。脑梗死视不同定位而出现其相应部位的功能障碍，表现出不同的临床症状，脑梗死梗死灶大者可致死。

梗死灶形成时，病灶周围血管扩张充血，且有白细胞和巨噬细胞的渗出，继而有肉芽组织形成。梗死发生 24～48 小时后，肉芽组织已从梗死灶周围长入梗死病灶内，小病灶可逐渐被肉芽组织所取代，日后形成瘢痕。大梗死灶不能被完全机化，由肉芽组织和日后的瘢痕组织包裹，病灶内部可钙化。细小的脑梗死灶，形成胶质瘢痕，较大的梗死灶，病灶中心液化成囊，周围由增生的胶质瘢痕包绕。

重点小结

1. 局部血液循环障碍 表现为：①器官或组织内循环血量的异常。②血液内出现异常物质。③血管内成分逸出血管外。

2. 充血 分为动脉性充血和静脉性充血。动脉性充血有生理性充血、炎症性充血、减压后充血。静脉性充血的原因有：静脉受压、静脉腔阻塞、心力衰竭等。肺和肝淤血在临床上往往重要而常见。

3. 出血 分破裂性出血及漏出性出血两类。

4. 血栓形成的条件 有心血管内皮细胞的损伤、血流状态的改变及血液凝固性增高等。血栓有白色血栓、混合血栓、红色血栓及透明血栓等四种类型。血栓会对机体造成不利的影响，主要有阻塞血管、栓塞、心瓣膜变形、出血等。

5. 栓塞 指血管内出现的异常物质，随血流至远处阻塞血管。栓子运行的途径与血液方向一致。栓塞有以下的类型：血栓栓塞、气体栓塞、脂肪栓塞、羊水栓塞及其他栓塞。

6. 梗死 指由血管阻塞引起的局部组织缺血性坏死。原因有：血栓形成、动脉栓塞、动脉痉挛、血管受压闭塞等。梗死可分为贫血性梗死和出血性梗死。

目标检测

扫码“练一练”

一、单项选择题

1. 慢性肺淤血的镜下观，应该除外下列哪一项
   A. 肺泡腔内有心衰细胞　B. 肺泡壁增宽
   C. 肺泡壁毛细血管扩张充血　D. 切面为棕红色　E. 肺内支气管扩张
2. 透明血栓最常见于以下哪个部位
   A. 小动脉　B. 小静脉　C. 毛细血管
   D. 中静脉　E. 中动脉
3. 栓子运行的途径一般是
   A. 顺压力运行　B. 顺血流运行　C. 逆压力运行
   D. 逆血流运行　E. 交叉运行
4. 脂肪栓塞患者的一般死因是
   A. 动脉系统栓塞　B. 脂肪分解产物引起中毒
   C. 肾小动脉栓塞　D. 脑小动脉栓塞
   E. 肺水肿和心功能不全
5. 潜水员过快地从海底浮出水面容易导致
   A. 肺不张　B. 氮气气体栓塞　C. 肺气肿
   D. 血栓栓塞　E. 空气栓塞
6. 临床最常见的栓子是
   A. 脱落的肿瘤细胞团　B. 空气　C. 血栓

D. 羊水　　E. 寄生虫

7. 肺静脉血栓脱落导致脑动脉阻塞的现象称为

A. 血栓再通　　B. 血栓机化　　C. 血栓软化

D. 血栓钙化　　E. 血栓栓塞

8. 以下属于静脉性充血

A. 减压后充血　　B. 妊娠子宫充血　　C. 炎性充血

D. 进食后胃肠道的充血　　E. 静脉阻塞引起的充血

9. 股静脉血栓脱落常会栓塞

A. 下腔静脉　　B. 右下肢大静脉　　C. 右心房

D. 右心室　　E. 肺动脉

10. 循环血液中阻塞血管的异常物质称为

A. 血栓　　B. 血栓形成　　C. 静脉石

D. 血栓脱落　　E. 栓子

二、多项选择题

1. 肝淤血的镜下改变是

A. 肝小叶结构破坏　　B. 肝细胞萎缩

C. 间质纤维结缔组织增生　　D. 肝细胞脂肪变性

E. 中央静脉及肝窦扩张

2. 慢性肺淤血的病理变化可有

A. 肺泡腔内水肿液　　B. 肺泡隔尘细胞

C. 肺泡腔内心衰细胞　　D. 肺间质纤维化

E. 肺毛细血管扩张

3. 血管内膜损伤容易形成血栓，其原因是

A. 损伤内皮细胞释放组织因子

B. 损伤内皮释放二磷酸腺苷

C. 裸露的胶原纤维吸附血小板

D. 裸露的胶原纤维激活第Ⅲ因子

E. 损伤内皮细胞释放 CO_2

4. 漏出性出血可见于

A. 败血症　　B. 维生素 C 缺乏

C. 再生障碍性贫血　　D. 原发性血小板减少性紫癜

E. 血友病

5. 血栓的类型包括

A. 透明血栓　　B. 延续性血栓　　C. 白色血栓

D. 红色血栓　　E. 混合血栓

三、思考题

1. 试述下肢静脉脱落的栓子，可引起哪些后果？

2. 简述慢性肝淤血的病变特点。

3. 何谓淤血？简述淤血的病变特点？

（旷兴林）

扫码“学一学”

第二十八章

炎　症

学习目标

知识要求　**1. 掌握**　炎症的临床表现。

2. 熟悉　炎症局部的病理变化和结局。

3. 了解　引起炎症的原因。

技能要求　1. 知晓引起炎症的原因和炎症的结局。

2. 能够认识炎症的病理变化和临床表现。

案例导入

案例： 患者，女，29 岁，怀孕 35 周。一日和他人争吵，被踢到腹部。第二日腹痛，到医院后顺利产下一男婴，未见异常。产后仍然腹痛不止，而且腹部仍如孕 6 个月大。产后 7 日加剧，入院剖腹探查，发现腹腔大量脓液，清理后，未发现肠系膜及大网膜破口。住院半月后痊愈出院。

讨论： 1. 该案例中患者腹腔炎症的成因是什么？

2. 炎症的临床表现还有哪些？

第一节　引起炎症的原因

外源性和内源性损伤因子可引起机体细胞和组织各种各样的损伤性变化，与此同时机体的局部和全身也发生一系列复杂的反应，以局限和消灭损伤因子，清除和吸收坏死组织和细胞，并修复损伤，这种综合的机体防御反应称为炎症。

凡是能引起组织和细胞损伤的因子都能引起炎症，致炎因子种类繁多，可归纳为以下几类。

1. 物理性因子　高温、低温、机械性创伤、紫外线和放射线等。

2. 化学性因子　包括外源性和内源性化学物质。外源性化学物质有强酸、强碱和强氧化剂，以及芥子气等。内源性化学物质有坏死组织的分解产物，在某些病理条件下堆积于体内的代谢产物如尿素等。

3. 生物性因子　细菌、病毒、立克次体、原虫、真菌、螺旋体和寄生虫等为炎症最常见的生物性因子。病毒可通过在细胞内复制从而导致细胞死亡。细菌可释放内毒素和外毒素激发炎症。某些病原体通过其抗原性诱发变态反应性炎症、寄生虫感染和结核便是例证。

4. 坏死组织 缺血或缺氧等原因可引起组织坏死，坏死组织是潜在的致炎因子，在新鲜梗死灶的边缘所出现的出血充血带便是炎症反应。

5. 变态反应 当机体免疫反应状态异常时，可引起不适当或过度的免疫反应，造成组织损伤，形成炎症，如变态反应。

第二节 炎症局部的病理变化

炎症的基本病理变化包括变质、渗出和增生。在炎症过程中它们以一定的先后顺序发生，一般病变的早期以变质和渗出为主，病变的后期以增生为主。但变质、渗出和增生是相互联系的。一般来说变质是损伤性过程，渗出和增生是抗损伤和修复过程。

一、变质

炎症局部组织发生的变性和坏死称为变质，变质既可以发生于实质细胞，也可发生于间质细胞。实质细胞常出现的变质性变化包括细胞水肿、脂肪变性、细胞凝固性坏死和液化性坏死等。间质细胞常出现的变质性变化包括黏液变性和纤维素样坏死等。变质由致病因子直接作用，或由血液循环障碍和免疫机制介导，以及炎症反应产物的间接作用引起。因此炎症反应的轻重一方面取决于致病因子的性质和强度，另一方面也取决于机体的反应状态。

二、渗出

炎症局部组织血管内的液体成分、纤维蛋白原等蛋白质和各种炎症细胞通过血管壁进入组织、体腔、体表和黏膜表面的过程叫渗出。渗出是炎症最具特征性的变化，在局部发挥着重要的防御作用。

渗出液与单纯血液循环障碍引起的漏出液的区别在于前者蛋白质含量较高，含有较多的细胞和细胞碎片，比重高于1.020，外观浑浊。但两者均可引起组织水肿或浆膜腔积液。

三、增生

增生包括实质细胞和间质细胞的增生。实质细胞的增生如鼻黏膜上皮细胞和腺体的增生、慢性肝炎中肝细胞的增生。间质细胞的增生包括巨噬细胞、内皮细胞和成纤维细胞的增生，成纤维细胞的增生可产生大量胶原纤维。实质细胞和间质细胞的增生与相应的生长因子的作用有密切关系。

第三节 炎症的临床表现

一、炎症的局部表现

炎症的局部表现以体表炎症时最为显著，常表现为红、肿、热、痛和功能障碍，其机理是：

1. 红 是由于炎症病灶内充血所致，炎症初期由于动脉性充血，局部氧合血红蛋白增多，故呈鲜红色。随着炎症的发展，血流缓慢、淤血和停滞，局部组织含还原血红蛋白增多，故呈暗红色。

2. 肿 主要是由于渗出物，特别是炎性水肿所致。慢性炎症时，组织和细胞的增生也可引起局部肿胀。

3. 热 是由于动脉性充血及代谢增强所致，白细胞产生的白细胞介素－1、肿瘤坏死因子及前列腺素 E 等均可引起发热。

4. 痛 引起炎症局部疼痛的因素与多种因素有关。局部炎症病灶内钾离子、氢离子的积聚，尤其是炎症介质诸如前列腺素、5－羟色胺、缓激肽等的刺激是引起疼痛的主要原因。炎症病灶内渗出物造成组织肿胀，张力增高，压迫神经末梢可引起疼痛，故疏松组织发炎时疼痛相对较轻，而牙髓和骨膜的炎症往往引起剧痛；此外，发炎的器官肿大，使富含感觉神经末梢的被膜张力增加，神经末梢受牵拉而引起疼痛。

5. 功能障碍 如炎症灶内实质细胞变性、坏死、代谢功能异常，炎性渗出物造成的机械性阻塞、压迫等，都可能引起发炎器官的功能障碍。

二、炎症的全身反应

炎症病变主要在局部，但局部病变与整体又互为影响。在比较严重的炎症性疾病，特别是病原微生物在体内蔓延扩散时，常出现明显的全身性反应。

1. 发热 病原微生物感染常常引起发热。病原微生物及其产物均可作为发热激活物，作用于产内生致热源细胞，产生内生致热源（EP），后者再作用于体温调节中枢，使其调定点上移，从而引起发热。

一定程度的体温升高，能使机体代谢增强，促进抗体的形成，增强吞噬细胞的吞噬功能和肝脏的屏障解毒功能，从而提高机体的防御功能。但发热超过了一定程度或长期发热，可影响机体的代谢过程，引起多系统特别是中枢神经系统的功能紊乱。如果炎症病变十分严重，体温反而不升高，说明机体反应性差，抵抗力低下，是预后不良的征兆。

拓展阅读

炎症发烧和感冒发烧

由于致热源的作用使体温调定点上移而引起的调节性体温升高(超过 0.5℃)，称为发热(又称发烧)。 每个人的正常体温略有不同，而且受许多因素(时间、季节、环境、月经等)的影响。因此判定是否发热，最好是和自己平时同样条件下的体温相比较。 如不知自己原来的体温，则腋窝体温(检测 10 分钟)超过 37.4℃可定为发热。

炎症发热是因为身体内有炎症，说明我们身体正在和疾病作斗争，表现出来就是发烧了，一定要注意退热。 而感冒发热有可能是病毒引起的。

针对于不同发热的类型，需要有不同的治疗方法，对于不规则的发热，应该去医院接受检查，然后采取相应的治疗措施，生活中有很多退热的方式，但是建议大家不要盲目选择。

2. 白细胞增多 在急性炎症，尤其是细菌感染所致急性炎症时，末梢血白细胞计数可明显升高。在严重感染时，外周血液中常常出现幼稚的中性粒细胞比例增加的现象，即临床上所称的“核左移”。这反映了患者对感染的抵抗力较强和感染程度较重。在某些炎症性疾病过程中，例如伤寒、病毒性疾病、立克次体感染及某些自身免疫性疾病（如 SLE）等，血中白细胞往往不增加，有时反而减少。

3. 单核－吞噬细胞系统细胞增生 是机体防御反应的一种表现。在炎症尤其是病原微生物引起的炎症过程中，单核－吞噬细胞系统的细胞常有不同程度的增生。常表现为局部淋巴结、肝、脾大。骨髓、肝、脾、淋巴结中的巨噬细胞增生，吞噬消化能力增强。淋巴组织中的 B、T 淋巴细胞也发生增生，同时释放淋巴因子和分泌抗体的功能增强。

4. 实质器官的病变 炎症较严重时，由于病原微生物及其毒素的作用，以及局部血液循环障碍、发热等因素的影响，心、肝、肾等器官的实质细胞可发生不同程度的变性、坏死和器官功能障碍。

第四节 炎症的结局

炎症过程中，既有损伤又有抗损伤。致炎因子引起的损伤与机体抗损伤反应决定着炎症的发生、发展和结局。如损伤过程占优势，则炎症加重，并向全身扩散；如抗损伤反应占优势，则炎症逐渐趋向痊愈。若损伤因子持续存在，或机体的抵抗力较弱，则炎症转变为慢性。炎症的结局，可有以下三种情况：

一、痊愈

多数情况下，由于机体抵抗力较强，或经过适当治疗，病原微生物被消灭，炎症区坏死组织和渗出物被溶解、吸收，通过周围健康细胞的再生达到修复，最后完全恢复组织原来的结构和功能，称为痊愈。如炎症灶内坏死范围较广，或渗出的纤维素较多，不容易完全溶解、吸收，则由肉芽组织修复，留下瘢痕，不能完全恢复原有的结构和功能，称为不完全痊愈。如果瘢痕组织形成过多或发生在某些重要器官，可引起明显功能障碍。

二、迁延不愈或转为慢性

如果机体抵抗力低下或治疗不彻底，致炎因子在短期内不能清除，在机体内持续存在或反复作用，且不断损伤组织，造成炎症过程迁延不愈，使急性炎症转化为慢性炎症，病情可时轻时重。如慢性病毒性肝炎、慢性胆囊炎等。

三、蔓延播散

在患者抵抗力低下，或病原微生物毒力强、数量多的情况下，病原微生物可不断繁殖并直接沿组织间隙向周围组织、器官蔓延，或向全身播散。

1. 局部蔓延 炎症局部的病原微生物可经组织间隙或自然管道向周围邻近的组织和器官蔓延。如肺结核病，当机体抵抗力低下时，结核分枝杆菌可沿组织间隙蔓延，使病灶扩大；亦可沿支气管播散，在肺的其他部位形成新的结核病灶。

2. 淋巴道播散 病原微生物经组织间隙侵入淋巴管，引起淋巴管炎，进而随淋巴液进入局部淋巴结，引起局部淋巴结炎。如上肢感染引起腋窝淋巴结炎，下肢感染引起腹股沟淋巴结炎。淋巴道的这些变化有时可限制感染的扩散，但感染严重时，病原体可通过淋巴入血，引起血道播散。

3. 血道播散 炎症灶内的病原微生物侵入血液循环或其毒素被吸收入血，可引起菌血症、毒血症、败血症和脓毒败血症等。

重点小结

1. 引起炎症的原因 引起炎症的原因有生物性因子、物理性因子、化学性因子、坏死组织、变态反应等。

2. 炎症的病理变化 炎症的基本病理变化包括变质、渗出和增生。

3. 炎症的局部表现 炎症的局部表现为红、肿、热、痛和功能障碍。

4. 炎症的全身反应 炎症的全身反应有发热、白细胞增多、单核－吞噬细胞系统细胞增生、实质器官的病变等。

5. 炎症的结局 炎症的结局有痊愈、迁延不愈或转为慢性、蔓延播散。

目标检测

扫码“练一练”

一、单项选择题

1. 在慢性炎症中，下列哪种细胞最常见
   A. 嗜酸性粒细胞　B. 淋巴细胞　C. 中性粒细胞
   D. 肥大细胞　E. 巨噬细胞
2. 下列哪项是变质性炎症
   A. 肾盂肾炎　B. 菌痢　C. 大叶性肺炎
   D. 阿米巴肝脓肿　E. 阑尾炎
3. 下列哪一种不是渗出性炎症
   A. 卡他性炎症　B. 乙型脑炎　C. 流行性脑膜炎
   D. 肾盂肾炎　E. 脓肿
4. 在葡萄球菌感染的炎症反应中所见到的主要细胞是
   A. 淋巴细胞　B. 单核细胞　C. 嗜酸性粒细胞
   D. 肥大细胞　E. 中性粒细胞
5. 炎症的渗出主要由于
   A. 血流动力学改变　B. 血管壁通透性改变　C. 小静脉血栓形成
   D. 循环血量增加　E. 组织间液比重降低
6. 哪一项不属于渗出性炎症
   A. 浆液性炎　B. 假膜性炎　C. 化脓性炎
   D. 感染性肉芽肿性炎　E. 出血性炎
7. 巨噬细胞、成纤维细胞和淋巴细胞最常见于
   A. 急性炎症　B. 肉芽组织　C. 伤口愈合处
   D. 慢性炎症　E. 化脓性炎症
8. 关于炎症的概念，较恰当的说法是
   A. 白细胞对细菌的一种作用　B. 由损伤引起的细胞变化
   C. 细胞生长异常的一种形式　D. 充血、水肿的一种形式

E. 组织对损伤的一种防御为主的反应

9. 以变质为主的炎症，其实质细胞的主要变化是

A. 增生和再生　B. 萎缩和变性　C. 变性和坏死
D. 增生和变性　E. 坏死和萎缩

10. 下列有关炎症的理解，哪项不正确

A. 血管反应是炎症的中心环节
B. 对机体损害的任何因素均可为致炎因子
C. 炎症对机体有利，又有潜在危害性
D. 凡是炎症都运用抗生素抗炎
E. 炎症既有局部反应，又有全身反应

二、多项选择题

1. 致炎因子中的物理性因子包括

A. 高温　B. 低温　C. 机械性创伤　D. 紫外线　E. 放射线

2. 致炎因子中的生物性因子包括

A. 细菌　B. 病毒　C. 立克次体　D. 真菌　E. 螺旋体

3. 炎症的基本病理变化包括

A. 变质　B. 恶化　C. 渗出　D. 清理　E. 增生

4. 炎症的局部表现以体表炎症时最为显著，常表现为

A. 红　B. 肿　C. 热　D. 痛　E. 功能障碍

5. 炎症的结局，可有以下几种情况

A. 留下瘢痕　B. 迁延不愈　C. 蔓延播散　D. 痊愈　E. 向全身扩散

三、简答题

1. 炎症的基本病变有哪些？
2. 试以皮肤生疖为例简述炎症的结局。

（周　敏）

扫码"学一学"

第二十九章

肿　瘤

学习目标

知识要求　**1. 掌握**　肿瘤的概念；良、恶性肿瘤的区别；肿瘤的生长方式和扩散方式。

2. 熟悉　肿瘤的形态结构。

3. 了解　肿瘤的临床表现。

技能要求　1. 知晓恶性肿瘤的扩散方式。

2. 能够辨别肿瘤的特征和临床表现。

案例导入

案例：患者，男，60岁，有吸烟史。上唇和下睑颊肿胀3个月，近几周肿胀加重，遂就诊于湖南省肿瘤医院。无其他特殊症状。血液检查：无异常。体格检查：上唇和下睑颊各有一个可触及的肿块，上唇约3.5×4.7cm，下睑颊约5.6×3.2cm。肿块皮肤表面无异常。无外伤及肿瘤史。

讨论：1. 该案例中患者患有头颈部继发肿瘤，由甲状腺癌或肺癌转移，你知道它的成因是什么吗？

2. 肿瘤的临床表现还有哪些？

第一节　肿瘤的概念

在古代人们已经注意到肿瘤这一类疾病。中国的第一部字书、汉代许慎编撰的《说文解字》解释"瘤"这个字时说。瘤，肿也。古人还认为，肿瘤是由于血液聚集形成的。东汉刘躲在《释名·释疾病》中说。瘤，瘤肿也。血液聚而生瘤肿也。这是古人对肿瘤发生机制的猜测。

英文文献称肿瘤为tumor或neoplasm。tumor一词来自拉丁语，最初的意思就是"肿"。neoplasm来自希腊语，意思是"新生物"。现代医学有时也使用新生物这个术语来描述肿瘤。

大量医学观察和研究工作，使人们认识到，肿瘤的形成，主要是机体的细胞异常增生和细胞正常的死亡机制发生障碍。这种导致肿瘤形成的细胞增生称为肿瘤性增生。但是，细胞异常增生并不一定就会导致肿瘤形成。例如，在发生炎症时，可以有血管和纤维组织的增生，然而它们并非肿瘤。这种增生称为非肿瘤性增生。

肿瘤性增生常常表现为机体局部的肿块，所以我们使用“肿瘤”一词来描述此类病变。但是，应该注意，有些肿瘤性疾病（例如血液系统的恶性肿瘤白血病）并不一定形成局部肿块。另一方面，临床上表现为肿块者也并不一定都是真正的肿瘤。因此，有些病理学家强调，tumor 和 neoplasm 这两个术语应是不同的，tumor 泛指所有临床上表现为“肿块”的病变，而真正的肿瘤才称为 neoplasm。但是，在实际工作中，通常认为这两个术语是同义的。

概括上面的讨论，可以给肿瘤下一个简单的定义：肿瘤是机体的细胞异常增生形成的新生物，常表现为局部肿块。这种异常增生一般是克隆性的。肿瘤的形成是在各种致瘤因素作用下细胞生长调控发生严重紊乱的结果。

第二节 肿瘤的特征

一、肿瘤的形态

（一）肿瘤的大体形态

1. 肿瘤的数目和大小 肿瘤的大小不一，数目不等，通常一个，有时可为多个。肿瘤小者极小甚至在显微镜下才能发现，如原位癌。大者很大，可重达数千克乃至数十千克。一般说来，肿瘤的大小与肿瘤的性质（良恶性）、生长时间和发生部位有一定的关系。

2. 肿瘤的形状 肿瘤的形状多种多样：乳头状、菜花状、绒毛状、蕈状、息肉状、结节状、分叶状、浸润性包块状、弥漫肥厚状、溃疡状和囊状等形状。

3. 肿瘤的颜色 一般肿瘤的切面多呈灰白或灰红色，但可因其含血量的多寡、有无变性、坏死、出血以及是否含有色素等而呈现各种不同的颜色。有时可从肿瘤的色泽大致推测其为何种肿瘤。如血管瘤多呈红色或暗红色，脂肪瘤呈黄色，黑色素瘤呈黑色。

4. 肿瘤的硬度 肿瘤的硬度与肿瘤的种类、肿瘤实质与间质的比例以及有无变性坏死等有关。如骨瘤很硬，脂肪瘤质软；实质多于间质的肿瘤一般较软，反之则较硬；肿瘤组织发生坏死时变软，有钙质沉着（钙化）或骨质形成时则变硬。

（二）肿瘤的组织结构

1. 肿瘤的实质 肿瘤实质是肿瘤细胞的总称，是肿瘤的主要成分。肿瘤的生物学特点以及每种肿瘤的特殊性都是由肿瘤的实质决定的。身体内几乎任何组织都可发生肿瘤，因此肿瘤实质的形态也是多种多样的，通常根据肿瘤的实质形态来识别各种肿瘤的组织来源，进行肿瘤的分类、命名和组织学诊断并根据其分化成熟程度和异型性大小来确定肿瘤的良、恶性和肿瘤的恶性程度。

2. 肿瘤的间质 一般系由结缔组织和血管组成，有时还可有淋巴管。肿瘤间质起着支持和营养肿瘤实质的作用。通常生长迅速的肿瘤，其间质血管多较丰富而结缔组织较少；生长缓慢的肿瘤，其间质血管则较少。此外，肿瘤间质内往往有或多或少的淋巴细胞等单个核细胞浸润，这是机体对肿瘤组织的免疫反应。

二、肿瘤的生长与扩散

（一）肿瘤的生长

1. 肿瘤的生长速度 各种肿瘤的生长速度有极大的差异，主要取决于肿瘤细胞的分化成熟程度。良性肿瘤生长缓慢，恶性肿瘤生长较快，良性肿瘤恶变时生长速度突然加快。

2. 肿瘤的生长方式 肿瘤可以呈膨胀性生长、外生性生长和浸润性生长。

（1）膨胀性生长 是大多数良性肿瘤所表现的生长方式，肿瘤生长缓慢，不侵袭周围组织，往往呈结节状，有完整的包膜，与周围组织分界明显，对周围的器官、组织主要是挤压或阻塞的作用。一般均不明显破坏器官的结构和功能。因为其与周围组织分界清楚，手术容易摘除，摘除后不易复发。

（2）外生性生长 良性肿瘤和恶性肿瘤都可以呈外生性生长。主要见于发生在体表、体腔表面或管道器官（如消化道、泌尿生殖道）表面的肿瘤，常向表面生长，形成突起的乳头状、息肉状、菜花状的肿物。恶性肿瘤在外生性生长的同时，其基底部呈浸润性生长，且外生性生长的恶性肿瘤由于生长迅速、血供不足，容易发生坏死脱落而形成底部高低不平、边缘隆起的恶性溃疡。

（3）浸润性生长 为大多数恶性肿瘤的生长方式。由于肿瘤生长迅速，侵入周围组织间隙、淋巴管和血管，如树根之长入泥土，浸润并破坏周围组织，肿瘤往往没有包膜或包膜不完整，与周围组织分界不明显。临床触诊时，肿瘤固定不活动，手术切除这种肿瘤时，为防止复发，切除范围应该比肉眼所见范围大，因为这些部位也可能有肿瘤细胞的浸润。

（二）肿瘤的扩散

扩散是恶性肿瘤的主要特征。具有浸润性生长的恶性肿瘤，不仅可以在原发部位生长、蔓延（直接蔓延），而且可以通过各种途径扩散到身体其他部位（转移）。

1. 直接蔓延 瘤细胞沿组织间隙、淋巴管、血管或神经束浸润，破坏邻近正常组织、器官，并继续生长，称为直接蔓延。例如晚期子宫颈癌可蔓延至直肠和膀胱，晚期乳腺癌可以穿过胸肌和胸腔甚至达肺。

2. 转移 瘤细胞从原发部位侵入淋巴管、血管、体腔，迁移到他处而继续生长，形成与原发瘤同样类型的肿瘤，这个过程称为转移。形成的肿瘤称为转移瘤。

恶性肿瘤的转移途径主要有：①淋巴道转移，为癌（起源于上皮组织的恶性肿瘤）最常见的转移途径。肿瘤细胞侵入淋巴管后，随着淋巴液到达局部淋巴结。②血道转移：为肉瘤（起源于间叶组织的恶性肿瘤）最常见的转移途径。血道转移途径与栓子运行途径一致。血道转移可见于很多器官，最常见的是肺脏，其次是肝脏和骨骼。③种植性转移：内脏器官的肿瘤侵犯浆膜后，肿瘤细胞可以脱落并像播种一样，种植在体腔内各器官的表面，形成转移瘤。如肺癌常在胸腔内形成广泛的种植性转移。

第三节 良、恶性肿瘤的区别

良性肿瘤和恶性肿瘤的生物学特点有明显区别。良性肿瘤一般易于治疗，效果好；恶性肿瘤危害较大，治疗措施复杂，效果还不理想。如果把恶性肿瘤误诊为良性肿瘤，就可能延误治疗，或者治疗不彻底。相反，如果良性肿瘤误诊为恶性肿瘤，可能导致过度治疗，使患者受到伤害，增加患者痛苦和精神负担。因此，区别良性肿瘤与恶性肿瘤，对于正确的诊断和治疗具有重要意义。良性肿瘤与恶性肿瘤的主要区别（表 29－1）。

表 29－1　良性肿瘤与恶性肿瘤的主要区别

	良性肿瘤	恶性肿瘤
组织分化程度	分化好，异型性小，与原有组织形态相似	分化程度低，异型性大，与原有组织形态差别大
核分裂象	无或少见，不见病理性核分裂象	多见，常见病理性核分裂象
生长速度	缓慢	较快
生长方式	肿胀性或外生性生长，常有完整包膜，与周围组织界限清，活动度大	浸润性或外生性生长，无包膜，与周围组织界限不清，固定不活动
转移	无转移	常有转移
继发性改变	很少发生出血、坏死	常发生出血、坏死、囊性变、溃疡形成
复发	很少复发	容易复发
对机体影响	小，主要为局部压迫和阻塞作用	较大，除局部压迫和阻塞外，常破坏正常组织结构，引起出血合并感染

还有一类病变，本身不是真性肿瘤，但在临床表现和（或）组织形态上类似肿瘤，称为瘤样病变或假肿瘤性病变。有些瘤样病变容易被误认为是恶性肿瘤，因此，认识这一类病变并在鉴别诊断时予以充分考虑，是十分重要的。

必须强调，肿瘤的良、恶性，从本质上讲，是指其生物学行为的良、恶性。在病理学上，通过形态学等指标来判断肿瘤的良恶性，借以对其生物学行为和预后进行估计，在大多数情况下是可行的，这是肿瘤病理诊断的重要任务，也是目前各种肿瘤检查诊断方法中最重要的方法。但是，必须认识到，影响一个肿瘤的生物学行为的因素很多、很复杂，病理学家观察到的只是其中某些方面（肿瘤的形态学、免疫标记等），有许多因素（特别是分子水平的改变）目前我们还不了解或知之甚少；而且，组织学诊断不可避免地会遇到组织样本是否具有代表性等技术问题。所以，这种预后估计是不精确的。病理医师进行病理诊断时，不但需依靠病理学界普遍接受的诊断标准和医师的经验及判断，还需注意临床与病理的联系，亦即充分考虑患者的临床情况、影像学资料和其他检查结果。

第四节　肿瘤的临床表现

肿瘤的发生与各种因素有关，不同的肿瘤也具有自己特有的临床表现，现就肿瘤发生时可能潜在的临床表现加以描述，以便参照。

一、局部表现

1. 肿块　为瘤细胞不断增生所形成，常是患者就诊的主要原因，也是诊断肿瘤的重要依据。一般而言，良性肿瘤肿块增长较慢，边界清楚，可活动。恶性肿瘤增长较快，表面凹凸不平。

2. 疼痛 为恶性肿瘤发展后的常见症状之一，也是促使患者就医的主要原因。疼痛开始时多为隐痛、钝痛。良性肿瘤无疼痛或较少疼痛，需要与恶性肿瘤区别。

3. 溃疡 为恶性肿瘤表面组织坏死所形成。在体表或内镜观察下，恶性溃疡呈现火山口或菜花状，基底凹凸不平。

4. 出血 来自溃疡或肿瘤破裂。体表肿瘤出血可直接发现，体内肿瘤少量出血表现为血痰、黏液血便或血性白带。

5. 梗阻 良性肿瘤和恶性肿瘤都可能影响呼吸道、胃肠道或泌尿道的通畅性，引起呼吸困难、腹胀、呕吐、黄疸等。

二、全身症状

大多数恶性肿瘤发展到相当程度都有全身性改变，如贫血、低热、消瘦、乏力等。恶病质常是恶性肿瘤的晚期全身衰竭的表现。某些部位的肿瘤可呈现相应的功能亢进或低下，继发全身性改变。

拓展阅读

癌症的三级预防

国际抗癌联盟认为，1/3 的癌症是可以预防的，1/3 的癌症如能早期诊断是可以治愈的，1/3 的癌症可以减轻痛苦，延长生命。据此提出了恶性肿瘤的三级预防概念：一级预防是消除或减少可能致癌的因素，防止癌症的发生。约 80% 的癌症与环境和生活习惯有关。改善生活习惯，如戒烟、限制饮酒、食物多样化、少吃腌制食品、控制体重、适当运动，注意环境保护均是较为重要的防癌措施。二级预防是指癌症一旦发生，如何在早期阶段发现并予以及时治疗。包括：①对癌症危险信号的认识和重视。②对高发区和高危人群定期检查。③发现癌前病变并及时治疗。④加强对易感人群的监测。⑤肿瘤自检（对身体暴露部位定期进行自我检查）。三级预防是治疗后的康复，防止病情恶化，提高生存质量，减轻痛苦，延长生命。

重点小结

1. 肿瘤的概念 肿瘤是机体的细胞异常增生殖形成的新生物，常表现为局部肿块。

2. 肿瘤的特征 肿瘤的组织结构由肿瘤实质和肿瘤间质组成。肿瘤的生长方式可呈膨胀性生长、外生性生长和浸润性生长。恶性肿瘤通过直接蔓延和转移两条途径扩散，转移又可通过淋巴道转移、血道转移和种植性转移。

3. 良、恶性肿瘤的区别 良性肿瘤和恶性肿瘤的生物学特点有明显区别。

4. 肿瘤的临床表现 肿瘤的临床表现有局部表现如肿块、疼痛、溃疡、出血、梗阻等，以及全身症状如贫血、低热、消瘦、恶病质等。

目标检测

扫码“练一练”

一、单项选择题

1. 下列哪项不是肉瘤的特征
   A. 多见于青少年　B. 瘤细胞呈巢状　C. 多经血道转移
   D. 切面呈鱼肉状　E. 瘤细胞间有网状纤维
2. 诊断恶性肿瘤的主要依据是
   A. 肿瘤的肉眼形态　B. 肿瘤对机体的影响　C. 肿瘤的大小
   D. 肿瘤的异型性　E. 肿瘤的继发改变
3. 下列哪项不是真正的肿瘤
   A. 霍奇金淋巴瘤　B. 白血病　C. 结核瘤
   D. Ewing’s 瘤　E. 黑色素瘤
4. 下列哪种是来源于上皮细胞的肿瘤
   A. 毛细血管瘤　B. 淋巴管瘤　C. 乳头状瘤
   D. 畸胎瘤　E. 神经鞘瘤
5. 下列哪种形态的肿块癌的可能性大
   A. 乳头状　B. 火山口状溃疡　C. 质硬
   D. 灰白色　E. 肿块大
6. 良性肿瘤的异型性表现为
   A. 瘤细胞多形性　B. 瘤细胞核的多形性
   C. 瘤实质及间质排列紊乱　D. 病理性核分裂
   E. 核浆比例异常增大
7. 肿瘤的特殊性决定于
   A. 肿瘤的实质　B. 肿瘤的间质　C. 肿瘤的转移
   D. 肿瘤细胞的代谢特点　E. 肿瘤细胞的核分裂
8. 下列哪一种不属于真正的肿瘤
   A. 蕈样霉菌病　B. 白血病　C. 葡萄胎
   D. 动脉瘤　E. 类癌
9. 下列哪种不是恶性肿瘤
   A. 肾母细胞瘤　B. krukenberg 瘤　C. 软骨母细胞瘤
   D. Ewing 瘤　E. 蕈样霉菌病
10. 良性肿瘤的异型性主要表现在
    A. 瘤细胞大　B. 瘤细胞核大　C. 核仁大
    D. 核浆比例失常　E. 实、间质排列紊乱

二、多项选择题

1. 下列属于肿瘤的特征的是
   A. 生长信号自给自足　B. 对抑制生长信号不敏感　C. 规避细胞凋亡
   D. 具有无限的复制潜力　E. 侵袭和转移
2. 下列属于良性肿瘤特征的是

A. 分化好，异型性小，与原有组织形态相似

B. 常见病理性核分裂象　　C. 生长速度缓慢

D. 常有转移　　E. 很少复发

3. 下列属于恶性肿瘤特征的是

A. 分化好，异型性小，与原有组织形态相似

B. 常见病理性核分裂象　　C. 生长速度缓慢

D. 常有转移　　E. 很少复发

4. 肿瘤的生长方式有

A. 膨胀性生长　　B. 外生性生长　　C. 围绕性生长

D. 蔓延性生长　　E. 浸润性生长

5. 肿瘤的转移途径有

A. 淋巴道转移　　B. 肠道转移　　C. 血道转移

D. 吞噬转移　　E. 种植性转移

三、简答题

1. 如何正确区别良恶性肿瘤？并举例说明。

2. 恶性肿瘤可经过哪些途径转移？

（周　敏）

第五篇　实训部分

项目一

人体解剖生理学实训

任务一　显微镜的使用与组织切片的观察

一、实训目的

1. 熟悉显微镜的构造，学会显微镜的使用。
2. 学会在显微镜下辨别四大基本组织的形态、结构和特点。

二、实训原理

使用显微镜观察各种组织切片，了解并掌握各种组织的镜下结构和特点。

三、实训器材

显微镜、单层扁平上皮切片（镀银染色）、单层立方上皮切片（HE 染色）、单层柱状上皮切片（HE 染色）、假复层纤毛柱状上皮切片（HE 染色）、复层扁平上皮切片（HE 染色）、变移上皮切片（HE 染色）、疏松结缔组织切片（铺片）、血涂片（Giemsa 染色）、骨骼肌切片（HE 染色）、心肌切片（HE 染色）、多极神经元切片（HE 染色）

四、实训方法

1. 显微镜的构造及使用方法

（1）显微镜的构造　显微镜由机械部分和光学部分构成，对应着显微镜分别辨认各部分的位置及作用。机械部分包括底盘、镜架、镜筒、载物台、物镜转换器和粗、细调螺旋；光学部分包括目镜、物镜、光源、聚光器。

（2）显微镜的使用方法　将显微镜放于平稳的实验台上，镜座距实验台边沿 3 ~ 4cm。打开电源开关，打开光圈，上升聚光器，双眼目视目镜镜筒，使光线反射入聚光器，达到整个视野最明亮。将标本切片放于载物台上，用标本夹固定，调节标本移动螺旋，使观察的组织正好位于物镜的正下方。调节粗调螺旋，使低倍物镜（×10）与标本靠近，双眼向目镜中仔细观察直至视野中出现清晰物象为止。若此过程中能看见目的物，但不是很清楚，可用细调螺旋调节直至清晰。转换至高倍物镜（×40），调节细调螺旋直到视野清晰。观察结束后，取下标本切片，下移载物台，关闭电源开关，罩上防尘罩，将显微镜放回原处。

2. 上皮组织切片的光学显微镜观察

（1）单层扁平上皮切片（镀银染色） 低倍镜下在被膜表面可见一细线；高倍镜下细胞质染色较浅，细胞核呈扁椭圆形，蓝紫色。

（2）单层立方上皮切片（HE 染色） 取人肾标本切片。低倍镜下可见大小不等的圆形管腔；高倍镜下可见上皮细胞染色较浅，呈立方形，核圆位于细胞中央，染成蓝紫色。

（3）单层柱状上皮切片（HE 染色） 取小肠上皮标本切片。低倍镜下在肠腔面可见不同断面的小肠绒毛，绒毛表面的一层细胞排列整齐。高倍镜下可见上皮细胞的形态为长方形，细胞质染成淡粉色，核椭圆形，染色深，呈蓝紫色。在柱状细胞之间还可见一种染色较浅，呈杯状的细胞，核常位于细胞基底部，染色较深，呈三角形或扁平形。

（4）假复层纤毛柱状上皮切片（HE 染色） 取气管标本切片。低倍镜下可见气管内表面有一层上皮，即为假复层纤毛柱状上皮。高倍镜下可见该上皮由四种形态结构不同的细胞构成。柱状细胞数量最多，呈长方形，核椭圆形多位于细胞顶部，细胞游离面上可见密集而排列规则的纤毛；梭形细胞位于柱状细胞之间，胞体呈梭形，核椭圆形位于细胞中央；锥形细胞胞体小呈锥形，排列在基膜上，核圆位于细胞中央；杯状细胞位于柱状细胞之间，染色较浅，核为三角形或扁平形，位于基底部，染色深。

（5）复层扁平上皮切片（HE 染色） 取人食管标本切片。低倍镜下可见上皮细胞层数较多；高倍镜下可见表层细胞为扁平形，染色浅，核扁平，与上皮表面平行。中间数层细胞为多边形，胞质色浅，细胞核圆形或椭圆形。基底层由一层立方形或矮柱细胞组成，细胞排列紧密，核椭圆形，染色深。上皮与结缔组织之间的连接高低不平。

（6）变移上皮（HE 染色） 取人膀胱标本切片。低倍镜下可见细胞层数较多，表层细胞体积较大；高倍镜下可见浅层细胞为大的立方形或矩形，胞质表面深染，有 1 ~ 2 个细胞核，此为盖细胞。中间数层细胞多为多边形。基底层由一层立方形或矮柱状细胞组成，基膜不明显。

2. 疏松结缔组织切片（铺片）的光学显微镜观察 低倍镜下可见纵横交错，排列疏松的纤维，纤维之间分布有许多细胞。高倍镜下可见粉红色、排列成束的带状纤维为胶原纤维；棕红色、细丝状、末端常弯曲的为弹性纤维；数量较多，细胞边界不清，核棕红色，呈椭圆状的成纤维细胞；胞体不规则，胞质中含有大小不等、分布不均的蓝色颗粒，核小而圆、染色深、棕红色的巨噬细胞；圆形或卵圆形，胞质中充满粗大均等的紫红色异染性颗粒，核圆、染色浅、棕红色的肥大细胞。

3. 血涂片（Giemsa 染色）的光学显微镜观察 低倍镜下可见很多无核、浅红色的细胞为红细胞，少量有核的细胞为白细胞。高倍镜下仔细观察各种细胞：①红细胞数目最多，圆盘状，无核，中心淡染。②中性粒细胞是白细胞中数目最多的一类细胞，圆形，胞质染色浅，其中含有细小、紫红色的颗粒，3 ~ 5 个分叶核。③嗜酸性粒细胞数目较少，胞质中含有许多粗大而均匀排列的橘红色颗粒，核分两叶，呈“八”字形。④嗜碱性粒细胞数目极少，胞质中含有大小不等、分布不均匀的蓝紫色颗粒，核型不规则，常被颗粒覆盖。⑤淋巴细胞数目较多，胞体与红细胞大小相仿，核圆或一侧有小凹陷，胞质很少，天蓝色。⑥单核细胞是白细胞中体积最大的细胞，圆形或椭圆形，胞质丰富，浅灰蓝色，核为肾型、卵圆形或马蹄铁形，往往偏于细胞一侧。⑦血小板存在于血细胞之间，常成群存在，小而形态不规则。

4. 骨骼肌切片（HE 染色）的光学显微镜观察 低倍镜下纵切面标本中可见长带状的

骨骼肌纤维平行排列，横断面的骨骼肌纤维呈圆形或多边形，胞质染成粉红色。高倍镜下纵切面标本每条肌纤维都具有明暗相间的横纹，核呈椭圆形，多核并分布在肌膜的内侧；横切面上可见肌原纤维呈点状分布，核位于肌纤维周边。

5. 心肌切片（HE 染色）的光学显微镜观察 低倍镜下找到心室部分可见心肌纤维的各种断面。纵断面上可见心肌纤维呈短柱状，有分支，相互连接成网，胞质染成粉红色，核卵圆形位于中央；横断面成不规则形，有的有核，核圆形位于心肌纤维中央。高倍镜下在纵切面上可见心肌纤维呈短柱状，横纹不十分明显，肌原纤维较少，多分布在周边。可见呈阶梯状分布、染色较深、细线状的闰盘。核卵圆形，位于细胞中央，核两端有棕黄色的脂褐素颗粒。横断面上可见核的周围染色较浅。

6. 多极神经元切片（HE 染色）的光学显微镜观察 取脊髓横断面切片观察。低倍镜下找到前角，可见许多体积较大的多角形细胞，单个或成群排列，为前角多极运动神经元。高倍镜下观察多极神经元的形态结构。胞体呈多角形，核大而圆，多位于中央，核仁清晰可见。胞质中充满蓝紫色小块状或颗粒状结构，为尼氏体。从胞体发出多个突起，切片中仅见突起根部。

五、思考题

1. 绘制高倍镜下观察到的假复层纤毛柱状上皮的形态结构并对相应结构进行标注。
2. 绘制高倍镜下观察到的骨骼肌的纵切面结构。
3. 比较四种基本组织的形态结构区别。

任务二　运动系统结构的观察

一、实训目的

1. 熟悉人体骨骼的组成及主要连接，能在自己（同学）身体上触摸并确认重要的骨性标志。
2. 观察骨骼肌形态及全身主要肌肉的名称及位置。

二、实训原理

通过观察标本和模型，了解并掌握人体主要骨骼、关节、肌肉的位置、形态和结构。

三、实训器材

1. 人体骨架标本，半身人体模型。
2. 躯干骨标本，脊柱标本或模型。
3. 整颅标本、颅的水平切标本、颅的正中矢状切标本、下颌骨标本、颞下颌关节标本。
4. 上肢骨标本、下肢骨标本、四肢的骨连接标本。
5. 全身肌标本或模型、上肢肌标本、下肢肌标本。

四、实训方法

1. 骨和骨连接

（1）骨的形态　在人体骨架标本上辨认长骨、短骨、扁骨和不规则骨。

（2）骨的构造　在长骨标本上观察骨从外到内的构造，即骨膜、骨质、骨髓。

（3）骨的连接　在人体骨架标本上分别观察直接连接和间接连接（滑膜关节）。

2. 躯干骨及其连接

（1）脊柱　在胸椎标本上观察并辨认椎骨的一般形态结构：椎体、椎弓、椎孔、突起（横突、棘突和上、下关节突）。在颈椎、胸椎、腰椎标本上，观察并比较他们各自的形态特点。

在骶骨标本上观察岬、骶前孔、骶后孔、骶骨、骶管裂孔和骶角。

在椎骨的连结标本上观察并识别椎间盘的位置、结构和周围韧带。

在脊柱标本上观察并识别脊柱的4个生理性弯曲的位置和方向、椎管和椎间孔的位置。

（2）胸廓　观察肋骨和胸骨的形态，识别其主要结构。

在人体骨架标本上，观察胸廓的组成、形态及胸骨和肋的连结方式。

在自己（同学）身体上确认以下骨性标志：第7颈椎棘突、颈静脉切迹、胸骨角、肋弓、剑突等。

3. 颅骨及其连接　在整颅标本、颅的水平切标本、颅的正中矢状切标本上观察颅的分部、颅骨的组成及各颅骨的位置。

在整颅标本、颅的水平切标本、颅的正中矢状切标本上识别颅各面的主要形态、结构及颅骨的连接。

在下颌骨标本上观察下颌骨的形态和结构。

在颞下颌关节标本上，观察并识别颞下颌关节的组成和结构。

在自己（同学）身体上确认以下骨性标志：枕外隆突、乳突、颧弓、下颌角等。

4. 四肢骨及其连接　在上肢骨标本上观察锁骨、肩胛骨、肱骨、尺骨、桡骨的形态及主要结构。

在上肢骨连接标本上观察肩关节（关节盂和肱骨头）、肘关节（肱尺关节、肱桡关节、桡尺近侧关节）的组成和特点。

在下肢骨标本上观察髋骨、股骨、髌骨、胫骨、腓骨的形态及主要结构。

在骨盆标本或模型上观察骨盆的组成、骶髂关节和耻骨联合的连接、大小骨盆的分界，比较男、女骨盆的差别。

在下肢骨连接标本上观察髋关节（髋臼和股骨头）、膝关节（股骨下端、胫骨上端、髌骨）的组成和特点。

在自己（同学）身体上确认以下骨性标志：锁骨、肩峰、肩胛冈、肩胛骨下角、肱骨内、外上髁、桡骨与尺骨茎突、髂嵴、髂前上棘、坐骨结节、大转子、胫骨粗隆、内、外踝等。

5. 骨骼肌　在全身肌标本上观察肌肉的形态、结构和分布。

在全身肌标本上观察头颈肌和躯干肌的分部、分群，识别胸锁乳突肌、胸大肌、前锯肌、膈、背阔肌、斜方肌、竖脊肌、腹直肌、腹外斜肌、腹内斜肌、腹横肌的位置、起止。

在上、下肢肌标本上观察三角肌、肱二头肌、肱三头肌、臀大肌、梨状肌、股四头肌、缝匠肌、小腿三头肌的位置、起止。

在自己（同学）身体上观察和触摸胸锁乳突肌、胸大肌、咬肌、背阔肌、三角肌、肱二头肌、臀大肌、小腿三头肌等重要肌性标志。

五、思考题

1. 画图并标注椎骨的一般结构。
2. 画图说明翼点的位置、组成及形态特点。

3. 画图表示膈的位置、形态及主动脉裂孔、腔静脉裂孔和食管裂孔的位置。

任务三 ABO 血型的鉴定

一、实训目的

1. 学会 ABO 血型的鉴定方法，观察红细胞凝集现象。
2. 充分认识血型鉴定在输血中的重要意义，确保输血安全。

二、实训原理

血型是根据红细胞膜表面存在的特异性抗原（又称凝集原）的类型及有无来确定的。在 ABO 血型系统中，红细胞表面有 A 和 B 两种抗原。抗体（又称凝集素）存在于血清中，它与红细胞的相应抗原起反应形成大小不等的血凝块，产生凝集反应。由于红细胞凝集反应的发生，临床上在输血前必须注意鉴定血型，以确保安全输血。

本实验利用已知的 A 型标准血清（含有 B 抗体）和 B 型标准血清（含有 A 抗体）分别与受试者的红细胞混合，观察有无凝集反应的发生，即可判断红细胞膜上所含的抗原类型，从而推断出受试者的血型。

三、实训器材

A 型和 B 型标准血清、双凹玻片、一次性采血针、小试管、滴管、消毒牙签、生理盐水、75% 乙醇、棉球、显微镜及记号笔。

四、实训方法

1. 取一块清洁的双凹玻片，用记号笔在玻片两端分别标注 A 和 B。
2. 用 75% 乙醇棉球消毒指端皮肤或耳垂，用一次性采血针刺破皮肤取血，将 1 ~ 2 滴血加入盛有 1 ml 生理盐水的试管中混匀，制成红细胞悬液。
3. 在双凹玻片的 A 和 B 凹槽中分别对应加入 1 滴 A 型标准血清和 1 滴 B 型标准血清。
4. 用滴管吸取红细胞悬液，并分别向 A 和 B 凹槽中滴加一滴。注意要隔空滴加，不要使滴管头与标准血清液面接触。然后用两根牙签分别对 A 和 B 凹槽内液体进行搅拌，使每侧血清和血液混匀。
5. 室温下静置 10 分钟后，先用肉眼观察有无凝集反应的发生。若发生了凝集反应（出现红细胞凝集颗粒）即为阳性反应，若无凝集反应则为阴性反应。这种凝集反应的强度因人而异，若结果不够清楚，则需借助低倍显微镜进行观察。
6. 根据凝集反应的结果，正确判断血型。假如只是 A 侧发生凝集，则血型为 B 型；若只是 B 侧凝集，则为 A 型；若两边均凝集，则为 AB 型；若两边均未发生凝集，则为 O 型。

五、思考题

1. 若无标准的 A 和 B 血清，但是已知小王的血型为 A 型，在这种情况下是否可以为小林（血型未定）进行血型鉴定？
2. 根据自己的血型，说明你能接受和输血给何种血型的人，为什么？
3. 血型鉴定时要注意哪些问题？

任务四 人体生命体征的测定

人体生命体征的测定主要包括心音听诊和动脉血压测量两个实验，它们对于判断血管功能和诊断心血管疾病具有重要意义。

一、人体心音听诊

1. 实训目的 学会心音听诊的方法，能分辨第一心音与第二心音。

2. 实训原理 心音是由心脏瓣膜关闭和心肌收缩引起的振动所产生的声音。用听诊器在胸壁前听诊，在每一心动周期内可以听到两个心音。第一心音音调较低而历时较长，是由房室瓣关闭和心室肌收缩振动所产生的，在心尖部听得最清楚。由于房室瓣的关闭与心室收缩开始几乎同时发生，因此第一心音是心室收缩的标志。第二心音音调较高而历时较短，主要是由动脉瓣关闭产生振动造成的。由于动脉瓣关闭与心室舒张开始几乎同时发生，因此第二心音是心室舒张的标志。心音的响度和性质变化，常可反映瓣膜的功能状态和心室舒缩的强弱。

3. 实训器材 听诊器

4. 实训方法

（1）受试者安静端坐，胸部裸露。

（2）检查者带好听诊器，注意听诊器的耳件应与外耳道开口方向一致（向前）。以右手的示指、拇指和中指轻持听诊器的胸件，将其紧贴于受试者胸部皮肤上，依次由二尖瓣瓣听诊区→三尖瓣瓣听诊区→主动脉瓣听诊区→肺动脉瓣听诊区仔细听取心音（实训图1－1），注意区分两心音的不同。

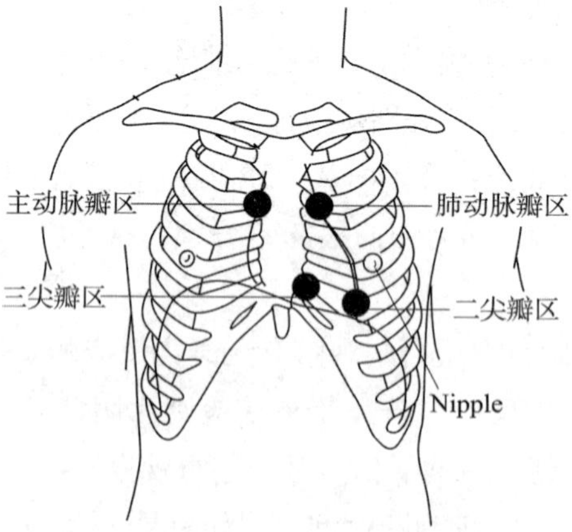

实训图1－1 心音听诊部位示意图

（3）如果难以区分两个心音，可同时用手指触诊心尖搏动或颈动脉脉搏，此时出现的心音即为第一心音。然后再从心音音调高低、历时长短认真鉴别两心音的不同，直至准确区别为止。

5. 思考题

（1）第一心音和第二心音是怎样形成的？它们有何临床意义？

（2）比较第一心音和第二心音有何不同？

二、人体动脉血压的测量

1. 实训目的 学习并熟练掌握袖带法测量人体动脉血压的原理和方法。

2. 实训原理 测定人体动脉血压最常用的方法是袖带测压法，是使用血压计的袖带在动脉外加压，根据血管音的变化来测量动脉血压的高低。通常血液在血管内流动时没有声音，但如果在血管外加压使血管变窄形成血液涡流则可产生声音（血管音）。

测量血压时，将袖带缚于上臂肱动脉外并向袖带内注气加压。当外加压力超过动脉的收缩压时，肱动脉内的血流完全被阻断，此时用听诊器在肱动脉处听不到任何声音。随后缓慢放气减压，当外加压力等于或略低于动脉内的收缩压时，肱动脉内开始有少量血流通过，形成涡流而发出声音，用听诊器可听到“咚”的第一声，此时袖带内的压力即为收缩压。继续缓慢放气减压，当外加压力等于或小于舒张压时，血管恢复到完全开放状态，血管内的血流可连续通过，血管音突然降低或消失，此时袖带内的压力即为舒张压。

3. 实训器材 血压计、听诊器

4. 实训方法

（1）受试者脱去一侧衣袖，静坐5分钟。

（2）松开打气球上的螺丝，将袖带内的空气完全放出，再将螺丝扭紧。

（3）将袖带缚于受试者的上臂，其下缘应在肘关节上2～3cm处，松紧应适宜。受试者手掌向上平放于桌上，袖带应与心脏同一水平高度。

（4）在肘窝部找到肱动脉搏动处，左手持听诊器的胸件置于其上。

（5）听取血管音变化：右手持打气球，向袖带内注气加压，此时注意倾听声音变化，在声音消失后再加压20～30mmHg。扭开打气球上的螺丝，缓慢放气（切勿过快），此时可听到血管音的一系列变化，声音从无到有，由低而高，而后突然变低，最后完全消失。

（6）测量动脉血压：重复上面的操作，同时注意血压计的水银柱变化和声音改变。在缓慢放气减压时，第一次听到“咚”的血管音时的水银柱刻度即代表收缩压。在血管音突然由强变弱（或消失）时的水银柱刻度即代表舒张压。记下测定数值后，将袖带内的空气放尽，使压力降为零。再重复测定2～3次，将测定值填于实训表1－1内。

实训表1－1 测量动脉血压

	收缩压（mmHg）	舒张压（mmHg）
1		
2		
3		
平均值		

5. 思考题

（1）根据血压测定的原理，思考用触诊法能否测出收缩压，为什么？

（2）在短时间内是否能够反复多次测量动脉血压？为什么？

项目二

微生物与免疫学实训

任务一　培养基的配制

一、实训目的

1. 熟练掌握配制培养基的基本流程。
2. 学会培养基的概念、种类及细菌、真菌培养基的制备方法。
3. 学会培养基配制过程各环节的要求和注意事项。

二、实训原理

培养基是人工配制的、适合微生物生长繁殖及积累代谢产物的营养基质。微生物生长繁殖所需营养物质包括水、碳源、氮源、无机盐和生长因子五大类。由于不同微生物所需的营养成分不同，培养基的组成成分也不同。培养基必须具备的条件有：①适宜的营养物质。②合适的 pH 值。③合适的物理状态。④本身必须是无菌的。根据培养基物理状态的不同可分为固体培养基、半固体培养基和液体培养基。它们之间的区别在于琼脂的有无和比例。培养基配制完成后要进行高压蒸汽灭菌，经无菌检查合格后方可用于下一步的实验。

三、实训器材

待配制各种培养基的组成成分、琼脂、牛肉膏、蛋白胨、酵母粉、1mol/L NaOH 溶液、1mol/L HCl 溶液、天平、高压蒸汽灭菌锅、移液管、试管、烧杯、量筒、锥形瓶、小铝锅、培养皿、玻璃漏斗、药匙、称量纸、pH 试纸、记号笔、棉花、纱布、线绳、塑料试管盖、牛皮纸或报纸等。

四、实训方法

1. 称量　按配方次序依次称取培养基的成分，放入装有蒸馏水的三角瓶。

2. 溶解　加蒸馏水至所配培养基的总量，在微波炉中加热溶解，观察液体沸腾情况，在液体溢出之前，用玻棒不断搅拌，以防琼脂糊底或溢出，溶化完毕，注意补足蒸发掉的水分。反复多次，直到完全溶解。

3. 调节 pH 值　按照培养基要求的 pH 值，用 1mol/L NaOH 溶液或 1mol/L HCL 溶液调至所需范围。

4. 过滤　趁热用滤纸或多层纱布过滤，以利于结果观察。一般无特殊要求的情况下，这一步可以省去。

5. 分装　将配好的培养基分装入试管或三角瓶。液体分装高度以试管高度的四分之一为宜，固体分装试管不超过管高的五分之一。三角瓶的装量不超过容积的一半。

6. 加塞和包扎　分装结束后，试管用试管帽或棉塞，三角瓶用无菌封口膜或棉塞封好瓶口，加塞后，在棉塞外包扎一层牛皮纸。做好标记，注明培养基的名称及配制日期。

7. 灭菌 装入高压蒸汽灭菌锅，121℃，20 分钟。

8. 摆斜面和倒平板 制斜面培养基时，应在未凝固前将试管有塞的一头搁在试管架底层、试管底部搁在桌面，形成斜面，斜度要适当，斜面长度约为试管长度的 1/2。制平板培养基时，可将培养基冷却至 50℃，无菌操作将培养基倒入已灭菌并干燥的培养皿中，让其自然流满整个子皿底或轻轻摇动培养皿，使其布满平皿底，盖上平皿盏，水平静置，等凝固后翻转培养皿。

9. 无菌检查 将灭菌的抽样培养基放入 37℃ 培养箱，24 小时后证明无菌方可使用。

10. 保存 较长时间不用的斜面或平板可用铝箔包好，放置 4℃ 冰箱备用。

五、思考题

1. 什么是天然培养基、合成培养基和半合成培养基？
2. 培养基配制过程中有哪些注意事项？

任务二 高压蒸汽灭菌法

一、实训目的

1. 熟练掌握高压蒸汽灭菌法的操作方法。
2. 学会高压蒸汽灭菌锅的使用。
3. 学会高压蒸汽灭菌法的注意事项。

二、实训原理

高压蒸汽灭菌是将待灭菌的物品放在一个密闭的高压灭菌锅内，通过加热，使灭菌锅隔套间的水沸腾而产生蒸汽。待水蒸气急剧地将锅内的冷空气从排气阀中驱尽，然后关闭排气阀，继续加热，此时由于蒸汽不能溢出，而增加了灭菌锅内的压力，从而使沸点增高，得到高于 100℃ 的温度，导致菌体蛋白质凝固变性而达到灭菌的目的。

三、实训器材

待灭菌物品、牛肉膏蛋白胨培养基、培养皿、高压蒸汽菌锅。

四、实训方法

1. 首先将内层灭菌篮取出，再向外层锅内加入适量的水，使水面与三角搁架相平为宜。

2. 放回灭菌篮，并装入待灭菌物品。注意不要装得太挤，以免妨碍蒸汽流通而影响灭菌效果。三角烧瓶与试管口端均不要与桶壁接触，以免冷凝水淋湿包口的纸而透入棉塞。

3. 加盖，并将盖上的排气软管插入内层灭菌桶的排气槽内。再以两两对称的方式同时旋紧相对的两个螺栓，使螺栓松紧一致，勿使漏气。

4. 通电加热，并同时打开排气阀，使水沸腾以排除灭菌锅内的冷空气。待冷空气完全排尽后，关上排气阀，让灭菌锅内的温度随蒸汽压力增加而逐渐上升。当锅内压力升到所需压力时，维持压力至所需时间。本实验用 103.42KPa，121.3℃，20 分钟灭菌。

5. 灭菌所需时间到后，切断电源，让灭菌锅内温度自然下降，当压力表的压力降至0时，打开排气阀，旋松螺栓，打开盖子，取出灭菌物品。如果压力未降到0时，打开排气阀，就会因灭菌锅内压力突然下降，使容器内的培养基由于内外压力不平衡而冲出烧瓶口或试管口，造成棉塞沾染培养基而发生污染。

6. 将取出的灭菌培养基放入37℃温箱培养24小时，经检查若无杂菌生长，即可待用。

五、思考题

1. 在使用高压蒸汽灭菌锅灭菌时，冷空气的排除为什么很重要？

2. 高压蒸汽灭菌过程中的注意事项有哪些？

任务三　微生物的接种技术

一、实训目的

1. 学会无菌操作的概念和接种时无菌操作的基本环节。

2. 学会常用接种工具的使用。

3. 熟练掌握几种常用的微生物接种技术。

二、实训原理

斜面接种法主要用于接种纯菌，使其增殖后用以鉴定或保存菌种。通常先从平板培养基上挑取分离的单菌落，或挑取斜面、液体培养基中的纯培养物接种到斜面培养基上。液体接种与斜面接种基本相同，不同之处在于挑取的菌种将要转移至液体培养基中。半固体接种也叫穿刺接种法，操作方法与斜面接种相似，但必须使用接种针垂直下刺，完成接种过程。

三、实训器材

大肠杆菌菌种、金黄色葡萄球菌菌种、液体培养基、半固体培养基、固体培养基试管斜面、固体培养基平板、接种环、接种针、接种钩、玻璃涂棒、镊子、酒精灯、酒精棉、试管架、滴管、移液管、标签纸、恒温培养箱等。

四、实训方法

（一）斜面接种法

斜面接种是从已长好微生物的菌种试管中挑取少许菌种转接到空白无菌斜面培养基上的过程。试管斜面接种主要用于菌种的活化、扩大及保藏。

1. 点燃酒精灯。

2. 将菌种试管与待接种空白斜面培养基的斜面向上，夹于左手的拇指与其他四指之间，并使中指放于两试管之间，无名指和大拇指分别夹住两试管的边缘，手心向上，管口齐平，稍向上倾。

3. 用右手先将试管帽或试管塞拧转松动，以利接种时拔出。

4. 右手拿接种环柄，将接种环垂直插入酒精灯火焰外焰中烧红，再横持接种环，使其金属杆部分来回通过火焰数次。凡接种时要进入试管的部分都要经过酒精灯火焰的充分灼烧灭菌。

5. 置试管口于酒精火焰附近，用右手的无名指与小指和手掌边拔出试管塞并夹住，试管塞下部应露在手外，勿放桌上以免污染。

6. 将试管口迅速在火焰上微烧一周，然后将灼烧过的接种环伸入菌种管内，在管壁上停留片刻（或轻触一下没长菌的培养基部分），使其冷却以免烫死菌体，用环轻轻取少许菌种，慢慢退出，在火焰旁迅速将接种环伸入另一支空白斜面中，从斜面底部开始，在斜面上轻轻波浪形画线至斜面顶部，将菌种接种于其上。注意不要将培养基划破，不要使菌体污染管壁。

7. 退出接种环，灼烧试管口，烘烤试管塞，并在火焰旁将试管塞塞上。

8. 接种完毕，接种工具务必灼烧灭菌后才能放下。

9. 将所接种的斜面贴上标签，注明菌种名称、接种日期、接种者姓名。置适温下培养一定时间，进行观察。

（二）平板接种法

平板接种即将菌种转接到平板培养基上，然后培养。主要用于观察菌落形态、菌种的分离纯化、活菌计数以及在平板上进行各种试验。

在平板接种前，首先要学会倒平板，根据揭皿盖的方式不同可分为皿加法与手持法。平板接种的方法有多种，根据实验的不同要求，可分为以下几种。

1. 斜面接平板

（1）点种法　一般用于观察或分离真菌菌落。在无菌操作下，用接种针从斜面或孢子悬液中取少许孢子，轻轻点种于平板培养基上，一般以三点形式接种。真菌的孢子易飞散，用孢子悬液点种效果好。

（2）画线法　无菌操作自斜面用接种环取少量菌体，或先用无菌水制成菌悬液，用接种环取一环菌液，接种在平板培养基边缘的一处，烧去多余菌体，在接种有菌的部位，在平板表面自左至右轻轻的连续画线或分区画线，注意不要划破培养基。经培养后，在沿画线处会长出菌落。

2. 液体菌种接平板　用无菌移液管或滴管吸取一定量的菌液移至平板培养基上，然后用无菌玻璃涂棒将菌液均匀涂布在整个平板上；或者将菌液先加入空的无菌培养皿中，然后再倾入熔化并冷却到45～50℃的固体培养基，轻轻摇匀，平置，待凝固后倒置培养。这种方法在稀释分离菌种时常用。

3. 平板接斜面　一般是将在平板培养基上分离培养得到的单菌落，在无菌操作下分别接种到斜面培养基上，以便做进一步扩大培养或保存之用。接种前先选择好平板上的单菌落，并做好标记。左手拿平板，右手拿接种环，在火焰旁操作，灼烧接种环后，左手将培养皿盖靠近火焰的一边打开，用接种环挑取选定的菌落（注意挑菌前接种环要冷却，以免烫死菌体），左手放下培养皿，拿起空白斜面，按斜面接种法接种。

（三）液体接种

液体接种是将斜面菌种或液体菌种接种到液体培养基（一般用试管或锥形瓶分装）中的方法。主要用于微生物的增殖培养。

1. 斜面接液体

（1）灼烧接种环、拔塞、取菌等的操作要求与斜面接种相同。要注意管口要略上倾，以免培养基流出。

（2）将取有菌种的接种环迅速移到液体培养基中，并使环在液体与管壁接触的部位轻轻摩擦，使菌体分散于液体中。

（3）接种后，塞上塞子，将液体培养基轻轻摇动，使菌体均匀分布于培养基中。

（4）灼烧接种环，放回原处。

（5）贴上标签，注明菌种名称、接种日期、接种者姓名。

（6）适当条件下培养一定时间，进行观察。

2. 液体接液体 是指将培养在液体培养基内的菌种转接到新鲜的液体培养基中。这时不能用接种环，而需用灭菌过的移液管、滴管或移液枪，普通实验室通常使用移液管。

先将移液管上端的包裹纸稍松动，截去1/3长度，左手拿菌种管，右手拿移液管，在火焰旁拔出菌种管塞，同时从包裹纸套内拔出移液管，迅速伸入菌种管内吸取一定量的菌液，转接到新鲜培养基中。接种完毕，迅速塞好管口，进行培养。沾有菌的移液管插入原包裹纸套内，经高压灭菌后再行清洗（注意不要直接放到实验台上，以免污染桌面）。

（四）半固体培养基接种法（穿刺接种法）

这是常用来接种厌氧菌、检查细菌的运动能力或保藏菌种的一种接种方法。具有运动能力的细菌（即有鞭毛的细菌），经穿刺接种培养后，能沿接种线向外运动生长，故形成较粗且边沿不整齐的生长线，不能运动的细菌仅能沿穿刺线生长，故形成细而整齐的生长线。

1. 点燃酒精灯。
2. 转松试管塞。
3. 灼烧接种针。
4. 按试管菌种转接法握持菌种管和半固体培养基管，靠近火焰。在火焰旁拔去试管塞，将接种针冷却后，用针尖从菌种管中挑取少许菌种，穿刺接种到半固体琼脂培养基管中，将接种针从培养基中央垂直刺入至管底3/4处，然后原路退出。接种针不能在培养基中左右移动，也不要穿透培养基。
5. 试管口经火焰灭菌后，塞上棉塞。
6. 灼烧接种针上的残菌。
7. 贴上标签，注明菌种名称、接种日期、接种者姓名。
8. 在合适条件下培养一定时间，进行观察。

五、思考题

1. 何谓无菌操作？为什么说从事微生物实验工作的基本要求是无菌操作？
2. 何为接种技术？常用的接种方法有哪些？接种应在什么条件下进行？其要点是什么？

任务四　细菌的染色法

一、实训目的

1. 学会革兰阳性菌和革兰阴性菌的区别。
2. 熟练掌握革兰染色法的原理及操作步骤。

二、实训原理

革兰染色法是1884年由丹麦病理学家C. Gram所创立的。革兰染色法可将所有的细菌区分为革兰阳性菌（G^+）和革兰阴性菌（G^-）两大类，是细菌学上最常用的鉴别染色法。

该染色法之所以能将细菌分为G^+菌和G^-菌，是由于这两类菌的细胞壁结构和成分的不同所决定的。G^-菌的细胞壁中含有较多易被乙醇溶解的类脂质，而且肽聚糖层较薄、交联度低，故用乙醇或丙酮脱色时溶解了类脂质，增加了细胞壁的通透性，使初染的结晶紫和碘的复合物易于渗出，结果细菌就被脱色，再经复红复染后就成红色。G^+菌细胞壁中肽聚糖层厚且交联度高，类脂质含量少，经脱色剂处理后反而使肽聚糖层的孔径缩小，通透性降低，因此细菌仍保留初染时的颜色。

三、实训器材

大肠杆菌和金黄色葡萄球菌18～24小时的斜面培养物、生理盐水、亚甲基蓝染液、碱性复红染液、草酸铵结晶紫、革兰染液、卢戈碘液、95%乙醇、无菌水、显微镜、载片、香柏油、二甲苯、擦镜纸、吸水纸、液状石蜡、接种环等。

四、实训方法

（一）单染色法

1. 涂菌 取干净载玻片一块，在载玻片上加一滴生理盐水，按无菌操作法取菌涂片，注意取菌不要太多。

2. 干燥 让涂片自然晾干或者在酒精灯火焰上方文火烘干。

3. 固定 手执玻片一端，让菌膜朝上，通过火焰2～3次固定（以不烫手为宜）

4. 染色 滴加一滴亚甲基蓝或碱性复红，以刚好将菌膜覆盖为宜，染色1～2分钟。

5. 水洗 斜置载玻片，以细水流从上端缓慢洗去菌膜上多余的染液，轻轻甩干。

6. 干燥 自然干燥或用滤纸吸去玻片上的残水。

7. 镜检 干燥后，用油镜观察。

（二）革兰染色法

1. 涂菌 取干净载玻片一块，在载玻片上加一滴生理盐水，按无菌操作法取菌涂片，注意取菌不要太多。

2. 干燥 让涂片自然晾干或者在酒精灯火焰上方文火烘干。

3. 固定 手执玻片一端，让菌膜朝上，通过火焰2～3次固定（以不烫手为宜）

4. 初染 滴加结晶紫（以刚好将菌膜覆盖为宜）染色1～2分钟，水洗。

5. 媒染 滴加卢戈氏碘液（以刚好将菌膜覆盖为宜）染色1～2分钟，水洗。

6. 脱色 用滤纸吸去玻片上的残水，将玻片倾斜，在白色背景下，用滴管流加95%的乙醇脱色，直至流出的乙醇无紫色时，立即水洗。

7. 复染 用复红液复染1～2分钟，水洗。

8. 镜检 干燥后，用油镜观察。

五、实验结果

菌体被染成蓝紫色的是革兰阳性菌（实训图2－1），被染成红色的为革兰阴性菌（实训图2－2）。

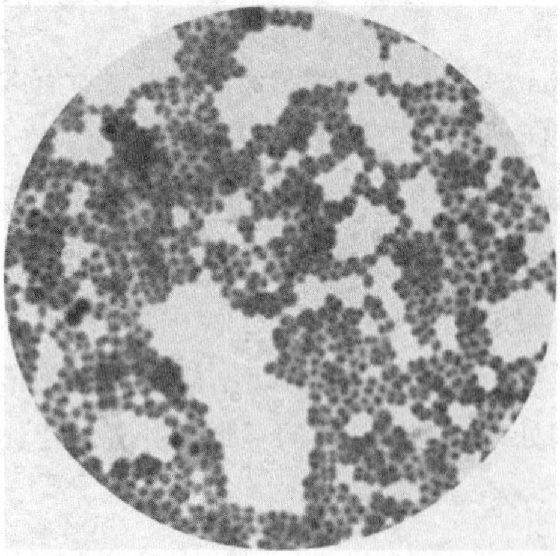

实训图 2－1　金黄色葡萄球菌

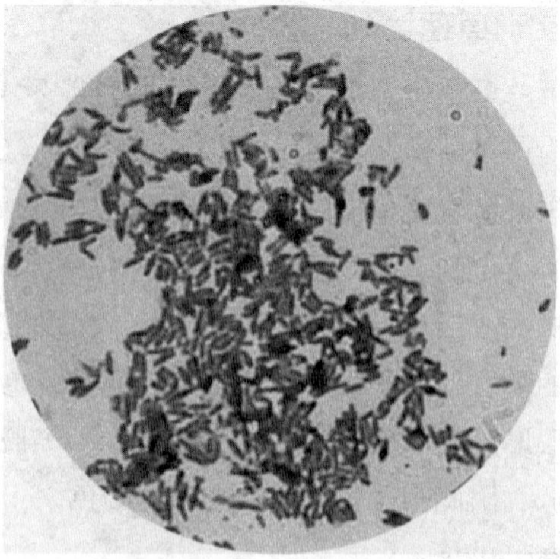

实训图 2－2　大肠杆菌

染色反应：红色（阴性）染色反应：紫色（阳性）

六、思考题

1. 绘出所观察到细菌的视野图，并说明染色反应。
2. 简述细菌染色的目的和原理。
3. 在进行细菌染色之前，为什么要对细菌涂片进行加热固定？
4. 哪些因素会影响到革兰染色结果的正确？其中最关键的一步是什么？

项目三

生物化学实训

任务一　蛋白质等电点测定

一、实训目的

1. 学会蛋白质的两性解离性质。
2. 学会测定蛋白质等电点的基本方法（沉淀法）。

二、实训原理

蛋白质分子是两性电解质，蛋白质分子的解离状态和解离程度受溶液的酸碱度影响。当调节溶液的酸碱度，使蛋白质分子上所带的正负电荷相等时，在电场中，该蛋白质分子既不向正极移动，也不向负极移动，这时溶液的 pH 值，就是该蛋白质的等电点（pI）。

处于等电点的蛋白质净电荷为零，在电场中将不再移动，依据此原理测定蛋白质等电点比较准确的测定方法是采用等电聚焦电泳技术，但实验要求较高。另外，在等电点时，蛋白质溶解度最小，容易聚集沉淀。因此，本实验借助观察在不同 pH 溶液中蛋白质的溶解度来测定该蛋白质的等电点，即浑浊度最大时的 pH 值。用醋酸与醋酸钠配制成各种不同 pH 值的缓冲液。向各缓冲溶液中加入酪蛋白后，沉淀出现最多的缓冲液的 pH 值即为酪蛋白的等电点。

三、实训器材

1mol/L 醋酸（每组自配 0.1mol/L 醋酸、0.01mol/L 醋酸）；1mol/L 氢氧化钠溶液；0.5% 酪蛋白溶液（称取 2.5g 酪蛋白，放入烧杯中，加入 40℃蒸馏水，再加入 50ml1mol/L 氢氧化钠溶液，微热搅拌直到蛋白质完全溶解为止。将溶解好的蛋白溶液转到 500ml 容量瓶中，并用少量蒸馏水洗净烧杯，一并倒入容量瓶。在容量瓶中再加入 1mol/L 醋酸溶液 50ml，摇匀，再加蒸馏水定容至 500ml，得到略显浑浊的、在 0.1mol/L 醋酸钠溶液中的酪蛋白胶体）。试管、滴管、吸量管、容量瓶等。

四、实训方法

1. 取 5 支同规格的试管，编号，按实训表 3－1 顺序精确加入各种试剂，特别注意 0.5% 酪蛋白溶液最后加入，然后逐一振荡试管，使试管混合均匀。此时 1、2、3、4、5 管的 pH 值依次为 5.9、5.3、4.7、4.1、3.5。

实训表 3-1 蛋白质的等电点测定

试管号	蒸馏水/ml	1mol/L 醋酸/ml	0.1mol/L 醋酸/ml	0.01mol/L 醋酸/ml	0.5%酪蛋白溶液/ml	浑浊度
1	8.4			0.6	1.0	
2	8.7		0.3		1.0	
3	8.0		1.0		1.0	
4			9.0		1.0	
5	7.4	1.6			1.0	

2. 将上述试管静置于试管架上 15 分钟后，仔细观察，比较各管的浑浊度，将观察的结果记录于表格内，并指出酪蛋白的等电点。

注意：本试验各种试剂的浓度及用量均要求很准确，确保缓冲液的 pH 值准确；浑浊度可用 -、+、++、+++ 等符号表示，最浑浊试管的 pH 值即为最接近酪蛋白的等电点。

五、思考题

1. 在等电点时，蛋白质溶液为什么容易发生沉淀？
2. 要想得到更精准的蛋白等电点测定值，需要怎样改进实验方案？

任务二 醋酸纤维薄膜电泳分离血清蛋白质

一、实训目的

1. 熟练掌握醋酸纤维薄膜电泳法分离蛋白质的基本原理和操作过程。
2. 学会血清蛋白质图谱的含义及临床意义。

二、实训原理

醋酸纤维薄膜电泳是以醋酸纤维薄膜做支持物的一种区带电泳技术。因血清中蛋白质的等电点（pI）基本都小于 7.0，当血清样品点样于醋酸纤维薄膜上时，在 pH8.6 的缓冲液中会解离为带负电荷的离子向正极移动。由于血清中各蛋白质组分等电点不同，且分子大小、形状不同，可因泳动速度不同而被分离。电泳后经染色和漂洗，可在醋酸纤维薄膜上清晰呈现清蛋白 A、α_1-球蛋白、α_2-球蛋白、β-球蛋白和 γ 球蛋白 5 条区带，可定性观察，也可对各条色带进行定量测定。

三、实训器材

待测血清。

巴比妥缓冲液（pH8.6，离子强度 0.06）：称取巴比妥 1.66g 和巴比妥钠 12.76g，溶于少量蒸馏水中，定容至 1000ml。置 4℃保存，备用。

染色液：称取氨基黑 10B 0.5g，溶于甲醇 50ml 中，再加冰醋酸 10ml，蒸馏水 40ml 混匀。

漂洗液：量取 95% 乙醇 45ml，冰醋酸 5ml，蒸馏水 50ml，混匀。

电泳仪、醋酸纤维素薄膜（2cm×8cm）、普通滤纸、镊子、培养皿、载玻片、盖玻片、烧杯、普通滤纸、钝头镊子。

四、实训方法

1. 电泳槽和醋酸纤维薄膜的准备 选择质匀、孔细的醋酸纤维薄膜，置于装有 pH8.6 的巴比妥缓冲液中，并使之完全浸没，至少浸泡 30 分钟。将电泳槽两槽中倒上等体积的缓冲液，电泳槽两端贴附缓冲液浸湿的滤纸（或纱布），滤纸或纱布的一头搭在横杆上，另一头浸入缓冲液中，形成滤纸桥。

2. 点样 取完全浸透后醋酸纤维薄膜一条，取出轻轻夹于滤纸中，吸去多余的溶液，将薄膜的光泽面向下贴于载玻片上，于不光泽面一端 1.5 ~2.0cm 处，用盖玻片蘸取少许血清，垂直印于膜上（实训图 3 -1）。

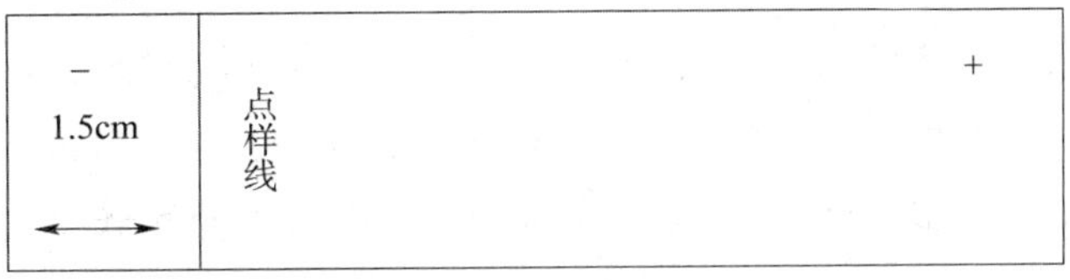

实训图 3 -1　点样位置示意图

3. 电泳 待血清渗入薄膜后，以无光泽面向下垂直平铺于电泳槽两级之上，和电泳槽两端数层浸湿的滤纸（或纱布）贴紧（不允许有气泡），使膜条绷直，中间不下垂。将点样端贴在阴极端。电泳仪加盖，平衡 2 ~3 分钟，然后通电。

电泳条件：一般电压用 110 ~140V，电流 0.4 ~0.6mA/cm，时间 45 ~60 分钟。

4. 染色 漂洗关闭电源后立即将膜取出，放入染色液中浸染 2 ~3 分钟，然后移入漂洗液中漂洗数次，至蛋白条带清晰，背景无色为止。如条件控制得当，薄膜将出现 5 条蛋白色带，从正极到负极依次为清蛋白 A、α_1 - 球蛋白、α_2 - 球蛋白、β - 球蛋白和 γ 球蛋白（实训图 3 -2）。

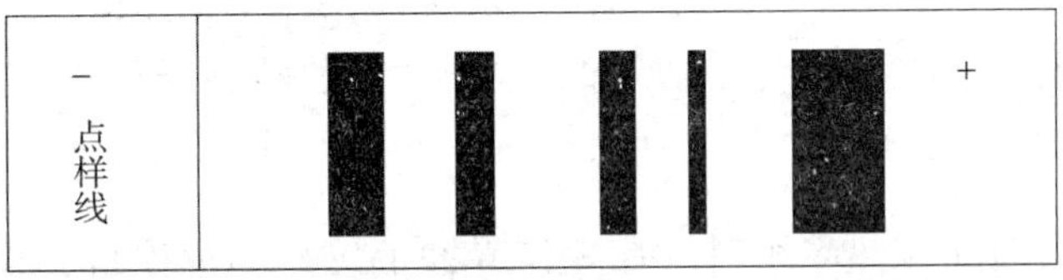

实训图 3 -2　正常人血清蛋白电泳图谱示意图

五、实训注意事项

1. 实验中所用的巴比妥缓冲液为神经毒剂，染色液与漂洗液也都有毒性，所以在做实验时一定要戴手套。
2. 电泳时，电压应严格控制在 110 ~140V，不能过高。
3. 醋酸纤维薄膜在电泳前，一定要在缓冲液中浸透，最好浸泡过夜。
4. 点样时样品一定要点在无光泽面，否则很难吸入，点样要少、轻、直。
5. 电泳开始后，不能再取放薄膜，以防触电。

六、思考题

1. 电泳后，在最前面的是何种蛋白质？各条带依次为何种成分？
2. 电泳时，点样应靠近哪一极，为什么？

任务三 蛋白质含量紫外测定法

一、实训目的

1. 熟练掌握紫外分光光度法测定蛋白质含量的原理。

2. 学会紫外分光光度计的使用方法。

二、实训原理

蛋白质中含有酪氨酸和色氨酸等芳香族氨基酸，含有共轭双键，在280nm波长紫外光处有最大吸收峰，在一定浓度范围内（0.1～1.0mg/ml），蛋白质溶液在最大吸收波长处的吸光度与其浓度成正比，服从朗伯－比耳定律，故可用紫外分光光度计通过比色来测定蛋白质的含量。

由于嘌呤、嘧啶等核酸类物质在280nm波长处也有光吸收，对蛋白质测定有一定的干扰，但核酸的最大吸收峰在260nm处，如同时测定260nm处的光吸收，通过计算可以消除其对蛋白质测定的影响。因此如溶液中存在核酸时必须同时测定280nm及260nm的吸光度，方可通过计算测得溶液中的蛋白质浓度。常用下列经验公式计算：

$$蛋白质浓度（mg/ml）=1.55A_{280}-0.75A_{260}$$

（A_{280}和A_{260}分别为蛋白质溶液在280nm和260nm处测得的吸光度值）

三、实训器材

样品溶液：蛋清精确称重后，溶于2%的NaCl溶液中，制成浓度为5g蛋清/100g溶液。

标准蛋白质溶液：3mg/ml，0.9% NaCl溶液，待测蛋白质溶液。

紫外－可见分光光度计，比色皿，吸量管，吸水纸，擦镜纸。

四、实训方法

1. 准备 启动计算机预热半小时，在工作界面上选择测量项目，设置测量波长等；用0.9% NaCl溶液作为空白对照，将空白放入测量池中校零。

2. 测量标准溶液 用吸量管分别吸取1.0、1.5、2.0、2.5、3.0ml的3.00 mg/ml标准蛋白质溶液于5只10ml比色管中，用0.9% NaCl溶液稀释至刻度，摇匀。以0.9% NaCl溶液为参比，在280nm处，测量吸光度。

3. 标准曲线的制作 按实训表3－2加入试剂，混匀，用紫外分光光度计测定A_{280}，以蛋白质浓度为横坐标，吸光度为纵坐标绘制标准曲线。

实训表3－2 标准曲线制作试剂配制

试管号	1	2	3	4	5	6	7	8
标准蛋白（1mg/ml）	0	0.5	1.0	1.5	2.0	2.5	3.0	4.0
水（ml）	4.0	3.5	3.0	2.5	2.0	1.5	1.0	0
蛋白浓度（mg/ml）	0	0.125	0.25	0.375	0.5	0.625	0.75	1.0
A_{280}								

4. 样品测定 取适量浓度的待测蛋白质溶液3ml，用0.9% NaCl溶液稀释至刻度，摇

匀，按上述方法测定280nm处的吸光度。平行测定三份。从标准曲线上查出待测蛋白质的浓度并换算。

五、实训注意事项

1. 比色测定时应采用石英比色皿。

2. 样品应在溶解透明状态下进行测定，若蛋白质不溶解会对入射光产生反射、散射等而造成实际吸光度偏高。

3. 若吸光度过高，可将样品适当稀释后再进行测定。

六、思考题

如何鉴定蛋白质和核酸样品？

任务四　影响酶促反应速度的因素

一、实训目的

1. 熟练掌握温度、pH、激活剂和抑制剂对酶活性的影响。

2. 学会影响酶促反应速度因素的操作方法。

二、实训原理

酶作为一种特殊的蛋白质，其催化活性受到多方面的影响，如底物浓度、酶浓度、温度、pH、激活剂和抑制剂等。

唾液淀粉酶可将淀粉逐步水解，形成各种不同大小分子的糊精及麦芽糖，以及少量葡萄糖，它们遇碘各呈不同的颜色。未水解的淀粉遇碘呈蓝紫色；糊精按分子从大到小的顺序，遇碘可呈蓝色、紫色、暗褐色和红色，最小的糊精和麦芽糖、葡萄糖遇碘不显色，故表现为碘液的原色。由于在不同环境中唾液淀粉酶的活性高低有不同，则淀粉被水解的程度也不同，所以，可由酶反应产物遇碘所呈现的颜色来判断酶活性的高低。

酶的催化作用受温度的影响很大。反应速度达到最大值时的温度称为酶作用的最适温度。高于或低于最适温度时，酶的活性都会发生改变。一般来说，低温会抑制酶的活性，而高温使酶失活。大多数动物酶的最适温度为37～40℃。酶的最适温度不是完全固定的，它与反应时间的长短有关，反应时间延长，最适温度降低。

酶的生物学特征之一是它对酸碱的敏感性，表现在酶的活性和稳定性易受环境pH的影响。在特定条件下，活性最高时的pH值称为酶的最适pH，在偏离最适pH的溶液中，蛋白活性会降低甚至失活，唾液淀粉酶的最适pH为6.8。

酶的活性还要受激活剂或抑制剂的影响。Cl^-为唾液淀粉酶的激活剂，Cu^{2+}为其抑制剂。激活剂使酶的活性升高，抑制剂使酶活性降低。

三、实训器材

0.2%淀粉溶液：称1g可溶性淀粉，加少量蒸馏水搅匀，再加300ml蒸馏水煮沸搅拌，充分溶解后放凉，用蒸馏水稀释至500ml，置4℃保存。

KI－I_2溶液：取KI 20g、I_2 10g溶解在100ml水中，使用前稀释10倍。

0.2mol/L Na_2HPO_4溶液：称取$NaHPO_4 \cdot 12H_2O$ 71.64g（或$Na_2HPO_4 \cdot 7H_2O$ 53.6g）加

蒸馏水至1000ml溶解。

0.1mol/L柠檬酸溶液：称取柠檬酸21.01g，加蒸馏水至1000ml溶解。

1% $CuSO_4$溶液。

1% NaCl溶液。

1% Na_2SO_4溶液。

恒温水浴箱，滴定管，试管，烧杯。

四、实训方法

1. 稀释唾液的制备 唾液制备时，先用蒸馏水漱口，以清除食物残渣，再含一口蒸馏水，做咀嚼运动0.5～1分钟后，使其流入量筒，并稀释到50ml。

2. 温度对酶活性影响

（1）取三支试管，按照实训表3－3，各加入0.2%淀粉溶液1.5ml，分别将1号试管置37℃水浴中，2号试管放入冰水中，3号试管置沸水浴，全部保温5分钟。

实训表3－3 标准曲线制作试剂配制

试剂（ml）	1	2	3
0.2%淀粉溶液	1.5	1.5	1.5
稀释唾液	1	1	1
温度	37℃	冰水	沸水

（2）将1ml稀释唾液分别加入以上各试管中，各试管混匀，置于原温度环境继续反应。每隔2分钟从试管1中取出两滴反应液至白瓷盘内，加入少量碘液，当颜色呈现浅棕黄色时，取出各管，分别加碘液1滴，观察颜色变化并记录解释结果。

3. pH对酶活性影响

（1）不同pH缓冲液的制备 按照实训表3－4，取4个试管并编号。用滴定管按表添加0.2mol/L磷酸氢二钠溶液和0.1mol/L柠檬酸溶液以制备pH＝5.0～8.0的4种缓冲液。

实训表3－4 不同pH缓冲液的制备

试剂（ml）	1	2	3	4
0.2mol/L Na_2HPO_4	5.15	6.05	7.72	9.72
0.1mol/L 柠檬酸	4.85	3.95	2.28	0.28
pH	5	5.8	6.8	8

（2）分别于上述每个试管中各取缓冲液3ml，加到4支对应编号的试管中，再按实训表3－5操作。

实训表3－5 pH对酶活性影响试剂配制

试剂（ml）	1	2	3	4
0.2%淀粉溶液	2	2	2	2
稀释唾液	2	2	2	2
pH	5	5.8	6.8	8

将各试管混匀，置于37℃恒温水浴中保温。每隔2分钟从试管3中取出两滴反应液至

白瓷盘内，加入少量碘液，当颜色呈现浅棕黄色时，取出各管，分别加碘液 1 滴，观察颜色变化并记录解释结果。

4. 激活剂和抑制剂对酶活性的影响 取 4 支试管按实训表 3-6 加入试剂。

实训表 3-6 激活剂和抑制剂对酶活性影响试剂配制

试剂（ml）	1	2	3	4
0.2% 淀粉溶液	1.5	1.5	1.5	1.5
1% $CuSO_4$ 溶液	0.5	—	—	—
1% NaCl 溶液	—	0.5	—	—
1% Na_2SO_4 溶液	—	—	0.5	—
蒸馏水	—	—	—	0.5
稀释唾液	0.5	0.5	0.5	0.5

将各试管混匀，置于 37℃ 恒温水浴中保温。每隔 2 分钟从试管 2 中取出两滴反应液至白瓷盘内，加入少量碘液，当颜色呈现浅棕黄色时，取出各管，分别加碘液 1 滴，观察颜色变化并记录解释结果。

五、实训注意事项

1. 制备混合唾液时，一定要将唾液混匀。

2. 所有反应体系中，一定要最后添加唾液。加完唾液后将体系充分混匀，混匀时间不超过 1 分钟。

六、思考题

1. 在观察激活剂和抑制剂对酶活性的影响实验中，为什么要加入 Na_2SO_4？

2. 分析本实验中，温度、pH 值、激活剂和抑制剂是如何影响酶活性的？

（龚 蕾）

项目四

病理学实训

任务一　细胞和组织的损伤和修复

一、实训目的

1. 熟练掌握变性、坏死的类型、形态学变化，认识其可能产生的后果。
2. 学会细胞、组织适应性反应的常见类型和形态特点。
3. 学会创伤愈合的基本过程及类型。

二、实训原理

通过观察标本和切片，观看多媒体及录像，了解并掌握细胞和组织的损伤与修复。

三、实训器材

1. 大标本、切片
2. 多媒体、录像

四、实训方法

1. 大标本观察

（1）肾盂积水　肾脏体积增大；切面见肾盂肾盏扩张呈囊状；肾实质受压高度萎缩（实训图4-1）。请思考此种肾萎缩发生的机制、后果和临床表现。

（2）脾梗死　脾脏表面和切面见一灰白色三角形坏死灶；坏死组织质地干燥、致密稍硬，与正常脾脏组织分界清楚，周围可见暗红色或棕黄色充血出血带（实训图4-2）。请推测此病变的结局。

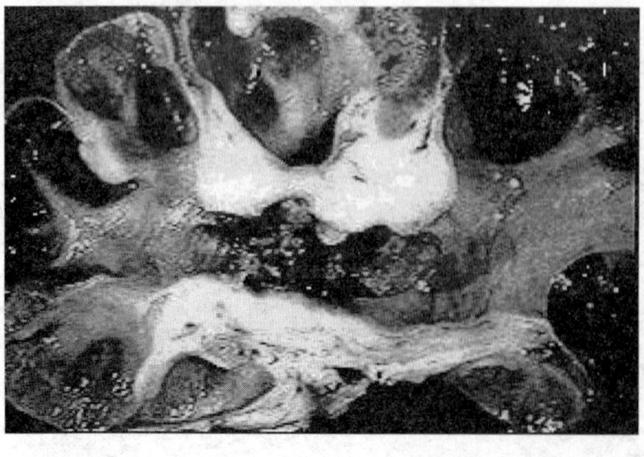

实训图4-1　肾盂积水（HE染色 ×400）

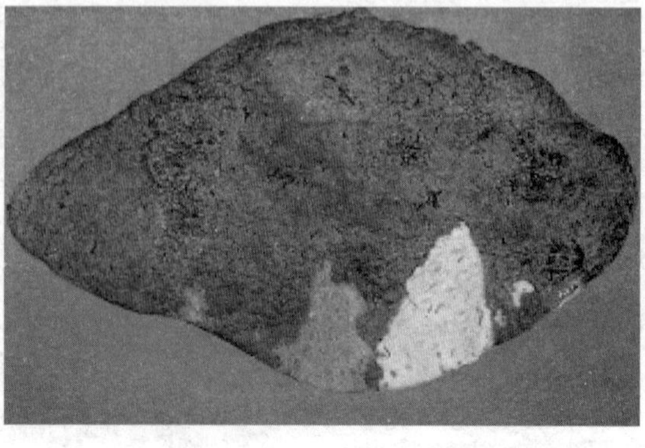

实训图4-2　脾梗死

（3）足坏疽　足趾、足背、足底均坏死，皮肤呈黑褐色，坏死区干燥、皮肤皱缩，与正常组织分界清楚，为干性坏疽（实训图4-3）。湿性坏疽有何特点？

2. 切片观察

（1）肝水变性（实训图4－4）

1）低倍镜：肝索增宽、排列紊乱，肝窦变窄或消失，肝细胞水肿、胞质疏松化，有些肝细胞体积变圆、胞质几乎透亮，即为肝细胞气球样变。

2）高倍镜：肝细胞体积增大、变空，胞质疏松化，气球样变的肝细胞更大、更圆、更空。

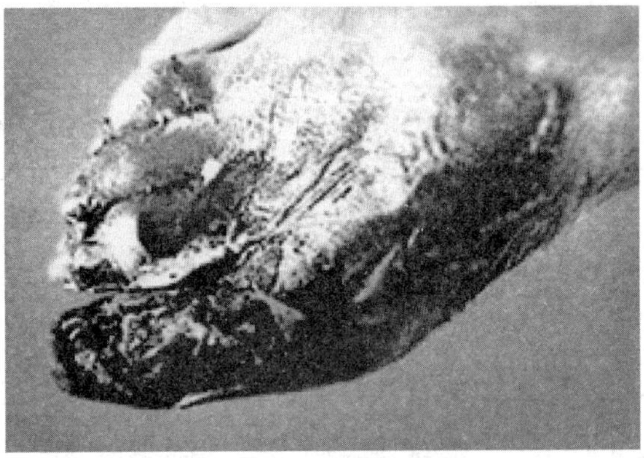

实训图4－3　足坏疽

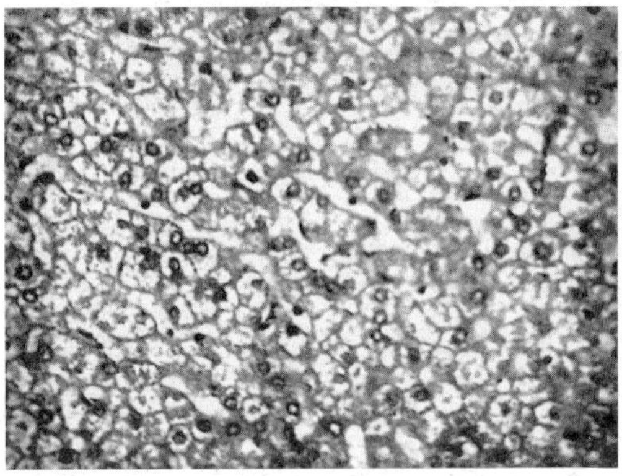

实训图4－4　肝水变性（HE染色　×400）

（2）肝脂肪变性（实训图4－5）

1）低倍镜：认识本切片为肝脏。大部分肝细胞内有大小不等的圆形空泡，这是肝脂肪变性的特点。肝脂肪变性明显处肝索增粗变宽，排列紊乱，肝窦狭窄，甚至消失。

2）高倍镜：见肝脂肪变性为圆形边界清楚的空泡，位于胞质内，细胞核可被挤压至细胞的边缘。请思考肝脂肪变性发生的机制及临床表现。

（3）脾小动脉透明变性（实训图4－6）

1）低倍镜：识别脾脏正常组织结构，注意观察脾中央动脉，其管壁增厚、管腔变小，甚至闭塞。

2）高倍镜：中央动脉管壁增厚，变成红染、均匀一致、具有折光性的蛋白物质。管腔狭窄甚至闭塞。请思考血管壁玻璃样病变的机制。

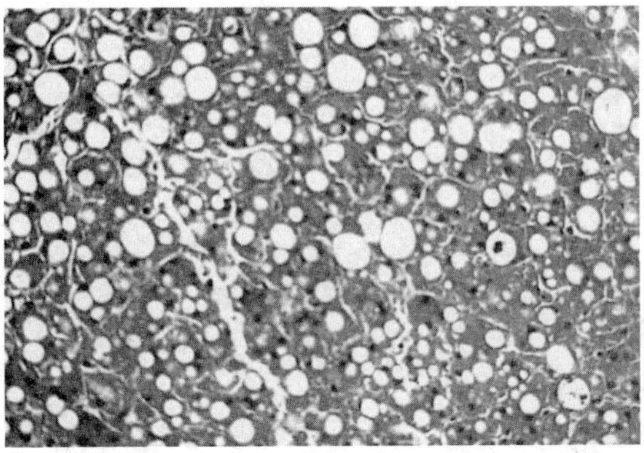

实训图4－5　肝脂肪变性（HE染色　×400）

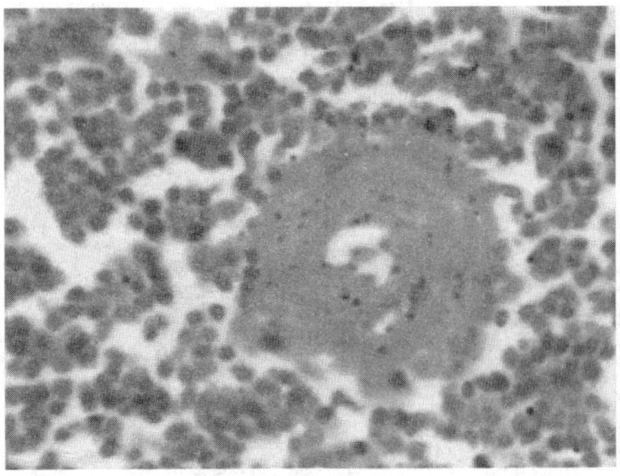

训图4－6　脾小动脉透明变性（HE染色　×400）

（4）干酪样坏死（实训图4－7）

1）低倍镜：切片中大部分组织结构已破坏消失，中央为大片红染无结构的颗粒状物

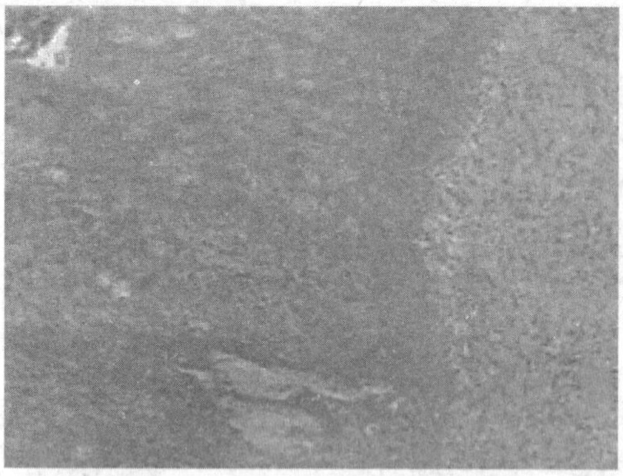

实训图 4－7 干酪样坏死（HE 染色 ×100）

质，外周可见残存的淋巴结结构。

2）高倍镜：坏死组织中细胞轮廓和组织结构彻底破坏，大部分细胞核溶解消失，仅个别区域尚有散在粉尘样的核碎片及浓染变小的核浓缩。

（5）肉芽组织（实训图 4－8）

1）肉眼：切片两端表面深红色线条状的部分为复层鳞状上皮，中央为溃疡及肉芽组织。

2）低倍镜：①溃疡表面有一层纤维素及中性粒细胞等构成的炎性渗出物。②渗出物的下方是炎性肉芽组织，有大量的新生毛细血管和成纤维细胞，毛细血管彼此相互平行，与创面垂直。③肉芽组织下面为纤维结缔组织。

高倍镜：①新生毛细血管内皮细胞肥大向腔内凸出，有些已形成管腔，有些未形成管腔。②成纤维细胞分布在毛细血管之间，胞体大，胞浆丰富、淡红色，呈卵圆形、梭形或分枝状，胞核椭圆或梭形。③肉芽组织中有数目不等的炎症细胞，嗜中性粒细胞、淋巴细胞、浆细胞等。④瘢痕组织，由大量排列致密的胶原纤维构成，并出现透明变性。

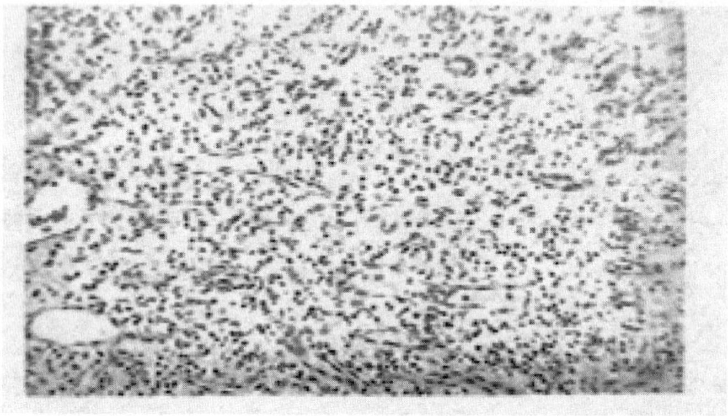

实训图 4－8 肉芽组织（HE 染色 ×100）

五、思考题

1. 试述细胞水变性发生的原因和机制。
2. 坏死有哪些类型？各有什么特点？
3. 简述细胞损伤的机制？

任务二 局部血液循环障碍

一、实训目的

1. 熟练掌握肝、肺淤血的病变特点，了解其发生的机制。
2. 熟练掌握混合血栓的形态特点，熟悉血栓的类型及可能引起的后果。
3. 熟练掌握梗死的类型及形态特点，了解其原因和后果。
4. 学会栓塞的类型和对机体的影响，了解体循环静脉栓子运行的途径。

二、实训原理

通过观察标本和切片，观看多媒体及录像，了解并掌握局部血液循环障碍。

三、实训器材

1. 大标本、切片
2. 动物实验：家兔空气栓塞
3. 多媒体

四、实训方法

1. 大标本观察

（1）槟榔肝　肝脏体积增大，被膜紧张，暗红色；切面可见红黄相间的网络状图纹，似中药槟榔（实训图4-9）。

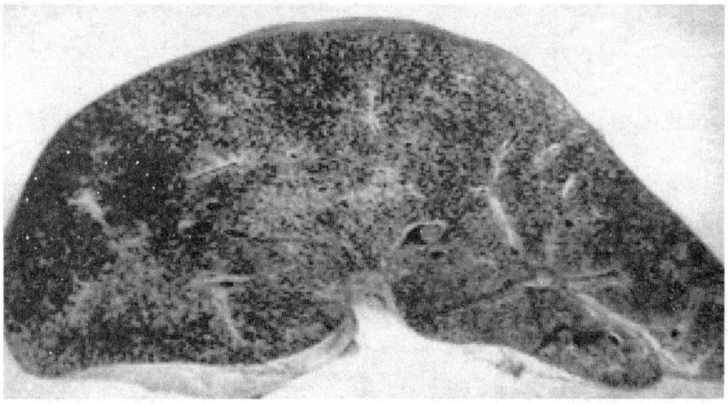

实训图4-9　槟榔肝

（2）心肌梗死　左心室前壁可见灰白、灰黄色病灶，质较硬、干燥、无光泽；梗死灶不规则，呈地图状（实训图4-10）。

（3）小肠出血性梗死　已剖开的小肠一段，灰白、壁较薄，黏膜皱襞清晰的为正常肠段；梗死的肠段呈黑褐色，无光泽，肠壁肿胀增厚，黏膜皱襞增粗或消失；梗死段与正常肠壁分界较清楚（实训图4-11）。

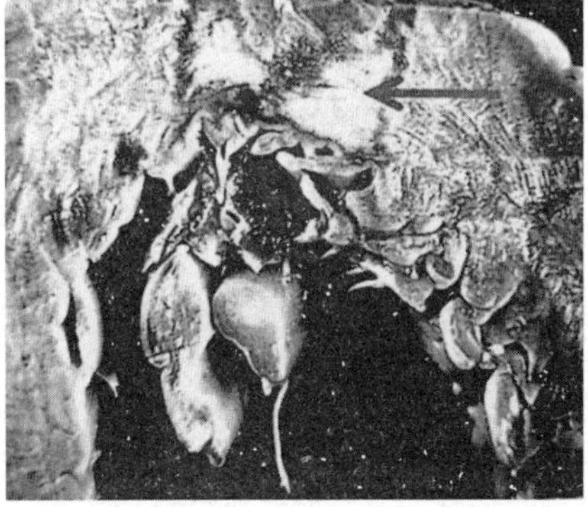

实训图4-10　心肌梗死

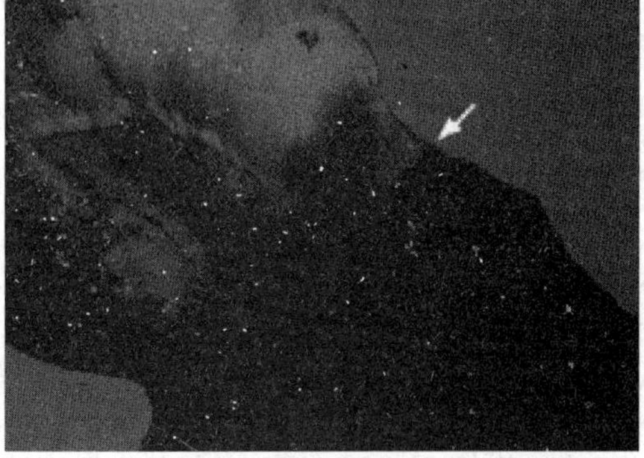

实训图4-11　小肠出血性梗死

2. 切片观察

（1）肺褐色硬化　肺泡壁增厚，肺泡壁毛细血管扩张充血；部分肺泡腔内含心衰细胞或含铁血黄素（褐色），部分肺泡内有淡红色水肿液；部分肺泡壁内可见红染的胶原纤维束（硬化）（实训图 4－12）。

（2）槟榔肝　肝小叶中央静脉及其周围肝窦高度扩张、淤血，此区部分肝细胞萎缩消失；淤血周边区肝细胞脂肪变性；严重时相邻肝小叶的淤血区相互连接（实训图 4－13）。

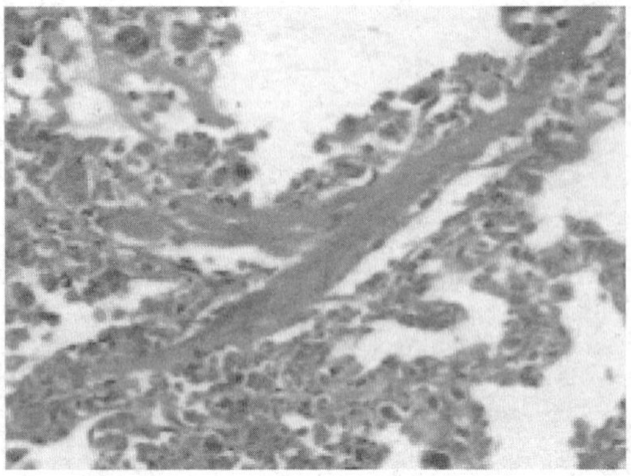

实训图 4－12　肺褐色硬化（HE 染色　×100）

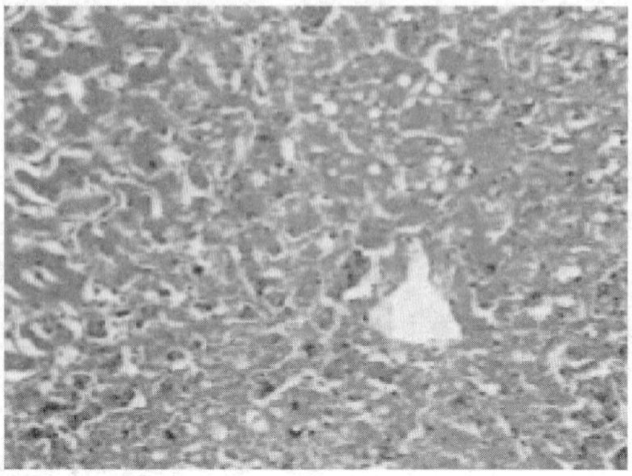

实训图 4－13　槟榔肝（HE 染色　×100）

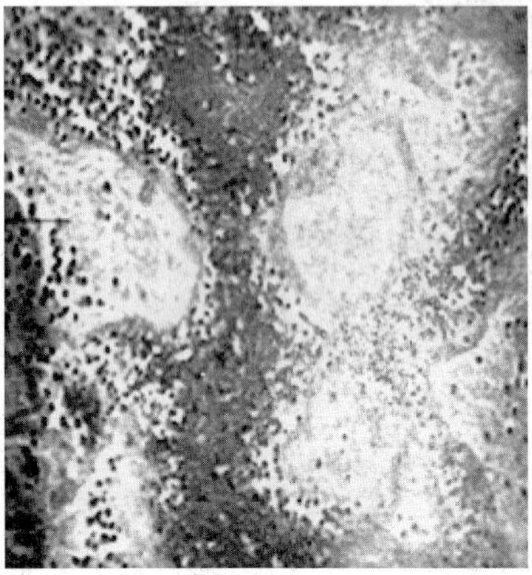

实训图 4－14　混合血栓（HE 染色 ×100）

（3）混合血栓　血栓中可见许多淡红色、粗细不等的珊瑚状血小板梁，边缘附有一些中性粒细胞，血小板梁之间为丝网状、浅红色的纤维蛋白及较多的红细胞（实训图 4－14）。

3. 家兔空气栓塞实验　向家兔耳缘静脉内迅速注入 10～20ml 空气；观察注气前后家兔的呼吸、唇色、瞳孔、四肢肌张力、精神状态等指标；待家兔呼吸停止后立即开胸，见心脏仍在搏动，通过扩张的右心耳壁，可见右心耳内有空气泡，切开右心房及右心室可见许多血气泡沫流出。

分析：（1）右心房内血气泡沫是如何形成的？（2）空气栓子的运行途径？栓塞部位？（3）解释家兔临死前的表现及死因。

五、思考题

1. 慢性肝淤血时，肝切面为什么会出现槟榔样花纹？
2. 动脉瘤内形成的血栓属哪类血栓？它可能会有哪些结局？

任务三　炎症

一、实训目的

1. 熟练掌握炎症的基本病理变化；各种炎症细胞的类型和病变特点。
2. 学会各种非化脓性炎症的病变特点。
3. 学会各种炎症细胞的功能与意义。

二、实训原理

通过观察标本和切片，观看多媒体及录像，了解并掌握炎症的病理变化、类型和特点。

三、实训器材

1. 大标本、切片
2. 录像、幻灯片

四、实训方法

1. 大标本观察

（1）化脓性脑膜炎　大脑半球标本，蛛网膜下腔有灰白色脓液积聚，覆盖于脑表面，使脑回和脑沟结构模糊，脑血管明显扩张充血（实训图4－15）。

（2）脑脓肿　大脑半球矢状切面，一侧见一脓腔，腔内脓液已流失，仅留少许脓液黏附，周围有纤维组织包绕，边界清楚，邻近的侧脑室已被挤压变形。

（3）气管白喉　标本为喉及气管。气管腔内有灰白色的假膜覆盖，部分假膜已脱离气管壁（实训图4－16）。

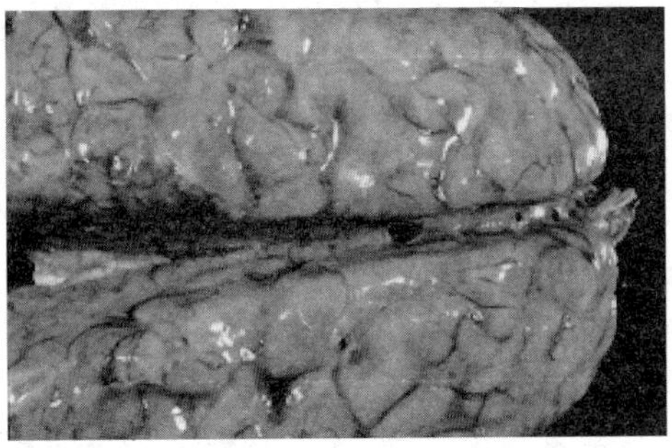

实训图4－15　化脓性脑膜炎

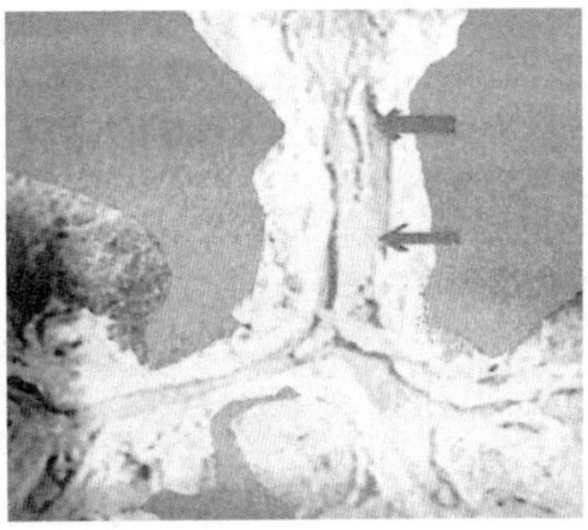

实训图4－16　气管白喉

2. 切片观察

（1）急性蜂窝织炎性阑尾炎　阑尾黏膜上皮部分坏死脱落，形成缺损。阑尾各层组织中血管充血、间质水肿，有大量中性粒细胞弥漫性浸润。阑尾腔内有变性、坏死的中性粒细胞（脓细胞）、浆液渗出和红细胞漏出。阑尾浆膜及系膜明显充血，并附有纤维素及中性粒细胞为主的炎性渗出物。

（2）化脓性脑膜炎　分清蛛网膜、蛛网膜下腔和软脑膜三层结构。见蛛网膜下腔增宽，有大量脓性渗出物积聚。渗出物为脓性，主要为中性粒细胞及脓细胞。血管扩张、充血。脑实质变化不明显。

分析患者可能有哪些临床表现。

（3）肺脓肿　肺组织中可见多发性散在小脓肿。脓肿区肺组织坏死、液化，并有大量变性和坏死的中性粒细胞（脓细胞）（实训图4－17）。有些脓肿中央可见染色呈深紫色的细菌菌落。脓肿之间的肺组织可见间质及肺泡壁毛细血管扩张充血和浆液渗出。

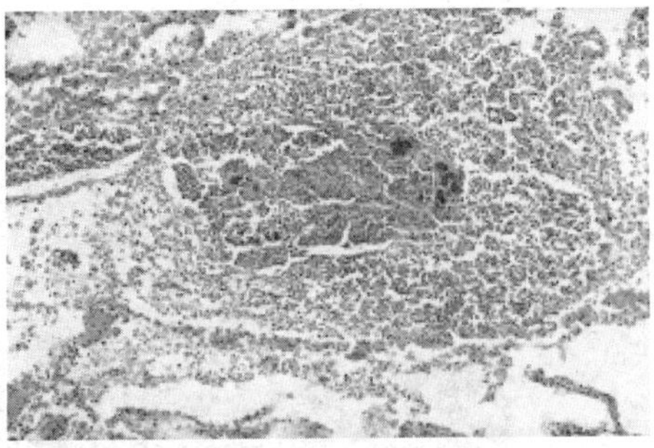

实训图4－17　肺脓肿（HE染色×100）

（4）异物肉芽肿　主要由多核巨细胞、单核－巨噬细胞构成，略呈结节状。多核异物巨细胞体积巨大，多个细胞核散在于细胞浆内，部分细胞浆内吞噬有类脂质形成的空隙。可见嗜碱性无结构的线头异物。周围纤维组织显著增生、玻璃样病变。

五、思考题

1. 炎症的基本病变有哪些？举例说明它们之间的相互关系。
2. 炎性渗出物中含有哪些成分？各有什么意义？

任务四 肿瘤

一、实训目的

1. 熟练掌握良、恶性肿瘤的区别。
2. 学会辨别肿瘤的临床表现。
3. 学会辨别肿瘤的特征。

二、实训原理

通过观察标本和切片，观看多媒体及录像，了解并掌握良、恶性肿瘤的区别以及肿瘤的临床表现。

三、实训器材

1. 大标本、切片
2. 录像、幻灯片

四、实训方法

1. 良、恶性肿瘤的鉴别

（1）良性肿瘤　有完整包膜，境界清楚，易推动，切面无出血、坏死、感染等继发改变（实训图 4－18）。

（2）恶性肿瘤　无包膜，境界不清，固定、不易推动，切面常有出血、坏死、感染等继发改变（实训图 4－19）。

2. 镜下检测

（1）良性肿瘤：主要是组织结构的异型性（实训图 4－20）。

（2）恶性肿瘤：组织结构和细胞的异型性都很大（实训图 4－21）。

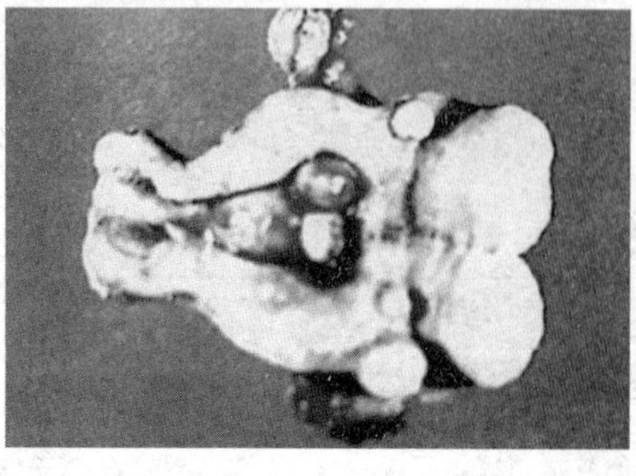

实训图 4－18　（子宫）平滑肌瘤

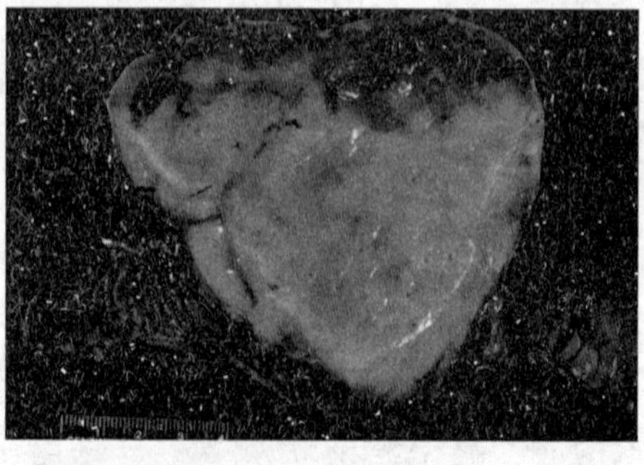

实训图 4－19　（肠）平滑肌肉瘤

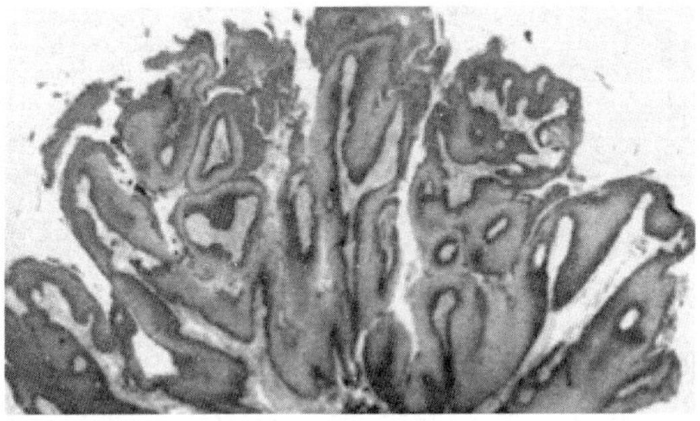

实训图 4－20　皮肤乳头瘤（HE 染色 ×400）

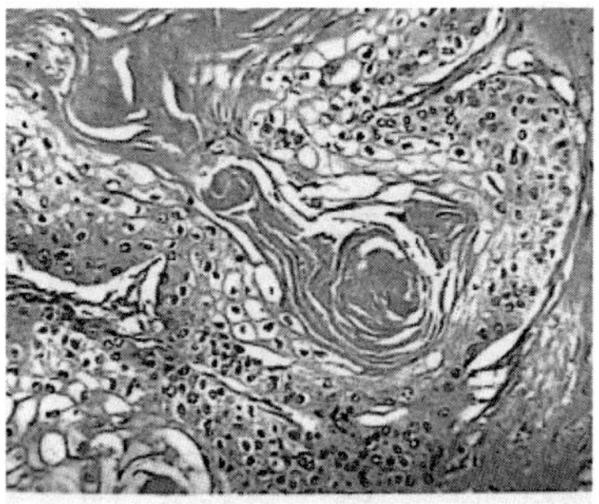

实训图 4－21　高分化鳞状细胞癌（HE 染色 ×400）

3. 癌与肉瘤的鉴别

（1）癌　癌细胞呈巢状排列，实质与间质分界清楚，网状纤维分布在癌巢之间(实训图 4－22)。

（2）肉瘤　肿瘤细胞不形成巢状结构，弥漫分布于间质中，实质与间质分界不清，网状纤维分布在肿瘤细胞之间（实训图 4－23）。

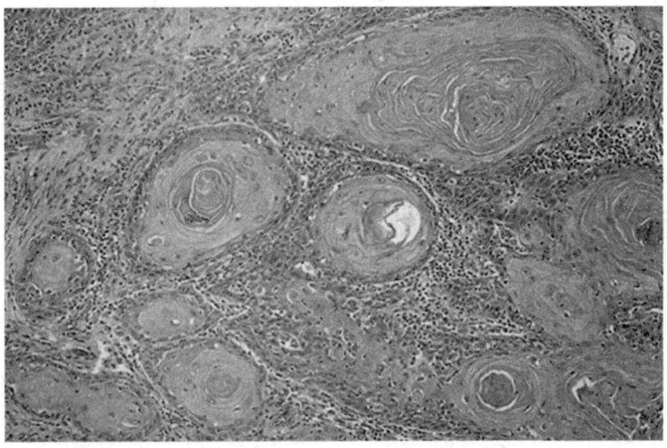

实训图 4－22　癌（HE 染色 ×400）

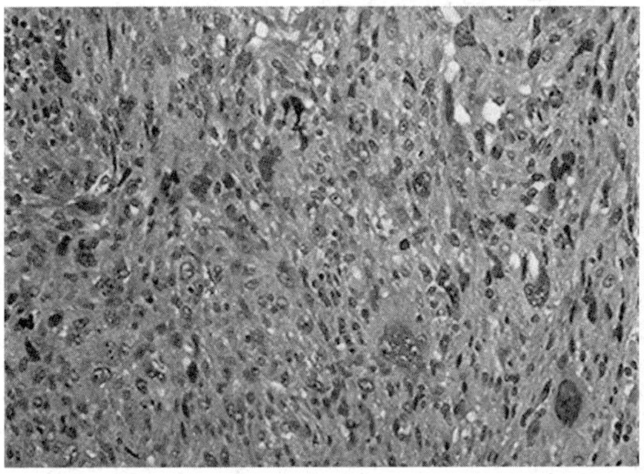

实训图 4－23　肉瘤（HE 染色 ×400）

五、思考题

1. 良、恶性肿瘤各自有何特征？如何鉴别？
2. 癌与肉瘤各自有何特征？如何鉴别？

目标检测参考答案

第一篇　人体解剖生理学

第一章

一、单项选择题

1. E　2. C　3. E　4. E　5. B　6. D　7. B　8. A　9. B　10. B

二、多项选择题

1. ABE　2. ABDE　3. ACD　4. ABCD　5. ABCD

第二章

一、单项选择题

1. B　2. B　3. E　4. D　5. A 6. D7. C　8. A　9. A　10. C

二、多项选择题

1. ABDE　2. ABCE　3. ACD　4. ABE　5. BDE

第三章

一、单项选择题

1. D　2. C　3. A　4. C　5. D　6. A　7. D　8. D　9. C　10. D

二、多项选择题

1. ABCDE　2. BC　3. AB　4. BCD　5. AE

第四章

一、单项选择题

1. C　2. B　3. C　4. A　5. A　6. D　7. E　8. C　9. E　10. A

二、多项选择题

1. ABC　2. BCD　3. BC　4. CD　5. BCD

第五章

一、单项选择题

1. B　2. C　3. A　4. B　5. D　6. A　7. B　8. D　9. E　10. A

11. D　12. A　13. B　14. B　15. E　16. B

二、多项选择题

1. ABCD　2. BCE　3. ABCDE　4. ADE　5. CDE

第六章

一、单项选择题

1. A　2. A　3. E　4. C　5. B　6. C　7. A　8. E　9. E　10. D

二、多项选择题

1. ABCD　2. BDE　3. BCDE　4. ACE　5. ACD

6. BCD　　7. ABC

第七章

一、单项选择题

1. B　2. E　3. C　4. B　5. B

二、多项选择题

1. ACD　2. ACE　3. ACD　4. CDE　5. ABCE
6. BC　7. ABCDE　8. DE

第八章

一、单项选择题

1. A　2. B　3. D　4. A　5. B　6. C　7. A　8. A

二、多项选择题

1. AC　2. BCE　3. CDE　4. CDE　5. ABCD
6. ABCD　7. ABCDE　8. CE

第九章

一、单项选择题

1. E　2. A　3. E　4. A　5. E　6. E　7. C　8. A　9. D　10. C

二、多项选择题

1. ABCDE　2. BD　3. ACD　4. ACDE　5. ABCDE

第二篇　微生物与免疫学

第十章

一、单项选择题

1. C　2. B　3. A　4. C　5. B　6. E　7. C　8. A　9. C　10. E

二、多项选择题

1. ACE　2. ABE　3. ABCDE　4. ACDE　5. ABCDE

第十一章

一、单项选择题

1. A　2. C　3. A　4. A　5. B　6. A　7. C　8. A　9. A　10. A

二、多项选择题

1. ABCDE　2. BD　3. ACE　4. ACE　5. CDE
6. ABCE　7. ABC

三、判断题

1. F　2. F　3. T　4. F　5. F　6. F　7. F　8. F　9. T　10. T
11. F　12. T　13. F　14. T　15. T　16. F　17. T　18. T　19. F　20. T

第十二章

一、单项选择题

1. C　2. E　3. C　4. D　5. B　6. C　7. C　8. B　9. A　10. B

二、多项选择题

1. ABCDE　2. ABC　3. ABE　4. ABCDE　5. ACDE

第十三章

一、单项选择题

1. B　2. E　3. B　4. A　5. B　6. E　7. E　8. C　9. C　10. C

二、多项选择题

1. BCDE　2. ACE　3. CDE　4. ABCDE　5. BC

第十四章

一、单项选择题

1. A　2. A　3. B　4. D　5. B　6. A　7. E　8. D　9. E　10. B

二、多项选择题

1. ABCDE　2. ACDE　3. ABCD　4. AE　5. ABCDE

第十五章

一、单项选择题

1. A　2. C　3. E　4. D　5. D　6. E　7. B　8. C　9. B　10. E

二、多项选择题

1. BCD　2. AB　3. ABC　4. ABCDE　5. ABC

第十六章

一、单项选择题

1. B　2. D　3. B　4. C5. C

二、多项选择题

1. ABCD　2. ACE

第十七章

一、单项选择题

1. C　2. E　3. C　4. B　5. A　6. D　7. B　8. D　9. D　10. A

二、多项选择题

1. AE　2. ABCDE　3. ABC　4. ABCE　5. ABE

第十八章

一、单项选择题

1. A　2. D　3. C　4. D　5. D　6. B　7. B　8. C　9. A　10. D

二、多项选择题

1. ABCE　2. ACDE　3. ACE　4. ABD　5. ABCD

第十九章

一、单项选择题

1. B　2. E　3. C　4. B　5. A　6. C　7. C　8. B　9. B　10. D
11. B　12. C

二、多项选择题

1. BCDE　2. ABCDE　3. ACD　4. ACD　5. ABCDE
6. ABC　7. BCDE

第二十章

一、单项选择题

1. D　2. B　3. D　4. D　5. A

二、多项选择题

1. BCD　2. CDE　3. ABD

第三篇　生物化学

第二十一章

一、单项选择题

1. B　2. B　3. B　4. D　5. B　6. B　7. C　8. E　9. B　10. A
11. C　12. B　13. B　14. C　15. A　16. D　17. B　18. C　19.　D 20. D

二、多项选择题

1. BCD　2. ACD　3. ABCDE　4. ABCDE　5. ABCD
6. CD　7. ABCD　8. BD　9. BCD　10. ABCDE

第二十二章

一、单项选择题

1. C　2. C　3. D 4. C5. B　6. A　7. E　8. D　9. B　10. E
11. D　12. A　13. D　14. B　15. B　16. A　17. A　18. A　19. D

二、多项选择题

1. ACE　2. ABDE　3. ABC　4. ABCE　5. ABCDE

第二十三章

一、单项选择题

1. A　2. B　3. D 4. C5. A　6. B　7. C　8. D　9. C　10. C

二、多项选择题

1. BCD　2. ABCDE　3. ABC　4. ABCD　5. ACDE

第二十四章

一、单项选择题

1. D　2. A　3. B　4. A　5. D　6. C　7. B　8. C　9. B　10. B

二、多项选择题

1. AC　2. CD　3. ABC　4. ABD　5. ACE

第二十五章

一、单项选择题

1. B　2. C　3. D　4. B　5. A　6. B　7. A　8. B　9. E　10. D

二、多项选择题

1. ABC　2. ACDE　3. ABCE　4. ABCD　5. ABCD

第四篇　病理学

第二十六章

一、单项选择题

1. C　2. A　3. C　4. B　5. D　6. A　7. C　8. D　9. C　10. E

二、多项选择题

1. AC　2. ABC　3. ABC　4. ABCD　5. ABC

第二十七章

一、单项选择题

1. E　2. C　3. B　4. E　5. B　6. C　7. E　8. E　9. E　10. E

二、多项选择题

1. BCDE　2. ACDE　3. ABCD　4. ABCDE　5. ACDE

第二十八章

一、单项选择题

1. B　2. D　3. B　4. E　5. B　6. D　7. D　8. E　9. C　10. D

二、多项选择题

1. ABCDE　2. ABCDE　3. ACE　4. ABCDE　5. BCD

第二十九章

一、单项选择题

1. B　2. D　3. C　4. C　5. B　6. C　7. A　8. D　9. C　10. E

二、多项选择题

1. ABCDE　2. ACE　3. BD　4. ABE　5. ACE

教学大纲

（供药学类、食品药品类专业使用）

一、课程性质和任务

《医学基础》是高职高专院校药学类、食品药品类专业的一门重要的基础课程。本课程的主要内容包括人体解剖生理学、微生物与免疫学、生物化学和病理学的基本理论和基本操作技能，使学生对基础医学的知识结构体系有一个比较全面的认识。本课程的主要任务是使学生掌握医学基础的基本理论知识和基本技能，提高学生分析解决问题的能力和可持续发展的能力，为学习专业课程奠定良好的基础。

二、课程目标

1. 掌握与专业相关的医学基础课程的基本理论和基本知识。
2. 学会并掌握医学基础实训的一般知识和基本操作技能。
3. 初步运用医学基础的方法提升搜集和处理信息的能力、获取新知识的能力、分析和解决实际问题的能力。
4. 形成无菌操作的良好习惯，树立生物安全意识和环境保护意识。
5. 培养学生科学、严谨、踏实、协作的工作作风，具备良好的职业道德和行为规范。
6. 具有不断进取和创新意识。

三、教学时间分配

教学内容	理论学时	实训学时	总学时
第一章　人体的基本结构与功能	3		3
第二章　运动系统	2		2
第三章　呼吸系统	3		3
第四章　消化系统	3		3
第五章　脉管系统	8		8
第六章　泌尿生殖系统	4		4
第七章　感觉器官	3		3
第八章　神经系统	4		4
第九章　内分泌系统	2		2
第十章　微生物概述	2		2
第十一章　细菌	6		6
第十二章　病毒	4		4
第十三章　真菌	2		2
第十四章　其他微生物	4		4
第十五章　消毒与灭菌	2		2

续表

教 学 内 容	理论学时	实训学时	总 学 时
第十六章　免疫学概述	1		1
第十七章　抗原	2		2
第十八章　免疫系统	2		2
第十九章　免疫应答与超敏反应	2		2
第二十章　免疫学的应用	1		1
第二十一章　蛋白质与生命	6		6
第二十二章　核酸与蛋白质的合成	6		6
第二十三章　酶与维生素	4		4
第二十四章　糖代谢与生物氧化	4		4
第二十五章　脂类代谢	4		4
第二十六章　细胞、组织损伤与修复	2		2
第二十七章　局部血液循环障碍	4		4
第二十八章　炎症	2		2
第二十九章　肿瘤	2		2
项目一　人体解剖生理学实训		8	8
项目二　微生物与免疫学实训		8	8
项目三　生物化学实训		8	8
项目四　病理学实训		8	8
总计	94	32	126

四、教学内容与要求

单元	教 学 内 容	教学要求	教学活动建议	参考学时	
				理论	实践
第一章　人体的基本结构与功能	第一节　组成人体的基本结构 一、细胞的结构与功能 二、基本组织 第二节　生命活动的基本特征 一、新陈代谢 二、兴奋性 三、生殖 四、适应性 第三节　人体的功能调节 一、人体与环境 二、人体功能的调节方式 三、人体功能调节的自动控制	 掌握 熟悉 熟悉 掌握 了解 了解 熟悉 掌握 熟悉	讲授、讨论、多媒体演示	3	

续表

单元	教学内容	教学要求	教学活动建议	参考学时	
				理论	实践
第二章　运动系统	第一节　骨的概述		讲授、讨论、多媒体演示	2	
	一、骨的形态和分类	熟悉			
	二、骨的构造	熟悉			
	三、骨的化学成分和物理特性	了解			
	四、人体各部分骨概述	了解			
	第二节　骨连接				
	一、骨连接的分类	熟悉			
	二. 躯干骨的连接	熟悉			
	三、颅骨的连接	了解			
	四、四肢骨的连接	熟悉			
	第三节　骨骼肌				
	一、概述	了解			
	二、头颈肌	了解			
	三、躯干肌	了解			
	四、四肢肌	了解			
第三章　呼吸系统	第一节　呼吸系统的组成		讲授、讨论、多媒体演示	3	
	一、呼吸道	掌握			
	二、肺	掌握			
	三、胸膜和纵隔	了解			
	第二节　呼吸系统的功能				
	一、肺通气	掌握			
	二、气体交换	了解			
	三、气体在血液中的运输	熟悉			
第四章　消化系统	第一节　消化系统的组成		讲授、讨论、多媒体演示	3	
	一、消化管	掌握			
	二、消化腺	熟悉			
	第二节　消化系统的功能				
	一、消化	掌握			
	二、吸收	熟悉			

续表

单元	教学内容	教学要求	教学活动建议	参考学时	
				理论	实践
第五章　脉管系统	第一节　血液的组成与特性		讲授、讨论、多媒体演示	8	
	一、血液的组成	掌握			
	二、血液的理化特性	熟悉			
	三、血细胞	掌握			
	第二节　血液凝固和纤维蛋白溶解				
	一、血液凝固	熟悉			
	二、纤维蛋白溶解	了解			
	第三节　血型和输血				
	一、血型	掌握			
	二、输血	掌握			
	第四节　心血管系统的组成				
	一、心	掌握			
	二、血管	掌握			
	第五节　心血管系统的功能				
	一、心脏生理	掌握			
	二、血管生理	掌握			
	第六节　淋巴系统				
	一、淋巴管道	熟悉			
	二、淋巴组织	了解			
	三、淋巴器官	了解			
	四、淋巴循环	了解			
第六章　泌尿生殖系统	第一节　泌尿系统的组成		讲授、讨论、多媒体演示	4	
	一、肾	掌握			
	二、输尿管、膀胱及尿道	熟悉			
	第二节　泌尿系统的功能				
	一、尿的生成	掌握			
	二、尿的浓缩与稀释	了解			
	三、尿液及其排放	熟悉			
	第三节　男性生殖系统的组成和功能				
	一、男性内生殖器	了解			
	二、男性外生殖器	了解			
	三、睾丸的生理功能	了解			
	第四节　女性生殖系统的组成和功能				
	一、女性内生殖器	了解			
	二、女性外生殖器	了解			
	三、卵巢的生理功能	熟悉			
	四、月经周期	熟悉			

续表

单元	教学内容	教学要求	教学活动建议	参考学时	
				理论	实践
第七章　感觉器官	第一节　感觉器官的组成		讲授、讨论、多媒体演示	3	
	一、视器	掌握			
	二、前庭蜗器	熟悉			
	三、皮肤	了解			
	第二节　感觉器官的功能				
	一、感受器的一般生理特征	熟悉			
	二、眼的视觉功能	掌握			
	三、耳的生理功能	熟悉			
	四、皮肤的生理功能	了解			
第八章　神经系统	第一节　神经系统的组成		讲授、讨论、多媒体演示	4	
	一、概述	熟悉			
	二、中枢神经系统	掌握			
	三、周围神经系统	熟悉			
	四、脑和脊髓的被膜、脑室系统及血－脑屏障	了解			
	第二节　神经系统的功能				
	一、神经元间的信息传递	掌握			
	二、神经系统的感觉功能	熟悉			
	三、神经系统对躯体运动的调节	熟悉			
	四、神经系统对内脏活动的调节	熟悉			
第九章　内分泌系统	第一节　概述		讲授、讨论、多媒体演示	2	
	一、内分泌系统	熟悉			
	二、激素	掌握			
	第二节　人体的内分泌腺				
	一、甲状腺	熟悉			
	二、甲状旁腺	熟悉			
	三、肾上腺	熟悉			
	四、垂体	熟悉			
	五、胰岛	熟悉			

续表

单元	教学内容	教学要求	教学活动建议	参考学时	
				理论	实践
第十章　微生物概述	第一节　微生物		讲授、讨论、多媒体演示	2	
	一、微生物的概念	掌握			
	二、微生物的特点	掌握			
	三、微生物的种类	掌握			
	四、微生物的命名	了解			
	五、微生物与人类的关系	熟悉			
	第二节　微生物学				
	一、微生物学	熟悉			
	二、微生物学发展简史	熟悉			
第十一章　细菌	第一节　认识细菌		讲授、讨论、多媒体演示	6	
	一、细菌的大小与基本形态	掌握			
	二、细菌的结构	掌握			
	第二节　细菌的生活				
	一、细菌的分布	了解			
	二、细菌生长繁殖的条件	掌握			
	三、细菌繁殖的方式与速度	掌握			
	四、细菌的人工培养	掌握			
	五、细菌的代谢产物	熟悉			
	六、细菌的遗传变异	熟悉			
	第三节　细菌与人类的疾病				
	一、细菌的致病性	掌握			
	二、常见的致病性细菌	了解			
第十二章　病毒	第一节　认识病毒		讲授、讨论、多媒体演示	4	
	一、病毒的大小与形态	掌握			
	二、病毒的化学结构与化学组成	掌握			
	第二节　病毒的生活				
	一、病毒的增殖	掌握			
	二、干扰现象与干扰素	熟悉			
	第三节　病毒与人类的疾病				
	一、病毒的致病性	掌握			
	二、常见的致病性病毒	了解			
第十三章　真菌	第一节　真菌的形态	熟悉	讲授、讨论、多媒体演示	2	
	第二节　真菌的生活				
	一、培养特性	掌握			
	二、抵抗力	熟悉			
	第三节　真菌与人类的疾病				
	一、浅部真菌感染	熟悉			
	二、深部真菌感染	熟悉			
	三、真菌毒素中毒	了解			

续表

单元	教学内容	教学要求	教学活动建议	参考学时	
				理论	实践
第十四章　其他微生物	第一节　放线菌 一、生物学性状 二、放线菌的繁殖 三、放线菌与人类的关系 第二节　支原体 一、生物学性状 二、致病性与免疫性 三、防治原则 第三节　衣原体 一、生物学特性 二、致病性与免疫性 三、防治原则 第四节　立克次体 一、生物学特性 二、致病性与免疫性 三、防治原则 第五节　螺旋体 一、钩端螺旋体 二、梅毒螺旋体 三、其他螺旋体	 熟悉 掌握 熟悉 熟悉 了解 了解 熟悉 了解 了解 熟悉 熟悉 了解 熟悉 掌握 了解	讲授、讨论、多媒体演示	4	
第十五章　消毒与灭菌	第一节　消毒与灭菌的概念 第二节　消毒与灭菌的方法 一、化学消毒灭菌法 二、物理消毒灭菌法	掌握 熟悉 熟悉	讲授、讨论、多媒体演示	2	
第十六章　免疫学概述	第一节　免疫的概念 第二节　免疫的功能 一、免疫防御 二、免疫自稳 三、免疫监视 第三节　免疫学发展史	掌握 掌握 掌握 掌握 了解	讲授、讨论、多媒体演示	1	
第十七章　抗原	第一节　抗原的概念与性质 一、抗原的概念 二、抗原的基本特性 三、抗原特异性 第二节　抗原的理化与结构性质 一、抗原的异物性 二、抗原的理化性质 第三节　医学相关抗原 一、抗原分类 二、医学上重要的抗原	掌握 熟悉 掌握 熟悉 熟悉 了解	讲授、讨论、多媒体演示	2	

续表

单元	教学内容	教学要求	教学活动建议	参考学时	
				理论	实践
第十八章　免疫系统	第一节　免疫器官 一、中枢免疫器官 二、外周免疫器官 第二节　免疫细胞 一、淋巴细胞 二、抗原递呈细胞 第三节　免疫分子 一、免疫球蛋白 二、补体 三、细胞因子	 掌握 熟悉 熟悉 熟悉 掌握 熟悉 了解	讲授、讨论、多媒体演示	2	
第十九章　免疫应答与超敏反应	第一节　免疫应答 一、固有免疫应答 二、适应性免疫应答 第二节　超敏反应 一、Ⅰ型超敏反应 二、Ⅱ型超敏反应 三、Ⅲ型超敏反应 四、Ⅳ型超敏反应	 熟悉 熟悉 掌握 了解 了解 了解	讲授、讨论、多媒体演示	2	
第二十章　免疫学的应用	第一节　免疫预防 一、人工主动免疫 二、人工被动免疫 第二节　免疫治疗 一、免疫增强疗法 二、免疫抑制疗法 三、免疫重建疗法	 掌握 掌握 熟悉 熟悉 了解	讲授、讨论、多媒体演示	1	
第二十一章　蛋白质与生命	第一节　蛋白质的分子组成 第二节　蛋白质的分子结构 第三节　蛋白质的性质 第四节　蛋白质的代谢 一、蛋白质的生理功能 二、蛋白质的营养作用 三、氨基酸的一般代谢 四、个别氨基酸的代谢	熟悉 掌握 掌握 掌握 掌握 了解 熟悉	讲授、讨论、多媒体演示	6	

续表

单元	教学内容	教学要求	教学活动建议	参考学时	
				理论	实践
第二十二章　核酸与蛋白质的合成	第一节　概述		讲授、讨论、多媒体演示	6	
	一、核酸的元素组成	熟悉			
	二、核酸的基本结构单位——单核苷酸	掌握			
	第二节　核酸的分子结构				
	一、DNA 的结构和功能	掌握			
	二、RNA 的结构和功能	熟悉			
	第三节　核酸的理化性质				
	一、核酸的一般理化性质	了解			
	二、核酸的紫外吸收性质	掌握			
	三、核酸的变性、复性和分子杂交	掌握			
	第四节　核酸代谢与蛋白质的生物合成				
	一、核苷酸代谢	了解			
	二、DNA 的生物合成	掌握			
	三、RNA 的生物合成	熟悉			
	四、蛋白质的生物合成	了解			
第二十三章　酶与维生素	第一节　酶的概念	掌握	讲授、讨论、多媒体演示	4	
	第二节　酶的结构与功能	熟悉			
	第三节　影响酶促反应速度的因素	掌握			
	第四节　维生素				
	一、维生素的概念与分类	掌握			
	二、维生素缺乏症的原因	了解			
	三、维生素与辅助因子	熟悉			
第二十四章　糖代谢与生物氧化	第一节　糖的分解代谢		讲授、讨论、多媒体演示	4	
	一、糖的无氧分解	掌握			
	二、糖的有氧氧化	掌握			
	三、磷酸戊糖途径	了解			
	第二节　糖原的合成与分解				
	一、糖原的合成	了解			
	二、糖原的分解	了解			
	三、糖原合成与分解的生理意义	掌握			
	第三节　糖异生作用	掌握			
	第四节　血糖及其调节	掌握			
	第五节　生物氧化				

续表

单元	教学内容	教学要求	教学活动建议	参考学时	
				理论	实践
第二十五章　脂类代谢	第一节　脂类的消化、吸收与运输 第二节　脂类的分布与功能 第三节　脂肪的代谢 一、脂肪的分解代谢 二、脂肪的合成代谢 第四节　类脂的代谢 一、磷脂的代谢 二、胆固醇的代谢	了解 掌握 掌握 了解 了解 掌握	讲授、讨论、多媒体演示	4	
第二十六章　细胞、组织损伤与修复	第一节　细胞、组织损伤的形式 一、变性 二、坏死 第二节　损伤的细胞、组织的修复 一、再生 二、纤维性修复 三、创伤愈合	 掌握 掌握 熟悉 熟悉 熟悉	讲授、讨论、多媒体演示	2	
第二十七章　局部血液循环障碍	第一节　充血 一、动脉性充血 二、静脉性充血 第二节　出血 一、分类 二、病理变化 三、影响和后果 第三节　血栓形成 一、血栓形成的条件 二、血栓形成的过程及血栓的形态特点 三、血栓的结局 四、血栓对机体的影响 第四节　栓塞 一、栓子的运行途径 二、栓塞的类型和对机体的影响 第五节　梗死 一、梗死的原因 二、梗死的病理变化 三、梗死的影响与结局	 熟悉 熟悉 熟悉 了解 了解 掌握 了解 掌握 掌握 了解 熟悉 掌握 了解 掌握	讲授、讨论、多媒体演示	4	

续表

单元	教学内容	教学要求	教学活动建议	参考学时	
				理论	实践
第二十八章　炎症	第一节　引起炎症的原因	了解	讲授、讨论、多媒体演示	2	
	第二节　炎症局部的病理变化				
	一、变质	掌握			
	二、渗出	掌握			
	三、增生	掌握			
	第三节　炎症的临床表现				
	一、炎症的局部表现	掌握			
	二、炎症的全身反应	熟悉			
	第四节　炎症的结局				
	一、痊愈	熟悉			
	二、迁延不愈或转为慢性	熟悉			
	三、蔓延播散	熟悉			
第二十九章　肿瘤	第一节　肿瘤的概念	掌握	讲授、讨论、多媒体演示	2	
	第二节　肿瘤的特征				
	一、肿瘤的形态	熟悉			
	二、肿瘤的生长与扩散	掌握			
	第三节　良、恶性肿瘤的区别	掌握			
	第四节　肿瘤的临床表现				
	一、局部表现	了解			
	二、全身症状	了解			
项目一　人体解剖生理学实训	任务一　显微镜的使用与组织切片的观察	熟练掌握	技能实践		8
	任务二　运动系统结构的观察	学会			
	任务三　血型的鉴定	学会			
	任务四　人体生命体征的测定	熟练掌握			
项目二　医学微生物与免疫学实训	任务一　培养基的配制	熟练掌握	技能实践		8
	任务二　高压蒸汽灭菌法	熟练掌握			
	任务三　微生物的接种技术	熟练掌握			
	任务四　细菌的染色法	熟练掌握			
项目三　生物化学实训	任务一　蛋白质等电点测定	学会	技能实践		8
	任务二　醋酸纤维薄膜电泳分离血清蛋白质	熟练掌握			
	任务三　蛋白质含量紫外测定法	学会			
	任务四　影响酶促反应速度的因素	熟练掌握			
项目四　病理学实训	任务一　细胞和组织的损伤和修复	学会	技能实践		8
	任务二　局部血液循环障碍	学会			
	任务三　炎症	学会			
	任务四　肿瘤	学会			

五、教学大纲说明

（一）适应专业及参考学时

本教学大纲主要供高职高专院校药学类、食品药品类专业教学使用。总学时为 126 学时，其中理论教学 94 学时，实践教学 32 学时。各校可根据本校实际需要对教学内容和学时安排进行相应调整。

（二）教学要求

1. 理论教学部分具体要求分为三个层次。掌握：要求学生在掌握基本知识、基本理论的基础上，通过分析、归纳、比较等方法解决所遇到的实际问题，做到学以致用，融会贯通。熟悉：要求学生能够领会知识点的基本含义，懂得“为什么”。了解：要求学生能够记住所学过的知识要点，并能够根据具体情况说出“是什么”。

2. 实践教学部分具体要求分为两个层次。熟练掌握：能够熟练运用所学技能，合理应用理论知识，独立进行专业技能操作和实验操作，并能全面分析实验结果，独立完成实验报告。学会：能够在老师的指导下进行实践技能操作。

（三）教学建议

1. 本大纲遵循了职业教育的特点，降低了理论难度，突出了技能实践的特点，并强化与专业课的联系。

2. 教学内容上要注意将医学基础的基本知识、技能与专业实践相结合，要十分重视理论联系实际，要有重点地介绍医学基础基本知识和基本技能在现代医药卫生、日常生化和科学技术中的应用。

3. 教学方法上要充分把握医学基础的学科特点和学生的认知特点，建议采用“互动式”等教学方法，通过通俗易懂的讲解、课堂讨论和实验，引导学生通过观察、分析、比较、概括得出结论，并通过运用不断加深熟悉。合理运用标本、案例、视频、多媒体课件和实地参观等来加强直观教学，以培养学生的正确思维能力、观察能力和分析归纳能力。同时教学中要注意结合教学内容，对学生进行环境保护、自我保护以及防火防毒安全意识等教育。

4. 考核方法可将知识考核与技能考核、集中考核与日常考核相结合，具体可采用考试、提问、作业、讨论、技能训练、学习态度等多种方法进行综合评价。

参考文献

[1] 贺伟，吴金英．人体解剖生理学．北京：人民卫生出版社，2018.

[2] 贺伟，魏启玉．人体解剖生理学．北京：中国医药科技出版社，2015.

[3] 贺伟，魏启玉．人体解剖生理学．北京：中国科技医药出版社，2018.

[4] 唐晓伟，唐省三．人体解剖生理学．北京．中国医药科技出版社．2008

[5] 唐晓伟，唐省三．人体解剖生理学．3 版．北京：中国医药科技出版社，2017.

[6] 李富德，梅仁彪．人体解剖生理学．北京：中国医药科技出版社，2018.

[7] 李富德，梅仁彪．人体解剖生理学．北京：中国医药科技出版社，2016.

[8] 左明雪．人体解剖生理学．北京：高等教育出版社，2009.

[9] 谭毅，张义伟．人体形态与结构．北京：中国医药科技出版社，2018.

[10] 王效杰，徐国成．人体解剖学．北京．中国医药科技出版社．2015

[11] 付升旗，游言文，汪永锋．系统解剖学．北京：中国医药科技出版社，2017.

[12] 李红伟，孙桂荣．生理学．北京：中国医药科技出版社，2013.

[13] 徐云生．病理学与病理生理学．9 版．北京：中国医药科技出版社，2015.

[14] 丁运良．病理学与病理生理学．北京：高等教育出版社，2014.

[15] 丁凤云，孙志军．病理学与病理生理学．北京：中国医药科技出版社，2017.

[16] 甘晓玲，刘文辉．病原生物与免疫学．北京：中国医药科技出版社，2017.

[17] 王承明，胡生梅．病原生物与免疫学．北京：人民卫生出版社，2017.

[18] 刘荣臻，陈明琪．病原生物与免疫学．3 版．北京：人民卫生出版社，2017.

[19] 陈明琪．药用微生物学基础．3 版．北京：中国医药科技出版社，2017.

[20] 陈明琪．药用微生物学基础．3 版．北京：中国医药科技出版社，2018.

[21] 凌庆枝．微生物学．北京：人民卫生出版社，2013.

[22] 周长林．微生物学．3 版．北京：中国医药科技出版社，2015.

[23] 李榆梅．药品生物检定技术．北京：化学工业出版社，2011.

[24] 刘文辉，张亚光．免疫与病原生物学．北京：同济大学出版社，2018.

[25] 余琼，李盛贤，赵丹丹．生物化学辅导与习题精选．北京：化学工业出版社，2009.

[26] 瞿静，周晓慧．生物化学．北京：中国医药科技出版社，2016.

[27] 毕见州，何文胜．生物化学．3 版．北京：中国医药科技出版社，2017.

[28] 郭桂平．生物化学．北京：中国医药科技出版社，2013.

[29] 张丽萍，杨建雄．生物化学简明教程．5 版．北京：高等教育出版社，2015.

[30] 张又良，郭桂平．生物化学．北京：人民卫生出版社，2016.

[31] 何旭辉，吕士杰．生物化学．北京：人民卫生出版社，2014.

[32] 宋方洲．生物化学与分子生物学．北京：科学出版社，2014.

[33] 周春燕，药立波．生物化学与分子生物．9 版．北京：人民卫生出版社，2018.

[34] 王易振，何旭辉．生物化学．2 版．北京：人民卫生出版社，2013.

[35] 郝乾坤，郑里翔．生物化学．西安：第四军医大学出版社，2011.

［36］赵佳．生物化学．北京：中国医药科技出版社，2015.
［37］陈钧辉，李俊．生物化学实验．5 版．北京：科学出版社，2014.
［38］李平法．生物化学．北京：军事医学出版社，2013.
［39］步宏，李一雷．病理学．9 版．北京：人民卫生出版社，2018.
［40］杨红，刘红．疾病学基础．北京：高等教育出版社，2013.
［41］李玉林．病理学．北京：人民卫生出版社，2013.
［42］王连唐．病理学．3 版．北京：高等教育出版社，2018.

彩图

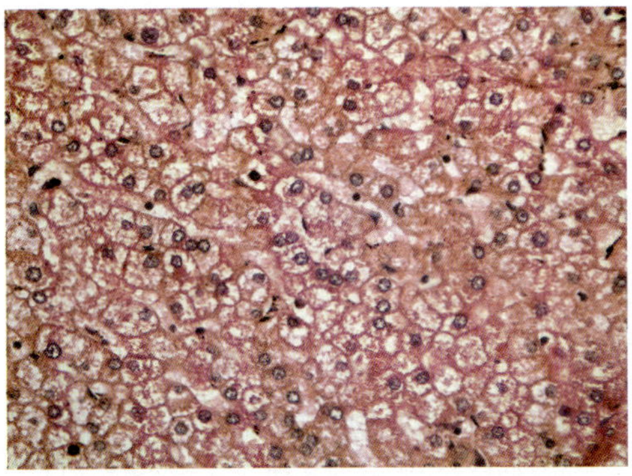

彩图 1

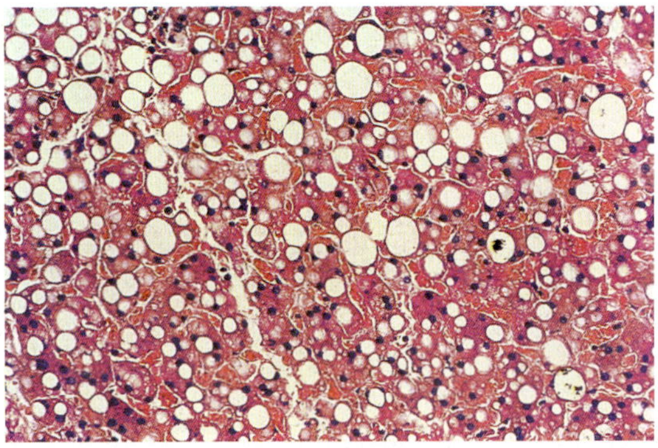

彩图 2

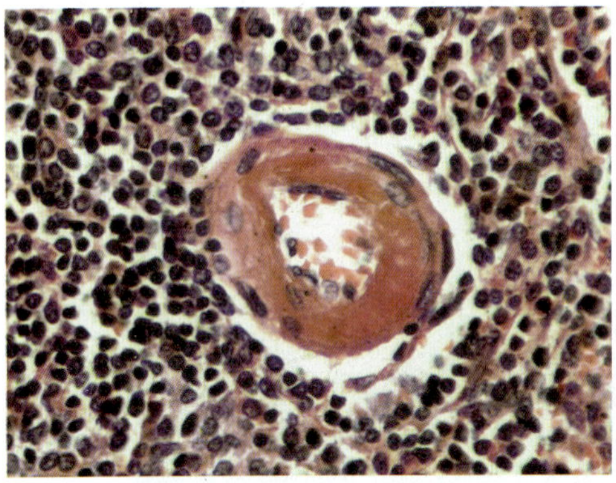

彩图 3

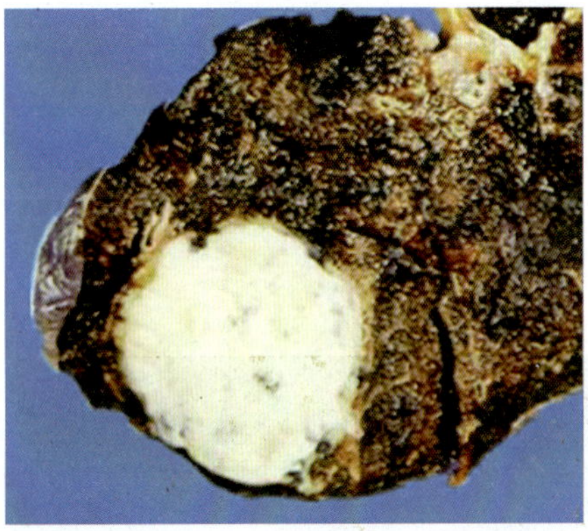

彩图 4

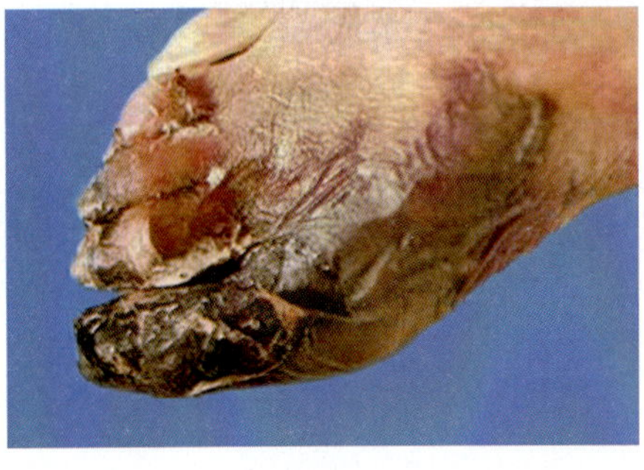

彩图 5

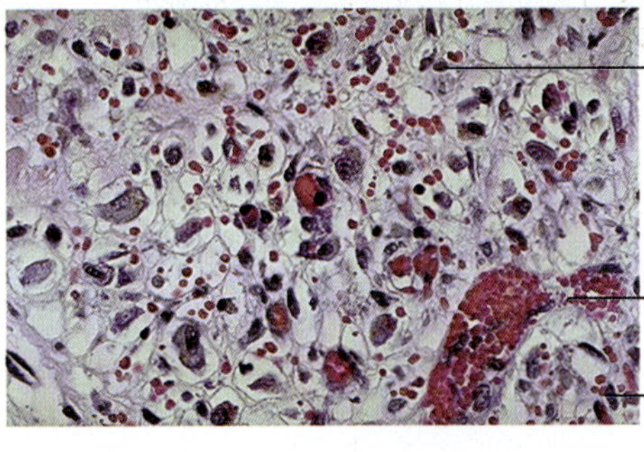

彩图 6

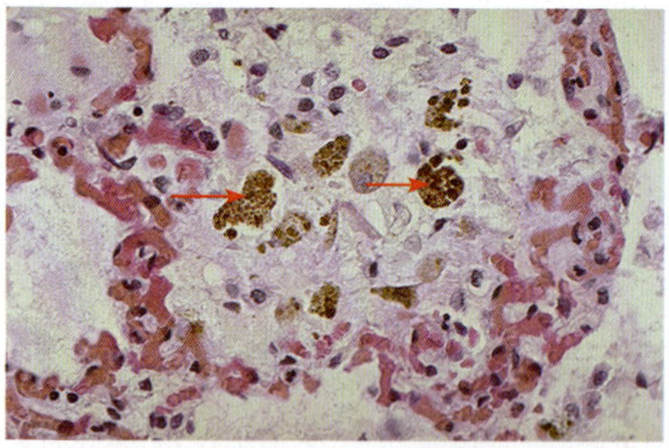

彩图 7

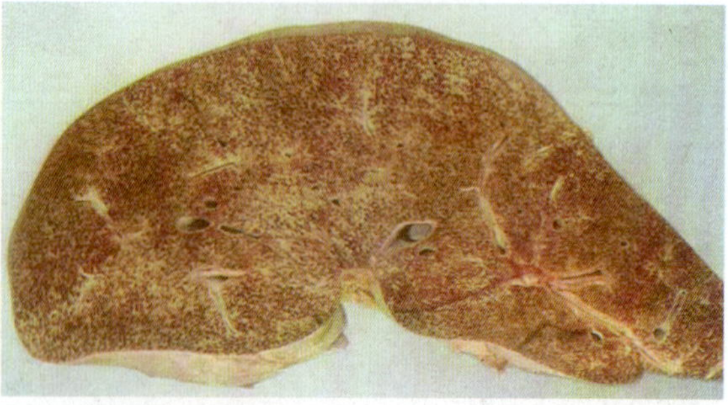

彩图 8

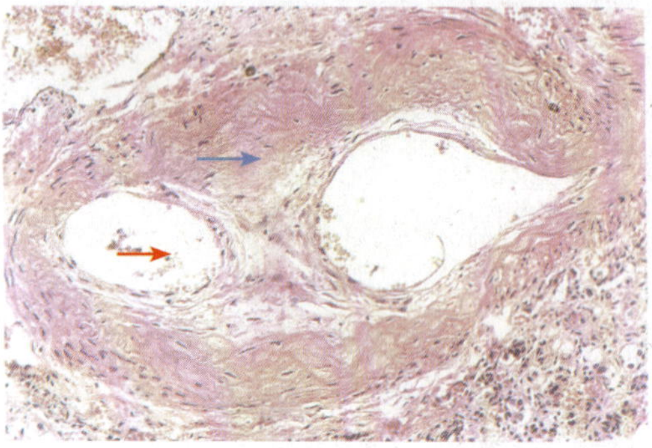

彩图 9

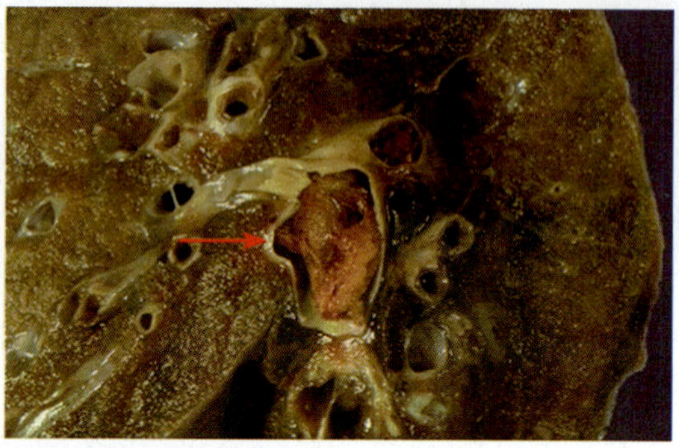

彩图 10

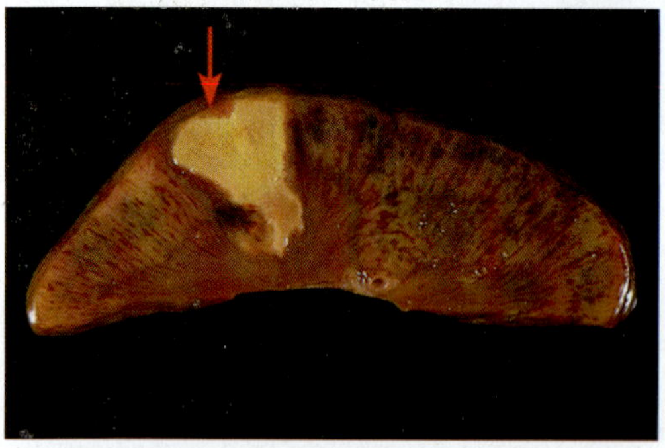

彩图 11

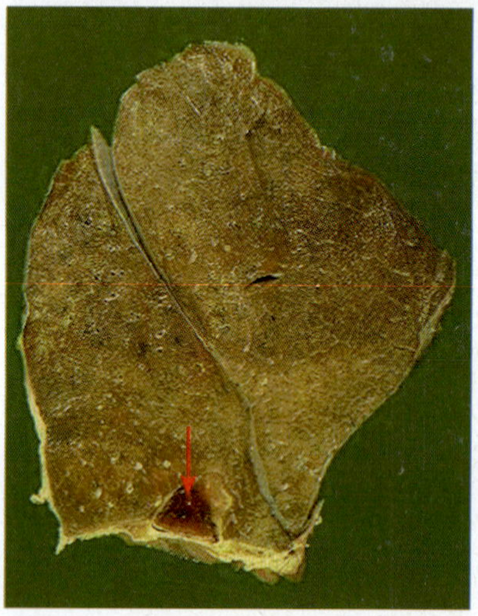

彩图 12